2018 학년도 대비

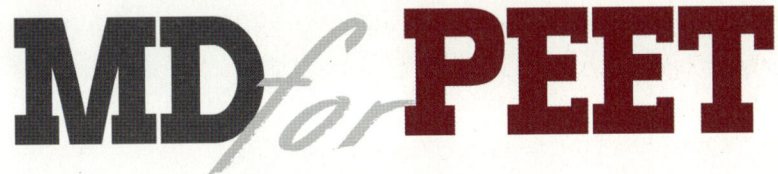

메가엠디 자연과학추론연구소 지음

mega MD

메가엠디는
당신의 꿈을 응원합니다
megaMD Roots for You, Your Victory!

MD for PEET 생물추론

정답과 해설

빠른답 찾기

I. 세포와 물질대사
001 ② 002 ①,③,⑤ 003 ② 004 ② 005 ② 006 ② 007 ② 008 ① 009 ① 010 ④ 011 ④ 012 ⑤ 013 ④ 014 ①
015 ⑤ 016 ④ 017 ③ 018 ② 019 ④ 020 ④ 021 ② 022 ③ 023 ③ 024 ④ 025 ③ 026 ⑤ 027 ④ 028 ③ 029 ①
030 ⑤ 031 ④ 032 ② 033 ④ 034 ⑤ 035 ① 036 ④ 037 ① 038 ⑤ 039 ④ 040 ③ 041 ⑤ 042 ① 043 ④ 044 ①
045 ④ 046 ① 047 ③ 048 ① 049 ⑤ 050 ⑤ 051 ④ 052 ⑤ 053 ③ 054 ① 055 ② 056 ② 057 ① 058 ⑤ 059 ②
060 ⑤ 061 ① 062 ⑤ 063 ③ 064 ② 065 ④

II. 유전학
001 ④ 002 ③ 003 ④ 004 ⑤ 005 ④ 006 ③ 007 ② 008 ⑤ 009 ① 010 모두정답 011 ③ 012 ⑤ 013 ④ 014 ⑤
015 ② 016 ④ 017 ① 018 ⑤ 019 ③ 020 ① 021 ② 022 ① 023 ④ 024 ① 025 ① 026 ⑤ 027 ③ 028 ③ 029 ③
030 ② 031 ④ 032 ② 033 ② 034 ④ 035 모두정답 036 ③ 037 ② 038 ② 039 ① 040 ② 041 ⑤ 042 ① 043 ⑤
044 ② 045 ⑤ 046 ① 047 ③ 048 ① 049 ① 050 ③ 051 ② 052 ⑤ 053 ② 054 ① 055 ④ 056 ③ 057 ② 058 ①
059 ④ 060 ④ 061 ⑤ 062 ③ 063 ④ 064 ④ 065 ④ 066 ② 067 ① 068 ③ 069 ① 070 ③ 071 ⑤ 072 ④ 073 ①
074 ⑤ 075 ② 076 ④ 077 ① 078 ④ 079 ① 080 ① 081 ③ 082 ③ 083 ⑤ 084 ① 085 ② 086 ① 087 ⑤ 088 ①
089 ③ 090 ② 091 ④ 092 ② 093 ① 094 ④ 095 ④ 096 ④ 097 ⑤ 098 ① 099 ④ 100 ① 101 ① 102 ⑤ 103 ①
104 ③ 105 ② 106 ① 107 ② 108 ② 109 ① 110 ① 111 ③ 112 ④ 113 ③ 114 ①

III. 동물생리학
001 ④ 002 ⑤ 003 ② 004 ③ 005 ⑤ 006 ③ 007 ③ 008 ② 009 ① 010 ① 011 ③ 012 ⑤ 013 ② 014 ③ 015 ⑤
016 ③ 017 ⑤ 018 ④ 019 ④ 020 ② 021 ② 022 ③ 023 ② 024 ② 025 ⑤ 026 ③ 027 ② 028 ② 029 ② 030 ②
031 ④ 032 ① 033 ② 034 ⑤ 035 ① 036 ④ 037 ① 038 ① 039 ④ 040 ① 041 ⑤ 042 ① 043 ⑤ 044 ④ 045 ①
046 ① 047 ① 048 ③ 049 ④ 050 ③ 051 ① 052 ② 053 ② 054 ① 055 ① 056 ⑤ 057 ④ 058 ④ 059 ③ 060 ①
061 ① 062 ② 063 ④ 064 ③ 065 ④ 066 ② 067 ② 068 ④ 069 ② 070 ① 071 ⑤ 072 ⑤ 073 ② 074 ⑤ 075 ①
076 ② 077 ① 078 ② 079 ① 080 ① 081 ① 082 ⑤ 083 ① 084 ④ 085 ① 086 ① 087 ④ 088 ① 089 ② 090 ①
091 ④ 092 ① 093 ① 094 ① 095 ① 096 ① 097 ⑤ 098 ① 099 ⑤ 100 ① 101 ① 102 ① 103 ① 104 ④ 105 ①
106 ③ 107 ⑤ 108 ① 109 ⑤ 110 ② 111 ① 112 ③ 113 ① 114 ① 115 ① 116 ① 117 ① 118 ① 119 ⑤ 120 ①
121 ③ 122 ① 123 ④ 124 ① 125 ① 126 ① 127 ① 128 ④ 129 ④ 130 ① 131 ① 132 ⑤ 133 ① 134 ④
135 정답없음 : 답ㄴ 136 ④ 137 ④ 138 ① 139 ① 140 ① 141 ① 142 ① 143 ④ 144 ③ 145 ① 146 ② 147 ①
148 ② 149 ⑤ 150 ③ 151 ① 152 ① 153 ① 154 ① 155 ① 156 ④ 157 ① 158 ⑤ 159 ④ 160 ⑤ 161 ① 162 ①
163 ④ 164 ① 165 ① 166 ⑤ 167 ⑤ 168 ⑤ 169 ① 170 ① 171 ① 172 ① 173 ⑤ 174 ④ 175 ① 176 ② 177 ①
178 ① 179 ① 180 ② 181 ④ 182 ⑤ 183 ④ 184 ① 185 ① 186 ① 187 ① 188 ② 189 ①

IV. 생식과 발생
001 ③ 002 ④ 003 ⑤ 004 ② 005 ④ 006 ④ 007 ⑤ 008 ⑤ 009 ① 010 ④ 011 ⑤ 012 ① 013 ② 014 ⑤ 015 ⑤
016 ② 017 ② 018 ⑤ 019 ③ 020 ④ 021 ③ 022 ② 023 ③ 024 ④ 025 ① 026 ① 027 ④ 028 ② 029 ① 030 ⑤
031 ③ 032 ④ 033 ⑤ 034 ⑤ 035 ⑤ 036 ③

V. 식물생리학
001 ⑤ 002 ② 003 ① 004 ② 005 ② 006 ① 007 ② 008 ① 009 ② 010 ① 011 ① 012 ① 013 ② 014 ④ 015 ④
016 ⑤ 017 ② 018 ① 019 ④ 020 ③ 021 ④

VI. 진화 및 분류
001 ① 002 ③ 003 ⑤ 004 ② 005 ⑤ 006 ① 007 ② 008 ⑤ 009 ② 010 ② 011 ⑤ 012 ② 013 ④ 014 ③ 015 ③
016 ⑤ 017 ② 018 ④ 019 ③ 020 ① 021 ① 022 ⑤ 023 ② 024 ② 025 ④ 026 ①

VII. 생태학
001 ③ 002 ③ 003 ① 004 ③ 005 ② 006 ② 007 ⑤ 008 ② 009 ① 010 ④ 011 ② 012 ① 013 ③ 014 ② 015 ④
016 ① 017 ④ 018 ⑤ 019 ② 020 ① 021 ① 022 ① 023 ③ 024 ④ 025 ① 026 ① 027 ① 028 ⑤ 029 ① 030 ③

VIII. 일반생물학 실험
001 ④ 002 ① 003 ② 004 ③ 005 ② 006 ⑤ 007 ② 008 ② 009 ① 010 ④ 011 ① 012 ① 013 ② 014 ② 015 ④
016 ② 017 ③ 018 ② 019 ⑤ 020 ⑤ 021 ⑤ 022 ④ 023 ② 024 ② 025 ① 026 ② 027 ② 028 ② 029 ① 030 ⑤

001

정답 ②

자료해석

- 영역 A : 진정세균(Bacteria)
- 영역 B : 고세균(Archaea)
- 영역 C : 진핵생물(Eucaryota)

원핵생물인 진정세균과 고세균은 원핵생물의 공통된 특징인 원형의 DNA, 플라스미드, 오페론, 세포내 소기관이 없는 구조 등을 나타낸다. 그 반면 둘 사이에는 세포벽의 구성, DNA 복제와 단백질 합성, 유전자와 단백질의 상동성 면에서 차이가 있는데, 고세균이 진핵세포와 유사성을 더 많이 보인다.

정답해설

ㄱ. 원핵생물인 진정세균과 고세균은 오페론을 가진다.
ㄹ. 진정세균은 한 종류의 RNA중합효소를 가지나, 고세균과 진핵생물은 여러 종류의 중합효소를 가진다.

오답해설

ㄴ. 진정세균은 히스톤이 없다.
ㄷ. 진핵생물만 80S를 가진다. 또한 진핵생물의 세포소기관의 일부는 60~80S 리보솜을 갖는다.

개념알기

세균과 진핵생물의 비교

	진정세균	고세균	진핵생물
세포	원핵세포	원핵세포	진핵세포
핵막	×	×	○
원형 DNA	○	○	×
세포내 소기관 및 세포골격	×	×	○
리보솜	70S	70S	80S
히스톤	×	○	○
인트론	×	○ (일부유전자에)	○
개시 아미노산	fMet	Met	Met
RNA 중합효소	1종류	여러 종류	여러 종류
세포막	에스테르결합 곁가지×	에테르결합	에스테르결합 곁가지×
세포벽	펩티도글리칸	슈도펩티도글리칸	셀룰로오스(식물), 키틴(균류)
스트렙토마이신 내성	×	○	○

우스(Carl Woese)의 3영역 분류 체계

세대가 지날수록 돌연변이나 다른 요인에 의해 DNA가 조금씩 변화하는 특성을 이용하여 생물들의 DNA 염기 서열(단, DNA염기서열은 너무 방대하기 때문에 잘 보존되는 특징이 있는 64개 rRNA의 서열을 분석)을 비교하여 작성한 분류체계이다.

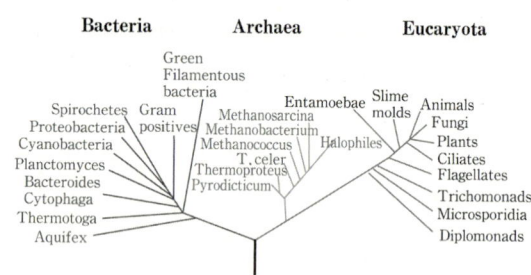

002
정답 ①, ③, ⑤

자료해석

이 문제는 고세균, 세균, 진핵생물 3 역(domain)의 공통적인 특성 및 구분되는 특성을 이해하고 있는지 확인하기 위한 이해형문제이다. 먼저 문제에서 제시된 특성을 살펴보자. 우선, 여러 종류의 RNA 중합효소가 발견되는 것(B)을 고유한 특성으로 갖고 있는 영역(domain)은 진핵생물영역이다(다만, 캠벨 생명과학 9판에서는 진핵생물영역뿐만 아니라 고세균영역의 생물도 여러 종류의 RNA 중합효소를 가진다고 표기되어 있음). 이것 말고도 진핵생물영역 만의 고유한 특징으로 막으로 둘러싸인 세포소기관을 가진다는 점 및 80S 리보솜을 가진다는 점 등이 있다. 다음으로 번역개시 아미노산으로 N-포밀(formyl)메티오닌을 이용하는 것(C)을 고유한 특성으로 갖고 있는 영역은 세균영역(진정세균)이다.
이것 말고도 세균영역 만의 고유한 특징으로 세포벽 내에 펩티도글리칸을 가진다는 점 등이 있다.
고세균영역 만의 고유한 특징으로는 막지질에 에테르연결이 존재한다는 점 및 메탄생성균이 있다는 점 등이 있다. 고세균영역과 세균영역만 공유하는 특징으로는 제한효소를 갖는 특징(E) 및 핵이 없음, 70S 리보솜을 가진다는 점 등이 있다. 고세균영역과 진핵생물영역만 공유하는 특징으로는 디프테리아독소에 대한 리보솜 감수성이 있다는 점 및 번역개시 아미노산으로 메티오닌을 이용한다는 점 등이 있다. 세균영역과 진핵생물영역만 공유하는 특징으로는 막지질이 곁가지가 없는 탄화수소 사슬을 가진다는 점 등이 있다. 이를 바탕으로 벤다이어그램의 각 역을 추론하면 아래와 같다.

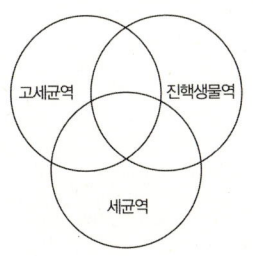

정답해설 및 오답해설

ㄱ. RNA 간섭(RNA interference, RNAi)은 RNA에 의하여 일어나는 유전자 발현 억제현상을 의미한다. RNAi를 일으키는 RNA로는 마이크로 RNA(miRNA), 소형간섭 RNA(siRNA) 등이 있다. RNAi는 곰팡이, 식물, 곤충을 포함한 다양한 진핵 생물에서 발견된다.

ㄴ. 원핵세포의 프로모터 서열 중에는 −10 상자(−10 box)가 존재하는데, −10 상자의 서열은 'TATAAT'이다. 진핵세포의 프로모터(Ⅱ급 프로모터) 서열 중에는 TATA 상자(TATA box)가 존재하는데, TATA 상자의 서열은 'TATAAA'이다. 따라서 '프로모터에 TATA 염기서열이 존재하다.'는 D에 해당하는 것이 아니라 G에 해당한다.

ㄷ. 오페론(operon)이란 프로모터, 작동자, 기능이 관련된 유전자의 무리(구조유전자들)로 이루어진 유전자의 기능 단위이다. 오페론 형태의 유전자는 고세균과 세균에서 주로 발견되지만, 예쁜꼬마선충과 같은 일부 진핵생물에서도 발견된다. 따라서 '오페론 형태의 유전자가 발견된다.'는 E에 해당한다는 설명은 옳지 않다.

☞ 이 문제는 최초의 정답이 ⑤번이었다. 하지만, 'ㄴ'의 경우, 제기된 이의에 대한 판정 결과 'TATA 염기서열을 TATA Box가 아닌 일반 염기서열로 오인할 여지가 크므로 진위를 결정할 수 없다'는 결론이 나왔다. 또한 'ㄷ'의 경우, 제기된 이의에 대한 판정 결과 '대부분의 전공서적에 서술된 바와 달리 꼬마선충에도 오페론 구조가 발견되므로 진위를 결정할 수 없다'는 결론이 나왔다. 따라서 이의가 없는 'ㄱ'을 포함한 ①, ③, ⑤번을 복수정답으로 인정하였다.

003

정답 ②

자료해석

종속영양을 하며 세포벽을 가지고 있는 것으로 보아 세균류나 균류로 예측할 수 있다. 그러나 생식방법과 항생제에 대해 감수성이 없는 것으로 보아 이 병원체는 진균류로 볼 수 있다.

정답해설

② 진균류는 진핵세포군에 포함되므로 80S 리보솜을 갖는다.

오답해설

① 원핵세포는 하나의 원형 DNA로 이루어진 염색체를 가지지만, 진핵세포는 선형의 DNA와 단백질을 포함한 여러 개의 염색체를 갖는다.
③ 균류의 세포벽은 한 층이며, 키틴으로 이루어져 있다. 일부 균류는 셀룰로오스를 가지기도 한다.
④ 세포벽에 펩티도글리칸을 가진 것은 진정세균류이다. 펩티도글리칸을 가지고 있다면 페니실린에 내성을 가지지 못할 것이다.
⑤ 세포벽에 지질다당류를 가지고 있는 것은 그람음성세균의 특징으로, 펩티도글리칸 층과 그 바깥쪽에 지질다당류와 단백질로 이루어진 외막을 갖는다.

개념알기

항생제의 작용

항생제는 세포벽 합성 억제, 단백질 합성 억제, 원형질막 파괴, 핵산 합성 억제, 효소 작용 억제 등을 통해 세균의 성장을 억제하는 물질이다. 페니실린은 세균의 펩티도글리칸 peptide bridge 합성을 억제하여 세포벽 합성을 방해한다.
세균의 세포벽은 펩티도글리칸층으로 되어 있으며, 페니실린은 생합성의 마지막 단계에서 세포막 바깥의 당단백질을 연결하는 transpeptidase의 작용을 억제하여 세균의 성장을 막는다. 또한, 항생제는 단백질 합성을 방해하여 세균의 증식을 억제할 수 있는데, 이는 보통 진핵세포의 리보솜이 80S인 데 반해, 원핵생물인 세균의 리보솜이 70S을 가지므로 가능하다. 항생제는 70S 리보솜에 작용하므로 진핵생물의 세포에는 크게 해를 끼치지 않고 세균만 선택적으로 생장을 억제할 수 있다. 클로람페니콜, 린코마이신 등은 리보솜의 50S 소단위체와 결합하여 peptidyl transferase를 저해하며, 에리스로마이신은 리보솜의 P부위에서 tRNA의 결합 방해를 통해 단백질 합성을 억제한다. 테트라사이클린은 리보솜 30S 소단위체와 결합하여 aminoacyl-tRNA가 A 위치에 결합하는 것을 방해하며, 스트렙토마이신은 30S 소단위체 중 16S rRNA와 결합하여 aminoacyl-tRNA와 formyl-tRNA의 A 위치 결합을 방해한다.

004

정답 ②

자료해석
GCN4는 전사조절자로 류신지퍼 단백질이다. (가)는 α-helix 구조를 갖는 두 단백질이 쌍을 이루고 있는 모습이고, (나)와 (다)는 두 단백질 간의 소수성 결합부위를 나타내고 있다.

정답해설
② a와 d는 두 단량체 간의 소수성 결합부위를 나타내고 있다고 제시하였다. 그러므로 소수성을 띠는 아미노산인 발린과 류신을 고르면 된다.

오답해설
① 아르기닌은 (+)전하를, 글루탐산은 (−)전하를 띤다.
③ 글리신, 프롤린 모두 소수성이지만, α-나선구조에서는 잘 발견되지 않는다.
④ 시스테인은 이황화결합을 한다.
⑤ 글루탐산은 (−)전하를 띤다.

개념알기
아미노산의 종류

(+) 전하	아르기닌, 히스티딘, 리신
(−) 전하	아스파르트산, 글루탐산
친수성	세린, 트레오닌, 아스파라긴, 글루타민, 티로신
소수성	알라닌, 이소류신, 류신, 메티오닌, 페닐알라닌, 트립토판, 발린
기타	프롤린(소수성) : 단백질 루프구조에서 발견됨 글리신(소수성) : 단백질 구조의 유연성을 증가시킴 시스테인(극성) : 이황화결합 형성

005

정답 ②

자료해석
(가) 세포막 관통 단백질의 a와 c는 인지질의 인산과 지질 부분이 접해 있는 곳으로, 이곳 아미노산의 R기는 양쪽성을 띠어야 한다.
또 b는 막 중심으로 지질과 접해 있어 이곳에 위치하는 아미노산은 소수성을 띠어야 한다.
(나) 각 아미노산의 막 위치에 따른 안정화 에너지 값을 보면 양전하를 띠는 아르기닌은 막 중심에 위치할수록 에너지가 필요하다.
이는 막 중심으로 갈수록 불안정하다는 것을 의미한다. 반면 소수성 아미노산인 발린은 막 중심으로 갈수록 에너지를 방출하는, 즉 안정한 값을 갖는다. 티로신은 극성의 히드록시기와 소수성의 방향족 링을 포함하므로 양쪽성을 띠며, 막 경계에서 가장 안정화된 값을 갖는다.

정답해설
ㄱ. 리신은 아르기닌과 같이 (+)전하를 띠므로 아르기닌과 유사한 막 위치에 따른 안정화 에너지값을 가질 것이다.
ㄹ. 류신은 발린과 같은 소수성 아미노산으로, b의 위치에서 가장 안정화한 에너지 값을 가질 것이다. 히스티딘은 막 경계에서 발견될 확률이 더 높다.

오답해설
ㄴ. 이소류신은 소수성을 띠므로 b에서 더 안정할 것이다.
ㄷ. 페닐알라닌 역시 소수성을 띠므로 발린과 더 유사한 양상을 보일 것이다.

006   정답 ②

자료해석

DNA에 열을 가하면 두 염기 사이의 수소결합이 깨져 이중나선이 단일가닥으로 분리된다. 이러한 것을 변성이라고 한다. 용액 속의 DNA의 양을 측정하는 방법으로 260 nm의 파장에서 빛을 흡수하는 정도를 측정한다. dsDNA가 ssDNA가 될 때 흡광도가 1.00에서 1.37로 증가하는데, T_m 값은 이중나선인 DNA의 절반이 변성되는 시점이다. G와 C 사이의 결합이 (삼중수소결합)이 A와 T 사이의 결합보다 강하므로 같은 크기의 DNA라면 아래 그림과 같이 G+C 함량이 클수록 T_m 값은 높아진다.

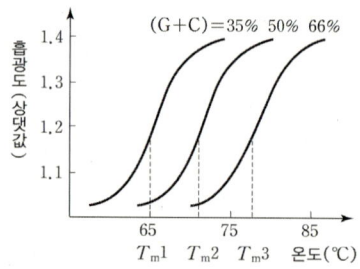

정답해설

ㄱ. (가) DNA의 T_m 값이 (나)보다 작으므로 (G+C) 함량이 (나)보다 적다. 따라서 (가)의 (A+T)/(G+C)는 (나)보다 높다.

ㄹ. (나) DNA 용액에 염기의 소수성 작용을 감소시키는, 즉 수소결합능이 큰 유기용매(formamide, urea, DMSO)를 첨가하면 DNA의 수소결합을 파괴하므로 T_m2 값은 낮아질 것이다.

오답해설

ㄴ. (가) DNA 용액에 NaOH를 첨가하여 pH를 증가시키면 수소결합에 참여하는 염기의 작용기들 간의 수소를 제거하여 수소결합을 파괴하므로 T_m1 값은 낮아질 것이다.

ㄷ. (나) DNA 용액에 NaCl을 첨가하면 DNA가 보다 안정화되므로 T_m2 값은 높아질 것이다.

개념알기

재생(Renaturation)

1. 정의 : 이중나선으로 돌아가는 것으로, 열역학적으로 안정된다.
   - Renaturation : 변성되었던 처음 DNA 이중나선으로 복귀
   - Hybridization : 다른 분자의 동일한 염기서열을 가진 분자 간 DNA 이중나선을 형성

2. 재생에 영향을 주는 요인
   - DNA 농도 : 농도가 높을수록 분자를 만나기 쉽기 때문에 재생은 더 빨리 일어난다.
   - 온도 : $T_m-25℃$, 안정된 수소결합은 결합하고, 부정확한 염기쌍의 수소결합은 깨진다.
   - 염 농도 : DNA 사슬의 외부 인산기의 전하간 반발이 없을 정도의 염 농도가 필요하다.

007 정답 ①

자료해석

이 문제는 단백질의 3차 구조를 결정하는 요인에 대해 이해하고 있는지 확인하기 위한 분석·종합·평가형문제이다. 단백질의 3차 구조는 R기 간의 상호작용에 의해 결정되는데, 이러한 상호작용에는 소수성 상호작용, 수소결합, 이온 결합, 반데르발스 인력, 두 시스테인의 -SH기 사이의 이황화결합이 있다. 단백질의 3차구조를 형성하는데 관여하는 상호작용을 방해하면 단백질은 3차구조를 유지하지 못하고 변성되는데, 단백질의 3차 구조를 변성시키는 요인에는 여러 가지가 있다. 온도와 pH의 변화, 염 농도의 변화는 R기 간의 소수성 상호작용을 파괴하며, β-머캅토에탄올(β-mercaptoethanol), 디티오트레이톨(dithiothreitol, DTT)은 이황화 결합을 파괴한다. 그리고 요소(urea)에 의해서는 단백질의 수소 결합이 파괴될 수 있다. 문제에서 주어진 <실험>을 살펴보면, 단백질은 β-머캅토에탄올(β-mercaptoethanol)과 요소(urea)와 같은 변성제 처리에 의해 변성되었어도 자신의 3차 구조에 대한 정보를 잃어버리지 않는다는 것을 알 수 있다. 즉, 단백질의 3차 구조에 대한 정보는 단백질의 1차 구조 내에 존재한다는 것을 알 수 있다.

정답해설

ㄱ. (가) 과정에서 RNase A의 3차 구조 형성에 관여했던 이황화결합, 수소 결합 등이 파괴되어 RNase A는 3차 구조로 접혀있지 못하고 변성된다. 따라서 (가) 과정에서 RNase A의 엔트로피는 증가한다.

오답해설

ㄴ. 단백질의 3차 구조 형성에 있어 수소결합이 결정적인 역할을 한다. 변성된 단백질을 재생시키는 과정에서 (나) 과정인 urea 제거를 수행하면 수소결합이 다시 일어나 대략적인 3차 구조가 형성되는데, 이 상태에서 (다) 과정인 β-mercaptoethanol 제거를 수행하면 적절한 위치에서 이황화결합이 다시 형성되어 최종적인 3차 구조가 형성될 수 있다. 만일 (나)와 (다)의 순서를 바꾸어 실험을 하게 되면 대략적인 3차 구조가 형성되지 못한 상태에서 이황화결합이 형성되게 되므로 올바른 위치가 아닌 곳에서 이황화결합이 형성되어 RNase A가 정상적인 3차 구조로 회복되지 못하게 된다. 따라서 (나)와 (다)의 순서를 바꿔 실험해도 RNase A의 활성이 회복된다는 설명은 옳지 않다.

ㄷ. 자료해석에서 살펴본 바와 같이, 문제에서 제시한 실험을 통해 단백질의 3차 구조에 대한 정보는 단백질의 1차 구조(아미노산 서열[아미노산의 수, 종류, 연결된 순서])에 존재한다는 것을 알 수 있다. 아미노산 조성이 단백질의 3차 구조를 결정하는 것이 아니다.

I. 세포와 물질대사

008 심화이해   정답 ①

자료해석

고리수(linking number)

- DNA 한 가닥을 억지로 평면에 놓이게 한 상태에서 다른 DNA 가닥이 평면에 놓인 DNA 주위를 오른손 방향으로 회전하는 횟수와 같다. 고리수는 이중가닥 DNA를 늘이거나 굽히는 것과 같은 변형에 의해 달라지지 않는다.
- 고리수는 회전과 초나선꼬임의 2가지 구조적인 특성으로 나누어 볼 수 있다. 회전은 DNA의 가닥들이 서로의 주위를 나선형으로 감기는 정도를 나타내고, 초나선꼬임은 이중나선의 축이 감긴 정도를 나타낸다.
- 고리수가 변화할 때, 결과적으로 수반되는 구조적인 긴장의 일부는 회전, 일부는 초나선꼬임의 변화에 의해 상쇄된다. 이는 'L=T+W'의 관계식으로 표현할 수 있다.
- B : T=21이므로, W=20−21=−1
  C : T=19이므로, W=20−19=+1
- 오른손성 감김을 negative supercoiling, 왼손성 감김을 positive supercoiling이라고 한다.
- B : W값이 −이므로 오른손성 감김, C : W값이 +이므로 왼손성 감김이다.
- 음성(−) 초나선 구조는 DNA를 풀게 하는 기능을 가진다.

정답해설

ㄱ. 고리수는 회전수와 초나선꼬임 수의 합으로 나타낼 수 있다.

오답해설

ㄴ. 동일한 고리수에서 1회전 당 뉴클레오티드 수는 회전수에 반비례한다. 따라서 A는 B보다 회전수가 적으므로 1회전 당 뉴클레오티드 수가 많다.
ㄷ. C는 왼손 방향의 초나선꼬임이다.

009 심화이해   정답 ①

자료해석

이 문제는 에티디움 브로마이드(EtBr)의 삽입에 따른 DNA 밀도 감소효과에 있어서 DNA 유형에 따른 차이에 대해 이해하고 있는지 확인하기 위한 분석·종합·평가형문제이다. 플라스미드는 세균의 세포 내에 염색체와는 별개로 존재하는 DNA로, 다양한 형태로 존재할 수 있다.
<실험 Ⅰ>에서 쓰인 초나선형 플라스미드는 원형 DNA 가닥이 더 꼬여서 가장 뭉쳐있는 상태로 존재한다. 선형 플라스미드는 두 가닥이 모두 잘려서 선형으로 존재하고, 단선절단(nick)을 포함한 플라스미드는 두 가닥 중 한 가닥만이 잘려있고 다른 가닥은 원형으로 존재하는 형태이다. DNA 삽입물질인 EtBr을 처리하면 EtBr의 삽입으로 DNA의 밀도는 감소하게 된다. EtBr을 처리시 DNA 유형에 따라 삽입되는 정도가 달라지는데, 초나선형 플라스미드에는 제한된 수의 EtBr만 삽입할 수 있어 DNA 밀도 감소효과가 크지 않다. 반면에 선형 플라스미드와 단선절단(nick)을 포함한 플라스미드에는 EtBr이 최대로 삽입할 수 있어 DNA 밀도감소효과가 크게 나타난다. 이러한 DNA를 CsCl를 이용하는 평형밀도구배원심분리를 이용하여 분리하면, 밀도가 크게 감소한 피크 ⓐ에는 선형 플라스미드 P와 단선절단(nick)을 포함한 플라스미드 P가 존재하게 되고, 밀도가 조금밖에 감소하지 않는 피크 ⓑ에는 초나선형 플라스미드 P가 존재하게 된다.
아가로스 겔 전기영동을 수행 시 DNA는 그 형태에 따라 전기장 하에서 서로 다른 속도로 이동한다. 이동 속도가 가장 빠른 DNA는 초나선형 플라스미드이고, 이동속도가 가장 느린 DNA는 단선절단(nick)을 포함한 플라스미드이다. 따라서 <실험 Ⅱ>의 결과를 살펴보면, 가장 멀리 까지 밴드가 이동한 ㉡은 ⓑ를 이용한 결과이고 느리게 이동한 2개의 밴드가 존재하는 ㉠은 ⓐ의 결과이다. X는 이동속도가 중간인 선형 플라스미드 P에 의해서 나타난 밴드이다.

정답해설

ㄱ. (나)에서 EtBr을 넣지 않고 초원심분리를 수행하면, ⓐ와 ⓑ 피크가 모두 나타나지 않고 ⓑ보다 약간 오른쪽에 하나의 피크만 나타나게 된다.

오답해설

ㄴ. 자료해석에서 살펴본 바와 같이, 문제에서 제시한 실험을 통해서 ㉡은 ⓑ임을 알 수 있다.
ㄷ. 자료해석에서 살펴본 바와 같이, X는 선형 플라스미드 P이다.

010 정답 ④

자료해석

그람양성균과 그람음성균의 구조 비교

그람양성균	그람음성균
1. 두꺼운 펩티도글리칸층 → 그람염색에 의해 보라색 → 페니실린에 감수성이 크다. 2. 지질다당체 없음	1. 얇은 펩티도글리칸층 → 그람염색에 의해 붉은색 → 페니실린에 감수성이 작다. 2. 세포벽 바깥쪽에 지질다당체 존재

(가): 지질다당체(lipopolysaccharide, LPS)

(나): 펩티도글리칸층

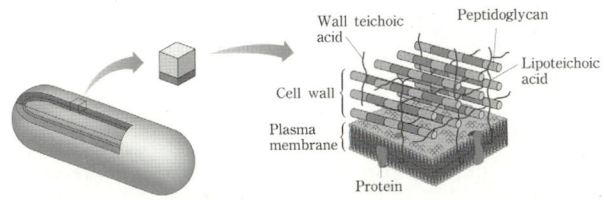

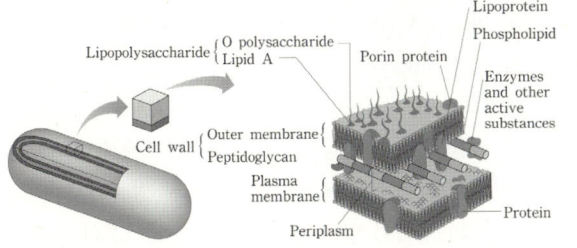

정답해설

ㄴ. 백혈구 세포의 표면에 위치한 TLR4가 세균세포벽의 지질다당체를 인식하면 다른 여러 단백질들과 협동하여 선천성 면역반응을 일으킨다.

ㄷ. 펩티도글리칸층은 그람양성균이 그람음성균보다 약 5배 더 두껍다.

오답해설

ㄱ. 지질다당체는 그람음성균의 세포벽에만 존재한다.

011 정답 ④

자료해석

이 문제는 간세포에서 이루어지는 여러 세포 대사활동에 대해 이해하고 있는지 평가하는 이해형문제이다. 진핵세포에서 막성소기관의 존재는 동화과정과 이화과정이 일어나는 장소를 서로 구분지어 줄 수 있다는 장점을 지니고 있다. NADPH는 지방산 합성과 같은 동화과정에서 필요한 고에너지 전자를 제공하는 물질이며, NAD^+는 해당과정이나 시트르산 회로와 같은 이화과정에서 방출되는 고에너지 전자를 일시적으로 받아주는 물질이다.

문제에서 주어진 자료를 살펴보면, ㉠은 세포기질(cytosol)인데 이곳에서는 지방산 합성과 같은 동화과정과 해당작용과 같은 이화작용이 일어난다. 문제의 ㉡에서 H_2O_2가 생성된다고 하였는데, 산화작용을 수행하여 과산화수소(H_2O_2)를 생성하는 소기관은 퍼옥시좀이므로 ㉡은 퍼옥시좀이다. 퍼옥시좀은 다양한 독성물질을 분해하는 공간이며, 미토콘드리아에서 분해하지 못하는 길거나 가지가 있는 지방산을 산화하는 공간이기도 하다. 퍼옥시좀의 표지효소는 카탈레이즈이며, 산화작용 수행 시 생성된 H_2O_2를 물과 산소로 분해한다. ㉢은 크리스테 구조를 가지는 것으로 봐서 미토콘드리아임을 알 수 있는데, 미토콘드리아의 막단백질은 자유리보솜에서 형성되며 단백질에 존재하는 신호펩티드에 의해서 미토콘드리아로 이동하게 된다. ㉣은 조면소포체이다.

정답해설

ㄱ. 세포기질(cytosol)(㉠)에서 일어나는 지방산 합성과 같은 동화과정에서 필요한 고에너지 전자는 NADPH로부터 제공받는다. 따라서 간세포 세포기질은 지방산 합성과 같은 동화작용을 효과적으로 수행하기 위해 상대적으로 $NADP^+$에 비해 NADPH를 많이 가지고 있을 것이다. 반면에 세포기질에서 일어나는 해당작용과 같은 이화과정에서 방출되는 고에너지 전자는 NAD^+가 일시적으로 받아준다. 따라서 해당작용과 같은 이화작용을 효과적으로 수행하기 위해 간세포 세포기질은 상대적으로 NADH에 비해 NAD^+를 많이 가지고 있을 것이다. 그러므로 ㄱ은 옳은 설명이다.

ㄴ. 자료해석에서 살펴본 바와 같이, ㉡에서 H_2O_2가 생성된다고 하였으므로 ㉡은 퍼옥시좀이다. 퍼옥시좀에는 카탈레이즈가 존재한다.

I. 세포와 물질대사

오답해설

ㄷ. ㉣(조면소포체)을 통해서 생성되는 단백질은 내막계에 해당하는 세포소기관(소포체, 골지체, 세포막, 리소좀 등등)으로 이동한다. 미토콘드리아에서 사용되는 막단백질은 자유리보솜에 의해 합성된다.

012 심화이해

정답 ⑤

자료해석

(가): 핵, (나): 활면소포체, (다): 조면소포체,
(라): 골지체, (마): 미토콘드리아

정답해설

⑤ 미토콘드리아는 ATP를 생성할 뿐 아니라 세포사멸, 이온 항상성, 당 및 지방 대사, 피리미딘·요소·헴 합성 등 생명유지에 필수적인 기능을 수행한다.

미토콘드리아는 자신의 유전자(mtDNA)를 가지고 37개의 유전자(13개는 단백질, 22개는 tRNA, 2개는 rRNA)를 암호화한다. 수천 개의 다른 미토콘드리아 단백질은 핵에 암호화되어 있으며 세포질에서 만들어진 후 미토콘드리아로 수송된다.

오답해설

① 리보솜 소단위체 단백질은 세포질에서 합성되어 핵으로 들어와 rRNA와 결합하여 리보솜 소단위체로 조립된다. 원핵세포의 리보솜은 70S(30S+50S)이고, 진핵세포의 리보솜은 80S(40S+60S)이다.

② 근육세포의 소포체를 근소포체(SR)라 부르며 근육수축에 중요한 역할을 한다. 운동신경이 신경접합부에서 아세틸콜린을 분비하면 근소포체에서 칼슘 이온이 방출되고, 이로 인해 근절의 수축이 발생한다. 반면에 운동신경의 자극이 중단되면 칼슘 이온은 근소포체로 유입되어 근육은 이완된다. 이처럼 근수축의 조절은 트로포닌-트로포미오신 구조가 칼슘 이온의 양을 감지하여 일어나며, 칼슘 이온의 방출 및 저장은 근육세포의 근소포체가 담당한다.

③,④ 분비성 단백질은 외포작용을 통해 세포 외부로 분비되는데, 이 과정에서 정확한 단백질의 구조가 유지되는지, 또는 적절히 다른 단백질과 결합함으로써 이동 경로가 정확하게 이루어지는지가 점검되며, 정확한 단백질만이 세포 표면으로 이동되고, 적절치 못한 것들은 분해된다.

먼저 조면소포체에서 공유결합에 의한 단백질 변형 및 당화 작용이 일어나고, 정상적인 구조를 지닌 단백질만이 소포체로부터 방출되어 소낭을 통해 골지체로 이동한다. 골지체에서 단백질의 추가적 변형이 일어나고 분류된 후 소낭을 통해 분비되는데, 새롭게 합성된 단백질은 세포 외부로 방출되기도 하며 분비되는 신호에 의해 분비가 조절되기도 한다.

013

정답 ④

자료해석

내포작용으로 들어온 물질이나 손상된 세포소기관이 (가) 리소좀과 융합한 뒤 리소좀의 분해효소에 의해 분해되는 과정을 나타낸 것이다.

정답해설

ㄱ. 리소좀은 골지체나 소포체로부터 생성된 소낭으로 가수분해 효소를 가지고 있다. 단일막인 골지체나 소포체로부터 생성되었으므로 역시 단일막 구조를 가지며 지질 이중층으로 이루어져 있다.

ㄴ. 리소좀의 가수분해효소가 결핍되면 세포에 불필요한 물질이 과량으로 쌓여 저장병을 일으킨다. 저장병에는 폼페병, 테이삭스병, 고셔병 등이 있다. 고셔병은 glucocerebrosidase라는 효소의 결함으로 발생되며, 신경계 질환이나 간 계통의 질환을 유발할 수 있다. 테이삭스병은 중추신경계에 영향을 주어 정신장애, 시력감퇴 등을 유발한다. 폼페병은 글루코시다아제의 결핍으로 과잉 축적된 글리코겐이 리소좀을 파괴하여 발생하며, 근육섬유 등이 파괴된다.

ㄹ. 리소좀은 파괴되어 병들거나 노쇠한 세포를 가수분해할 수 있다.

오답해설

ㄷ. 리소좀의 내부는 ATP를 사용한 양성자펌프에 의해 산성을 유지하며, 산성에서 활성을 보이는 가수분해 효소에 의해 분해작용이 일어난다.

개념알기

리소좀

리소좀은 RER에서 합성되고 골지체 등에서 유래한 단일막 구조의 소낭이다. 내부에는 약 40종류의 가수분해효소를 가지고 있으며, pH 4~5에서 최적의 활성을 보인다. 이는 중성에 가까운 세포질에서 다른 물질의 가수분해를 막아주는 작용을 한다. 세포내 물질 중 소화되어야 할 물질, 손상된 미토콘드리아와 같은 소기관들, 내포작용으로 세포 안으로 들어온 물질, 백혈구가 섭취한 세균과 같은 외래물질들, 대식세포나 B세포와 같은 항원제시 세포들이 흡수한 항원들은 리소좀으로 운반된 뒤 분해된다. 또한 리소좀은 외포작용을 통해 세포막에 새로운 막 성분을 첨가시켜 줌으로써 세포막의 손상을 줄여주기도 한다. 리소좀에 문제가 생기면 세포 내에 불필요한 물질이 과량으로 저장되어 여러 가지 증상을 나타내는 저장병이 발생한다.

014

정답 ①

자료해석

A는 액포이며 B는 골지체, C는 엽록체, D는 원형질연락사이다.

정답해설

① 2차 세포벽은 세포막과 1차 세포벽 사이에 쌓이며 세포를 보호하고 지지하는 단단한 물질로 이루어져 있다. 활발하게 생장하는 식물 세포는 연한 1차 세포벽의 구성 성분을 분비하며, 세포가 팽창함에 따라 1차 세포벽은 얇아진다. 팽창이 중지되면, 곧 세포의 생장이 끝나면 세포는 2차 세포벽을 형성한다.

오답해설

② 액포(A)는 효소, 아미노산, 당 등을 포함하는 고농도의 액체 주머니이다. 세포가 성숙해짐에 따라 액포(A)의 크기는 점점 커진다.

③ 골지체(B)는 세포판 형성에 필요한 헤미셀룰로오스와 펙틴 등의 다당류를 합성하여 공급한다.

④ 엽록체(C)에는 여러 효소와 엽록체 DNA, 리보솜이 존재하며 엽록체 단백질의 일부를 만드는데 이용한다. 이 과정에 필요한 tRNA는 엽록체에 존재한다.

⑤ 원형질연락사(D)는 한 식물 세포의 세포질이 이웃한 식물 세포의 세포질과 연결되는 통로로 세포벽을 가로지르며 형성된다. 이를 통해 연결된 식물 세포들은 환경을 공유하게 되며 물과 작은 용질들이 자유롭게 이동할 수 있다.

015

정답 ⑤

자료해석
A: 골지체 B: 분비소낭 C: 세포막
D: 소포체 E: 엽록체

정답해설
⑤ 세포벽을 구성하는 한 성분인 펙틴은 매우 다양한 다당류로 구성된 hydrated gel로, 전체 세포벽의 35%를 차지한다. 펙틴은 세포벽의 구멍을 형성한다. 펙틴은 골지소낭의 융합에 의해 만들어진 세포판으로부터 형성된다.

오답해설
① 1차 세포벽은 세포가 분열되면서 주로 형성된다. 세포분열 후기에 생긴 방추사와 골지체에서 떨어져 나온 소낭의 복합체인 격막형성체는 분열하는 세포에 수직으로 형성되므로 세포판은 중앙에서 형성되어 바깥쪽으로 자라게 된다. 세포판이 모세포의 세포막까지 성장하면, 격막형성체의 중앙 미세소관은 분해되지만 골지체는 셀룰로오스를 분비하여 세포벽을 형성하게 된다.
② 세포벽의 성분 중 단백질은 소포체(D)에서 합성되어 골지체(A)로 이동하며, 다당류가 첨가되어 당단백질이 된 후 세포 밖으로 수송된다.
③ 미세소관은 세포소기관이 움직일 수 있는 길을 제공한다. 디네인과 키네신과 같은 분자들은 소기관과 결합하여 미세소관 위를 이동하며, 세포 소기관이 가야할 곳을 정해 준다.
④ 세포막에 존재하는 단백질인 cellulose synthase에 의해 셀룰로오스가 합성된다. 셀룰로오스는 세포벽의 뼈대로 작용한다.

개념알기

세포벽
대부분의 식물세포는 외측에 두껍고 견고한 세포벽을 가지고 있다. 세포벽은 셀룰로오스 분자로 이루어진 원섬유와 헤미셀룰로오스, 펙틴, 리그닌 등의 다당류와 단백질 등으로 구성된 복합체이다. 세포벽은 1차 벽과 2차 벽으로 구분되며, 그 사이로 원형질연락사가 발달하여 인접한 세포와의 소통이 가능하다. 세포벽은 세포의 안쪽을 향하여 형성되며, 처음 형성된 것을 1차 벽, 추가되는 것을 2차 벽이라고 한다. 골지체는 식물의 세포벽 합성과 관련이 있으며, 소포체에서 분비된 단백질은 골지체에서 합성된 탄수화물과 결합하여 세포벽 물질인 탄수화물-단백질 복합체를 만들고, 이것은 소낭을 통해 세포벽으로 이동하게 된다. 셀룰로오스합성효소(cellulose synthase, CESA)는 세포막 안쪽의 미세소관 위를 이동하며 외부 쪽으로 복잡한 분자들을 밀어내면서 단단한 세포벽을 만든다.

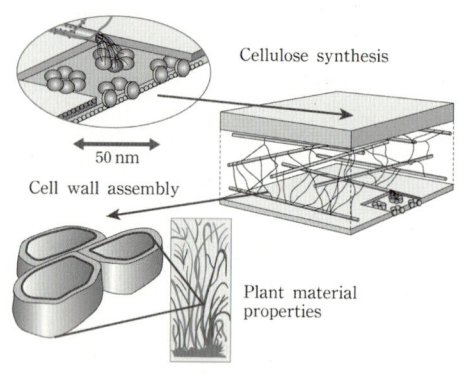

016 정답 ④

자료해석
(가)와 (다)는 동일 소기관으로 ATP를 써서 농도구배에 역행하여 안쪽으로 H^+를 펌프했다. 결과적으로 소기관 안쪽의 pH는 세포질에 비해 낮을 것이다. 따라서 (가)와 (다)는 리소좀 또는 액포일 것이다.

(나)와 (라)는 전자전달과정에 의해 막을 경계로 H^+ 농도 기울기가 형성되고, 이로 인한 화학삼투압에 의해 인산화작용이 일어나 ATP가 합성된다. 동물세포에 있는 (나)는 미토콘드리아일 것이며, 식물세포에 있는 (라)는 엽록체일 것이다.

정답해설
ㄱ. 리소좀은 에너지를 써서 내부 환경을 산성으로 유지하며, 이러한 환경에서 리소좀의 분해효소는 세포에서 필요없는 것을 제거한다. 가수분해효소가 부족하면 대사물이 축적되어 저장병이 생기기도 한다.

ㄴ. 미토콘드리아는 H^+ 농도기울기로 생긴 에너지를 ATP 생성 뿐 아니라 ADP, P_i, 피루브산의 수송에도 이용한다.

ㄹ. (라)에서 H^+는 전자전달과정에서 틸라코이드 안쪽에 축적된다. 축적된 H^+ 농도구배에 따라 고농도인 틸라코이드강에서 저농도인 스트로마 쪽으로 수동수송되며, 이때 ATP가 합성된다.

오답해설
ㄷ. (다)는 액포이며, 축적된 H^+는 내부를 산성으로 유지시키고 이를 통해 가수분해효소가 활성화된다.

017 정답 ③

자료해석
이 문제는 운동 단백질과 세포골격에 의한 소낭의 이동에 대해 이해하고 있는지 확인하기 위한 이해형문제이다. 미세소관은 α-튜불린과 β-튜불린으로 구성된 $\alpha\beta$-튜불린 이량체가 교대로 배열되어 있는 원섬유 13개가 원통모양을 형성한 구조이다. α-튜불린이 노출된 부분이 (−)말단이고, β-튜불린이 노출된 부분이 (+)말단이다. 진핵세포 중 대부분의 동물세포에서는 중심체라는 구조가 존재하는데 주로 세포의 중심부위에서 발견된다. 중심체는 서로 수직으로 배열되어 있는 중심립쌍과 중심립을 둘러싸는 기질로 구성되어 있다. 이 기질 중 γ-튜불린 고리 복합체는 미세소관 형성의 응결핵으로 작용하여 미세소관의 형성을 촉진한다. 미세소관의 성장은 주로 (+)말단에서 이루어져, 미세소관은 중심체로부터 세포막 방향으로 (+)말단 방향으로 뻗어있게 된다.

미세소관은 운동단백질을 통해 소낭과 같은 세포소기관의 이동에 관여하게 된다. 운동단백질은 ATP 가수분해를 통해 에너지를 얻어 미세소관에 결합하여 소낭을 이동시킨다. 운동단백질에는 키네신(kinesin)과 디네인(dynein)이 있다. 키네신(모터단백질 A)은 세포내 물질 또는 세포소기관을 미세소관의 (+)말단 방향으로 이동시키고, 디네인은 이들을 (−)말단 방향으로 이동시킨다.

미세소관은 그 외에도 세포분열시 방추사를 형성하여 염색체 분리에 관여하기도 하고, 섬모와 편모를 형성하여 세포의 이동에도 관여한다.

정답해설
ㄷ. B는 미세소관으로, α-튜불린과 β-튜불린의 두 종류의 튜불린 소단위체가 존재한다.

오답해설
ㄱ. 운동단백질 A는 핵에서 세포막, 즉 (+)말단 쪽을 향해 이동하고 있으므로 키네신에 해당한다.

ㄴ. 골지체는 소포체보다 핵으로부터 더 멀리 떨어져 있다. 즉, 소포체에서 출아된 소낭이 골지체로 이동하기 위해서는 미세소관을 따라 (−)말단에서 (+)말단 방향으로 이동해야 한다. 따라서 모터단백질 A(키네신)에 의해서 소낭은 소포체에서 골지체로 이동한다.

018

정답 ②

▎자료해석

미세소관은 세포 내 내부골격의 역할을 하며 세포 내에서 모터 단백질이 구조물을 이동시키는 뼈대로 이용된다. 미세소관은 α-튜불린과 β-튜불린으로 된 튜불린 이량체로 이루어져 있다. 미세소관에서 튜불린이 조립될 때, 양성말단에서는 임계농도가 낮지만 음성말단에서는 임계농도가 높다.

모터단백질은 ATP 가수분해 에너지를 이용한 모양 변화를 통해 일을 하는데, 디네인은 부착된 소낭을 음성말단 쪽으로 운반한다. 또 다른 모터단백질인 키네신은 세포의 한 부분에서 다른 부분으로 물질이 들어있는 소낭을 운반한다. 키네신은 소낭을 보통 양성말단 쪽으로 운반한다.

A는 미세소관이며, B는 축삭 말단(미세소관의 양성말단 쪽)에서 세포체 쪽(미세소관의 음성말단 쪽)으로 수송되고 있는 소낭이다. 이러한 수송에는 디네인 모터단백질이 관여한다.

▎정답해설

ㄷ. 미세소관 상에서 소낭(B)을 음성말단 쪽으로 이동시키는 모터단백질은 디네인이다.

▎오답해설

ㄱ. 미세소관(A)의 단량체는 α-튜불린과 β-튜불린이며, 미세섬유의 단량체가 G 액틴이다.

ㄴ. 미세소관(A)의 음성말단은 신경세포체 쪽이며, 양성말단은 축삭 말단 쪽이다.

019

정답 ④

▎자료해석

A: 미세융모(microvilli)
B: 밀착연접
C: 데스모좀
D: 간극연접

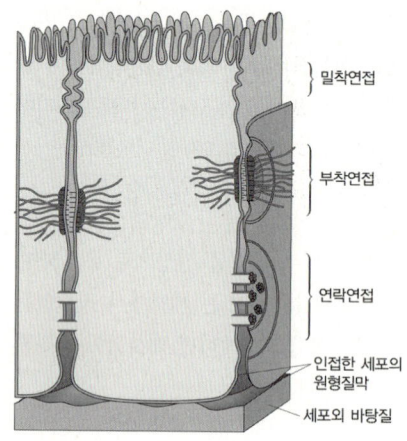

▎정답해설

ㄴ. 밀착연접은 세포 주변을 연속적으로 밀봉하여 용액이 표피세포를 가로질러 빠져나가는 것을 막는다.

ㄷ. 데스모좀은 중간섬유에 의해 지지된다. 중간섬유는 케라틴 단백질로 되어 있으며, 세포질에서 데스모좀을 붙들고 있다.

▎오답해설

ㄱ. 미세융모에는 액틴 다발이 심으로 존재한다.

ㄹ. 간극연접은 인접한 세포 간에 세포질 통로를 제공한다. 간극 연접은 구멍을 둘러싸고 있는 특정 막단백질로 구성되며 이 구멍을 통해 이온, 당, 아미노산 및 다른 작은 분자들이 이동한다. 심장 근육이나 배아에서의 세포 간 교신에 이용되며, 간극연접의 세포질 통로를 통한 물질 이동은 수동적으로 일어난다.

020   정답 ④

자료해석

분별원심분리에 의한 세포소기관의 분획 실험이다. 부력, 모양, 질량, 밀도, 용해도 등이 침강속도에 영향을 주며, 세포 파쇄 후 원심분리하면, (나): 핵, (다): 미토콘드리아, 리소좀, 퍼옥시좀, 글리옥시좀 등, (라): 소포체, 작은 소낭, (마): 리보솜, 단백질 등의 순으로 침강된다.

정답해설

④ 소포체에 대한 설명이다. 실험 결과에서 (라)의 침전물에 인지질과 당지질이 특히 많은 것으로 보아 소포체는 (라)의 침전물이다.

오답해설

①, ② 미토콘드리아에 대한 설명이다.
③ 퍼옥시좀에 대한 설명이다.
⑤ 리소좀에 대한 설명이다.

개념알기

세포소기관의 기능 및 특성

세포소기관	기능 및 특성
미토콘드리아	세포내 공생설의 대표적 증거, 자체 DNA와 리보솜 가짐, ATP 생성반응
엽록체	포도당 합성공장
퍼옥시좀	세포내 독성물질 제거, 동·식물세포에 모두 존재, 산화효소에 의해 생성된 H_2O_2 통한 살균 및 카탈라아제에 의한 H_2O_2 분해
글리옥시좀	식물 세포에서 지방산을 당으로 전환, 발아 종자의 경우 중요, 식물세포만 존재
리소좀	골지체에서 떨어져 나온 소낭으로부터 형성, 산성에 최적 pH를 가지는 가수분해효소 가짐, 가수분해 효소 부족 시 대사물 축적으로 저장병 발생
액포	노폐물의 저장 및 분해, 고분자 물질의 가수분해, H^+-ATPase로 인해 약산성을 띰, 선택적 수송, 식물 생장에 중요
소포체	합성 물질의 이동통로 • RER: 단백질 합성, glycosylation이 일어남. • SER: 스테로이드호르몬 합성, 해독작용(지용성 → 수용성), 세포질로부터 Ca^{2+}를 격리(근세포 수축), 글리코겐을 당으로 전환(ATP 사용)
골지체	합성 물질의 저장과 분비, 특정 물질을 분비해야 하는 세포에서 잘 발달

021   정답 ②

자료해석

이 문제는 미생물들의 세포표면 구조에 대해 이해하고 있는지 확인하기 위한 이해형문제이다.

대장균은 진정세균 영역, 메탄생성균은 고세균 영역, 효모는 진핵생물 영역에 속하는 생명체들인데, 이들은 세포벽에서 서로 차이가 있다. 진정세균 영역에 속하는 대장균(미생물 B)의 세포벽은 D-아미노산과 β-N-아세틸뮤람산(β-N-acetyl muramic acid)을 포함하는 펩티도글리칸으로 구성된 얇은 층과 외막(outer membrane)으로 구성되어 있으며(그람 음성 세균), 막지질로 에스테르 지질을 가진다. 고세균 영역에 속하는 메탄생성균(미생물 A)의 세포벽에는 펩티도글리칸은 없는 대신에 L-아미노산과 N-아세틸알로자민유로닌산(N-acetylalosaminuronic acid)을 가지는 슈도뮤레인(pseudomurein)으로 구성되며, 막지질로 가지가 있는 에테르 지질을 가진다. 효모(미생물 C)는 진핵생물 영역의 균계에 속하는 생명체로 이들의 세포벽은 β-글루칸, 만노단백질, 키틴 등으로 구성되며, 막지질로 에스테르 지질을 가진다.

정답해설

ㄴ. 자료해석에서 살펴본 바와 같이, B는 대장균이다. 그람 음성 세균인 대장균의 세포벽은 펩티도글리칸으로 구성된 얇은 층과 세포외막으로 구성되어 있다. 외막은 세포막처럼 인지질과 단백질(포린 등)로 구성되어 있는데, 이런 것들 이외에도 다량의 다당류를 추가적으로 함유하고 있으며 그로 인해 외막은 지질다당체(lipopolysaccharide, LPS)층이라고도 불린다.

오답해설

ㄱ. 남세균은 진정세균이다. 따라서 남세균은 A(고세균 세포벽)와 같은 세포벽을 갖지 않는다. 진정세균 영역에 속하는 남세균의 세포벽 구조는 그람 음성 세균의 세포벽(B)과 유사하다.

ㄷ. rRNA 유전자의 염기서열에 기초한 계통수에서 고세균영역은 진정세균영역보다 진핵생물 영역과 유연관계가 더 가깝다. 따라서 A와 B의 유연관계보다 A와 C의 유연관계가 더 가깝다.

022 심화이해

정답 ③

자료해석

이 문제는 산소에 대한 요구도와 내성에 따른 세균의 분류에 대해 이해하고 있는지 확인하기 위한 이해형문제이다. 미생물에 따라 산소에 대한 요구도와 내성이 서로 다른데, 산소에 의한 영향에 따라 미생물을 여러 가지 군으로 나눌 수 있다. 호기성 세균(aerobes)은 대기의 산소 분압 하에서 생장할 수 있으며 대사과정에서 산소호흡을 한다. 미호기성 세균(microaerophiles)은 호흡 시 산소가 대기 수준보다 낮을 때만 산소를 이용하는 일종의 호기성 미생물이다. 어떤 생물체들은 산소호흡을 할 수 없으며, 이러한 생물체들을 혐기성 세균(anaerobes)이라고 한다. 두 종류의 혐기성균이 있는데, 하나는 산소를 이용하지 못하지만 산소에 대해 내성을 가지고 산소가 존재해도 생장이 가능한 내기성 세균(aerotolerant amaerobes)이고 다른 하나는 산소에 의해 저해되거나 사멸하는 절대 혐기성 세균(obilgate anaerobes)이다.

어떤 세균이 어느 그룹에 속하는지 알기 위해서 고체 배지 시험관에 접종하여 배양시키는데, 배양 결과 고체 배지 상에서 콜로니가 형성된 위치를 통해 그 세균의 산소에 대한 요구도와 내성을 유추할 수 있다. 각 종류의 세균은 세균 콜로니가 밀집되어 나타난 부위의 환경을 선호하는 것으로 생각된다.

정답해설

③ C는 산소가 있는 부분이든 없는 부분이든 균일하게 콜로니가 형성되어 있다. 이를 통해 C는 산소의 존재 여부에 영향을 받지 않는 내기성 세균(aerotolerant amaerobes)임을 알 수 있다. 내기성 세균은 산소 호흡을 통해 에너지를 얻지 못하고, 발효를 통해 에너지를 얻는다.

오답해설

① A는 산소가 있는 부분에만 콜로니가 형성되어 있으므로 산소에 대한 요구도가 큰 세균인 절대 호기성 세균(obiligate aerobes)임을 알 수 있다. 산소를 이용하는 생물들은 산소를 이용하여 물질대사를 수행하고 그로 인해 초과산화물(O_2^-)과 같은 활성산소들이 부산물로 생성된다. 활성산소가 제거되지 않으면 DNA를 손상시킬 수 있기 때문에 초과산화물 제거효소(superoxide dismutase) 등의 활성산소를 산소와 과산화수소 등으로 바꿔주는 효소들이 존재하여 산소에 대한 내성을 갖게 된다.

② B는 산소가 있는 부분이나 없는 부분 모두에 콜로니가 형성되지만, 산소가 있는 부분에 특히 밀집하여 콜로니가 관찰된다. 이것은 B가 산소가 없으면 발효를 통해 생장하고 산소가 있으면 산소호흡을 통해 생장하기 때문에 나타나는 결과인데, 이러한 세균을 조건적 혐기성 세균(facultative anaerobes)이라 한다.

④ D는 산소가 없는 부분에만 콜로니가 나타난 것으로 보아 산소를 이용할 수 없고 산소가 존재하면 성장할 수 없는 세균임을 알 수 있는데, 이러한 세균을 절대 혐기성 세균(obiligate anaerobes)이라 한다.

⑤ E는 산소가 풍부한 표면에서는 못자라고 바로 그 아래의 산소가 낮은 지역에서만 성장함을 알 수 있다. 즉, 세균 E가 산소에 대한 요구도는 있지만 낮은 산소분압의 환경을 선호함을 알 수 있는데, 이러한 세균을 미호기성 세균(microaerophiles)이라 한다.

023 정답 ③

자료해석
A: 핵, B: 미토콘드리아, C: 리보솜, D: 리소좀

정답해설
ㄱ. 미토콘드리아의 기질에서 TCA회로 중 옥살초산(OAA)은 아세틸-CoA와 반응하여 시트르산을 만들어내기도 하며, 세포질 내에서 포도당신생합성 과정 중 피루브산으로부터 OAA가 합성되기도 한다.

ㄴ. 텔로머라아제는 DNA 3' 끝 텔로미어에 반복적 DNA서열(TTAGGG)을 붙이는 효소로, 모든 진핵세포의 염색체에서 발견된다. 미토콘드리아는 세균과 같은 원형 DNA를 가지고 있으므로 미토콘드리아에는 텔로머라아제가 존재하지 않는다. 텔로머라아제는 역전사될 RNA분자를 가지고 있는 역전사효소이다.

ㄹ. 핵, 미토콘드리아, 리보솜에는 RNA가 존재한다. 미토콘드리아는 60~80S의 자체 리보솜을 가진다. 리보솜은 rRNA와 단백질로 이루어져 있다.

오답해설
ㄷ. 원핵세포 mRNA의 경우에는 합성 후 수분 이내에 효소들에 의해 분해되며, 진핵세포 mRNA의 경우에는 수시간에서 수주일까지 존속되기도 한다. mRNA 분해는 폴리A 테일이 짧아지는 것에서부터 시작하며, 주로 세포질에 존재하는 가수분해효소에 의해 일어난다.

리소좀은 주로 세포 외부에서 도입되는 물질의 분해를 담당한다.

024 정답 ④

자료해석
(가) 미토콘드리아
(나) 활면소포체

정답해설
ㄴ. 활면소포체(SER)는 탄수화물의 대사에 관여하며, 특히 동물에서 글리코겐이 분해되는 장소이다. 또한 지방산의 불포화, 긴 사슬의 지방산 합성에 관여하는 효소집단을 함유하고 있으며 막지질의 합성에도 관여한다. 콜레스테롤 합성 효소, 담즙산 생합성 효소, 스테로이드 호르몬 생합성 효소 등을 가지고 있어 여러 분자들의 합성이 이루어지는 장소이다. 또한 지용성 독성물질을 친수성으로 만들어 체내에서 쉽게 제거할 수 있도록 도와준다.

ㄹ. 아세틸-CoA가 지방산으로 될 때 사용되는 환원제는 NADPH이다. $NADP^+$는 5탄당인산경로(pentose phosphate pathway)나 시트르산-말산 셔틀(citrate malate shuttle)을 통해 세포질에서 NADPH로 환원된다.

오답해설
ㄱ. 지방산의 합성은 아세틸-CoA로부터 시작한다. 미토콘드리아에서 아세틸-CoA는 산화과정을 통해 ATP를 발생시키며, 세포질에서는 지방산으로 합성된다. 이때 필요한 효소인 지방산합성효소는 세포질에 존재한다.

ㄷ. 활면소포체에서 지방산의 사슬이 추가된다.
퍼옥시좀은 에너지 대사에 관여하는 세포소기관으로 간세포, 신장세포에 주로 분포한다. 카탈라제와 산화효소를 가지고 있으며, 지방산의 β-산화에 필요한 산화효소를 가진다. 단, 퍼옥시좀은 전자전달계가 없으므로 아세틸-CoA를 완전히 산화시키지는 못한다. 따라서 아세틸-CoA는 미토콘드리아로 이동하여 완전히 산화된다.

식물의 경우 지방산 산화는 글리옥시좀에서 일어난다. 글리옥시좀 역시 전자전달계가 없으므로 지방산 산화 에너지가 ATP로 저장되지 못하고 열로 발생되며, 지방산 β-산화에서 생성된 아세틸-CoA는 OAA로 전환되어 생합성에 쓰인다.

I. 세포와 물질대사

개념알기

지방산 합성

지방은 지방산과 글리세롤로 분해된다. 지방산은 미토콘드리아에서 β 산화를 거쳐 아세틸-CoA로 된 후 TCA 회로를 통해 ATP를 형성하며, 글리세롤은 글리세르알데히드-3-인산으로 인산화된 후 해당과정에 도입되어 분해된다. 하지만 에너지가 충분할 때는 지방산이 역으로 합성되는 과정을 거치는데, 이 과정은 호르몬에 의해 조절된다(인슐린 ⊕, 글루카곤 ⊖, 에피네프린 ⊖). 지방산의 합성은 미토콘드리아 내의 아세틸-CoA가 세포질로 이동해 오면서부터 시작된다. 지방산합성효소는 세포질에 있으며, 아세틸-CoA가 환원과정을 통해 지방산이 된다. 이때 사용하는 환원제는 NADPH이며, 이 과정에는 에너지(ATP)가 사용된다. 지방산 합성에 쓰인 NADPH는 세포질에서 pentose phosphate pathway나 citrate malate shuttle을 통해 $NADP^+$로부터 형성되어 순환한다.

025 심화이해 정답 ③

자료해석

모식도는 빛 조건에서 글리옥시좀이 퍼옥시좀으로 전환하는 과정에서 효소의 종류가 변하고 있음을 보여준다.

글리옥시좀에만 존재하는 효소는 빛 조건에서 점차 분해되고, 퍼옥시좀에만 존재하는 효소는 빛 조건에서 유입되고 있음을 볼 수 있다.

정답해설

글리옥시좀은 퍼옥시좀의 한 형태로 기본적으로 퍼옥시좀의 작용을 하지만, 종자 발아 시에는 일반적으로 퍼옥시좀이 가지고 있는 효소와는 다른 효소를 가지고 종자 발아에 필요한 양분과 에너지를 공급한다.

ㄱ. 빛 조건에서 그 양이 점차로 증가한다. 즉 글리옥시좀에는 거의 없다가 발아 후 빛 조건에서 증가하는 효소이다. 이는 광호흡과 관련된 글리콜산산화효소일 것이다. 광호흡 부산물인 글리콜산을 분해하는 작용을 한다.

ㄴ. 발아 후 증가하다 빛 조건에서 감소하여 거의 없어지는 효소이다. 종자에 저장되었던 지방이 발아 후 글리옥실산회로를 통해 탄수화물로 합성되어 사용되지만, 종자의 지방이 거의 다 쓰이거나 광합성이 시작되면 사라지는 효소를 의미한다. 즉 글리옥시좀만 가지고 있는 글리옥실산회로의 이소시트르산리아제일 것이다.

ㄷ. 발아 후 증가하지만 나중에는 그 양이 일정 수준을 유지하고 있다. 이는 글리옥시좀과 퍼옥시좀에 공통으로 존재하는 카탈라아제일 것이다.

개념알기

글리옥시좀(이소시트르산의 두 가지 경로)

글리옥시좀은 발아 종자의 지방조직에 있는 퍼옥시좀의 분화된 형태라고 볼 수 있다. 지방산은 β-산화효소에 의해 아세틸-CoA로 가수분해되고, 일련의 과정을 통해 이소시트르산으로 전환된다. 이소시트르산은 미토콘드리아에서 TCA회로를 통한 ATP합성에 이용되거나, 글리옥시좀에서 이소시트르산분해효소에 의해 숙신산과 글리옥실산으로 전환된다. 글리옥실산은 말산합성 효소에 의해 아세틸-CoA와 결합하여 말산, OAA로 전환되어 당이 될 수 있다. 여기서 쓰이는 이소시트르산분해효소와 말산합성효소는 글리옥시좀에만 존재한다.

026 심화이해

정답 ⑤

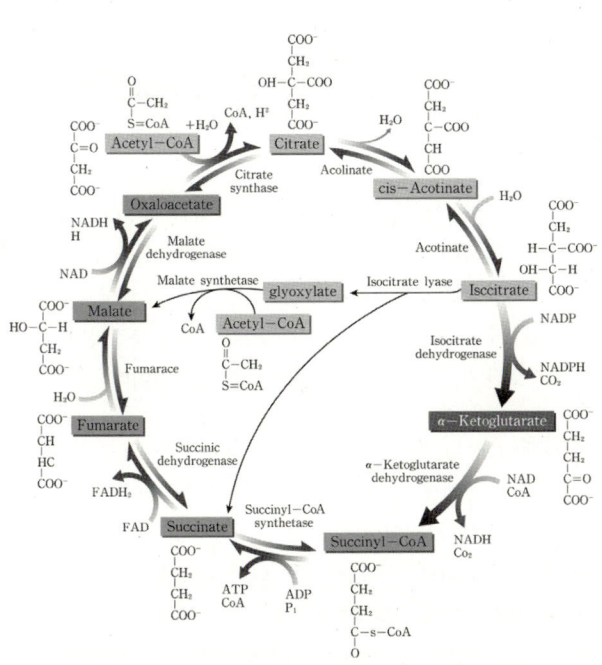

자료해석

미세섬유는 말단에 액틴 단량체가 결합함으로써 성장하는데 음성 말단보다는 양성말단에서의 성장이 더 빠르다. 유리 액틴 단량체는 ATP와 강하게 결합하고 있으며, 이 ATP는 액틴 단량체가 미세섬유에 끼어든 직후 가수분해된다. 미세섬유에서 ATP가 ADP로 가수분해되면 단량체 사이의 결합 강도가 약화되어 중합체의 안정성이 떨어지게 된다.

미세섬유의 첨가와 해리와 관련된 양쪽 말단의 속도 상수가 주어져 있으며 이를 가지고 양성말단과 음성말단을 찾아내어 옳은 보기를 찾는 문제이다.

정답해설

⑤ Ⅰ에서 중합 반응식을 $A + A_n \rightarrow A_{n+1}$로 두었을 때 $[A_n] ≒ [A_{n+1}]$이다.

$v_1 = k_1[A][A_n]$, $v_2 = k_2[A_{n+1}]$에서 첨가되는 단량체의 양이 해리되는 양보다 많으려면 $v_1 > v_2$여야 하며 여기서 단량체의 농도 조건을 구하면

$k_1[A][A_n] > k_2[A_{n+1}]$

$k_1[A] > k_2$이므로

$[A] > \dfrac{k_2}{k_1} ≒ 0.12$이 된다.

따라서 액틴 단량체의 농도가 $0.3\ \mu M$일 때 Ⅰ에서 첨가되는 액틴 단량체의 양이 해리되는 양보다 많다.

오답해설

① Ⅰ과 Ⅱ를 비교했을 때 Ⅰ의 첨가 반응 속도 상수가 훨씬 크므로 Ⅰ이 첨가반응이 더 잘 일어나는 양성 말단이다.
② 해리속도는 단위를 살펴봤을 때 농도에는 영향을 받지 않는 것을 알 수 있다. 따라서 속도 상수를 비교해 보면 시간 당 해리 속도는 Ⅰ이 Ⅱ보다 크다.
③ Ⅰ의 첨가반응 속도 상수와 해리반응 속도 상수와의 차이가 더 크기 때문에 액틴 중합이 시작되는 농도가 Ⅱ보다 낮다.
④ Ⅰ에서 첨가되는 액틴 단량체의 양과 Ⅰ에서 해리되는 액틴 단량체의 양이 같은 것이 아니라 Ⅰ에서 일어나는 첨가 반응과 해리반응의 차이량과 Ⅱ에서 일어나는 첨가 반응과 해리반응의 차이량이 같은 것이다.

I. 세포와 물질대사

027 심화이해   정답 ②

▮ 자료해석
미세소관에 결합한 튜불린 분자 수에 관한 그래프이다. 시간이 지날수록 미세소관에 결합한 분자 수가 증가하지만 일정 시간이 지나면 일정해진다. (가)는 (나)에 비해 반응시간이 빠르다. A시기는 미세소관에 결합한 튜불린이 거의 없는 것으로 보아 처음으로 미세소관이 형성될 때임을 추론할 수 있고 이 반응은 느리게 진행됨을 알 수 있다. B시기는 미세소관에 결합한 튜불린 수가 증가하는 것으로 보아 신장 중이며, C시기는 튜불린 수가 일정한 것으로 보아 미세소관의 중합과 해리가 평형상태를 이루고 있음을 알 수 있다.

▮ 정답해설
ㄴ. A는 nucleation 단계로 튜불린 이중체가 서로 결합하여 미세소관의 신장을 준비하는 단계로 볼 수 있다.
ㄷ. 미세소관은 방향성이 있어 튜불린이 붙기 쉬운 쪽을 (+), 해리되기 쉬운 쪽을 (-)로 둔다.
　 B는 신장단계로 중합이 해리보다 빠르게 일어난다.

▮ 오답해설
ㄱ. 중심체는 세포분열시 방추사 형성의 중심이 되는 곳으로, 중심체를 넣어주면 튜불린 결합이 더욱 빨라질 것이다. 즉, (나)에서 (가)로 바뀔 것이다.
ㄹ. C는 튜불린 중합과 해리 반응이 정지된 것이 아니라 동적 평형이 일어난 상태이다.

028 심화이해   정답 ③

▮ 자료해석
(가) 방사성 동위원소(^{35}S)로 표지된 메티오닌을 함유한 배지에서 세포를 배양하면 단백질이 합성되는 곳은 방사성을 띠게 된다.
(나) 세포소기관을 분리하여 동위원소의 양을 측정하면 단백질 합성이 일어나는 모든 세포소기관은 방사성을 띨 것이다.
(다) 분리한 세포소기관으로부터 분비성 세포막 단백질인 GHRH 수용체를 분리하여 동위원소의 양을 측정하면, 분비경로를 따라 동위원소의 양이 증가할 것이다.

▮ 정답해설
일반적으로 단백질 합성은 세포질의 자유리보솜이나 조면소포체의 리보솜에서 일어난다.
세포질의 자유리보솜에서 합성된 단백질은 핵이나 다른 소기관으로 이동되므로 5분 후 세포소기관 전체의 동위원소 측정량은 핵을 포함한 소기관(리소좀)별로 비슷할 것이다.
조면소포체의 리보솜에서 합성된 분비성 단백질은 RER로 분비되고, 이곳에서 공유결합 및 당화작용(glycosylation)이 일어나며, 운반 소낭을 통해 골지체로 이동된 후 소낭을 통해 세포막에 융합된다. 즉 분비성 막 단백질인 GHRH 수용체는 소포체 → 골지체 → 세포막 순서로 이동하므로 동위원소 측정량이 시간에 따라 소포체 → 골지체 → 세포막으로 증가할 것이다.
또한 세포막 함입을 통한 내포작용 과정에서 세포막 성분은 리소좀과 융합되므로 시간이 흐른 후 리소좀에서 수용체의 동위원소 측정량이 증가할 것이다.
수용체의 동위원소량이 가장 많이 측정된 순서는 C → A → D이므로 각각 소포체, 골지체, 세포막일 것이다. B는 수용체가 없는 것으로 보아 분비경로에 해당되지 않는 핵일 것이다. E는 리소좀으로 세포질에서 합성된 단백질로 인해 소기관 전체는 방사성을 띠며, 수용체의 경우 시간이 흐른 후 방사성을 띠는 것은 내포작용을 통한 세포막 수용체 성분이 리소좀과 융합했기 때문이라고 추정할 수 있다.

029 심화이해 정답 ①

자료해석
(가) 인지질 이중층
(나) 세포골격 미세섬유
(다) 막 단백질
(라) 콜레스테롤
(마) 단백질에 결합되어 있는 올리고당

정답해설
① (가)는 지질 이중층이며, 탄소수가 적을수록, 이중결합(불포화)이 많을수록 유동성은 증가한다. 따라서 포화지방산이 많아지면 막의 유동성은 감소한다.

오답해설
② 세포골격 미세섬유는 부착단백질로, 세포골격과 세포 기질에 부착되어 있어 세포막의 지지 및 보호 작용을 한다.
③ (다)는 막 관통 단백질로 주로 세포의 신호 전달 단백질이거나 물질 수송 단백질이다. 아세틸콜린 수용체, G단백질 연결 수용체 등이 있다.
④ 콜레스테롤은 막지질의 일부로 세포막의 유동성을 조절하는 물질이다. 고온에서는 인지질의 유동성을 감소시키며, 저온에서는 인지질이 너무 굳지 않도록 오히려 유동성 감소를 막는 등 세포막의 안정화에 도움을 준다.
⑤ 당단백질은 단백질과 공유결합되어 있는 가지달린 올리고당과 단백질을 말한다. 외부신호 인식에 관여하여 면역반응의 중요한 요소로 작용하며, 세포막을 보호하는 역할도 한다.

030 심화이해 정답 ⑤

자료해석
저온에 대한 감수성이 서로 다른 두 부류의 식물을 비교하고 있다. (가) 식물은 포화지방산에 대한 불포화지방산의 비율이 낮고, (나) 식물은 (가) 식물보다 불포화지방산의 비율이 높다. 불포화지방산의 비율이 높을수록 세포의 단위막을 구성하는 인지질 사이의 공간이 많아져 유동성이 증가한다. 그러므로 (나) 식물이 (가) 식물보다 저온에 대한 내성이 클 것이다.

정답해설
ㄴ. 유동모자이크 막 이론에 따르면 막 단백질은 인지질 이중층의 바다에 떠 있는 구조이다. 그러므로 막 단백질의 유동성은 인지질의 유동성에 기인할 수밖에 없다. (나)의 인지질에 불포화지방산이 더 많으므로, 저온에서 (가)의 막 단백질은 (나)의 막 단백질보다 유동성이 더 작다.
ㄷ. (나)는 (가)보다 저온에 대한 내성이 크다. 그러므로 유동 상태에서 반결정(gel) 상태로 변화가 일어나는 온도는 (나)가 (가)보다 낮을 것이다.

오답해설
ㄱ. 불포화지방산의 비율이 높을수록 유동성이 증가하고, 이를 통해 저온에 대한 저항성을 획득한다. 따라서 (가)는 불포화지방산의 비율이 낮아 유동성이 작으므로 (나)보다 저온에 대한 내성이 작다.

개념알기
막 유동성 결정 요인
- 온도 : 온도가 높을수록 유동성 증가
- 지방산의 사슬 길이(chain length): C 수(14~24 C, 보통 18~20 C)가 적을수록 유동성 증가
- 지방산의 불포화(unsaturation) 결합의 수가 많을수록 유동성 증가
- 콜레스테롤: 상대적으로 높은 온도에서는 유동성을 감소시키고, 낮은 온도에서는 유동성을 증가시킴으로써 유동성을 유지한다.
  - 예 변온동물의 계절 적응: 점액 항상성 적응
    주위 온도에 따라 지방산 사슬의 길이 및 불포화도 조절, 콜레스테롤 함량 조절로 유동성을 유지한다.

031 정답 ④

자료해석
적혈구 용혈현상을 보기 위한 실험으로 혈액응고방지 처리를 한 후, 원심분리하여 적혈구를 얻은 뒤 여러 농도의 NaCl 수용액에 넣어 용혈 현상을 관찰하는 실험이다.

정답해설
④ OD_{560}은 560 nm 파장에서 측정한 흡광도(optical density)로, 헤모글로빈의 함량을 측정한다. 0.9% NaCl 수용액이 등장액이므로 0.3%나 0.6% NaCl 수용액에서 적혈구는 용혈될 것이다. 저장액의 농도가 낮을수록 용혈될 확률이 높을 것이므로 0.3% 용액에서 적혈구가 더 많이 용혈 되어 흡광도가 더 높을 것이다. 또는 0.3% 용액과 0.6% 용액의 적혈구가 모두 용혈되었다면 두 용액의 흡광도는 같을 것이다. 따라서 A의 흡광도가 B의 흡광도보다 낮게 된다는 것은 틀린 설명이다.

오답해설
① 1% NaCl 수용액 3 mL와 증류수 7 mL을 혼합하면 전체 용액의 부피가 10 mL이 된다.

농도를 구하면 농도 $= \dfrac{1\% \times 3\,\text{mL}}{10\,\text{mL}} = 0.3\%$가 된다.

② 헤파린은 간에서 생성되는 항응고제로 항트롬빈 Ⅲ를 활성화시킨다. 항트롬빈 Ⅲ는 트롬빈에 결합하여 트롬빈을 불활성화시켜 혈액응고를 막는다.
③ (다)에서 사용한 식염수는 0.9% 생리적 식염수로 혈액과 등장액이다.
⑤ 0.9%는 혈액과 등장액이므로 용혈은 일어나지 않는다.

개념알기
적혈구를 여러 농도의 용액에 넣었을 때의 현상
- 저장액 : 적혈구가 물을 흡수하여 부풀고 터진다.(용혈)
- 등장액 : 적혈구 안팎으로 이동하는 물의 양이 같으므로 변화가 없다.
- 고장액 : 적혈구는 물이 빠져 오그라든다.

032 정답 ②

자료해석
A는 지질로만 구성된 막이며, B는 지질에 물질 X를 포함한 막이다. A의 경우 내부 설탕 농도가 증가할수록 이동 속도가 서서히 증가하는 단순확산의 양상을 띤 반면, B의 경우 설탕 농도가 증가할수록 이동 속도는 hyperbolic 곡선을 그리며 포화된다. 이를 통해 물질X는 촉진확산을 시키는 물질로 추정된다.

정답해설
ㄱ. 물질 X가 있는 경우에 설탕의 이동 속도가 증가하였으므로 통로 역할을 했다고 볼 수 있다.
ㄹ. 설탕분자에 의해 포화되었으므로 물질 X의 농도를 증가시키면 이동속도가 증가할 것이다.

오답해설
ㄴ. A에서 설탕분자의 이동은 농도 차에 의해 운반되는 단순확산의 형태이므로 에너지가 필요없다.
ㄷ. B에서 설탕 분자는 물질 X에 의한 촉진확산으로 농도 차에 의해 운반되며, 이는 수동수송이다.

033 심화이해 정답 ④

▍자료해석

- A의 유사체는 세포 내로 이동하지 않으므로 A가 세포막을 통과하는 방식은 물질 특이성을 갖는다. 따라서 단순확산이 아니다.
- A의 이동속도가 어느 농도 이상에서 포화되므로, 수송체에 의한 촉진확산으로 이동함을 알 수 있다.
- CN 화합물은 세포호흡의 전자전달계에서 복합체 Ⅳ를 저해하며, 이 경우 호기적 과정을 통한 ATP 생성은 일어나지 못한다. 따라서 A의 이동은 CN 화합물의 처리에도 영향받지 않는 것으로 보아 능동수송에 의한 것은 아니다.
- 내세포 작용(endocytosis)으로 도입된 수송소낭의 경우 엔도솜과 융합하면 수용체와 수송물질이 분리된다. A는 세포의 엔도솜 내부에서 발견되지 않으므로 A의 이동은 내세포 작용에 의한 것은 아니다.

▍정답해설

④ 수송체를 통한 촉진 확산은 자료해석에서 나열한 조건들에 모두 부합하므로 A의 이동 방식으로 가장 적절하다.

▍오답해설

①, ② 음세포작용과 지질막을 통한 확산의 경우 물질 특이성이 없으므로 적절하지 않다.
③ 이온채널을 통한 수송은 물질 특이성은 존재하나, 확산 분자의 이동속도가 포화되지 않으므로 적절하지 않다.
⑤ 엔도솜 내부에서 A가 발견되지 않았으므로 수용체 매개 내세포 작용도 적절하지 않다.

034 정답 ②

▍자료해석

이 문제는 세포막을 통한 물질 수송에 대해 이해하고 있는지 확인하기 위한 적용형문제이다. 세포막을 통한 물질 수송은 크게 수동수송(passive transport)과 능동수송(active transport)의 두 종류 유형으로 나눌 수 있다. 수동수송은 에너지를 이용하지 않는 물질 수송으로, 물질이 고농도에서 저농도로 농도기울기에 의해 이동한다. 수동수송에는 용질의 수동수송인 확산이 있는데, 세포막을 통해서 용질이 이동하는 단순확산과 이온통로(channel)를 통한 이온의 촉진확산, 운반체(carrier)를 통한 친수성 물질의 촉진확산 등이 있다. 수동수송에는 용매인 물이 이동하는 삼투도 있다. 능동수송은 운반체를 통해 세포 안팎의 농도 기울기를 역행하는 물질 수송으로, ATP 가수분해 에너지를 직접 이용하거나 ATP 에너지를 이용하여 형성된 물질의 농도구배를 이용하여 수송이 일어난다. 능동수송에는 ATP 에너지를 직접적으로 이용하는 1차 능동수송과 1차 능동수송을 통해 형성된 특정 물질의 농도구배를 이용하여 물질 수송이 일어나는 2차 능동수송이 있다.

문제에서 주어진 자료를 살펴보면, 물질 A의 그래프에서는 "[세포 밖 농도]-[세포 안 농도]"값이 음의 값일 때(세포 밖보다 세포 내부가 물질 A의 농도가 더 높을 때)에도 세포 밖에서 세포 안으로 수송됨을 알 수 있다. 즉, 농도기울기에 역행해서 수송되는 것이므로, 능동수송을 통해 세포 내부로 유입된다는 것을 알 수 있다. 물질 B와 물질 C의 그래프를 살펴보면 세포 밖 농도가 세포 안 농도보다 더 높을 때 물질이 세포 안으로 이동하는 것을 확인할 수 있다. 즉, 수동수송으로 세포 안으로 수송된다. 물질 B는 세포 안팎의 농도 차가 작을 때에도 높은 속도로 수송되다가 세포 밖의 농도가 점점 높아짐에 따라 이동 속도의 증가 정도가 점점 감소하다가 특정 속도에 도달하면 더 이상 증가하지 않는 것을 확인할 수 있는데, 이러한 수송은 운반체를 이용한 촉진확산에서 볼 수 있다. 물질 C의 이동속도 그래프를 살펴보면 세포 안팎의 농도차에 따라 이동 속도가 정비례하여 증가하는 것을 확인할 수 있는데, 이러한 수송 특성은 단순확산일 때 나타난다.

▍정답해설

ㄴ. 자료해석에서 살펴본 바와 같이, 문제에서 주어진 자료를 통해 물질 B는 운반체에 의한 촉진확산 방식으로 세포 내로 이동하는 것을 확인할 수 있다. 따라서 'B는 운송단백질(운반체)에 의해 이동한다'라는 설명은 옳다.

Ⅰ. 세포와 물질대사

오답해설

ㄱ. 자료해석에서 살펴본 바와 같이, 문제에서 주어진 자료를 통해 물질 A는 능동수송 방식으로 세포 내로 이동한다는 것을 알 수 있다.

ㄷ. 세포에 CN 화합물을 처리하면 CN 화합물은 시토크롬 산화효소와 산소 사이의 전자전달을 막아 ATP 합성을 저해한다. 따라서 세포에 CN 화합물을 처리하면 물질 A와 같이 에너지를 이용하는 능동수송은 저해시킬 수는 있으나, 물질 C의 수송방식(세포막을 통한 단순확산)에는 영향을 주지 않는다. 따라서 '세포에 CN 화합물을 처리했을 때 S_1에서 C가 이동하지 않는다'라는 설명은 옳지 않다.

035   정답 ①

자료해석

인지질 이중층으로 되어 있는 세포막 Y와 스핑고지질과 콜레스테롤이 밀집된 지질뗏목을 포함한 세포막 X가 표시되어 있다.

정답해설

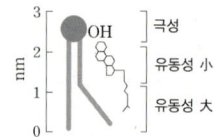

인지질은 불포화지방산의 개수, 지방산의 탄소 수에 따라 유동성에 영향을 받는다. 불포화지방산이 많을수록, 탄소 수는 적을수록 더 유동적이다. 콜레스테롤은 양친매성으로 인지질 분자 사이에 끼어 들어가 세포막을 안정화시키고 유동성을 감소시킨다. 그러나 온도가 낮아지면 오히려 인지질이 tight하게 packing되는 것을 저해하는 등 세포막의 유동성을 조절한다.

정답해설

ㄱ, ㄴ. 지질뗏목의 스핑고지질은 유동성이 작은 길고 포화된 탄화수소 사슬로 형성되며, 여기에서 생성된 반데르발스 결합은 일시적으로 주변 분자를 고정시킨다.

오답해설

ㄷ, ㄹ. Y는 X보다 유동성이 크다. 따라서 유동성이 큰 인지질과 불포화지방산이 발견될 확률이 더 크다.

개념알기

지질뗏목
세포막에서 다른 지질 분자와 섞이지 않고 독특한 기능을 보이는 구조로, 콜레스테롤과 당지질이 특히 많다. 계면활성제 처리로도 잘 녹지 않는다. 세포막 수용체와 신호전달 단백질들이 있으며, 세포막 수용체는 바이러스가 침입하는 통로가 되기도 하고, 신호전달 단백질은 세포의 성장이나 이동 등 각종 기능 조절에 중요한 역할을 하는 것으로 알려져 있다.

036 [심화이해] 정답 ④

자료해석
세포막에 존재하는 단백질 R의 구조를 알아보기 위한 실험이다.
(가) 막 단백질 R 분리
(나) 세포에 탄수화물 분해효소 처리 → 막 단백질의 바깥쪽 당 제거됨
(다) 세포에 단백질 분해효소 처리 → 세포막 바깥의 단백질 제거됨
(라) 세포를 터트린 후 탄수화물 분해효소 처리 → 세포 안쪽 당 성분도 제거됨
(마) 세포를 터트린 후 단백질 분해효소 처리 → 막 관통 부위를 제외한 나머지 단백질 제거

정답해설
④ (가)와 (나)를 비교하면 막 단백질 바깥쪽에 당이 결합되어 있으며, (다)에서 보면 세포막 관통 부위 위에도 단백질이 결합되어 있음을 알 수 있다. (나)와 (라)가 같은 것으로 보아 세포 안쪽 단백질에는 탄수화물이 결합되어 있지 않음을 알 수 있고, (마)의 결과로 볼 때 세포막에 두 개의 폴리펩티드가 관통하고 있음을 알 수 있다.

오답해설
① 당이 있는 곳의 위치가 바뀌었다.
② 세포막 관통 폴리펩티드가 하나 있다.
③ 세포막 관통 폴리펩티드가 3개 있다.
⑤ 세포막 관통 폴리펩티드가 3개이며, 당의 위치가 바뀌었다.

037 [심화이해] 정답 ①

자료해석
소수성 분석은 특정 아미노산의 개수(19개)를 구간 크기(window size)로 설정하여 그 구간 크기에 속하는 아미노산들의 소수성 계수(HI)값을 조사하여 막관통 단편의 위치를 파악하는 실험이다.
세포막은 소수성이므로 세포막을 관통하는 부분에 위치하는 아미노산들의 평균 HI 값은 그 크기가 클 것이다.
그러므로 <분석 결과>에서 평균 HI 값이 큰 M1, M2, M3, M4 구간이 단백질 X의 막관통 영역이 존재하는 구간이다.

정답해설
ㄱ. <분석 방법>에서 구간 1을 구성하는 모든 아미노산의 HI 값의 부호를 조사해 보면 M, A, L, V만 양의 값이다. 구간 2는 구간 1을 C말단쪽으로 아미노산 하나만큼 이동시킨 것이므로 구간 1에 비해 M이 빠지고, G가 포함된다. M은 양의 값이고 G는 음의 값이다. 그러므로 구간 2를 구성하는 모든 아미노산 HI 값의 부호는 A, L, V만 양의 값이다. 그러므로 구간 1은 구간 2보다 평균 HI 값이 크다.

오답해설
ㄴ. 신호펩티드(signal peptide)는 분비단백질, 세포막단백질들이 막을 통과할 때 신호가 되는 아미노산들의 모임을 의미한다. 이 아미노산들은 15~25개 정도의 아미노산이다. 신호펩티드는 주로 N 말단 근처에 존재하고 대부분 소수성 아미노산으로 구성되므로 신호펩티드 구간의 HI 값은 높을 것이다. 단백질 X의 N 말단 쪽은 초반 구간에 해당한다. 구간 1에서 대략 25정도까지는 HI 값이 낮으므로 소수성 아미노산이 적게 존재한다. 그러므로 단백질 X의 N 말단에 신호펩티드가 존재한다는 보기의 설명은 옳지 않다.
ㄷ. <분석 결과>에서 X의 막관통 영역의 위치는 평균 HI값이 큰 M1, M2, M3, M4의 4곳임을 알 수 있다. 즉 단백질 X는 막을 4번 관통하는 막단백질이다. 만약 구간 1쪽에 해당하는 X의 N 말단이 세포질에 존재한다면 M1 부위에 의해 C 말단이 세포 밖에 존재하다가, M2 부위에 의해 C 말단이 세포질로 들어오고 M3 부위에 의해 C 말단이 다시 세포 밖에 존재하게 된다. 그후 M4 부위에 의해 C 말단이 다시 세포 안으로 들어오게 된다. 그러므로 X의 N 말단이 세포질에 존재하면 C 말단은 세포 내부로 돌출된다.

038 심화이해   정답 ②

자료해석
본 문항은 미카엘리스-멘텐 방정식을 이해하고 적용할 수 있는지를 확인하고자 하는 단순추론형문제이다. 본 문항을 푸는 데 필요한 미카엘리스-멘텐 방정식과 이와 관련된 여러 상수들은 다음과 같다.

$$V_0 = \frac{V_{\max}[S]}{K_m+[S]} = \frac{k_{cat}[E]_t[S]}{K_m+[S]}$$

정답해설
② a의 촉매효율은 $\frac{k_{cat}}{K_m} = \frac{1000\,\sec^{-1}}{1000\,\mu M} = 1\,\mu M^{-1}\sec^{-1}$이다.

b의 촉매효율은 $\frac{k_{cat}}{K_m} = \frac{V_{\max}}{[E]_t K_m} = \frac{1\,\mu M/\sec}{10\,nM \cdot 10\,\mu M}$
$= 10\,\mu M^{-1}\sec^{-1}$이다.

그러므로 촉매효율은 b가 a보다 크다.

오답해설
① a의 농도가 $10\,nM$일 때, a의 전환수 k_{cat}은

$k_{cat} = \frac{V_{\max}}{[E]_t} = \frac{10\,\mu M/\sec}{10\,nM} = 1000/\sec$이다.

③ 설탕의 농도가 $1000\,\mu M$일 때
a의 설탕 수송 속도는
$V_0 = \frac{10\,\mu M/\sec \cdot 1000\,\mu M}{1000\,\mu M + 1000\,\mu M} = 5\,\mu M/\sec$이다.

b의 설탕 수송 속도는
$V_0 = \frac{1\,\mu M/\sec \cdot 1000\,\mu M}{10\,\mu M + 1000\,\mu M} \fallingdotseq 1\,\mu M/\sec$이다.

그러므로 문제에서 a와 b에 의한 설탕 수송이 각 세균 생장의 속도 결정 단계라고 하였으므로, 설탕 수송 속도가 더 빠른 A가 더 빨리 생장한다.

④ 설탕의 농도가 $200\,\mu M$일 때
a의 설탕 수송 속도는
$V_0 = \frac{10\,\mu M/\sec \cdot 200\,\mu M}{1000\,\mu M + 200\,\mu M} = \frac{5}{3}\,\mu M/\sec$이다.

b의 설탕 수송 속도는
$V_0 = \frac{1\,\mu M/\sec \cdot 200\,\mu M}{10\,\mu M + 200\,\mu M} \fallingdotseq 1\,\mu M/\sec$이다.

a의 설탕 수송 속도가 더 빠르므로 C에서 설탕은 b보다 a에 의해 많이 수송된다.

⑤ 효소와 마찬가지로 수송체는 막을 통한 이동을 빠르게 해줄 뿐 자유에너지나 평형상수를 변화시킬 수 없다.

039 심화이해   정답 ④

자료해석
Na^+-K^+ 펌프
Na^+-K^+ 펌프 단백질은 ATP 가수분해로 방출되는 에너지를 이용하여 Na^+과 K^+을 농도기울기를 거슬러서 수송하며 이 때 이들 두 이온이 모두 있어야 완전한 기능을 할 수 있다.

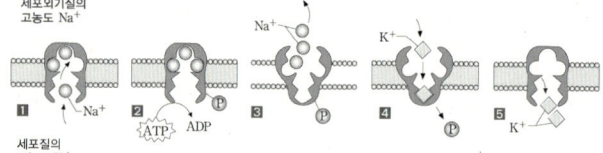

ATP는 수송단백질을 인산화함으로써 모양을 변화시키는 동력을 공급하여 K^+과 Na^+을 서로 반대방향으로 이동시킨다.
1. 세포질의 Na^+ 3분자가 Na^+-K^+ 펌프에 붙는다. 이때 단백질은 Na^+에 대한 친화력이 높은 형태이다.
2. Na^+의 결합은 ATP에 의한 인산화를 촉진한다.
3. 인산화는 단백질의 모양을 변화시키고 Na^+ 친화력을 낮추어 Na^+을 세포외기질로 내보낸다.
4. 새로운 형태는 K^+에 대한 친화력이 높은 형태로, 세포외기질에서 K^+이 결합하여 인산기가 방출되도록 한다.
5. 인산기의 소실은 단백질을 원래 모양으로 복원시키며 K^+ 친화력을 낮추어 K^+을 방출시키고, Na^+ 친화력이 다시 높아지게 되면서 회로는 반복된다.

정답해설 및 오답해설
④ Na^+이 세포 밖에 고농도로 존재하고, K^+이 세포 안에 고농도로 존재하는 정상세포에서 Na^+-K^+ 펌프 단백질에 의해 ATP를 소모하며 Na^+이 세포 밖으로, K^+이 세포 안으로 이동한다. 주어진 리포솜의 경우 Na^+-K^+ 펌프를 정상과 반대방향으로 삽입하였으므로, ATP를 소모하며 Na^+이 리포솜 외부에서 내부로 이동할 것이다. 그러나 리포솜 내부에서 외부로 이동해야할 K^+이 없으므로 펌프는 작동을 멈춘다.

040 심화이해

정답 ③

자료해석

정상 세포의 경우 리간드를 처리하면 처리되기 전에 비해 단백질 밴드가 얇아진 것을 확인할 수 있는데, 이는 수용체 매개 내포작용으로 세포 내로 리간드가 수송되었음을 의미한다. 디나민에 돌연변이가 생겼을 경우 리간드 처리 전과 처리 후가 같은 결과를 보이는 것으로 보아 세포 내로 내포작용이 일어나지 않았음을 추론할 수 있다.

정답해설

ㄱ. 리간드를 처리하면 수용체와 리간드 복합체가 형성되며, adaptor 단백질과 클라트린이 피복구를 형성할 것이다. 따라서 세포막에 클라트린의 양이 증가할 것이다.
ㄴ. 리간드는 디나민에 의해 소낭을 형성하여 세포 내부로 유입된다.
ㄷ. 리간드 처리 후 수용체가 감소한 것은 ㄱ, ㄴ의 순서로 세포 내로 수용체 매개 내포작용에 의해 리간드-수용체 복합체가 유입되었기 때문이다.

오답해설

ㄹ. 디나민 돌연변이 세포에서 리간드 처리 전과 후에 수용체 양에 변화가 없는 것은 클라트린-피복구가 세포 안으로 유입되지 못하기 때문이지, 세포막으로 다시 회수되었기 때문이 아니다.

개념알기

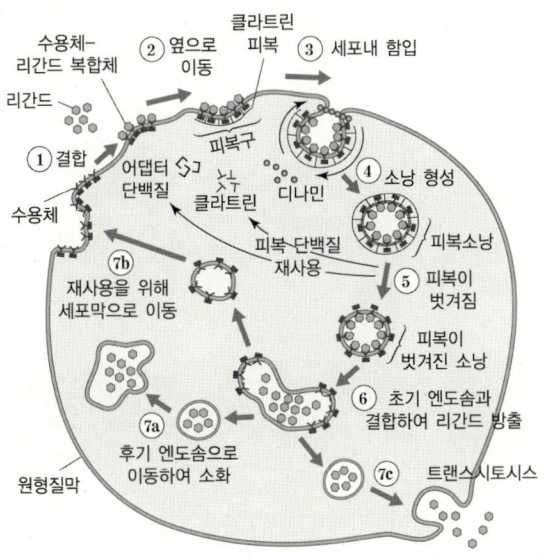

수용체 매개 내포작용(receptor mediated endocytosis)
① 세포 내로 유입될 분자(리간드)가 세포막 표면의 수용체에 결합한다.
② 수용체-리간드 복합체는 클라트린-피복구(clathrin-coated pit)에 축적된다.
③ 디나민에 의해 세포내 함입이 촉진된다. 이때 GTP 가수분해가 일어난다.
④ 세포 내로 피복소낭이 들어온다.
⑤ 클라트린 피복이 빠르게 분해된다.
⑥ 소낭은 다른 소기관의 막과 융합할 수 있다. 대개는 초기 엔도솜이며, 거기서 가야 할 곳이 정해진다.
⑦ 리간드는 후기 엔도솜과 결합하여 소화되든가 세포 밖으로 transcytosis된다.

I. 세포와 물질대사

041 정답 ⑤

자료해석

그림 (가)는 반응물인 A의 농도가 점점 줄어들다 A 농도의 상댓값이 1이 될 때 평형상태에 도달한 것을 보여준다. 그림 (나)는 A와 B의 자유에너지 차이를 보여주고 있는데, A에서 B로 변하는 방향이 자발적 반응이며, 반응이 일어나기 위해 필요한 활성화에너지를 보여 주고 있다.

정답해설

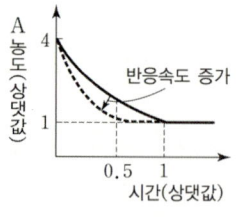 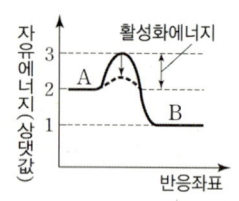

효소는 활성화에너지를 낮춰 반응이 쉽게 일어나도록 해 주는 일종의 생체 촉매이다. 촉매는 활성화에너지를 변화시키므로 반응 속도에 영향을 미치나, 반응의 평형상태나 반응물과 생성물의 자유에너지에는 영향을 미치지 못한다.
효소를 첨가하면 반응속도를 증가시키므로 평형상태 즉, 이 문제에서는 A 농도가 1이 될 때까지 반응이 빠르게 진행된다. 따라서 ⑤의 그래프처럼 A 농도가 1이 될 때까지의 반응시간이 짧아진다.
한편, A와 B의 자유에너지는 (나)와 같다. 효소는 정반응뿐 아니라 역반응에서도 활성화에너지를 낮춰 준다. 다만 A가 B에 비해 자유에너지가 크므로 정방향의 반응이 우세할 뿐이다.

오답해설

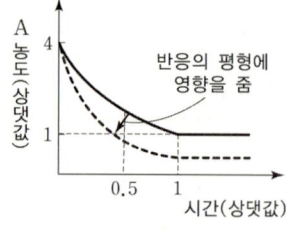

① 평형상태에서의 A 농도가 처음 반응에 비해 줄었다. 이는 정반응의 방향으로 반응의 평형이 이동한 것을 의미한다. 반응의 평형에 영향을 주는 요인은 온도, 압력, A와 B의 농도 등이 있다.

개념알기

반응의 평형

A ⇌ B, 이 반응은 가역반응으로 정반응과 역반응이 모두 일어나는 반응이다. 조건이 일정하게 유지되면 정반응과 역반응의 속도가 일정하게 되는데, 이때를 평형상태라고 부른다. 평형상태에서는 반응물질과 생성물질이 함께 존재하며, 외부 조건(온도, 압력, 농도 등)이 일정하면 반응물질과 생성물질의 농도가 일정하다. 촉매는 정반응과 역반응의 반응속도에는 영향을 주나, 평형상태에 있는 반응물질과 생성물질 농도에는 영향을 주지 않는다.

042 정답 ①

자료해석

- 효소의 작용을 기질농도와 반응속도의 관계로 나타낸 것이 미카엘리스-멘텐 플롯이고, 이를 V_{max}가 구체적인 값으로 나타나도록 역수를 취한 것이 라인웨버-버크 플롯이다. 미카엘리스-멘텐 플롯은

$$V_0 = \frac{V_{max}[S]}{K_m+[S]} \text{ (단, } K_m = \frac{k_{-1}+k_2}{k_1}\text{)이며,}$$

라인웨버-버크 플롯은 $\frac{1}{V} = \frac{K_m}{V_{max}} \cdot \frac{1}{[S]} + \frac{1}{V_{max}}$ 이다.

이들을 그래프로 나타낸 것이 그림 (가)와 그림 (나)이며, 따라서 라인웨버-버크 플롯에 따라 그림 (나)의 y절편이 $\frac{1}{V_{max}}$ 이다.

- 경쟁적 저해제는 효소의 기질결합자리에 결합하여 효소의 기질 친화력을 감소시킴으로써 효소의 작용을 방해한다. 경쟁적 저해제는 효소의 최대반응속도(V_{max})는 바꾸지 않으므로 기질농도를 높이면 경쟁적 저해제의 저해를 극복하고 효소의 반응속도를 V_{max}에 도달하도록 할 수 있다.

- 반면 비경쟁적 저해제는 효소의 기질결합자리가 아닌 다른 자리에 결합하여 효소의 (겉보기) K_M 값은 감소시키나, V_{max}도 같이 감소시킴으로써 효소의 작용을 방해한다. 따라서 비경쟁적 저해제를 처리한 경우 기질농도를 아무리 높이더라도 효소의 반응속도가 V_{max}에 도달하지 못한다.

정답해설

① 그림 (나)의 y절편이 $\frac{1}{V_{max}}$ 이며, 저해제 I의 유무에 관계없이 $\frac{1}{V_{max}}$ 는 일정하므로, I는 경쟁적 저해제이다.

오답해설

② I는 경쟁적 저해제이므로 A의 V_{max}는 변화 없다.

③ 그림 (나)의 y절편이 $\frac{1}{V_{max}}$ 이므로 V_{max}는 $20\ \mu g/\min$이다.

④ 라인웨버-버크 플롯을 그래프로 나타낸 것이 그림 (나)이므로 x축은 $\frac{1}{\text{기질 농도}}$ 이다.

⑤ I는 경쟁적 저해제이므로 I가 있을 때보다 없을 때 효소 A의 기질친화력이 더 크다. 기질친화력과 K_M은 서로 반비례하므로 I가 없을 때 효소 A의 K_M 값이 더 작다.

043 정답 ③

자료해석

그림 (가)는 숙신산 농도(기질의 농도)가 증가할수록 반응속도가 증가함을 보여주고 있다. 저해제를 넣어주면 K_M은 증가하고, V_{Max}는 변함이 없으므로 경쟁적 억제제임을 알 수 있다. 그림 (나)는 시간에 따른 숙신산의 농도 변화를 보여 주고 있다. 일정시간이 지나면 평형상태에 이르는데, ⓐ는 저해제 A가 없을 때에 비해 반응속도도 감소하고 평형상태에도 영향을 미쳤다. ⓑ는 반응속도는 감소했으나 평형상태에는 영향을 미치지 못했다.

정답해설

ㄷ. (가)에서 저해제 A는 경쟁적 억제제이다. 경쟁적 억제제는 효소의 활성부위를 두고 기질과 경쟁하는 물질을 말한다. 따라서 저해제 A는 숙신산탈수소효소의 활성부위에 결합할 것이다.

오답해설

ㄱ. 경쟁적 억제제는 반응속도만 늦추므로 (나)에서 ⓑ와 같이 될 것이다.

ㄴ. 경쟁적 저해제는 효소의 활성자리를 두고 기질과 경쟁하므로 저해제 A는 기질인 숙신산과 비슷한 구조를 가졌을 것이다.

044 정답 ②

자료해석

이 문제는 알로스테릭 효소에 의한 대사경로의 조절에 대해 이해하고 있는지 확인하기 위한 적용형문제이다. 특정 대사경로에는 그 물질대사의 속도를 조절하는 단계가 존재하는데, 이러한 단계는 보통은 대사경로의 여러 단계 중 앞 쪽에 존재한다. 이 단계는 보통 비가역과정이고 알로스테릭 효소에 의해 촉매되며, 대사경로의 최종산물에 의해 되먹임 억제(feedback inhibition)가 일어난다. (가)의 대사경로에서 되먹임 억제가 되기 가장 적절한 단계는 대사경로의 비교적 초기 단계이고 비가역 과정인 B가 C로 전환되는 과정이고, 이 과정을 촉매하는 효소 ⓒ은 알로스테릭 효소이다. 문제에서 제시한 그림 (나)를 살펴보면, ⓐ는 일반적인 조절을 받는 효소가 나타내는 미카엘리스-멘텐식을 기반으로 한 기질 농도와 반응 속도 사이의 그래프이다. ⓑ는 S자 곡선이므로 알로스테릭 효소에 의해 나타나는 기질 농도와 반응 속도 사이의 그래프이다. 알로스테릭 효소는 보통 촉매 소단위체와 조절 소단위체를 포함한 2개 이상의 소단위체로 구성된 4차 구조 단백질이다.
알로스테릭 효소는 양성 협동성(positive cooperativity)이 나타나며, 활성자나 억제제와 같은 조절자에 의한 모양 변화가 유발됨으로써 효소의 활성이 조절되는 특징이 있다.

정답해설

ㄴ. 자료해석에서 살펴본 바와 같이, ⓒ은 (가)의 대사경로를 조절하는 알로스테릭 효소일 것이다. 따라서 S자형 그래프를 나타내는 ⓑ는 ⓒ에 해당한다.

오답해설

ㄱ. F에 의한 피드백 억제 대상으로 가장 적절한 효소는 알로스테릭 효소인 ⓒ이다.
ㄷ. 다른 자리 입체성 조절을 받는 효소는 ⓑ이다.

045 정답 ④

자료해석

- 시험관 1~4: L-효소는 L-기질을, D-효소는 D-기질을 각각 인식하고 분해하여 형광을 낸다. 각각의 효소는 동일한 아미노산 이성질체로부터 합성된 기질만을 인식함을 알 수 있다.
- 시험관 5, 6: 비형광 L-기질은 형광 L-기질과 동일한 정도로 L-효소에 결합하므로 형광의 세기가 시험관 1에 비해 $\frac{1}{2}$로 감소한다. 반면, 비형광 D-기질은 L-효소에 아무런 영향을 미치지 않으므로 형광의 세기는 시험관 1과 동일하게 관찰된다.

정답해설

ㄴ. 반응속도는 단위시간 당 생성물의 농도 변화이다. 형광의 세기는 생성물의 농도에 비례하므로, D-기질에 대한 D-효소의 초기 반응속도는 시험관 4 결과 그래프의 기울기로 구할 수 있다.

따라서 초기 반응속도 $= \dfrac{600 \text{ unit}}{5\text{분}} = 120$ unit/분이다.

ㄹ. 등전점이란, 단백질의 알짜 전하가 0이 될 때의 pH이다. 아미노산의 거울상이성질체는 비대칭탄소 주위 원자(단)의 배열만 다를 뿐 그 구성은 동일하므로, 같은 전하를 갖는다. 따라서 거울상이성질체를 이용하여 합성된 L-효소와 D-효소의 pI 값은 동일하다.

오답해설

ㄱ. D-기질은 L-효소의 활성부위에 결합하지 못한다.
ㄷ. 시험관 4의 D-효소는 L-기질과 결합하지 않으므로, 비형광 L-기질을 첨가하여도 그래프의 기울기에는 아무런 영향을 미치지 않는다.

046 심화이해   정답 ①

▌자료해석

K_m은 수식으로는 반응속도가 $\frac{1}{2}V_{max}$일 때 기질의 농도를 의미하며, 생물학적으로는 효소의 기질친화력을 알려주는 값으로 K_m이 클수록 기질친화력이 작다고 볼 수 있다. 이 자료에서 기질 친화력이 가장 큰 효소는 A이다.

$K_{cat} = \frac{V_{max}}{[E]}$, 즉 촉매전환율 또는 촉매상수는 촉매가 1초 동안 기질과 몇 번 결합할 수 있는가를 의미하는 값이다. 효소 A의 경우 1초당 20번 기질과 결합한다.

$\frac{K_{cat}}{K_m}$은 촉매효율을 나타내는 값이다. 촉매효율은 A가 가장 큰 값을 갖는다.

▌정답해설

ㄱ. 효소의 기질친화력은 K_m 값으로 알 수 있다. K_m 값이 가장 작은 A가 기질친화력이 가장 크다.

▌오답해설

ㄴ. 촉매효율은 $\frac{K_{cat}}{K_m}$이므로 A가 C보다 500배 더 크다.

ㄷ. C의 촉매상수(촉매전환율)는 4이며, B의 촉매상수는 5이므로 B가 C보다 $\frac{5}{4}$배만큼 빨리 기질과 결합하여 반응할 수 있다.

047 심화이해   정답 ③

▌자료해석

먼저, ㉠의 저해 기작을 보면 ㉠은 기질의 3차원적 구조가 다르지만, PH 도메인과 분해활성 도메인에 동시에 결합함으로써 가수 분해효소 K의 활성자리를 막아 기질이 결합하지 못하게 함으로써 효소 활성을 막는다. 그에 반면, ㉡은 기질의 구조와 유사하여 가수분해효소 K의 활성자리에 결합하여 기질이 결합하지 못하게 함으로써 효소 활성을 막는 경쟁적 저해제이다. 그리고 시험관 내에서 야생형 K와 ΔPH-K의 효소 활성은 동일하다고 하였으므로 기질이 생성물로 변하는 과정에서 PH 도메인은 아무런 역할을 하지 않음을 알 수 있다.

마지막으로 저해제 X의 경우 야생형 K와 ΔPH-K에 상관없이 효소의 50%가 저해되는 농도(IC_{50})가 동일하므로, 저해작용에 PH 도메인이 필요치 않은 경쟁적 저해제(㉡)임을 알 수 있다. 저해제 Y의 경우 PH 도메인이 제거된 경우 IC_{50} 값이 매우 높아졌으므로, 저해작용에 PH 도메인이 필요한 저해제 ㉠임을 알 수 있다.

▌정답해설

ㄱ. 저해제 X는 모식도에서 ㉡에 해당한다. ㉡은 그 구조가 기질과 유사하므로 경쟁적 저해제이다.

ㄴ. 저해제 Y는 ΔPH-K와의 IC_{50} 값이 야생형 K에 비해 매우 높아졌음을 알 수 있다. 그러므로 저해제 Y가 효소 활성을 저해하기 위해서는 PH 도메인이 필요하다.

▌오답해설

ㄷ. 문제에서 야생형 K와 ΔPH-K의 효소 활성은 동일하다고 주어졌다. 즉, PH 도메인은 효소의 촉매작용 자체에는 어떠한 영향을 미치지 않음을 알 수 있다. 만약, ㉠(Y)이 기질의 전이상태 유사체를 형성하여 효소 반응을 저해한다면 In vivo 상태에서 PH 도메인은 기질의 전이상태와 결합하여 효소 반응에 영향을 미치게 될 것이므로, ΔPH-K의 효소 활성이 야생형 K와 같다(IC_{50} 값이 동일하다)는 실험 결과와 부합하지 않았을 것이다. 그러므로 ㉠은 기질의 전이상태 유사체를 형성하지 않는다. ㄷ 지문에 해당하는 저해제는 기질의 구조와 유사한 ㉡(X)이다.

048

정답 ①

자료해석

Lineweaver-Burk 식을 통해 K_M과 V_{Max}를 나타낸 것이다.

	x절편 $=-\dfrac{1}{K_M}$	K_M	y절편 $=-\dfrac{1}{V_{Max}}$	V_{Max}
A가 있을 때	−0.25	4	0.005	200
A가 없을 때	−0.5	2	0.005	200

정답해설

이 문제는 Lineweaver-Burk의 $\dfrac{1}{V_0} = \dfrac{K_M}{V_{max}}\dfrac{1}{[S]} + \dfrac{1}{V_{Max}}$ 식에서 x절편과 y절편을 통해 K_M과 V_{Max}를 구할 수 있다면 쉽게 풀린다.

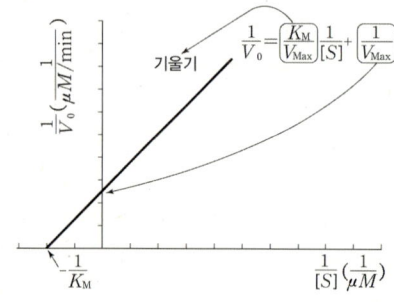

ㄱ. 물질 A가 있을 때 K_M은 물질 A가 없을 때에 비해 증가하지만, V_{Max}가 그대로인 것으로 보아 물질 A는 경쟁적 억제제임을 알 수 있다.

ㄷ. 물질 A가 없을 때 K_M은 $2\ \mu M$이다.

오답해설

ㄴ. 물질 A가 없을 때 V_{Max}는 200 μM/min이다.

ㄹ. 생성물의 생성 속도는 기질 분자가 얼마나 빨리 처리되는가에도 의존하는데, 이를 'turnover number'=K_{cat}이라고 한다. 이는 V_{Max}를 효소의 농도로 나누면 구할 수 있다. 물질 A가 없을 때,

$$K_{cat} = \dfrac{V_{Max}}{[E]} = \dfrac{200\ \mu M/\min}{0.2\ \mu M} = 1000/\min$$ 이다.

즉, 효소 1분자는 1분 동안 1000분자의 기질과 반응한다.

개념알기

V_{Max}와 K_M의 의미

V_{Max}는 효소가 기질에 의해 점령당해가면서 반응속도의 증가 폭이 감소하다 결국 높은 기질의 농도에서는 최댓값을 기록하고 더 이상 증가하지 않을 때의 속도를 말한다. 그러므로 V_{Max}의 증가는 효소의 농도와 비례한다.

K_M은 Michaelis 상수로, 반응속도가 $\dfrac{1}{2}V_{Max}$일 때 기질의 농도 [S]이다. 그러므로 K_M이 높으면 효소가 작용하는 데 기질이 많이 필요하다는 의미이며, 효소와 기질의 작용이 약하다는 의미도 된다. 따라서 K_M은 효소의 활성 척도로 사용될 수 있다.

049 정답 ④

자료해석

이 문제는 평형상수(K'_{eq})와 표준자유에너지변화($\Delta G'°$)에 대해 이해하고 있는지 확인하기 위한 적용형문제이다. 헥소키나아제(HK)는 해당과정의 첫 번째 단계에서 ATP를 이용하여 포도당이 포도당-6-인산으로 전환되는 반응을 촉매하는 효소이다. 이는 해당과정의 PFK-1과 같은 비가역 효소이다. 이러한 비가역 효소가 촉매하는 과정은 해당과정의 반대과정인 당신생과정에서 역반응을 매개하는 효소가 요구된다. 문제에서 주어진 자료를 살펴보면, (가)의 반응식은 (나)와 (다)의 반응식을 더한 반응식인 것을 알 수 있다. 생물학적 촉매인 효소는 반응이 표준자유에너지 변화량과 평형상수를 변화시키지 않는다. 따라서 (나)와 (다)의 표준자유에너지변화량을 더한 값이 (가)의 표준자유에너지변화량이고 (나)와 (다)의 평형상수를 곱한 값이 (가)의 평형상수가 된다.

정답해설

ㄱ. ⓐ값은 (나), (다)의 평형상수를 곱한 값인 $8 \times 10^2 \, M^{-1}$이다.
ㄴ. (다)의 표준자유에너지변화량 ⓑ와 (나)의 표준자유에너지변화량인 13.8을 더한 값이 (가)의 표준자유에너지변화량인 -16.7이므로, ⓑ는 -30.5이다.

오답해설

ㄷ. HK(헥소키나아제)가 촉매하는 반응은 비가역적 반응이므로, 해당효소인 HK는 포도당신생과정(gluconeogenesis)에는 사용될 수 없다. 포도당신생과정에서 HK가 촉매하는 반응의 역반응(포도당-6-인산을 포도당으로 전환시키는 반응)에서는 G6Pase(glucose 6-phosphatase)란 효소가 사용된다.

050 정답 ⑤

자료해석

세포호흡 저해물질이 원숭이에게 미치는 영향이다.
- 호흡을 통해 발생하는 에너지는 보존되어 있으므로 열이 많이 발생하였다면 다른 형태의 에너지는 감소했을 것이다.
- 포도당이 호흡을 통해 에너지를 생산하는 과정은 최종 산물인 ATP의 피드백을 받으므로 저해제 처리 후에 대사 속도가 증가한 것은 세포내 ATP 농도가 저해제 처리 전보다 낮음을 의미한다. 즉, 저해제 처리 후 ATP 합성이 감소되었을 것이다.
- 산소 소비량이 약간 증가한 것으로 보아 전자전달계를 통한 전자전달은 증가했을 것이다.
- 젖산의 생성량은 변화가 없으므로 젖산 발효가 아닌, 전자전달계를 통해 NAD^+의 재생이 정상적으로 일어남을 알 수 있다.

정답해설

⑤ 세포호흡 저해제는 크게 세 종류가 있는데, 그 중 하나는 전자전달과 인산화의 짝풀림제이다.
짝풀림제는 미토콘드리아 막간 공간으로부터 H^+이온이 기질로 새어들어오게 하여 내막 안팎에 양성자 농도 차이를 발생시키지 않는다. 즉, 전자전달계는 계속 작동하여 양성자를 내막과 외막 사이로 퍼내지만, 짝풀림제는 우회하는 양성자 이동경로를 제공하여 양성자 기울기를 만들지 못하도록 한다. 결과적으로 양성자 농도구배에 의한 ATP 생성은 불가능하게 되고, 낮은 ATP 농도는 포도당이나 지방대사를 촉진하므로 대사 속도는 증가하게 된다. 대표적인 짝풀림제인 디니트로페놀(DNP)은 사람의 대사 속도를 증가시키고, 과도한 열을 발생시켜 기진하다 죽게 만든다.

오답해설

① 짝풀림제는 양성자 농도구배에 의한 ATP 합성을 저해하고, 그 결과 포도당이나 지방의 대사가 촉진되므로 해당과정의 ATP 합성에 저해된다는 것은 옳지 않다.
② 크렙스회로의 NADH 합성이 저해될 경우 전자전달계로 전자의 공급이 감소하므로, 산소 소비량은 감소할 것이다.
③ 세포호흡 저해제 중 전자전달계를 저해하는 물질들은 전자전달계의 전자 흐름을 막는다. 이러한 작용으로 인해 순환해야 할 물질들이 제대로 기능을 하지 못하므로 전체 반응은 멈출 수밖에 없게 된다. 따라서 전자전달 복합체의 전자

전달을 저해할 경우 산소 소비량이 감소할 뿐만 아니라, NAD^+의 재생을 위해 젖산 발효가 증가할 것이다.
④ 산소 소비가 약간 증가한 것으로 볼 때 산소가 전자를 수용하여 물이 되는 반응을 저해한 것으로 볼 수 없다.

051

정답 ④

자료해석

(가)는 대조군으로 ADP 농도를 증가시킬수록 산소 소비량이 증가함을 보여준다.
(나)는 화학물질 A를 첨가시킨 실험군으로 ADP 농도 증가와 상관없이 산소 소비량은 일정한 수준을 유지하고 있는 것을 보여준다. 즉 (가)와 비교하면 ATP 형성과 관계없이 산소는 계속 소모되고 있다는 것을 보여준다.

정답해설

미토콘드리아로 이동한 피루브산은 크렙스회로를 통해 NADH와 $FADH_2$를 형성한다. NADH와 $FADH_2$는 미토콘드리아 내막에서 전자전달 과정을 통해 내막 안팎으로 H^+농도 기울기를 만들며 산화한다. 이때 마지막 전자수용체가 O_2이다.

ㄱ. 전자전달 과정을 통해 형성된 H^+의 화학삼투퍼텐셜에 의해 ADP가 ATP로 합성된다. 이 과정에서 마지막 전자 수용체로 산소가 소모되므로 산소 소비량은 ATP 합성량과 비례함을 알 수 있다.

ㄴ. (나)에서 ADP 농도에 관계없이 O_2 소비량이 일정한 것으로 보아 ATP 합성과 관계없이 전자전달계는 작동되고 있음을 알 수 있다.

ㄹ. (가)의 미토콘드리아 내막에서 H^+가 자유롭게 통과할 수 있다면 양성자 농도 기울기는 생겨나지 않을 것이고, 이로 인해 ATP는 합성되지 않을 것이다. 그러나 H^+가 자유롭게 막을 통과하는 것은 전자전달 과정에는 영향을 끼치지 못할 것이다.

오답해설

ㄷ. (나)에서 ADP 농도에 관계없이 산소가 소모되는 것으로 보아 ATP 합성 없이 전자전달 과정만 일어나고 있음을 알 수 있다. (가)의 대조군과 비교하면 화학물질A는 전자전달 과정은 저해하지 않으나 미토콘드리아 내막에서 H^+ 농도 구배를 파괴하는 물질임을 추론할 수 있다.

052

정답 ①

개념알기

	전자전달과 인산화 짝풀림제	전자전달 저해제	F_0-F_1-synthase 저해제
작용	H^+이동의 우회경로 제공	전자전달 저해	ATP 합성 저해
결과	열 발생, 산소 소비 촉진, 기질 수준의 인산화를 통한 ATP 합성	산소 소비 ×, NADH 환원 ×, ATP 합성 차단	약간의 산소 소비, NADH 환원 ×, ATP 합성 차단
예	DNP	로테논, CO, 청산가리	올리고마이신

자료해석

지방산은 고도로 환원된 분자로서 β-산화를 거쳐 미토콘드리아에서 아세틸-CoA(X)로 전환된다. 팔미트산은 지방산의 일종으로 16-탄소 화합물이며 이중결합이 없는 포화 지방산이다. 2-탄소 화합물인 아세틸-CoA(X)가 시트르산 회로를 거치면 $2CO_2$, 1GTP, 3NADH, $1FADH_2$가 생성된다.

정답해설

16-탄소 화합물인 팔미트산이 β-산화를 거치면 8개의 아세틸-CoA(X)를 형성한다. 따라서 모든 아세틸-CoA(X)가 시트르산 회로를 거치면 $16CO_2$, 8GTP, 24NADH, $8FADH_2$를 형성한다. 따라서 답은 ①번이다.

053 [심화이해] 정답 ③

자료해석

제시된 표의 순서대로 실험 1~7이라 지칭한다.

- 실험 1과 2를 비교하면 숙신산 첨가 시 NADH를 공급하는 말산을 첨가할 때보다 산소 소모량이 적으므로, 숙신산은 NADH보다 H^+를 더 적게 펌핑하는 $FADH_2$ 공급원임을 추론할 수 있다.
- 실험 3과 4를 비교하면 로테논은 동물에서 NADH의 전자전달을 완전히 차단하는 반면, $FADH_2$의 전자전달에는 큰 영향을 미치지 않는다. 또한 실험 2와 4를 비교하면 산소 소모량에 유의한 차이가 없는 것으로 볼 때, 로테논은 복합체 Ⅱ의 전 단계, 즉 복합체 Ⅰ과 Ⅱ 사이에서 작용함을 알 수 있다.
- 실험 5~7을 비교하면 식물에서 KCN(복합체 Ⅳ 억제)과 SHAM(추가 복합체 억제)을 각각 단독으로 첨가했을 때는 산소 소모량이 감소하나, KCN과 SHAM을 함께 첨가했을 때는 산소 소모량이 전혀 없다. 이를 통해 식물은 복합체 Ⅳ 이외에 추가 복합체에서 산소로 전자를 전달함을 알 수 있다.

정답해설

ㄱ. 실험 2와 4를 비교하면 산소 소모량에 유의한 차이가 없는 것으로 볼 때 로테논은 복합체 Ⅱ의 전 단계에 작용함을 알 수 있다.

ㄷ. 실험 5~7을 비교하면, 식물의 미토콘드리아에 있는 추가 복합체는 복합체 Ⅳ와 별개로 산소로 전자를 전달함을 알 수 있다.

오답해설

ㄴ. 실험 5의 식물 미토콘드리아의 산소 소모량은 KCN이 복합체 Ⅳ를 부분적으로 억제해서가 아니라, 식물의 추가 복합체의 작용에 의한 결과이다.

054 [심화이해] 정답 ⑤

자료해석

체내에 에탄올이 흡수되면 (가)와 같이 알코올 분해효소에 의해 아세트알데히드로 산화되고, 아세트알데히드는 아세트알데히드 탈수소효소에 의해 아세트산으로 산화되며, 이 과정에서 NAD^+가 $NADH+H^+$로 환원된다. 이후 아세트산은 아세틸-CoA로 전환된다. 이러한 에탄올의 대사 결과 간세포에는 NADH와 아세틸-CoA가 축적되는데, 축적된 NADH는 젖산탈수소효소(lactate dehydrogenase)의 '피루브산 → 젖산' 반응을 촉진하고 '젖산 → 피루브산' 반응은 억제한다. 그 결과 포도당신생 합성은 감소하고 혈액에 젖산이 많아지게 된다.

정답해설

ㄱ. (가)를 통해 에탄올 대사 과정에서 NAD^+가 $NADH+H^+$로 환원됨을 알 수 있으며, 따라서 과음한 다음날 아침식사 전 간세포의 $\dfrac{NADH}{NAD^+}$는 그렇지 않은 날보다 증가할 것임을 추론할 수 있다.

ㄴ. 에탄올 대사 과정 중에 다량으로 생성된 $NADH+H^+$가 '젖산 → 피루브산' 반응을 억제하므로, 과음한 다음날 아침식사 전 간세포의 포도당신생합성은 그렇지 않은 날보다 감소한다.

ㄷ. 에탄올 대사 과정 중에 다량으로 생성된 $NADH+H^+$가 '피루브산 → 젖산' 반응을 촉진하므로, 과음한 다음날 아침식사 전 간세포에서는 그렇지 않은 날에 비해 피루브산이 아세틸-CoA보다 젖산으로 대사되는 비율이 더 증가할 것임을 추론할 수 있다.

055 심화이해   정답 ②

▌자료해석

유산소 조건에서는 포도당-6-인산과 과당-1, 6-이인산이 일정한 농도 차를 유지하며 반응의 평형을 이루나, 무산소 조건이 되면 포도당-6-인산에서 과당-1, 6-이인산을 만드는 반응쪽으로 반응의 평형이 이동했음을 보여주고 있다.

▌정답해설

$F-6-P \xrightarrow[\text{phosphofructokinase}]{ATP \quad ADP} F-1,6-BP$는 해당과정 조절에서 중요한 단계이다. 이 과정은 ATP 농도에 의해서 조절되는데, 세포 ATP 농도가 감소하면 효소의 활성이 증가한다. 실험 결과 유산소 조건에서는 반응물과 생성물의 농도가 일정하게 유지되지만, 무산소 조건이 되면 정반응 쪽으로 반응이 우세하게 일어난다. 무산소 조건이 되면 근육은 해당작용을 통해 대부분의 에너지를 얻게 되고, 유산소 조건에 비해 ATP 농도가 감소할 것이다. 이로 인해 PFK의 활성이 증가하여 F-6-P의 농도가 감소함과 동시에 G-6-P의 농도도 감소하며, F-1,6-BP의 농도는 일시적으로 증가한다. 그러나 G-6-P의 농도가 감소함에 따라 반응물인 F-6-P의 농도가 감소하므로 F-1,6-BP의 농도도 감소하다 결국 두 물질은 평형을 이루게 된다.

ㄱ. 산소가 공급되지 않으면 미토콘드리아에서 산화적 인산화 반응을 통한 ATP 합성이 중단되고, 기질 수준의 인산화 반응을 통한 ATP 합성이 이루어진다. 그 결과 피루브산이 축적되고 피루브산은 NADH를 산화시키며 젖산으로 환원되므로 젖산의 농도가 증가할 것이다.

ㄷ. 무산소 조건이 되면 에너지를 얻기 위해 해당과정이 촉진된다. 이 과정에서 phosphofructokinase의 활성이 증가하여 과당-1, 6-이인산의 양이 증가할 것이다.

▌오답해설

ㄴ. 지방산은 아세틸-CoA로 전환된 후 크렙스회로로 들어가며, 그 이후의 과정은 산소가 필요한 유기호흡 과정이다. 따라서 지방산은 무산소 조건에서는 ATP생산에 기여하지 못하므로 과당-1, 6-이인산 농도 변화에도 영향을 주지 못한다.

ㄹ. 포도당-6-인산의 농도가 감소한 이유는 PFK활성이 증가하여 해당과정이 촉진되었기 때문이다. 당신생과정은 근육세포가 아니라 간에서 일어난다.

▌개념알기

해당작용과 포도당신생합성

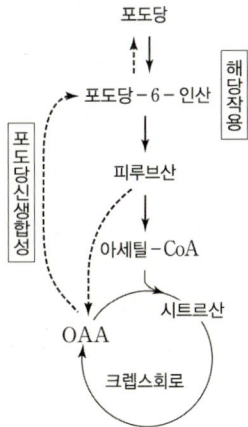

I. 세포와 물질대사

056   정답 ②

자료해석
광합성 명반응의 Z-도식이다. y축은 에너지 준위를 나타낸 것으로, 광자에 의해 광계 II의 전자가 들뜨면서 에너지 준위가 올라가 반응이 진행된다. 들뜬 전자는 전자전달계를 거치면서 틸라코이드 안팎의 수소이온 농도구배를 변화시키며, 양성자를 틸라코이드 안쪽으로 펌핑한다. 이때 물이 분해되어 광계 II의 들뜬 전자를 보충한다.
전자전달계를 거친 전자는 광계 I에 수용되며, 또 다른 광자에 의해 들뜨게 된 광계 I의 전자는 스트로마 쪽 틸라코이드 막에 있는 효소에 의해 $NADP^+$를 NADPH로 환원시킨다.

정답해설
② 광계 I의 경우 1차 수용체는 A_0, 광계 II의 1차전자수용체는 페오피틴(pheophytin)이다.

오답해설
① 광계 I의 최대 흡수 파장은 700 nm이고, 광계 II의 최대 흡수 파장은 680 nm로 서로 다르다.
③ 물이 가수분해되면서 산소를 발생시키고 수소는 전자를 광계 II에 주면서 양성자로 된다. 따라서 광계 II는 전자를 받으므로 환원되는 것이 맞다.
④ 광계 I은 전자를 잃으며 산화되어 $NADP^+$를 환원시키고, 다시 광계 II에서 전자를 받아 환원된다. 광계 II는 전자를 광계 I에 주면서 산화되고, 물 분자에서 전자를 받아 환원된다.
⑤ 명반응에서 ATP는 세포호흡에서와 같이 양성자 농도구배에 따른 화학삼투에너지를 이용하여 효소에 의해 만들어진다.

057   정답 ①

자료해석
광합성 명반응의 비순환적 광인산화 반응에 대한 모식도이다.

정답해설
ㄱ. 광계 II가 받은 빛에너지로 인해 전자가 이동하게 되고, 그 과정에서 틸라코이드막 안팎으로 H^+ 농도구배를 일으켜 ATP가 합성된다.
ㄴ. 명반응 산물인 NADPH는 스트로마에서 암반응 시 이산화탄소 고정에 이용된다.

오답해설
ㄷ. 빛에너지에 의해 들뜬 전자의 흐름으로 스트로마에서 틸라코이드 내강 쪽으로 H^+가 펌프되므로 틸라코이드 내강은 산성, 스트로마는 염기성을 나타낸다.
ㄹ. 500 nm의 파장은 엽록소보다 카로티노이드에서 주로 흡수된다.

058   정답 ⑤

■ 자료해석
실선은 빛에 의해 유도 공명된 전자가 광계Ⅱ와 광계Ⅰ을 거치는 비순환적 광인산화를 통해 $NADP^+$를 NADPH로 환원시키는 과정이며, Fd에서 시토크롬 *bf* 복합체로 가는 점선은 광계Ⅰ의 반응중심에서 들뜬 전자가 엽록체의 틸라코이드강과 스트로마에 양성자 기울기만 형성시키고 다시 반응중심으로 진행되는 순환적 광인산화 과정을 나타낸다.

■ 정답해설
ㄷ. 광저해는 빛에 노출되었을 때 식물이 받는 생리적 스트레스이다. 주로 광계Ⅱ의 반응중심이 빛에 의해 손상되어 발생한다.

ㄹ. $H_2O \rightarrow 2H^+ + \frac{1}{2}O_2 + 2e^-$. 이 과정은 광계 Ⅱ의 틸라코이드 내강 쪽에 위치한 망간 복합체에 의해 일어난다. 반응 결과 틸라코이드 내강 쪽에 수소 이온을 생성하므로 망간 복합체는 양성자 농도기울기 형성에 기여한다.

■ 오답해설
ㄱ. 비순환적 광인산화 반응을 통해서만 스트로마 쪽 막에서 NADPH가 만들어진다. 광계Ⅱ의 반응중심에서 1광자에 의해 전자 2개가 들뜨고, 이를 보충하기 위해 물 1분자가 분해되어 $\frac{1}{2}O_2$가 발생한다. 여기된 전자는 H^+ 농도차를 만들며 광계Ⅰ의 반응중심으로 전해지고, 다른 1 광자에 의해 들뜬 전자 2개는 한 분자의 $NADP^+$를 NADPH로 환원시킨다. 따라서 산소 1 분자 발생 시 2분자의 NADPH가 형성된다.

ㄴ. 광계Ⅰ을 통한 순환적 광인산화 반응에서는 물 분해와 NADPH 형성 없이 엽록체의 틸라코이드강과 스트로마에 H^+ 농도차만 형성하고, 이러한 화학삼투퍼텐셜에 의해 스트로마 쪽에서 ATP가 형성된다. 따라서 물 분해로 인한 산소 발생 없이도 광인산화 반응이 일어난다. 즉, NADPH는 비순환적 광인산화 반응을 통해서만 만들어지지만, ATP는 순환적, 비순환적 광인산화 반응 모두에서 만들어진다.

■ 개념알기
광저해
일반적으로 광저해 현상은 반응중심이 빛에 의해 손상을 받아 전자전달 blocking이 발생하여 광합성이 느려지는 현상을 의미하며, 광계Ⅱ 반응중심에 있는 단백질의 끊임없는 분해와 복구로 기능이 회복된다.

또한 광범위한 의미로 광저해 현상은 식물이 빛에 노출되었을 때 광합성에 대한 양자수율이 낮아지는 모든 반응을 의미한다. 식물의 생존에 빛은 필수적이지만 너무 많을 경우 식물에 손상을 주게 되는 에너지 화학 중간체를 생성한다. 식물은 비광화학적억제(non-photochemical quenching)를 통해 받아들인 빛에너지를 열에너지로 전환하여 방출하는 시스템을 가지고 높은 광에 적응하고 있다.

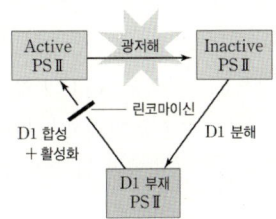

059 정답 ②

자료해석

- 짝풀림인자(uncoupler): 전자전달과 ATP 합성의 짝지음을 깨는 물질. H_2O로부터 $NADP^+$로의 전자 이동은 정상적으로 진행되지만, 틸라코이드막을 가로질러 생기는 양성자 동력이 사라져서 ATP 합성효소에 의한 ATP의 합성은 일어나지 않는다.
- ATP 합성효소 억제제: ATP 합성효소를 통해 양성자가 흐르는 것을 막는 물질. 전자전달과 ATP 합성은 단단하게 짝지어져 있어서 ATP 합성효소 억제제를 처리할 경우 전자전달사슬의 작동이 멈춘다.

정답해설

- NH_4Cl 첨가
  - H_2O로부터 $NADP^+$로의 전자 이동은 정상적으로 진행되지만, 틸라코이드 막을 가로지르는 양성자 구동력이 사라져서 ATP 합성효소에 의한 ATP의 합성은 일어나지 않는다. 따라서 ATP 부족을 만회하기 위해 비순환적·순환적 광인산화 과정이 촉진되어 H_2O의 분해에 의한 산소 발생이 증가한다.
  - 1분자의 이산화탄소가 고정되기 위해서는 3분자의 ATP와 2분자의 NADPH가 필요하다. ATP 합성이 억제되므로, 이를 이용하는 이산화탄소의 고정은 더 이상 일어나지 않는다.
- 올리고마이신 첨가
  - ATP 합성효소의 억제는 전자전달사슬의 작동을 멈추게 하므로, 산소 발생이 억제된다.
  - ATP 합성이 억제되므로, 이를 이용하는 이산화탄소 고정은 더 이상 일어나지 않는다.

060 정답 ⑤

자료해석

C_4 식물은 C_3 식물에 비해 높은 온도, CO_2 부족, 가뭄, 고염도 환경에 더 유리하다. C_4 식물의 경우 엽육세포의 세포질에서는 PEP 카르복실라아제에 의해 CO_2를 고정하여 OAA(C_4 산), 말산(C_4 산)등을 만들고 이를 유관속초세포로 이동시킨다. 유관속초세포의 엽록체에서는 펌프된 CO_2를 이용하여, rubisco에 의해 CO_2고정이 일어난다.

정답해설

⑤ 일반적인 C_4 식물에서 C_4 산 고정은 엽육세포의 세포질에서 일어나고, 루비스코에 의한 C_3 산 고정은 유관속초세포의 엽록체에서 일어난다. 따라서 한 세포 내에서 C_4 광합성이 일어날 경우 C_4 산은 엽록체가 아니라 세포질에서 고정될 것이다.

오답해설

① C_4 식물의 엽육세포와 유관속초세포로 분리된 환경은 CO_2 농도를 높여, 루비스코의 산화효소 활성보다 카르복실화 효소의 활성을 증가시켜 광합성 효율을 높인다.
②, ④ 명아주과 식물은 C_4 광합성이 한 세포 내에서 일어나는 특징이 있는데, 이는 길쭉한 엽육세포가 액포에 의해 완벽하지는 않지만 공간적으로 나뉘어 있어 가능하다. 즉 대기와 가까운 쪽(관다발에서는 먼 쪽)의 세포질에서는 PEP 카르복실라아제에 의해 CO_2 고정이 일어나 C_4 산으로 된다.
③ 고정된 C_4 산은 대기와 먼 쪽(관다발에서는 가까운 쪽)의 세포질로 이동해 탈탄산효소에 의해 CO_2를 공급하므로 대기보다 높은 CO_2 분압을 유지하게 되고, 이로 인해 엽록체의 스트로마에서 루비스코의 CO_2 고정 효율이 높아지게 된다.

개념알기

명반응, 암반응이 일어나는 곳

명반응이 일어나는 곳은 엽록체의 틸라코이드 막으로, 틸라코이드 막에 의해 틸라코이드강과 스트로마에 양성자 농도 차가 발생하고 이는 ATP 합성의 에너지를 제공한다. NADPH는 스트로마쪽 막에서 만들어지며, 이것은 스트로마에서 암반응이 일어나는 데 필요한 물질이다. 그러나 C_4 식물에서 첫 번째 CO_2 고정은 엽록체가 아닌 세포질에서 일어나는 것을 기억할 필요가 있다. 또한 탈탄산 반응도 세포질, 미토콘드리아, 엽록체 등의 효소에 의해 이루어짐을 알고 있어야 한다.

061

정답 ①

자료해석
C_3, C_4, CAM 식물의 탄소고정 과정에 대한 내용이다.

정답해설
① CAM 형의 경우 물이 부족한 지역에 적응한 식물로, 온도가 높은 낮에는 기공을 닫아 수분의 손실을 최소화한다. 이로 인해 유기물 합성을 위해 필요한 CO_2가 적어지므로 CAM형의 식물들은 밤에 기공을 열어 CO_2를 유기산(C_4)의 형태로 액포에 저장하고, 낮에는 기공을 닫고 탈탄산 과정을 통해 CO_2를 캘빈회로에 공급해 광합성을 진행한다. 따라서 밤에는 유기산으로 인해 식물의 잎이 산성이며, pH는 낮보다 낮다.

오답해설
② 진화적으로 봤을 때 C_3 식물은 C_4 식물에 비해 먼저 출현한 것으로 알려져 있다. 그 당시의 대기는 지금에 비해 CO_2의 농도가 높았던 것으로 밝혀지고 있다.
따라서 rubisco도 높은 CO_2 농도로 인해 광호흡 작용이 크지 않았을 것으로 추측된다. 그러나 진화 과정에서 일부 식물들은 환경에 적응하기 위해 수분을 보호하고 낭비적인 광호흡을 피하면서 탄소를 고정하는 방법을 갖게 되었는데, 이때 수분이 아주 적은 지역에서는 CAM형으로, 수분이 적고 고온인 지역에서는 C_4 형으로 진화한 것으로 보이며, 그 중간의 단계를 거치는 식물도 발견된다.
③ C_3 식물은 C_4 식물이나 CAM 식물에 비해 광호흡이 더 많이 일어나므로 동일한 양의 광합성 산물을 얻기 위해 더 많은 명반응 산물이 필요하다. 즉, 그 만큼 물 분해(물의 손실)가 더 많이 일어난다.
④ 온도가 올라가면 CO_2의 용해도 감소 정도가 O_2의 용해도 감소 정도보다 더 크게 일어나고 루비스코의 카르복시화효소 활성 증가보다 산화효소 활성 증가가 더 크게 일어나므로 C_3 식물에서는 온도가 올라가면 광호흡이 증가한다. 따라서 건조하거나 고온인 지역에서 광호흡을 최소화하기 위해 별도의 CO_2 농축 메카니즘(C_4 경로 등)을 가지는 C_4 식물과 CAM 식물이 진화하게 되었다.
⑤ C_3 식물은 대기 중에서, C_4와 CAM 식물은 유기산(C_4)을 통해 CO_2를 공급받아 캘빈회로에서 유기물을 합성한다.

062

정답 ⑤

자료해석
본 문항은 식물에서 일어나는 당 대사 과정에 관한 단순이론형 문제이다. (가)는 C_4 식물이나 CAM 식물에서 관찰할 수 있는 이산화탄소 고정 과정이다. (나)는 C_4 식물이나 CAM 식물에서 옥살초산을 말산으로 환원시키는 과정이며, (다)는 말산에서 피루브산이 되면서 이산화탄소를 내놓는 단계이다. 이렇게 내어놓은 이산화탄소는 캘빈회로의 루비스코가 이용하여 당합성을 시작한다.

정답해설
ㄴ. (가) 과정은 PEP와 CO_2가 만나 옥살초산이 되는 과정이며 이는 C_4 식물이나 CAM 식물에서 CO_2를 고정하는 과정이다.
ㄷ. CAM 식물은 밤에 CO_2를 말산의 형태로 고정하고 ((가) → (나)), 낮 동안에 말산 형태로 저장된 CO_2를 (다) 과정을 통해 엽록체로 공급한다.

오답해설
ㄱ. (가) 과정은 미토콘드리아가 아닌 세포질에서 일어난다.

063 정답 ③

자료해석

캘빈회로는 명반응에서 만들어진 ATP와 NADPH를 이용하여 스트로마에서 CO_2를 탄수화물로 환원시키는 반응이다. ㉠은 루비스코에 의해 CO_2가 RuBP에 고정되어 PGA가 생성되는 반응이며, ㉡은 생성된 G3P 중 일부가 세포질로 유출되어 이당류인 설탕으로 전환되는 과정이다. ㉢은 G3P가 CO_2 수용체인 RuBP로 재생되는 과정이다.

정답해설

ㄷ. 주어진 표에서 RuBP의 상대적 양이 밤에 비해 오전에 더 많았다. 이를 보아 오전에는 G3P의 대부분이 단계 ㉡보다 단계 ㉢으로 더 많이 진행됨을 알 수 있다.

오답해설

ㄱ. ㉠은 기공을 통해 들어온 CO_2가 루비스코에 의해 RuBP에 결합하는 단계이다. RuBP의 양을 비교해보면, 낮에 비해 밤에 그 양이 매우 적은 것을 알 수 있다. 밤에는 RuBP의 양이 적으므로 단계 ㉠은 밤에 일어나지 않는 것이다. 또한, 밤에는 빛이 없으므로 루비스코가 활성화되지 못하기 때문에 단계 ㉠은 일어나지 못한다. 그리고 단계 ㉠은 명반응 산물(NADPH, ATP)을 필요로 하지 않는 반응이므로 "명반응에서 생성된 에너지가 없기 때문이다."라고 설명한 보기 ㄱ은 옳지 않다.

ㄴ. 만들어진 G3P 중 일부는 엽록체에서 세포질로 유출된 후 6탄당-인산(포도당-6인산, 과당-6인산)으로 전환된 후 설탕이 된다.

064 정답

자료해석

엽록체, 퍼옥시좀, 미토콘드리아의 세 세포소기관을 통해 순환되는 광호흡과정에 관한 것이다.

- 엽록체 : 루비스코의 산화효소 활성에 의해 RuBP는 산소와 결합하여 PGA와 2-인산글리콜산으로 분해되며, 2-인산글리콜산은 인산기가 떨어지며 글리콜산으로 전환된다.
- 퍼옥시좀 : 글리콜산은 퍼옥시좀으로 이동하여 글리옥실산으로 전환되는 과정에 과산화수소가 발생한다. (가) 발생된 과산화수소는 카탈라아제에 의해 물과 산소로 전환된다. 글리옥실산은 퍼옥시좀에서 아미노기 전이 반응을 통해 Ⓐ 글리신으로 전환된 후 미토콘드리아로 이동한다.
- 미토콘드리아 : 글리신탈카르복실화효소에 의해 글리신이 Ⓑ 세린으로 전환되는 과정에서 광호흡에서의 이산화탄소가 발생한다.
- 퍼옥시좀 : 세린은 퍼옥시좀에서 아미노기를 글리옥실산에게 전이하고 히드록시피루브산이 된 후 환원되어 글리세르산으로 된다.
- 엽록체 : 글리세르산은 캘빈회로의 PGA로 다시 들어간다.

정답해설

② C_4 식물은 주로 고온, 건조, 염이 많은 지역에 적응한 식물이며, 이러한 환경은 식물로 하여금 기공을 닫게 하여 이산화탄소의 부족에 직면하게 되는데, 이를 극복한 것이 C_4와 CAM 식물이다. C_4 식물은 공간의 분리를 통해, CAM식물은 시간을 나눠 이산화탄소를 고정한다. 따라서 같은 지역의 C_3 식물에 비해 광호흡량이 훨씬 적어 생장이 빠르다. 광호흡량은 적지만 퍼옥시좀의 기능은 식물에서 필요하므로 C_4 식물의 유관속초세포에도 퍼옥시좀이 있다.

오답해설

① Ⓐ는 글리신, Ⓑ는 세린이다.

③ 암반응의 첫 번째 단계에서 RuBP가 이산화탄소와 결합하여 고정되지 않고 산소와 반응하여 글리콜산으로 분해된 후 일련의 과정을 거쳐 미토콘드리아에서 이산화탄소를 발생시켰다. 이는 빛에 의한 호흡과정이므로 광호흡이라 하며, 미토콘드리아의 호흡과는 달리 ATP를 생성하는 것이 아니라 ATP를 사용하는 과정이다.

④ 루비스코의 산화효소 작용에 의해 RuBP는 산소와 결합하여 PGA와 2-인산글리콜산으로 분해된다.

⑤ (가)를 촉매하는 효소는 카탈라아제이다. 단일막 구조를 가진 퍼옥시좀은 내막계가 아니라 세포질에서 만들어진 단백질과 소포체에서 유래한 지질이 병합하여 만들어진 미소체로, 미소체 중 카탈라제와 산화효소(oxidase)를 가지는 유형을 퍼옥시좀이라고 한다.

퍼옥시좀은 지방산의 β-산화에 관여하나 전자전달계를 막에 가지고 있지 않으므로 아세틸-CoA를 완전히 이산화탄소로 산화하지는 못한다. 식물에는 글리옥시좀이라 부르는 또 다른 종류의 퍼옥시좀이 있는데, 글리옥시좀은 이소시트르산분해효소를 가지고 있어 글리옥실산회로에 관여한다. 이 과정은 지방산을 당으로 전환시킬 수 있으며, 발아하는 종자에서 영양물질을 제공하는 중요한 과정이다.

개념알기

광호흡

루비스코는 카르복실라아제와 산화효소 작용을 모두 할 수 있는 효소로, RuBP에 이산화탄소나 산소를 모두 반응시킬 수 있다. 세포 내 온도가 높거나, 기공을 닫아 이산화탄소의 양이 적어지면(산소는 분압이 높아 기공이 닫혀도 확산을 통해 식물 안으로 들어갈 수 있는 반면, 이산화탄소는 분압이 아주 낮아 대부분 기공을 통해 식물 안으로 들어간다), RuBP에 이산화탄소를 결합시켜 고정하는 광합성 대신 산소를 결합시켜 이산화탄소를 발생시키는 광호흡을 더 활발히 진행한다.
엽록체, 퍼옥시좀, 미토콘드리아를 통해 광호흡 과정이 완성된다.

065 정답 ④

자료해석

본 문항은 주어진 자료를 통해서 시아노박테리아의 명반응을 추론할 수 있는지 알아보고자 한 문제이다. H_2S가 없을 때에 시아노박테리아는 H_2O를 최초 전자공여체로 사용한다고 하였다. 우리가 흔히 알고 있듯이 물의 광분해 결과 생성된 전자는 광계 Ⅱ로 전달된다. 배양기 A~C의 <실험 결과>를 살펴보면 580 nm의 빛을 비추었을 때나 혹은 673 nm의 빛을 비추었을 때에도 광합성이 일어난다는 것을 알 수 있는데, 이것은 각 광계는 최적 파장의 빛이 아닌 파장의 빛도 어느 정도는 이용할 수 있다는 것을 의미한다. 두 종류 파장의 빛을 동시에 비추었을 때에는 한 종류의 빛만을 비추었을 때의 각 광합성률을 더한 값보다 더 큰 광합성률이 보인다(에머슨의 상승효과)는 것을 알 수 있는데, 이것은 두 종류 파장의 빛 각각에 의해서 각 광계가 각각 최대로 활성화되었기 때문에 나타난 결과이다. H_2S가 있을 때인 배양기 D~F의 <실험 결과>를 살펴보면, 580 nm의 빛에선 광합성이 전혀 일어나지 않았다는 것을 알 수 있다. 두 빛을 같이 비추었을 때에도 673 nm만 비추었을 때와 광합성률이 같은 것으로 보아 580 nm를 흡수하는 광계 Ⅱ는 명반응 과정에서 어떠한 영향도 미치지 않음을 알 수 있다. 즉, H_2S가 제공하는 전자는 광계 Ⅰ으로 직접적으로 전달됨을 알 수 있다.

정답해설

ㄴ. 물의 광분해는 다음과 같이 이루어진다.
$$2H_2O \rightarrow 4H^+ + O_2 + 4e$$
이와 같은 맥락으로 H_2S의 분해는 다음과 같이 이루어진다.
$$H_2S \rightarrow 2H^+ + S + 2e$$
그러므로 H_2S가 있을 때는 위의 반응이 진행되어 황(S)이 생성된다.

ㄷ. H_2S가 있을 때 580 nm의 빛에서는 광합성이 전혀 일어나지 않았다. 그러므로 580 nm를 흡수하는 광계 Ⅱ는 광합성에 사용되지 않았고 오로지 광계 Ⅰ만이 광합성에 사용되었다.

오답해설

ㄱ. C에서는 물의 광분해가 진행된다. 물의 광분해 결과 나온 전자는 광계 Ⅱ로 전달된다.

001
정답 ④

자료해석

(가) 단상생활사(Haplontic life cycle)
(나) 복상생활사(Diplontic life cycle)
(다) 세대교번 생활사(Haplodiplontic life cycle)

(가) 접합자만 2배체이고, 접합자의 감수분열로 만들어진 반수체 세포들이 체세포분열하여 성체를 만든다. 이 반수체들이 만든 배우자의 접합에 의해 접합자가 생겨 생활사를 이어간다.
예 대부분의 균류, 일부 녹조류, 대다수 원생동물

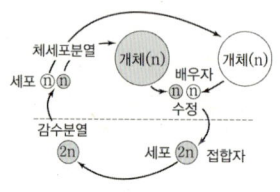

(나) 접합자가 체세포분열하여 성체를 형성하고, 감수분열을 통해 배우자를 만든다.
예 동물, 일부 갈조류, 일부 균류

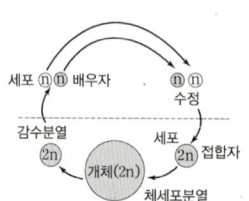

(다) 접합자가 체세포분열하여 포자체를 형성한다. 포자체는 감수분열을 통해 포자를 형성하고 포자는 체세포 분열로 배우체를 형성한다. 배우체는 체세포분열로 배우자를 형성한다. 세대교번 생물이다.
예 대부분의 식물, 일부 균류

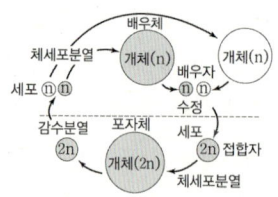

정답해설

ㄱ. (가)는 반수체 시기에 체세포분열이 일어나며, 일부 균류, 일부 녹조류, 원생동물이 그 예다.
ㄷ. (다)는 식물에서 나타나며, 배우체에서 만들어진 생식세포는 수정을 통해 개체로 발생한다.

오답해설

ㄴ. (나)는 동물에서 나타나며, 감수분열에 의해 배우자가 만들어지고 더 이상 체세포분열 없이 모양만 바뀌게 된다.

002
정답 ③

자료해석

B에 있는 세포에 비해 D의 세포는 세포당 DNA의 양이 2배이므로 B에 있는 세포는 복제 전의 세포, 즉 G_1기에 있는 세포이고, D에 있는 세포는 복제는 되었지만 아직 분열이 끝나지 않는 세포, 즉 G_2기나 M기에 있는 세포이다. C에 있는 세포는 세포당 DNA의 양이 1~2 사이에 있으므로 복제를 진행 중에 있는 세포, 즉 S기에 있는 세포이다. A에 있는 세포는 세포당 DNA의 양이 1보다 작으므로 DNA가 분해되고 있는 세포, 즉 사멸 중인 세포이다.

- A : 세포사멸이 일어나는 세포, 세포사멸이 일어나는 경우 DNA가 분해되므로 세포 당 DNA양이 정상세포보다 적음
- B : G_0, G_1기의 세포, DNA가 복제 되지 않은 시기
- C : S기의 세포, DNA 복제 시기, DNA함량이 증가
- D : G_2, M기의 세포, DNA가 복제되어 정상세포의 2배의 DNA를 가짐

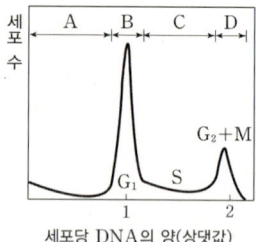

정답해설

③ 세포주기에서 check point는 세 군데 있다. 세포 크기가 분열에 적합한가 검문하는 곳은 G_1기 및 G_2기에 있다. 따라서 세포 크기 검문지점은 B나 D에 있다.

오답해설

① A는 DNA량이 정상적인 세포보다 적은 것으로 보아 DNA 분해가 일어나고 있는, 사멸 중인 세포라고 할 수 있다.
② 그래프에서 피크가 두 번 나타나는데 뒤쪽이 DNA 복제가 일어난 것으로 본다면 앞쪽이 분열 준비중 또는 분열이 일어나지 않는 세포, 즉 G_1기의 세포가 B에 있다고 할 수 있다.
④ 방추사 형성을 억제하면 염색체가 분리될 수 없으므로 세포주기가 M기에서 중지하게 되어 D의 세포수가 증가하게 된다.
⑤ DNA 복제가 끝나고 M기에 이르면 핵막과 인이 사라지며 염색체가 나타나므로 D시기에 염색체를 관찰할 수 있다.

003

정답 ④

개념알기

검문지점(check point)

- G_1 검문지점 : S기로 넘어가기 전에 분열해야 하는지, DNA가 이상이 없는지, 세포가 분열할 수 있는 환경인지, 세포 크기는 적절한지 등을 검문한다.
- G_2 검문지점 : 핵분열(M시기) 전에 DNA 복제가 제대로 이루어졌는지, 세포분열에 필요한 것이 다 준비되었는지, 세포 크기는 분열에 적절한지 등을 검문한다.
- M검문지점 : 복제된 염색체가 적도판에 잘 배열하고 방추사가 잘 결합했는지 검문한다.

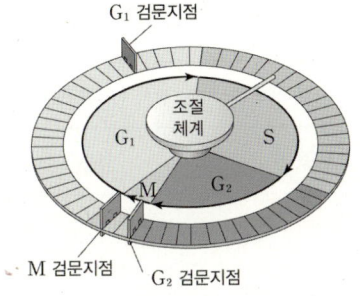

자료해석

히스톤 단백질은 H2A, H2B, H3, H4가 쌍으로 존재하여 옥타머구조를 이루고, H1이 링커 DNA에 결합하여 구조물을 안정화시킨다. 그러므로 H1은 다른 히스톤 단백질의 절반의 양이 존재한다.

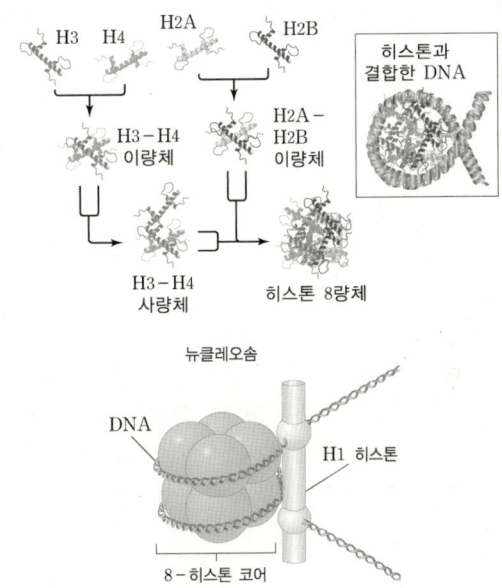

정답해설

ㄷ. (나)에서 히스톤 H4의 수는 히스톤 H1의 수의 약 2배이다.

ㄹ. 유사분열에서 (다)의 모양이 가장 뚜렷하게 관찰되는 시기는 중기이다. 중기에는 염색체가 가장 응축되어 적도면에 일렬로 배열되어 관찰하기에 가장 좋다.

오답해설

ㄱ. A와 B는 염색분체이다.

ㄴ. (나)는 (가)보다 응축되어 있다. 리신 잔기는 양이온을 가지고 있어 DNA의 음이온과 결합하여 DNA 응축을 도와준다. 그러므로 (가)의 상태에서보다 (나)의 상태에서 더 많이 탈아세틸화되어 있다.

004 정답 ⑤

자료해석

세포주기는 G_1-S-G_2-M의 사이클로 반복된다.
- G_1기: 세포질 성장과 염색체 복제를 준비하는 과정으로, DNA 복제에 필요한 단백질이나 RNA를 합성한다.
- S기: DNA 및 히스톤 복제와 중심체의 합성 시기
- G_2기: 분열을 준비하는 과정으로, 세포가 분열하는 데 필요한 인자를 합성한다.
- M기: 유사분열 및 세포질분열 시기

정답해설

⑤ 암세포의 경우 검문지점이 인식되지 않아 세포분열의 조절에 문제가 생겨 발생한다.

오답해설

① M기는 분열기로, 핵분열과 세포질분열 시기로 구분할 수 있다. 핵분열은 염색체의 형태나 배열에 의해 전기, 중기, 후기, 말기로 구분한다. 세포질분열은 핵분열 말기에 동시 진행되며, 동물과 식물의 세포질 분열은 다른 형태를 나타낸다.
② G_1기에는 DNA 복제에 필요한 단백질을 합성하는 시기이다.
③ 세포주기에는 다음 단계로 넘어가기 위해 거치는 검문지점이 있다.
④ 세포주기 조절을 담당하는 물질인 CDK는 사이클린과 결합하여 활성화된다.

005 정답 ④

자료해석

그림 (가)는 세포자살(apoptosis)을 일으키고 있는 세포를 나타낸 것이고, 그림 (나)는 세포괴사(cell necrosis)를 일으키고 있는 세포를 나타낸 것이다.

	세포자살 (apoptosis)	세포괴사 (cell necrosis)
자극	유전적으로 계획된 생리적 신호	산소 결핍, 독소, ATP 고갈, 손상
ATP 요구성	요구	요구 ×
세포 변화	염색질 응축, 막 기포화, 단일세포 죽음	팽창, 세포소기관 파괴, 조직 죽음
DNA 파손	뉴클레오솜 크기의 절편	무작위적 절편
원형질막	기포 모양	파열
죽은 세포의 운명	주위 세포에 의한 섭식	백혈구에 의한 섭식
조직에서의 반응	염증 ×	염증

정답해설

ㄱ. 세포자살이 일어날 때 세포의 DNA는 단편화, 즉 DNA가 뉴클레오솜 단위로 절단되는 현상이 일어나며 핵이 응축된다.
ㄷ. 세포괴사가 일어날 때는 세포막이 파괴되고 삼투압이 증가되어 물이 유입되므로 미토콘드리아와 소포체가 팽창한다.
ㄹ. 세포괴사가 일어날 때는 세포질 단백질들과 세포소기관이 바깥으로 유출되면서 염증반응을 일으키지만, 세포자살이 일어날 때는 세포가 수축하고 응축되어 주변의 식세포에게 잡아먹힌다.

오답해설

ㄴ. 세포자살은 카스파아제 연쇄반응(caspase cascade)에 의해 일어난다. 카스파아제는 세포를 구성하는 핵심적 단백질이나 세포의 조직을 지탱하는 수많은 분자들을 분해하는 역할을 한다. 즉, (가)가 카스파아제에 의해 촉매된다.

006 심화이해   정답 ③

자료해석
<실험 과정>
- (나): 에탄올을 처리하여 살아있는 세포를 고정하는 과정
- (라)~(마): propidium iodide(PI)은 형광성 색소로, DNA나 RNA의 염기쌍과 결합한다. 이 실험은 세포주기를 조사하기 위한 것이므로, RNA와 결합할 경우 정확한 세포주기를 확인할 수 없다. 따라서 (라) 과정에서 mRNA를 분해하는 RNase A를 첨가함으로써 혹시 모를 propidium iodide와 RNA의 결합을 방지한다.

<실험 결과>
구간 A의 형광의 세기를 1로 볼 경우 C의 형광의 세기는 대략 2로, 구간 C의 DNA량이 A에 비해 2배인 상태임을 추론할 수 있다. 따라서 A는 복제 전의 G_1기, C는 복제 후의 G_2기와 M기, B는 복제 중의 S기이다.

정답해설
③ BrdU는 티민 유사체인 5′-bromouracil을 염기로 갖는 deoxyribonucleotide이다. 따라서 DNA 복제 시 삽입되므로, 주로 분열하는 세포와 그렇지 않은 세포를 구분하는 목적으로 사용된다.

오답해설
① 에탄올을 처리하여 살아있는 세포를 고정한다.
② RNase A는 단일가닥 RNA를 분해하므로, mRNA를 분해하여 실험의 정확도를 높인다.
④ 형광의 세기가 1에서 2 사이이므로, DNA가 복제 중인 S기일 것이다.
⑤ Propidium iodide는 DNA 염기쌍에 결합하여 형광을 내므로, 형광의 세기는 DNA의 양에 비례할 것이다.

007 심화이해   정답 ②

자료해석
주어진 자료에 따르면 효모 세포의 크기는 탄소원 신호에 의해 GPCR(G protein-coupled receptor)인 Gpr1과 cAMP 의존성 단백질 키나아제인 PKA가 활성화될 때 커진다고 하였다. 그리고 <실험 Ⅰ>의 결과에 따르면 에탄올이 포함된 배지에서는 야생형 균주(WT)와 $GPR1$ 결손 균주($\Delta gpr1$)의 세포 크기에 따른 세포수가 동일하나, 포도당이 포함된 배지에서는 야생형 균주(WT)가 $GPR1$ 결손 균주($\Delta gpr1$)에 비해서 세포들의 평균 크기는 더 커졌지만 증식한 세포의 수는 다소 감소한 것을 확인할 수 있다.

<실험 Ⅱ>의 결과를 통해서는 탄소원의 종류에 따라 세포주기의 진행 속도를 추론할 수 있다. 각 그래프에서 DNA의 함량이 상대적으로 "$\frac{1}{2}$"인 위치의 피크에 존재하는 세포들은 G_1기 세포들일 것이고 DNA 함량이 상대적으로 "1"인 위치의 피크에 존재하는 세포들은 G_2/M기 세포들이다. 시간이 경과(0분 → 90분)함에 따라 모든 그래프에서 G_1기 세포의 수는 감소하였고 G_2/M기 세포의 수는 증가하였다. 이것은 G_1기 세포가 G_2/M기로 이행하였기에 나타난 결과이다.

야생형 균주(WT)와 $GPR1$ 결손 균주($\Delta gpr1$)의 그래프를 비교해보면, 야생형 균주에서는 포도당이 포함된 배지에서보다 에탄올이 포함된 배지에서 "$G_1 \rightarrow G_2$/M"의 전환이 더 많이 일어난 것(즉, 세포주기의 진행속도가 빠른 것)을 확인할 수 있다. 하지만, $GPR1$ 결손 균주($\Delta gpr1$)에서는 포도당이 포함된 배지와 에탄올이 포함된 배지의 "$G_1 \rightarrow G_2$/M"의 전환이 동일한 것(즉, 세포주기의 진행속도가 동일한 것)을 확인할 수 있다.

이상의 실험 결과를 종합해보면, 야생형 효모의 경우 에탄올이 포함된 배지에서와는 다르게 포도당이 포함된 배지에서는 GPCR(Gpr1)과 PKA가 관여하는 신호전달경로가 활성화되어 세포 주기의 진행이 지연되고, 그로 인해 세포들의 평균 크기가 더 증가한다는 것을 추론할 수 있다.

정답해설
ㄷ. <실험 Ⅰ>과 <실험 Ⅱ>의 결과를 통해 포도당이 포함된 배지에서 야생형 효모는 세포주기가 지연되며, 그에 따라 세포 크기가 증가함을 알 수 있다.

008   정답 ⑤

▎오답해설
ㄱ. <실험Ⅰ>의 결과를 통해 야생형 효모의 평균 크기는 에탄올 배지보다 포도당 배지에서 더 크다는 것을 알 수 있다.

ㄴ. 주어진 자료에 따르면 효모의 크기는 cAMP 의존성 단백질 키나아제(PKA)가 활성화될 때 증가한다고 하였다. 따라서 cAMP를 AMP로 분해하는 cAMP phosphodiesterase(PDE)의 활성이 증가하면 PKA의 활성화에 필수적인 cAMP가 감소할 것이므로, 효모 세포의 크기 증가 역시 제대로 이루어지지 못할 것이다. 그로 인해 효모의 평균 크기는 작아지게 될 것이다.

▎자료해석
- S기+G_1기 융합 : S기 세포의 영향으로 G_1기 세포가 DNA 복제 시작
- S기+G_2기 융합 : 위 실험과 달리 S기 세포의 영향이 없다.
- M기+G_1기 융합 : M기의 영향을 받아 G_1기 세포가 DNA 복제 없이 분열 시작
- M기+G_2기 융합 : M기의 영향을 받아 G_2기 세포가 분열 시작
- G_1기+G_2기 융합 : 서로 큰 영향을 주지 않는다.

▎정답해설
각 실험 결과를 종합하면, S기나 M기의 세포질에 존재하는 어떤 물질이 각 시기의 진행을 조절한다는 것을 추론할 수 있다. 그리고 S기나 M기의 세포질 물질이 각 시기 진행을 조절하지만 이미 S기를 지난 G_2기 세포에는 영향을 주지 않는 것으로 보아 전 단계의 세포에만 영향을 주는 것으로 생각할 수 있다.

⑤ 두 번째 실험에서 보면 DNA 복제가 완료된 G_2기 세포가 S기 세포의 DNA 복제가 끝날 때까지 분열을 미룬점으로 보아 G_2기 세포에 DNA 복제 저해 물질이 있다고 볼 수 없다.

▎오답해설
①, ③ 첫 번째와 두 번째 실험 결과로 추류해 볼 때 S기의 물질이 무조건 DNA 복제를 유도하는 것이 아니라 S기 전단계에 있는 세포에만 영향을 주어 DNA 복제를 유도한 것이다.

② M기 세포와 융합한 세포의 염색체가 조기 응축한 것으로 보아 유사분열을 유도하는 물질(MPF)이 M기 세포에 있음을 유추할 수 있다.

④ 두 번째 실험결과에서 복제가 완료된 G_2기 세포가 유사분열을 시작하지 않고 S기 세포의 복제가 끝날 때까지 기다린 것으로 보아 S기 세포에는 유사분열을 저해하는 물질이 있음을 추론할 수 있다.

009 심화이해
정답 ③

자료해석

	정상세포	A	B	C
핵의 개수/세포	1	1,000	1	1
염색체수/핵	10	10	10,000	10
DNA양/염색체	0.01 ng	0.01 ng	0.01 ng	10 ng

- 세포 A: 세포당 핵의 수만 1,000배 증가 → 다핵체
- 세포 B: 핵당 염색체수만 1,000배 증가 → 다배체
- 세포 C: 염색체당 DNA양만 1,000배 증가 → 다사염색체

정답해설
③ 염색체가 복제된 후 자매염색분체가 분리되지 않으면, 핵당 염색체수는 동일하나 염색체당 DNA양은 두 배로 증가할 것이다. B의 염색체당 DNA양은 정상세포와 동일(0.01 ng)하므로 염색체가 복제되지 않았거나, 복제 후 자매염색분체가 분리된 형태일 것이다.

오답해설
① A는 세포당 핵의 수가 증가하였으므로 핵분열은 일어났지만 세포질 분열은 일어나지 않은 다핵세포일 것이다. 대체로 곤충의 난할 과정에서 볼 수 있다.
② 세포당 염색체수는 '(핵의 개수/세포)×(염색체수/핵)'으로 구할 수 있다.
A의 세포당 염색체수=1,000×10=10,000
B의 세포당 염색체수=1×10,000=10,000
④ C는 염색체당 DNA양만 증가했으므로 다사염색체를 형성한 경우로 볼 수 있다. 다사염색체는 간기에 DNA가 복제를 반복하여 중복된 후 그대로 분리되지 않은 거대염색체이다.
⑤ 다사염색체는 초파리의 3령 유충의 침샘에서 잘 관찰된다.

010
정답 모두 정답

자료해석
가계도를 해석할 때는 먼저 열성동형접합자가 누구인지를 찾고 이를 토대로 부모의 유전형질을 추론하면 쉽다. 우열관계가 주어져 있지 않으면 가계도를 보고 해석해야 하는데, 보통의 경우 부모 세대의 표현형이 같고 자손세대에서 부모세대에 나타나지 않은 표현형이 보인다면 부모세대가 우성이형접합자이고, 자손세대의 새로운 표현형이 열성이다.

정답해설
단순 가계도 해석 문항이다. 가계도를 분석하여 각 세대의 표현형에 기반하여 유전자형을 추론하고 자손이 나타날 확률을 계산하면 해결할 수 있다. 우열관계가 분명하게 주어져 있고 (검은색이 흰색에 대해 우성), 유전자가 상염색체에 존재한다고 조건이 주어져 있으므로 가계도를 보고 그대로 유전자형을 적으면 된다.
① Ⅱ-2가 열성동형접합체이므로 Ⅰ-1과 Ⅰ-2 모두 이형접합체이다.
② Ⅱ-2는 열성동형접합자이므로 나타날 확률은 유전자형과 표현형이 각각 25%이다. 하지만 성별을 고려하면 $\frac{1}{2}$을 곱해야 하므로 12.5%가 된다.
③ Ⅱ-2(bb)와 Ⅲ-2(Bb)를 교배하였을 때 나타나는 자손은 검은색 : 흰색=1 : 1이다.
④ Ⅲ-1(Bb)과 Ⅲ-2(Bb)를 교배하였을 때 Ⅳ-1의 표현형이 나타날 확률은 성별을 고려해야 하므로 12.5%이다.
⑤ Ⅱ-3과 Ⅱ-4의 유전자형은 동시에 이형접합체일 수 있다.

개념알기
우성과 정상형질
우성은 반드시 정상인 상태를 의미하지는 않는다. 대립형질 사이에서 표현형으로 나타나는 형질이라는 의미에서 우성이라는 표현을 사용하는 것이다. 또한 우성대립유전자가 열성대립유전자에 비해 집단 내에서 빈도가 많이 나타나지 않을 수도 있다. 다지증 대립유전자는 다섯손가락을 가지고 있는 정상대립유전자에 대해 우성이다.
그러므로 가계도를 해석할 때 많이 나타난다고 해서 우성이라고 하면 안된다. 꼭 유전관계를 살펴보아야 한다.

II. 유전학

011 정답 ③

자료해석
본 문항은 주어진 자료를 통해 유전자 A의 유전방식을 추론할 수 있는지 평가하고자 하는 문제이다. 우선 세 번째 자료를 통해서 돌연변이 A^*는 열성 대립 유전자임을 알 수 있다. 만일 A^*가 우성 대립 유전자라면 F_1에서 생식 능력이 없는 개체가 나왔어야 한다.

유전자 A가 상염색체 상에 존재할지 혹은 성염색체 상에 존재할지는 다음과 같이 판단할 수 있다. 만일 유전자 A가 성염색체 상에 존재한다면, ㉠의 유전자형은 $X^{A^*}X^{A^*}$이고 야생형 수컷의 유전자형은 X^AO이다. 이 둘 사이에서 $X^{A^*}O$ 수컷이 태어날 수 있으며 이들은 생식 능력이 없으므로 주어진 자료에 맞지 않다. 따라서 유전자 A는 성염색체 상에 존재하지 않고 상염색체 상에 존재한다는 것을 알 수 있다. 유전자 A가 상염색체 상에 존재한다면, ㉠의 유전자형은 A^*A^*이고 야생형 수컷은 AA이다. 이 둘 사이에서 얻을 수 있는 자손은 모두 A^*A이므로 F_1은 모두 생식 능력이 있다. 위의 추론을 종합해보면 유전자 A는 상염색체 위에 있으며 A^*는 열성 대립 유전자이다.

정답해설
ㄱ. 자료해석에서 설명한 바와 같이 A는 상염색체에 위치한다.
ㄴ. 자료의 세 번째 단서를 통해서 A^*는 열성 대립 유전자임을 알 수 있다.

오답해설
ㄷ. F_1의 자웅동체의 유전자형은 A^*AXX, F_1 수컷의 유전자형은 A^*AXO이다. 이 둘 사이에서 얻어지는 수컷의 유전자형은 $AAXO$, AA^*XO, A^*A^*XO이며 각각의 비율은 $1:2:1$이다. 그러므로 F_2 수컷 중 $\frac{1}{4}$이 생식 능력이 없다.

012 정답 ⑤

자료해석
이 문제는 상염색체 우성으로 유전되는 유전병에 대한 가계도 분석에 대해 이해하고 있는지 확인하기 위한 분석·종합·평가형문제이다. 문제에서 주어진 가계도를 살펴보면, 유전병 A는 남성 환자와 여성 환자 사이에서도 정상인 사람이 태어날 수 있으므로 우성으로 유전되는 유전병임을 알 수 있다. 또한 유전병 A를 가지고 있는 남성에서 정상 딸(Ⅲ-4)이 태어났으므로, 상염색체 유전임을 알 수 있다. 유전병 A의 대립유전자를 B, 정상 대립유전자를 b라고 하면, 가계도의 모든 정상인들의 유전자는 bb이다. Ⅲ-1과 Ⅲ-3은 정상인 아빠(남자)로부터 태어났으므로 Ⅲ-1과 Ⅲ-3은 모두 이형접합(Bb)임을 알 수 있고, Ⅲ-2는 정상이므로 Ⅲ-2의 엄마는 이형접합자(Bb)임을 알 수 있다. 또한 Ⅲ-3은 정상이므로 Ⅲ-3의 아빠는 이형접합자(Bb)임을 알 수 있다.

정답해설
ㄴ. 자료해석에서 살펴본 바와 같이, 문제에서 주어진 자료를 통해 Ⅲ-1의 유전자형은 이형접합자(Bb)임을 알 수 있다.
ㄷ. 자료해석에서 살펴본바와 같이, Ⅲ-4의 아빠는 이형접합자(Bb)이다. Ⅲ-4의 엄마는 bb이므로, Ⅲ-4의 동생이 태어날 때 유전병 A를 가질 확률은 50%이다.

오답해설
ㄱ. 문제에서 주어진 가계도를 살펴보면, 유전병 A 대립유전자가 동형접합인 BB인 구성원은 아무도 없는 것을 알 수 있다.

013

정답 ④

자료해석

문제의 조건에 따라 자주색 유전자를 P, 흰색 유전자를 p라고 하면 조건에서 야생형 메밀은 흰색 꽃을 가지므로 유전자형은 pp이다. 한편 (나)에서 P 유전자 사본이 하나만 들어가 있는 유전자형 Pp의 경우 진분홍 꽃이 피었다. (다)로부터 불완전우성임을 알 수 있다.

정답해설

유전자 산물의 양에 따라 표현형이 나타나는 비율이 달라질 수 있다. 불완전우성의 경우 이형접합자의 유전자 산물이 우성동형접합자에서만큼 충분하게 발현되지 않아 열성동형접합자와 우성동형접합자의 중간에 가까운 표현형이 나타나며, 이것을 중간유전이라고 한다.

④ 흰 꽃을 가진 개체(pp)와 진분홍 꽃(Pp)을 가진 개체를 교배하는 것은 우성이형접합자와 열성동형접합자를 교배하는 것이다. 퍼네트사각형으로 가능한 교배를 해보면 아래와 같이 진분홍꽃(Pp)과 흰 꽃(pp)이 1 : 1로 나타난다.

	P	P
p	Pp	pp

오답해설

① P 유전자는 메밀의 흰 꽃을 나타내는 유전자(p)에 대해서 불완전우성이다.
② 완전우성의 경우 우성동형접합자와 이형접합자의 표현형이 같아 유전자형과 표현형의 분리비가 다르다. 그러나 불완전우성인 메밀꽃 색깔의 경우 이형접합자의 유전자형은 Pp이고, 이의 표현형은 우성동형접합자와 다른 진분홍이므로 유전자형의 분리비와 표현형의 분리비는 같다.
③ 형질전환된 메밀의 꽃 색깔은 삽입된 P 유전자 산물의 합성량에 따라 달라진다. P 유전자의 산물이 많으면 자주색, 적으면 진분홍, 없으면 흰색을 나타낸다.
⑤ 자주색 꽃을 가진 개체(PP)와 흰꽃을 가진 개체(pp)를 교배하여 얻은 자손은 유전자형이 Pp로 진분홍 꽃이 핀다. 이를 자가수분하면 유전자형이 PP : Pp : pp=1 : 2 : 1로 나타나 자주색 : 진분홍 : 흰색=1 : 2 : 1로 나타날 것이다.

개념알기

멘델의 법칙과 유전자 산물

대립유전자를 우성이라고 부르는 것은 열성 대립유전자를 억누르기 때문이 아니다. 우성 대립유전자는 유전자에서 표현형으로 발현되는 과정에 관여한다.

예를 들어 둥근 완두의 우성 대립유전자 산물은 가지없는 형태의 녹말을 가지 있는 형태의 녹말로 전환하는 효소이다. 가지없는 형태의 녹말이 있으면 건조되어 수분이 빠져나갈 경우 외형은 주름진 형태가 된다. 하지만 가지 있는 형태의 녹말은 외형을 주름지게 하지 않는다. 이형접합자의 경우 녹말의 가지를 만드는 효소가 우성동형접합자에 비해 적게 생성되지만 녹말에 가지를 만들기에 충분하여 외형이 주름지게 하지 않는다.

II. 유전학

014
정답 ⑤

자료해석
유전자의 발현에 수컷과 암컷이라는 성이 영향을 주는 경우이다. 멘델의 법칙에 따라 퍼네트 사각형을 그리고 수컷과 암컷에 따라 발현이 달라지는 경우의 수를 따져보면 답을 구할 수 있다. 뿔 형성을 유도하는 유전자를 h^+, 대립유전자를 h^-라고 하면 수컷에서는 우성, 암컷에서는 열성이라고 했으므로 수컷과 암컷에서의 표현형과 유전자형의 관계는 다음과 같다.

	뿔이 있는 경우	뿔이 없는 경우
수컷	h^+h^-, h^+h^+	h^-h^-
암컷	h^+h^+	h^+h^-, h^-h^-

정답해설
뿔이 없는 수컷(h^-h^-)과 뿔이 있는 암컷(h^+h^+)을 교배했으므로 F_1의 유전자형은 h^+h^-이다. 이들을 교배했으므로 자가교배의 경우로 생각하면 F_2는 h^+h^+ : h^+h^- : h^-h^- = 1 : 2 : 1이다. 수컷이 될 확률이 $\frac{1}{2}$, 뿔이 있는 수컷은 유전자형이 h^+h^-, h^+h^+이므로 $\frac{3}{4}$, 이를 곱하면 $\frac{3}{8}$이다. 암컷이 될 확률은 $\frac{1}{2}$, 뿔이 없는 암컷은 유전자형이 h^+h^-, h^-h^-이므로 $\frac{3}{4}$, 이를 곱하면 $\frac{3}{8}$이다.

015
정답 ②

자료해석
주어진 자료는 서로 다른 두 유전자들이 하나의 형질발현에 상호작용하는 유전현상이다. 멘델의 독립의 법칙에 따라 9 : 3 : 3 : 1의 비율에서 표현형이 어떻게 다르게 나타날지 효소조합에 따른 색을 따져보아야 한다.

정답해설
ㄱ. 양성잡종교배라고 했으므로 AaBb의 자가교배 결과를 놓고 판단해 본다. 우성유전자가 있는 경우 효소가 존재하므로 전구물질이 물질대사 과정을 거쳐 색을 결정하게 된다. A_B_ : aaB_ : A_bb : aabb = 9 : 3 : 3 : 1 = 자주색 : 흰색 : 흰색 : 흰색이므로 자주색 : 흰색 = 9 : 7이 된다.

ㄴ. C_D_ : ccD_ : C_dd : ccdd = 9 : 3 : 3 : 1 = 흑색 : 흑색 : 회색 : 흰색이므로 흑색 : 회색 : 흰색 = 12 : 3 : 1이다.

ㄷ. E_F_ : eeF_ : E_ff : eeff = 9 : 3 : 3 : 1 = 회색 : 흰색 : 흑색 : 흰색이므로 회색 : 흑색 : 흰색 = 9 : 3 : 4이다.

개념알기
상위성
두 유전자 간의 상호작용으로 인해 양성잡종 제2세대 자손의 비율인 9 : 3 : 3 : 1이 다른 비율로 변형되어 나타나는 현상이다. 한 유전자가 다른 유전자의 발현을 가리는 일종의 차폐효과이다.

016

정답 ④

자료해석

검정교배 결과 유전자가 독립 또는 완전연관이면 1 : 1 : 1 : 1 또는 1 : 1의 비율이 나오지만, 연관되어 있으면서 교차가 일어나면 n : 1 : 1 : n 또는 1 : n : n : 1의 비율이 나온다. 이를 토대로 교차율을 계산할 수 있다.

완두콩의 교배는 RrYy×rryy인데, 각 종자수가 약 1 : 1 : 1 : 1로 나타났다. 이것은 R과 Y가 독립되어 있다는 것을 의미한다. 하지만 초파리의 PpVv×ppvv 교배에서는 P_V_ : P_vv : ppV_ : ppvv = 9 : 1 : 1 : 9의 비율로 나타났다. 따라서 P와 V유전자는 연관되어 있음을 알 수 있다.

정답해설

ㄷ. 완두 꽃가루의 유전자형 R과 Y는 독립되어 있으므로 RY : rY 비율은 1 : 1이다.

ㄹ. P와 V가 같은 염색체상에, p와 v가 같은 염색체상에 있으므로, 감수분열 시 형성된 Pv 유전자형 배우자는 교차에 의해 생성된 재조합형이다.

오답해설

ㄱ. R과 Y 유전자는 서로 다른 염색체에 독립되어 있다.

ㄴ. P와 V 유전자의 교차율은 $\frac{111+103}{2000}=0.107$이다.

017

정답 ①

자료해석

제1감수분열 전기(접합기)에 복제된 상동염색체들이 짝을 이루는 동안 교차가 발생할 수 있다. 재조합빈도(교차율)는 연관된 두 유전자 사이의 교차가 일어나는 정도를 표현하는 척도로서, 전체 자손 중에서 재조합이 일어난 자손의 백분율(%)로 구한다.

정답해설

① 정원세포에서는 체세포분열만 일어나므로 재조합빈도를 구할 수 없다.

② 참고로, 감수분열이 일어나는 제1정모세포 100개당 1개에서 1번의 교차가 일어난다면, 총 400개의 정자가 형성되고 그 중 재조합이 일어난 정자는 2개이므로 $\frac{2}{400}\times 100(\%)$ =0.5%의 재조합빈도를 보일 것이다.

오답해설

② 재조합빈도를 이용한 유전자 지도에서 거리의 단위는 모건 단위를 사용하는데, 교차율 1%는 1센티모건(cM)에 해당하는 상대적 거리이다.

③ 재조합빈도는 $\frac{재조합이 일어난 자손 수}{전체 자손 수}\times 100(\%)$이므로 $\frac{2}{200}\times 100(\%)=1\%$이다.

④ 재조합빈도 1%는 유전자 지도(연관 지도)에서 1 유전자지도단위에 해당한다.

⑤ 연관 지도에서 2 cM은 재조합빈도 2%에 해당하는 거리이므로 재조합빈도 1%는 두 유전자 사이에서 일어나는 재조합빈도의 $\frac{1}{2}$에 해당한다.

018

정답 ⑤

자료해석

유전자가 연관되어 있을 때 교차율과 유전자 사이의 거리 및 유전자가 상반연관되어 있을 때 자가수분 결과에 대한 해석을 해야 하는 문항이다.
그림의 양쪽에서 A/a는 공통적으로 나타나므로 양쪽의 차이는 B/b이거나 C/c이다. 거리관계를 알아보기 위해서는 검정교배를 하는 것이 빠르지만, 나타나는 자손의 비율만을 고려하여 풀이 시간을 단축해야 한다.

정답해설

ㄱ. 주어진 자료를 보면 열성 a 유전자와 우성 B 유전자가, 열성 a 유전자와 우성 C 유전자가 연관되어 있는 상반연관이다. 상반연관의 경우 교차가 일어나지 않는다면 자가수분 결과 A_B_ : A_bb : aaB_ = 2 : 1 : 1로 나타났을 것이다. 즉 나타날 수 있는 표현형은 3가지이다. 하지만 주어진 조건에서 4가지가 모두 나타났으므로 교차가 일어난 것으로 추론할 수 있다.

생식세포가 형성될 때 교차가 일어난다면 생식세포 분리비는 상반연관이므로 AB : Ab : aB : ab = 1 : n : n : 1이 되고, 자가수분의 결과는 A_B_ : A_bb : aaB_ : aabb = $2n^2+4n+3 : n^2+2n : n^2+2n : 1$이 된다. 두 유전자형의 열성동형접합자인 aabb(작은 키, 노란색 잎)나 aacc(작은 키, 조기 개화)는 교차의 결과이다.

자가수분 결과에서 전체 자손 개체수가 같다면 열성동형접합자가 적을수록 교차가 적게 일어난 것이고 두 유전자 사이의 거리가 가까울 것이다. 양쪽 자손의 개체수는
1,000(= 535 + 216 + 212 + 37)과
1,000(= 512 + 245 + 240 + 3)으로 같다.
그러므로 그림의 오른쪽 경우 열성동형접합자가 3개체로 왼쪽의 37개체보다 적으므로 AC의 거리는 A-B의 거리보다 가깝다.

ㄷ. F_2에서 작은 키와 녹색 잎을 가진 개체들의 유전자형은 aaBB와 aaBb가 있다.

오답해설

ㄴ. 교차는 감수 제1분열 전기에 키아즈마를 형성하면서 일어난다.

019

정답 ③

자료해석

Orb 유전자는 X 염색체에 연관되어 있으므로 사슴생쥐의 유전자형은 다음과 같이 표현할 수 있다. (단, Orb^+를 p, Orb를 q라고 한다.)

	오리발	오리발 아님
암컷	X_pX_p, X_pX_q	X_qX_q
수컷	X_pY	X_qY

정답해설

암컷과 수컷의 비가 1 : 1이므로 오리발 사슴생쥐의 출현 빈도는 다음과 같이 나타낼 수 있다.

$\frac{1}{2}(X_pX_p + 2X_pX_q) + \frac{1}{2}(X_pY)$
$= \frac{1}{2}(0.2^2 + 2 \times 0.2 \times 0.8) + \frac{1}{2}(0.2)$
$= 0.28$

020

정답 ②

정답해설

ㄴ. Xa 표현형의 빈도 = $\dfrac{25+80+45}{500} = 0.3$

오답해설

ㄱ. 유전자 X의 표현형은 5가지이다.

ㄷ. Xb 대립 유전자의 빈도 = $\dfrac{50+40+75+40}{1000} = 0.205$

Xd 대립 유전자의 빈도 = $\dfrac{45+40+70+50}{1000} = 0.205$

그러므로 Xb와 Xd의 대립 유전자의 빈도는 같다.

021

정답 ③

자료해석

효소 X는 이량체이고 공동우성을 보이는 대립유전자에 의해 발현된다. 효소 X를 암호화하는 유전자를 A, 이에 대한 대립유전자를 B라고 하면, 개체가 가질 수 있는 유전자형은 AA, AB, BB이다.

유전자 A가 a라는 폴리펩티드를 만든다고 하면, 유전자형 AA가 만들 수 있는 이량체 효소 X는 aa이고, 유전자형 AB의 효소 X는 폴리펩티드 a와 b를 만들 것이므로 이량체는 aa, ab, bb의 3종류가 만들어질 것이며, 유전자형 BB가 만들 수 있는 이량체 효소 X는 bb 한 종류이다.

선발된 10개체의 유전자형 빈도가 이 개체군의 유전자형 빈도를 대표하므로 전기영동결과는 다음과 같다. 동형접합자(AA) : 2, 5, 6, 10으로 출현빈도는 0.4, 동형접합자(BB) : 3, 8로 출현빈도는 0.2, 이형접합자(AB) : 1, 4, 7, 9로 출현빈도는 0.4이다.

정답해설

하디-바인베르크 평형을 유지한다고 하였으므로 먼저 대립유전자의 빈도를 구해 보면,

A유전자 빈도 = p, B유전자 빈도 = q라 할 때,

$p = p^2 + \dfrac{1}{2}(2pq) = 0.4 + \dfrac{1}{2}(0.4) = 0.6$

$q = q^2 + \dfrac{1}{2}(2pq) = 0.2 + \dfrac{1}{2}(0.4) = 0.4$

이형접합자 유전자형을 가진 개체수의 빈도는 $2pq$이므로 다음 세대에서 1000개체의 자손을 생산한다면, 그 개체수는 $1000 \times 2 \times 0.6 \times 0.4 = 480$명으로 예측할 수 있다.

개념알기

알로자임(대립효소, allozyme)
한 유전자좌의 공동우성 대립유전자에 의해서 발현되는 서로 다른 형태의 효소

이소자임(동질효소, isozyme)
동일 반응을 촉매하지만 서로 다른 유전자좌에 의해 암호화된 서로 다른 두 효소. 이들은 1차 구조나 기질 친화도, V_{max} 등이 다를 수 있다.

II. 유전학

022 정답 ⑤

자료해석

본 문항은 주어진 자료를 통해서 하디-바인베르크 법칙을 적용할 수 있는지 알아보는 단순추론형문제이다. 주어진 자료를 보면 집단 (가)는 세대 수가 지날수록 A의 빈도가 다양하게 변하는 반면, 집단 (나)는 일정하게 유지가 된다. 즉, 집단 (가)는 하디-바인베르크 평형이 이루어지고 있지 않지만, 집단 (나)의 경우는 하디-바인베르크 평형이 이루어지고 있다는 것을 알 수 있다.

정답해설

ㄴ. (가)에서 40세대일 때 각 유전자의 비율은 A≒25%, a≒75%이다. 이 집단에서 흔적 날개 개체 수의 비율은 0.75^2 =0.5625이다. 반면, (나)에서 각 유전자의 비율은 A=40%, a=60%이다. 정상 날개 개체 수의 비율은 전체 개체 수에서 흔적 날개 개체 수의 비율을 뺀 것과 같으므로 $1-0.6^2=0.64$이다. 따라서 40세대 집단의 $\frac{(가)에서 흔적 날개 개체 수의 비율}{(나)에서 정상 날개 개체 수의 비율}$ 은 1보다 작다.

ㄷ. 이형접합 개체 수의 비율은 유전자 A의 비율을 p, 유전자 a의 비율을 q라 놓으면 $2pq$로 구할 수 있다. (가)에서 유전자 A의 비율은 0.6, 유전자 a의 비율은 0.4, (나)에서 유전자 A의 비율은 0.4, 유전자 a의 비율은 0.6이다. 각각의 집단에서 이형접합 개체 수의 비율은 0.48로 동일하다.

오답해설

ㄱ. 주어진 자료를 보면 집단 (가)는 세대가 경과함에 따라 A의 빈도가 일정하게 유지되지 못하고 증·감하고 있는 것을 확인할 수 있다. 이를 통해 집단 (가)는 하디-바인베르크 평형을 이루고 있지 못하다는 것을 알 수 있다. 하디-바인베르크 평형을 이루고 있는 것은 집단 (나)이다.

023 정답 ④

자료해석

이 문제는 하디-바인베르크 법칙에 대해 이해하고 있는지 확인하기 위한 분석·종합·평가형문제이다. 하디-바인베르크 법칙은 외적 요인이 작용하지 않고 멘델의 유전방식을 따르는 집단에서 유전자와 유전자형 빈도 모두가 세대가 지나도 변하지 않고 일정하게 유지된다는 법칙이다. 하디-바인베르크 평형을 이루고 있는 집단에서 어떤 형질을 나타내는 유전자에 2종류 대립유전자(예를 들어 R과 r)만 존재하고 그러한 대립유전자의 빈도가 각각 p와 q라면, 집단에서 유전자형이 RR인 개체의 빈도와 Rr인 개체의 빈도, rr인 개체의 빈도가 각각 p^2, $2pq$, q^2로 나타난다. 이러한 대립유전자 빈도와 개체의 빈도는 세대가 거듭되더라도 일정하게 유지된다.

문제에서 주어진 자료를 살펴보면, 대립유전자 R과 r의 빈도는 $0.8\left(=\frac{140\times 2+40}{140\times 2+40\times 2+20\times 2}\right)$과 $0.2\left(=\frac{40+20\times 2}{140\times 2+40\times 2+20\times 2}\right)$

이고 RR인 개체와 Rr인 개체, rr인 개체의 빈도는 각각 $0.7\left(=\frac{140}{140+40+20}\right)$, $0.2\left(=\frac{40}{140+40+20}\right)$, $0.1\left(=\frac{10}{140+40+20}\right)$인 것을 확인할 수 있다.

정답해설

ㄴ. 자료해석에서 살펴본 바와 같이, 문제에서 제시한 식물 집단의 대립유전자 R과 r의 빈도는 0.8과 0.2이다. 만일 외부 요인이 없는 상황에서 무작위적인 교배가 이루어지면, 다음 세대에서 유전자형이 RR인 개체의 빈도와 Rr인 개체의 빈도, rr인 개체의 빈도가 각각 $0.64(=0.8\times 0.8)$, $0.32(=2\times 0.8\times 0.2)$, $0.04(=0.2\times 0.2)$가 된다. 따라서 전 세대보다 우성 형질을 갖는 개체의 비율이 증가한다(0.9 → 0.96).

ㄷ. 유전자형이 RR인 개체가 임의의 개체와 무작위적으로 교배될 때 자손이 갖는 열성 대립유전자는 임의의 개체로부터 받는다. 임의의 개체의 유전자형이 Rr이거나 rr일 때 자손에게 열성 대립유전자를 전달할 수 있다. 임의의 개체가 rr이라면, 자손이 열성대립유전자를 가질 확률은 1이다. 임의의 개체가 Rr이라면, 자손이 열성대립유전자를 가질 확률은 0.5이다. 따라서 P에서 유전자형이 RR인 개체가

임의의 개체와 무작위적으로 교배될 때 자손이 열성대립유전자를 가질 확률은 20%($=(0.2\times1+0.2\times0.5)\times100$)이다.

오답해설

ㄱ. 하디-바인베르크 평형을 이루고 있는 집단은 $RR:Rr:rr=p^2:2pq:q^2$의 비율로 평형을 이루는데, 현재 집단 P의 대립유전자의 빈도는 각각 $p=0.8$, $q=0.2$인데, 유전자형의 비율은 $RR:Rr:rr=7:2:1$로 하디-바인베르크 평형을 이루고 있지 않다.

024 정답 ⑤

자료해석

이 문제는 멘델법칙과 연관에 대해 이해하고 있는지 확인하기 위한 분석·종합·평가형문제이다.

문제에서 주어진 <자료>에서 A는 세포주기를 조절하는 주요한 유전자이고, A와 B는 서로 다른 염색체에 있는 유사 유전자이다.

A만 결손된 돌연변이체(aa)와 B만 결손된 돌연변이체(bb)의 표현형이 모두 정상이라는 것을 보았을 때 둘의 기능은 동등하여 한쪽에서 기능상실 돌연변이가 일어나도 서로 보완을 해줄 수 있는 관계라는 것을 추론할 수 있다. $aaccBBDD \times AACCbbdd$의 교배를 통해 나온 F_1은 $AaCcBbDd$가 되게 된다. 유전자 A와 C, 유전자 B와 D가 같은 염색체에 밀접하게 연관되어 있다는 사실 (<자료>에서 인접한 마커라고 하였음)을 통해 자웅동체 F_1에서 낳은 F_2가 가질 수 있는 유전자형은 다음의 표로 나타낼 수 있다.

	$ACBD$	$ACbd$	$acBD$	$acbd$
$ACBD$	$AACCBBDD$	$AACCBbDd$	$AaCcBBDD$	$AaCcBbDd$
$ACbd$	$AACCBbDd$	$AACCbbdd$	$AaCcBbDd$	$AaCcbbdd$
$acBD$	$AaCcBBDD$	$AaCcBbDd$	$aaccBBDD$	$aaccBbDd$
$acbd$	$AaCcBbDd$	$AaCcbbdd$	$aaccBbDd$	$aaccbbdd$

서로 밀접하게 연관되어 있는 A와 C, a와 c, B와 D, b와 d를 각각 하나의 유전자로 간주해보면 F_2에서의 표현형의 비는 양성잡종의 자가수분의 결과와 동일할 것이므로, F_2에서의 예상되는 표현형의 비는 정상($A\_C\_B\_D\_$):움직임 둔함(A_C_bbdd):몸길이 짧음($aaccB\_D\_$):움직임 둔하고 몸길이 짧음($aaccbbdd$)=9:3:3:1임을 알 수 있다. <실험 결과>에서 F_1이 낳은 1600개의 수정란 중 1500개만이 성충(F_2)이 되었으므로 100마리는 발생 과정 중에 치사하였음을 확인할 수 있는데, F_2에는 몸길이가 짧으면서 움직임이 둔한 성충은 없다고 하였으므로 F_2에서 $\frac{1}{16}$의 비로 나타나는 유전자형이 $aaccbbdd$인 개체는 치사한다는 것을 알 수 있다.

Ⅱ. 유전학

▌정답해설

ㄱ. A와 B는 서로 유사 유전자이고 A는 세포주기를 담당하는 유전자이다. 자료에서 A만 돌연변이일 경우와 B만 돌연변이일 경우 각각의 표현형은 정상인 것을 통해 A와 B는 서로 같은 역할을 하여 중복된 기능을 한다고 유추할 수 있다.

ㄴ. F_2의 성충의 총 수는 1500마리이고 몸길이가 짧은 성충은 cc돌연변이에 해당하는 300마리이기 때문에, F_2 중 몸길이가 짧은 성충의 개체수는 전체 개체수의 $\frac{1}{5}(=\frac{300}{1500})$이다.'

ㄷ. 자료해석에서 살펴본 바와 같이, 유전자형이 $aaccbbdd$인 개체는 치사한다는 것을 알 수 있다. 문제에서 C와 D 돌연변이는 생존에 영향을 주지 않는다고 하였으므로, $aabb$ 돌연변이는 배아 치사를 일으킨다는 것을 추론할 수 있다.

025 심화이해

정답 ①

▌자료해석

이 문제는 주어진 자료를 바탕으로 교배 실험의 결과를 해석하여 보기의 내용을 판단하는 분석·종합·평가형문제이다. 문제에서 주어진 자료를 바탕으로 자가 교배 실험의 결과를 해석해 보자. 부모의 유전자형은 A와 B가 모두 이형접합이라고 하였으므로 AaBb로 나타낼 수 있다. 문제에서 주어진 자료에 따라, A와 B는 각각의 대립유전자에 대해서 완전한 우성을 나타낸다. 그런데 이 부모는 '검정색' 곤충이라고 명시되어 있으므로, 모식도의 '색소 ㉢'은 검정색임을 알 수 있다. 이제 '색소 ㉠'과 '색소 ㉡'의 색깔을 추론하기 위해 자손의 유전자형을 분석해보자. 독립유전을 하는 양성잡종(AaBb)인 개체끼리 교배했을 경우 자손의 유전자형은 A_B_ : A_bb : aaB_ : aabb = 9 : 3 : 3 : 1로 나타난다.

그런데 표에 의하면, 표현형은 검정색 : 노란색 : 회색 = 12 : 3 : 1로 나타난다. 그러므로 '색소 ㉠'은 회색이고, 나머지 '색소 ㉡'은 노란색임을 알 수 있다.

▌정답해설

ㄱ. 자료해석에서 살펴본 바와 같이, 효소 Ⅰ과 효소 Ⅱ가 모두 발현되는 부모의 표피 색깔은 검정색이라는 것을 통해서 ㉢은 검정색이라는 것을 알 수 있다.

▌오답해설

ㄴ. 자료해석에서 살펴본 바와 같이, '색소 ㉡'이 노란색이므로 노란색 표피색을 나타내는 자손의유전자형은 A_bb이다. 그러므로 노란색 자손에서는 효소 Ⅱ가 합성되지 않는다.

ㄷ. 검정색은 '색소 ㉢'이므로, 모식도를 살펴보면 검정색의 표현형을 나타내기 위한 충분조건은 효소 Ⅱ의 발현이라는 것을 알 수 있다. 그러므로 검정색 표피색을 나타내는 개체가 가질 수 있는 유전자형은 AABB, AABb, AaBB, AaBb, aaBB, aaBb의 6가지이다.

026 정답 ⑤

자료해석

이 문제는 3점 검정교배에 대해 이해하고 있는지 확인하기 위한 분석·종합·평가형문제이다. 야생형 초파리와 돌연변이 초파리를 교배시켜 얻은 F1의 유전자형은 $b^+bw^+we^+e$이다. 이를 돌연변이 초파리와 교배하여 F2를 얻는데, F2 개체들의 유전자형과 개체수를 이용하여 세 유전자의 순서와 상대적인 거리를 다음과 같이 구할 수 있다.

㉠ b^+-w^+ 간의 교차율
⇒ 표현형의 비율
$b^+w^+ : b^+w : bw^+ : bw = 806 : 255 : 245 : 814$
교차율 $= \dfrac{255+245}{2000} \times 100 = 25\%$

㉡ b^+-e^+ 간의 교차율
⇒ 표현형의 비율
$b^+e^+ : b^+e : be^+ : be = 1002 : 59 : 61 : 998$
교차율 $= \dfrac{59+61}{2000} \times 100 = 6\%$

㉢ w^+-e^+ 간의 교차율
⇒ 표현형의 비율
$w^+e^+ : w^+e : we^+ : we = 847 : 204 : 216 : 853$
교차율 $= \dfrac{204+216}{2000} \times 100 = 21\%$

유전자의 순서는 b^+-e^+-w^+이며 b^+와 e^+ 사이의 유전자 거리는 6 지도단위이고, e^+와 w^+ 사이의 유전자 거리는 21 지도단위이다.

㉣ 이중교차율
⇒ 이중교차가 일어난 경우는 표현형이 bwe^+, b^+w^+e인 두 경우로,
이중교차율 $= \dfrac{8+12}{2000} \times 100 = 1\%$

정답해설

ㄱ. 자료해석에서 살펴본 바와 같이, 문제에서 주어진 자료를 통해 e^+는 b^+와 w^+ 사이에 존재한다는 것을 알 수 있다.

ㄴ. 자료해석에서 살펴본 바와 같이, 문제에서 주어진 자료를 통해 이중교차가 일어난 확률은 $1.0\%(=\dfrac{8+12}{2000}\times 100)$인 것을 알 수 있다.

ㄷ. b^+와 w^+ 사이 거리는 27 지도 단위로 b^+와 e^+ 사이 거리인 6 지도단위의 4.5배이다.

027 정답 ⑤

자료해석

3점검정법에 대한 문항 같지만 자세히 보면 3점검정법에 나타나는 개체수 패턴이 보이지 않는다. 3점검정법의 결과물은 가장 위쪽의 2개의 서로 쌍이 되는 유전자 조합이 가장 많은 개체수로 비슷하게 나오고, 가장 아래에 있는 2개의 서로 쌍이 되는 유전자 조합이 가장 적은 개체수로 비슷하게 나와야 하지만 이 표에서는 그런 양상이 보이지 않는다. 그러므로 3점검정법이 아닌 단순교차율 문제로 해석하면 된다.

이형접합체를 검정교배하였으므로 개체수의 비는 생식세포의 분리비이다. 원칙적으로는 모든 유전자 간의 교차율을 구하면 깨끗하게 해결되지만, 주어진 자료를 보면 크게 개체수 120에 가까운 표현형 4개와 30에 가까운 표현형 4개로 분리하여 생각할 수 있다. 이들을 보면 개체수 120인 그룹은 XY, xy가 함께 나타나는 표현형이고, Z/z 여부가 영향을 주지 않는다. 반면 개체수 30인 그룹은 Xy, xY가 함께 나타나는 표현형으로 마찬가지로 Z/z 여부는 영향을 주지 않았다. 그러므로 X-Y가 한 염색체에 연관되어 있으며, Z 유전자는 X나 Y와는 다른 염색체상에 존재함을 추론할 수 있다.

정답해설

ㄱ. X와 Y 유전자의 교차율을 구하면
$r = \dfrac{\text{검정교배에서 교차가 일어난 개체수 합}}{\text{검정교배 총 개체수}} \times 100$
$= \dfrac{31+28+29+32}{600} \times 100 = 20(\%)$이다.

ㄷ. XXZZ에서 나오는 생식세포는 XZ이고, xxzz에서 나오는 생식세포는 xz이다. 두 개체를 교배하여 얻은 자손의 유전자형은 XxZz이다. 여기서 나오는 생식세포의 분리비는 X와 Z가 서로 다른 염색체에 있으므로 멘델의 독립의 법칙에 따라 XZ : Xz : xZ : xz = 1 : 1 : 1 : 1이다. 그러므로 부모의 생식세포 유전자형과 다른 생식세포가 나올 확률은 50%이다.

오답해설

ㄴ. X, Y와 Z는 서로 다른 염색체상에 존재하므로 세 유전자의 순서를 결정할 수 없다.

028 심화이해

정답 ③

자료해석

미지의 유전자 X는 날개 형성 유전자이다. 열성동형접합(xx)인 경우 초파리의 날개가 없다. 유전자 A는 몸 색깔 유전자이다. A_의 몸 색깔은 검은색이고, aa는 노란색이다. 유전자 B는 눈 색깔 유전자이다. B_의 눈 색깔은 빨간 눈이고, bb는 분홍 눈이다.

[실험 Ⅰ]의 <자료>로부터 대립유전자 A와 B는 서로 다른 염색체에 있고 독립이라는 것을 알 수 있다. <실험 및 결과>의 (가)는 M(xx)과 노란색 초파리(aa)를 교배하여 얻은 F_1을 자매교배한 F_2 표현형의 결과이다. 여기서 날개가 있는 개체수는 820+380으로 1200마리이다. 그리고 날개가 없는 개체 수는 380+20으로 400마리이다. 이 비율은 3:1로 멘델의 제 1법칙에 의하여 F_1의 유전자형은 이형접합(Xx)이었다는 것을 추론할 수 있다.

같은 방식으로 몸 색깔에 대한 F_1의 유전자형도 이형접합(Aa)라는 것을 알 수 있다. 즉 (가)에서 F_1의 유전자형은 $AaXx$인데, 이를 자매교배한 결과인 F_2 표현형의 비율은 9:3:3:1을 벗어난다. 그러므로 유전자 A와 유전자 X는 같은 2번 염색체에서 서로 연관되어 있다는 것을 추론할 수 있다.

같은 방식으로 (나)에서 F_1의 유전자형은 $BbXx$인데, 이를 자매교배한 결과인 F_2 표현형의 비율은 9:3:3:1이다. 그러므로 유전자 B와 X는 서로 독립적으로 유전된다는 것을 알 수 있다.

(가)의 결과로부터 유전자 A와 X가 같은 염색체에 연관되어 있다는 것을 알고 있으므로 B와 X는 서로 다른 염색체에 존재한다는 것을 알 수 있다.

[실험 Ⅱ]는 날개 형성 유전자 C와 D와 X의 관계를 밝히기 위한 상보성 검정실험이다. <실험 및 결과>에서 cc와 xx를 교배한 결과 모두 날개가 있는 F_1 표현형이 나온 것은 C와 X가 서로 다른 유전자라는 것을 의미한다. dd와 xx를 교배한 결과 모두 날개 없는 F_1 표현형이 나온 것은 D와 X가 서로 같은 유전자라는 것을 의미한다.

정답해설

ㄱ. (가)는 M(xx)과 노란색 초파리(aa)를 교배하여 얻은 F_1을 자매교배한 F_2 표현형의 결과이다. 여기서 날개가 있는 개체수는 820+380으로 1200마리이다. 그리고 날개가 없는 개체수는 380+20으로 400마리이다. 이 비율은 3:1로 멘델의 제 1법칙에 의하여 F_1의 유전자형은 이형접합(Xx)이었다는 것을 추론할 수 있다. 그러므로 F_1은 날개가 있다는 보기의 설명은 옳다.

ㄴ. (가)에서 F_1의 유전자형은 $AaXx$인데, 이를 자매교배한 결과인 F_2 표현형의 비율은 9:3:3:1을 벗어난다. 그러므로 유전자 A와 유전자 X는 같은 2번 염색체에서 서로 연관되어 있다는 것을 추론할 수 있다.

오답해설

ㄷ. [실험 Ⅱ]는 날개 형성 유전자 C와 D와 X의 관계를 밝히기 위한 상보성 검정실험이다. <실험 및 결과>에서 cc와 xx를 교배한 결과 모두 날개가 있는 F_1 표현형이 나온 것은 C와 X가 서로 다른 유전자라는 것을 의미한다. dd와 xx를 교배한 결과 모두 날개 없는 F_1 표현형이 나온 것은 D와 X가 서로 같은 유전자라는 것을 의미한다. 그러므로 X는 D이다.

029 정답 ③

자료해석

이 문제는 우성유전질환의 유전과 교차에 대해 이해하고 있는지 확인하기 위한 분석·종합·평가형문제이다.

문제에서 유전질환 D는 우성으로 유전되며 A^*가 A에 대해 우성이라고 하였으므로, A^*유전자가 질환 대립유전자임을 알 수 있다.

또한, 미세반복염기서열 S도 1번 염색체에 있다고 하였으므로, 유전질환 D 유전자좌와 S 유전자좌는 서로 연관되어 있음을 알 수 있다.

문제에서 주어진 가계도 (가)를 살펴보면, 유전질환 D에 대해서 I-1의 유전자형(A^*A or A^*A^*)만 정확히 알 수 없고 나머지 구성원들의 유전자형은 모두 알 수 있다. 또한, (나)의 PCR 결과를 살펴보면 미세반복염기서열 S에 대하여 모든 구성원들의 유전자형을 알 수 있다. III세대의 자손들의 미세반복염기서열 S의 유전자형을 살펴보면, III세대의 자손들에서 S1, S2, S3, S4이 모두 나타난다는 것을 알 수 있다. 그런데 II-1은 S1, S2만을 지니고 있으므로, II-2는 S3, S4를 지니고 있을 것임을 알 수 있다. 이를 바탕으로 각 구성원들의 유전자형을 분석해보면 다음과 같다.

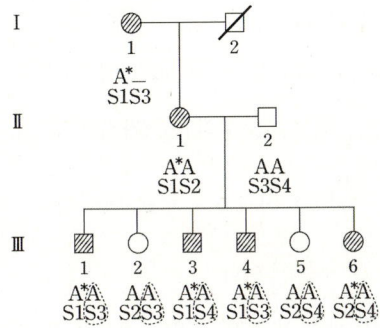

II-2는 자손들에게 AS3나 AS4만을 전달해줄 수 있다. 그러므로 III세대 자손들의 유전자형 중 점선 원으로 표시한 부분은 II-2로부터 받은 유전자임을 알 수 있다. 이를 통해서 II-1에서 A^*는 S1과, A는 S2와 연관되어 있고, III-6에서 A^*S2는 재조합에 의해 생겨난 것임을 알 수 있다.

정답해설

ㄱ. 자료해석을 통해 II-1의 대립유전자 A^*는 S1과 연관되어 있음을 알 수 있다.

ㄷ. III-6의 결과는 대립유전자 A^*와 S 사이에서 재조합이 일어난 결과이다.

오답해설

ㄴ. II-2는 대립인자 S3와 S4를 갖는다.

030　정답 ②

자료해석

연관은 상인연관과 상반연관으로 나뉘는데 상인연관은 연관된 유전자가 우성 또는 열성 유전자끼리 짝을 이루어 유전하는 것이며, 상반연관은 우성과 열성 대립유전자가 짝을 이루어 유전하는 경우를 말한다. 상인 연관에서는 생식세포의 비율이 AB : Ab : aB : ab = n : 1 : 1 : n(n>1)으로 나오며, 상반연관에서는 반대로 1 : n : n : 1(n>1)의 비율로 나온다.

n의 값은 부모가 양성잡종인 경우 자가수분했을 때 자손에서 생성되는 aabb의 확률로 구한다. aabb의 생성확률은 상인연관인 경우 $\left(\dfrac{n}{2n+2}\right)^2$ 이고, 상반연관의 경우 $\left(\dfrac{1}{2n+2}\right)^2$ 이다. 작은 키, 녹색 종자인 $ttyy$의 빈도가 매우 작으므로, ty 생식세포가 교차에 의해 형성된 상반연관임을 알 수 있다. $\left(\dfrac{1}{2n+2}\right)^2 = \dfrac{1}{100}$ 에서 n=4가 나오므로, P에서 생성되는 생식세포의 비율은 $TY : Ty : tY : ty = 1 : 4 : 4 : 1$이 된다.

정답해설

ㄴ. F_1 중 작은 키, 노란 종자를 나타내는 개체의 유전자형은 $ttYY$와 $ttYy$ 두 가지가 있다. 이 중 $ttYy$는 tY인 생식세포와 ty인 생식세포가 만나서 생긴 개체이다. 상반연관에서 ty 생식세포는 교차에 의해 생기므로 F_1 중 작은 키, 노란 종자를 나타내는 개체의 일부는 교차 때문에 생겨난 것이다.

오답해설

ㄱ. 대립유전자들이 상반연관을 이루므로 P에서 T와 y가, t와 Y가 각각 동일한 염색체에 있다.

ㄷ. 교차율은 $\dfrac{1}{4+1} \times 100(\%) = 20(\%)$이다.

031　정답 ④

자료해석

- Ⅰ-1 : aaB_, Ⅰ-2 : A_bb
- Ⅱ-2가 aaB_이므로, Ⅰ-2가 Aabb임을 알 수 있다.
  따라서, Ⅱ-2 : aaBb
- Ⅱ-3은 A_B_인데 Ⅰ-4로부터 ab를 받으므로, Ⅰ-3으로부터 AB를 받아야만 한다.
  따라서, Ⅱ-3 : AaBb
- 위의 결과를 종합하여 염색체에 나타내면 다음과 같다.

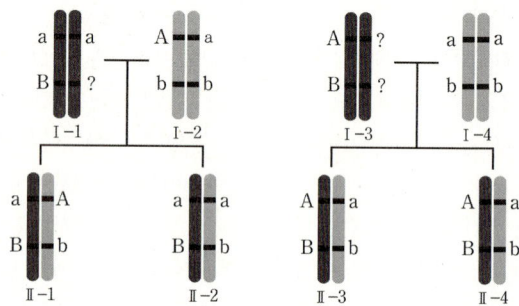

정답해설

Ⅱ-2 : aaBb × Ⅱ-3 : AaBb에서 aabb가 나올 확률을 구해야 한다. A와 B의 유전적 거리가 10 cM이므로, 재조합 비율은 10%임을 의미한다.

- aaBb에서 재조합되지 않고 ab가 생식세포로 선택될 확률은 $\dfrac{9}{10} \times \dfrac{1}{2}$ 이고, 재조합되고 ab가 생식세포로 선택될 확률은 $\dfrac{1}{10} \times \dfrac{1}{2}$ 이다. 따라서 두 확률값을 더하면, Ⅱ-2에서 ab가 나올 확률은 $\dfrac{1}{2}$ 이다.
- AaBb에서 ab는 재조합되지 않는 경우만 만들어지므로, Ⅱ-3에서 ab가 나올 확률은 $\dfrac{9}{20}$ 이다.
- 따라서 각각을 곱하면, $\dfrac{1}{2} \times \dfrac{9}{20} = \dfrac{9}{40}$

032 [심화이해] 정답 ②

▌자료해석

이 문제는 상염색체 유전과 성염색체 유전, 유전자의 연관에 대해 이해하고 있는지 확인하기 위한 분석·종합·평가형문제이다. 문제에서 주어진 실험을 살펴보면, 긴 날개, 갈색 몸, 붉은 눈을 가진 개체끼리 자가교배하여 얻은 F_1에서 부모 세대에서 나타나지 않은 흔적 날개, 노란 몸, 흰 눈의 형질을 가진 개체들이 태어나므로 이를 통해 긴 날개, 갈색 몸, 붉은 눈은 흔적 날개, 노란 몸, 흰 눈에 대해 각각 우성 형질임을 알 수 있다.

F_1 세대에서 태어난 자손의 표현형을 살펴보면, 몸 색깔은 암수에서 동일한 빈도로 나타나는 것으로 보아 상염색체 상에 몸 색깔을 결정하는 유전자가 존재함을 알 수 있다. 그리고 F_1 세대에서 열성 형질인 노란 몸을 가진 초파리가 나타나고, 갈색 몸 초파리 : 노란 몸 초파리=3 : 1이므로 P 세대의 부모 초파리는 몸 색깔에 대해 이형접합이라는 것과 갈색이 노란색에 대해 우성 형질임을 알 수 있다.

반면에 날개 길이와 눈 색깔은 암수에서 서로 다른 빈도로 나타나므로 X염색체 상에 날개 길이와 눈 색깔을 결정하는 유전자가 연관되어 존재함을 예상할 수 있다. F_1 세대의 수컷의 날개 길이와 눈 색깔을 살펴보면 긴 날개, 붉은 눈을 가진 개체와 흔적 날개, 흰 눈을 가지는 개체만 존재하고, 그 비율은 1 : 1인 것을 확인할 수 있다. 그런데 F_1 세대 수컷이 가지는 X 염색체는 P 세대의 암컷 초파리로부터 전해진 것이므로, P 세대 암컷 초파리에서 긴 날개 유전자는 붉은 눈 유전자와 연관 되어 있고, 흔적 날개 유전자는 흰 눈 유전자와 연관되어 있음을 추론할 수 있다. 또한 F_1 세대의 암컷을 살펴보면, 모두 긴 날개, 붉은 눈을 가지므로 P 세대 수컷 초파리는 긴 날개 유전자와 붉은 눈 유전자가 X염색체 상에 연관되어 존재함을 알 수 있다. 날개 길이를 결정하는 유전자를 L, 몸 색깔을 결정하는 유전자를 B, 눈 색깔을 결정하는 유전자를 R이라고 하면, P 세대의 암수 초파리의 유전자형은 다음과 같다.

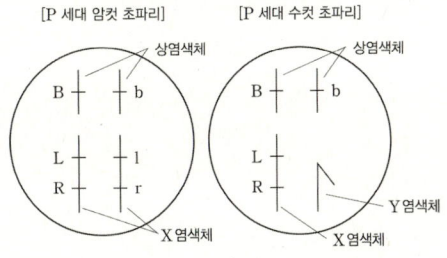

▌정답해설

ㄴ. 자료해석에서 살펴본 바와 같이, 문제에서 주어진 실험을 통해 날개 길이를 결정하는 유전자는 X 염색체 상에 존재한다는 것을 알 수 있다.

▌오답해설

ㄱ. 자료해석에서 살펴본 바와 같이, 몸 색깔을 결정하는 유전자는 상염색체 상에 존재하나, 눈 색깔을 결정하는 유전자는 X염색체 상에 존재한다. 따라서 두 유전자는 서로 연관되어 있지 않다. 눈 색깔을 결정하는 유전자는 날개 길이를 결정하는 유전자와 X염색체 상에 연관되어 있다.

ㄷ. P 세대의 암수 초파리의 유전자형을 통해 ㉠의 초파리 유전자형은 다음과 같이 알 수 있다.

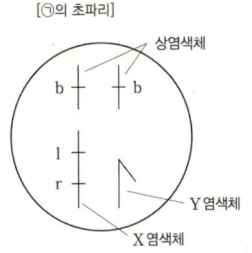

따라서 ㉠의 초파리와 P 세대의 암컷 초파리의 교배로 긴 날개, 갈색 몸, 붉은 눈의 초파리가 태어날 확률은 $\frac{1}{4}$이고, 흔적 날개, 노란 몸, 흰 눈의 초파리가 태어날 확률 역시 $\frac{1}{4}$이므로 F_2 세대에서

$\frac{긴 \ 날개, \ 갈색 \ 몸, \ 붉은 \ 눈의 \ 초파리 \ 수}{흔적 \ 날개, \ 노란 \ 몸, \ 흰 \ 눈의 \ 초파리 \ 수} = 1$이다.

II. 유전학

033 심화이해

정답 ②

자료해석

주어진 자료를 보면 몸 색깔을 결정하는 유전자 C의 대립유전자는 Cr, Cb, Cw의 세 가지 유전자가 있다. CrCr은 빨간색 몸 색깔을 나타낸다. CbCb는 파란색 몸 색깔을 나타낸다. CrCb의 경우는 보라색을 나타내는 것으로 보아 Cr과 Cb는 불완전우성 유전임을 알 수 있다.

CrCw는 빨간색 몸 색깔을 나타낸다. 또한 CbCw는 파란색 몸 색깔을 나타낸다. 그러므로 Cw는 열성유전자이고 Cr와 Cb는 Cw에 대하여 우성유전자임을 알 수 있다.

하디-바인베르크 법칙에서 어떤 개체군의 특정 유전자좌에 여러 가지 대립유전자가 존재할 경우에 각 유전자의 빈도는 다항 전개와 같다. 이 경우는 대립유전자가 3개이므로 3항 전개를 이용하면

$(p+q+r)^2 = p^2+q^2+r^2+2pq+2pr+2qr$이다. Cr의 빈도를 p로 놓고, Cb의 빈도를 q로 놓고, Cw의 빈도를 r로 놓으면, r^2은 흰색 표현형의 개체수의 빈도이므로 r은 $\sqrt{\frac{100}{10000}} = 0.1$이다.

빨간색 개체가 2400마리라면 p^2+2pr 값이 $\frac{2400}{10000}$ 임을 의미한다. 이 이차방정식의 풀이는 다음과 같다.

$p^2+2pr = \frac{2400}{10000}$

여기서 $r=0.1$이므로 이를 대입하면, $p^2+0.2p-0.24=0$이다. 이 식을 정리하면,

$(p-0.4)(p+0.6)=0$이 된다.

이로부터 p 값은 0.4 또는 −0.6임을 알 수 있다. p 값은 확률이므로 음의 값이 될 수 없다. 그러므로 p는 0.4이다.

그리고, r이 0.1이고, p가 0.4이므로 q는 0.5이다.

정답해설

② 이 집단에서 보라색 개체가 임의의 개체와 교배하여 자손(F_1)을 낳을 때 자손의 몸 색깔이 파란색이려면, 우선 보라색 개체의 생식세포가 Cb 유전자를 가져야 한다. 그리고 이 생식세포가 Cb나 Cw를 갖는 생식세포와 수정이 되어야 한다.

보라색 개체에서 생식세포 Cb가 생성될 확률 0.5이다. 이 집단에서 Cb가 생성되는 빈도 q는 0.5이고, Cw가 생성되는 빈도 r은 0.1이다.

따라서 몸 색깔이 파란색인 F_1의 빈도는 $(0.5×0.5)+(0.5×0.1)=0.3$이다. 그러므로 F_1의 몸색깔이 파란색일 확률은 30%이다.

034 [심화이해]   정답 ④

자료해석

이 문제는 하디-바인베르크 법칙에 대해 이해하고 있는지 확인하기 위한 적용형문제이다. $CCR5$는 한 쌍의 대립유전자를 가진다고 하였으므로 PCR 실험 결과 나타나는 2개의 밴드로 표지되는 유전자에 의해 HIV 내성 여부가 결정된다고 할 수 있다. PCR 실험 결과 나타나는 크기가 큰 밴드(위쪽 밴드)를 R, 크기가 작은 밴드(아래쪽 밴드)를 r이라고 한다면 ㉠의 유전자형은 RR, ㉡의 유전자형은 rr, ㉢의 유전자형은 Rr이다. 이 때, R은 r에 대해 우성이며, 유전자형이 rr일 때에만 HIV에 내성을 지님을 알 수 있다. 또한, 멘델 집단 P라고 하였으므로 P는 하디-바인베르크 법칙이 적용되는 집단이다.

집단 내에서 내성인 사람의 비율은 $r^2 = \dfrac{9}{25}$이므로, 대립유전자 r의 집단 내 비율은 $\dfrac{3}{5}$이며, 대립유전자 R의 집단 내 비율은 $\dfrac{2}{5}$이다. 이를 통해 각각의 유전자형에 따른 집단 내 비율을 계산해 보면 다음과 같다.

$$RR = \dfrac{4}{25},\ Rr = \dfrac{12}{25},\ rr = \dfrac{9}{25}$$

정답해설 및 오답해설

멘델 집단 P에서 내성유전자(r)는 전체 유전자의 $\dfrac{3}{5}$만큼, 감수성유전자(R)는 $\dfrac{2}{5}$만큼 존재한다.

그러므로 감수성인 임의의 남자의 유전자형이 RR일 확률은 $\dfrac{4}{16}\left(=\dfrac{\frac{4}{25}}{\frac{4}{25}+\frac{12}{25}}\right)$, Rr일 확률은 $\dfrac{12}{16}\left(=\dfrac{\frac{12}{25}}{\frac{4}{25}+\frac{12}{25}}\right)$이다. 유전자형이 Rr인 여성이 감수성인 임의의 남자와 결혼하여 HIV에 내성인 아이가 태어나기 위해서는 남자의 유전자형은 Rr이어야 한다. 이 확률은 $\dfrac{3}{4}\left(=\dfrac{\frac{12}{16}}{\frac{12}{16}+\frac{4}{16}}\right)$이며, 이 남성과 여성이 HIV에 내성인 rr의 유전자형을 가진 아이를 낳을 확률은 $\dfrac{1}{4}\left(=\dfrac{1}{2}\times\dfrac{1}{2}\right)$이다. 따라서 P에서 ㉢의 유전자형을 갖는 여성이 HIV에 대해 감수성인 임의의 남성과 결혼하여 아이를 낳을 때, 이 아이가 HIV에 대해 내성일 확률은 $\dfrac{3}{16}\left(=\dfrac{3}{4}\times\dfrac{1}{4}\right)$이다.

035 [심화이해]   정답 모두 정답

자료해석

이 문제는 달팽이 껍데기 나선 방향과 모계 유전에 대해 이해하고 있는지 확인하기 위한 분석·종합·평가형문제이다. 문제에서 제시된 <자료>에서 달팽이 껍데기 나선 방향은 자신이 아닌 모계의 유전자형에 의해 결정되고, 우선형 대립유전자 R은 좌선형 대립 유전자 r에 대해 완전 우성이라고 하였다. 따라서 <실험> (가)에서 얻은 F_1은 유전자형은 Rr이나, 모계의 유전자형이 rr이므로 모두 좌선형의 껍데기를 가지게 된다. <실험> (나)에서 얻은 F_2는 F_1의 유전자형이 Rr이므로 유전자형의 비가 RR : Rr : rr = 1 : 2 : 1이며, 모계의 유전자형이 Rr이므로 모두 우선형의 껍데기를 가지게 된다.

정답해설

ㄱ. 자료해석에서 살펴본 바와 같이, 모계의 유전자형이 rr인 F_1은 모두 좌선형의 껍데기를 갖는다.
ㄴ. Rr의 유전자형을 가지는 F_1의 자가교배로 F_2가 태어나므로 F_2 전체에서 R과 r의 비는 1 : 1이다.
ㄷ. 자료해석에서 살펴본 바와 같이, 모계의 유전자형이 Rr인 F_2는 모두 우선형의 껍데기를 갖는다.

☞ 이 문제는 최초의 정답이 ⑤번이었지만, (가)에서 제시한 '좌선형 껍데기를 갖는 RR형 수컷'이 존재할 수 없다는 문제의 불완전성에 대해 제기한 이의신청을 받아들여 ①~⑤ 모두 맞는 것으로 정답을 정정하였다.

036

정답 ③

자료해석

모계 효과(maternal effect)는 자손의 표현형이 어머니의 유전자형에 의해 결정되는 현상이다. 모계 효과는 유전자를 양친으로부터 모두 물려받지만 자손의 표현형은 어머니의 유전자형에 의해 결정된다. 문제에서 주어진 자료에 의하면, 나방 애벌레의 눈 색깔은 어미가 우성 형질을 지닐 때 모계 효과를 나타내고, I-1에서 A의 유전자형은 이형접합이다. 우성 유전자를 A라하고, 열성 유전자를 a로 가정하였을 때 I-1의 유전자형은 Aa이다.

I-1의 자손(II-2, II-3, II-4, II-5)이 모두 I-1과 같은 표현형을 보인다는 것을 통해, I-1에 의해 모계 효과가 나타났다는 것을 알 수 있고 나아가서는 갈색이 우성 형질이라는 것도 알 수 있다. 따라서 빨간 눈의 개체들은 모계 효과를 받지 않은 자손이다. 모계 효과를 받지 않은 자손들은 자신의 유전자형이 표현형으로 나타나므로 빨간 눈을 갖는 개체의 유전자형은 모두 aa이다.

이를 바탕으로 문제에서 주어진 가계도를 편의상 (가), (나), (다)로 분류하여 해석하면 다음과 같다.

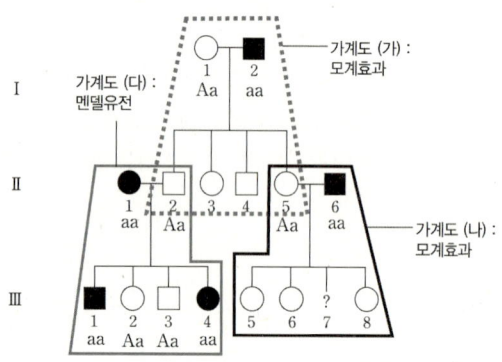

- 가계도 (가) : 암컷 I-1은 A를 가지므로 이로부터 유래된 자손(II-2, 3, 4, 5)은 모계 효과에 의해 모두 갈색 눈을 띤다. 따라서 암컷 II-5는 갈색 눈을 갖지만 이는 II-5의 유전자형 때문이 아니라 I-1이 A를 갖기 때문이다. 또한 I-2의 유전자형이 aa이므로 이 자료들만으로는 II-5의 유전자형이 Aa인지 aa인지 알 수 없다.
- 가계도 (나) : II-6의 유전자형은 aa이다. 만약 II-5의 유전자형이 aa라면 이 가계도의 자손 III-5, 6, 7, 8의 표현형은 모계 효과를 받지 않는다. 그러므로 III-5, 6, 8은 모두 aa로 붉은 눈이어야 한다. 하지만 III-5, 6, 8은 모두 갈색 눈을 띤다. 그러므로 II-5의 유전자형은 Aa이고 II-5의 자손들은 모두 모계 효과를 받게 된다. 이때 III-7도 성별과 자신의 유전자형에 관계없이 모계 효과를 받아 갈색 눈을 띨 것이다.
- 가계도 (다) : 수컷 II-2와 암컷 II-1의 자손은 다양한 표현형을 갖는다. 자손의 다양한 표현형과 문제에 주어진 자료(나방 애벌레의 눈 색깔은 어미가 우성 형질을 지닐 때 모계 효과를 나타냄)에 의해 암컷 II-1은 우성 형질을 갖지 않으므로, 유전자형이 aa임을 추론할 수 있다. 수컷 II-2와 암컷 II-1의 자손(III-1, 2, 3, 4)들은 그 표현형이 모계의 영향을 받지 않고, 자신의 유전자형에 영향을 받는다. II-2는 갈색 눈을 갖지만 이는 자신의 유전자형 때문이 아니라 I-1이 A를 갖기 때문이다(모계 효과). 그러므로 II-2의 유전자형을 알기 위해서는 그 자손의 표현형을 조사하여야 한다. III-2, 3은 갈색 눈이므로 A를 갖고, III-1, 4는 빨간 눈으로 aa이다. 암컷 II-1이 aa라는 것과 자손(III-1, 2, 3, 4)들의 표현형을 바탕으로 II-2의 유전자형은 Aa임을 추론할 수 있다.

정답해설

ㄱ. I-1은 이형접합이며, I-1의 모든 자손이 동일한 표현형을 보이고 있다. 어미가 우성 형질을 지닐 때 모계 효과가 나타난다고 했으므로 I-1은 우성 형질을 가진 것이다. 따라서 갈색 눈은 우성 형질이고, 빨간 눈은 열성 형질이다.

ㄷ. II-5의 유전자형은 Aa이다. 따라서 그 자손들은 모계 효과에 의해 자신의 유전자형과 성별에 관계없이 갈색 눈을 갖는다. 그러므로 III-7은 수컷일 경우 갈색 눈을 가진다.

오답해설

ㄴ. 나방 애벌레의 눈 색깔 유전은 어미의 우성 형질 유무에 따른 모계 효과를 나타내므로 Y염색체 유전이 아니다. 만약 A가 X염색체에 존재한다면 II-2의 유전자형은 Aa인데, 이 중 A는 I-1의 X염색체로부터 유래한 것이다. 만약 그렇다면 III-4가 Aa를 가지므로 갈색 눈이어야 한다. 하지만 III-4는 붉은색 눈을 띠므로 나방 애벌레의 눈 색깔은 성염색체 연관 유전이 아니다.

037　정답 ②

자료해석

이 문제는 진정세균의 DNA 복제 과정에 대하여 이해하고 있는지 확인하는 이해형문제이다. DNA 복제에는 다양한 단백질이 관여한다. 복제가 일어나는 복제분기점(replication fork)에서 헬리케이즈(helicase)는 ATP를 이용하여 이중나선을 풀어준다. 자이레이즈(gyrase)는 헬리케이즈가 진행하는 방향의 앞쪽 이중나선에 존재하여, 헬리케이즈의 작용으로 이중나선에 발생한 물리적 긴장을 완화하는 역할을 한다. 단일가닥결합단백질(single-strand binding protein, SSBP)은 헬리케이즈의 작용으로 노출된 단일가닥에 결합하여 이중나선이 다시 형성되는 것을 방지한다. DNA 중합효소는 이미 형성된 상보적 염기쌍에 이어서 염기를 중합할 수 있지만, 단일 가닥 DNA로부터 최초로 상보적 염기쌍을 형성하는 것은 불가능하다. 따라서 프리메이즈(primase)는 DNA 중합효소 III이 작용할 수 있도록 새로 이중나선이 중합될 때 최초의 몇 염기쌍을 중합하는 역할을 한다. 프리메이즈에 의해 형성된 짧은 단일가닥 절편을 프라이머(primer)라고 하며, 프라이머는 RNA이다. 프라이머는 곧 DNA 중합효소 I에 의해 DNA로 대체되며, 대체된 절편과 DNA 중합효소 III에 의해 중합된 가닥 사이의 틈(nick)은 라이게이즈(ligase)가 연결한다.
위의 내용을 바탕으로 문제에서 주어진 그림을 살펴보면, A는 자이레이즈(gyrase), B는 헬리케이즈(helicase), C는 프리메이즈(primase), D는 DNA 중합효소 III이라는 것을 알 수 있다.

정답해설

② B는 헬리케이즈(helicase)로, 복제를 시작하는 단백질의 결합으로 복제원점이 단일가닥으로 풀어졌을 때 풀려진 복제원점의 단일가닥 DNA에 결합한다. 이후 복제가 진행됨에 따라 복제분기점의 DNA 이중나선을 단일가닥으로 계속 풀어주어 복제가 지속적으로 진행될 수 있도록 하는 역할을 한다.

오답해설

① 초나선은 DNA 이중나선이 과도하게 꼬였을 때 형성되는 것이다. A는 자이레이즈(gyrase)로, 초나선 형성을 촉진하는 것이 아니라 초나선을 풀어줌으로써 DNA 복제가 원활하게 일어나도록 한다.

③ C는 프리메이즈(primase)로, DNA 중합효소 III이 DNA를 중합할 수 있도록 RNA 프라이머(RNA primer)를 중합한다. DNA 중합효소는 단일 가닥으로부터 최초로 상보적 염기쌍을 형성하는 것이 불가능하므로, DNA 주형 가닥으로부터 새로 이중나선이 형성될 때 최초 몇 염기쌍은 프리메이즈에 의해 형성된다. 지연가닥 뿐만 아니라, 선도가닥에서도 최초의 상보적 염기쌍은 프리메이즈의 작용으로 만들어진다.

④ 진정세균의 DNA 복제에 관여하는 효소 중 $5' \rightarrow 3'$ exonuclease 활성을 갖는 효소는 DNA 중합효소 I이다. D는 $5' \rightarrow 3'$ exonuclease 활성을 갖지 않는 DNA 중합효소 III로 $3' \rightarrow 5'$ exonuclease 활성만 갖는다.

⑤ 문제에서 주어진 그림에서 지연가닥은 복제의 주형인 흰색 두 가닥 중 위쪽 가닥에서 불연속적인 복제가 일어나고 있는 가닥이다. DNA 중합효소는 DNA를 $5' \rightarrow 3'$으로 중합하며, 프라이머에 이어서 DNA를 중합하므로, 지연 가닥은 오른쪽이 3' 말단임을 알 수 있다. 한편, DNA 이중나선은 상보적 두 가닥이 서로 역평행하다는 구조적 특성이 있으므로, 지연가닥 주형의 오른쪽 말단은 5' 말단이며, 반대편, 즉 ㉠ 부분의 말단은 3' 말단임을 알 수 있다. 그러므로 문제에서 주어진 설명은 옳지 않다.

038 정답 ②

자료해석
세포분열 과정에서 말단소체의 길이는 점점 짧아지며, 말단소체의 길이가 일정 길이 이하로 짧아지면 세포사멸이 일어난다. 줄기 세포의 경우 말단소체의 길이를 회복하는 말단소체복원효소(telomerase)를 가지기 때문에 말단소체의 길이를 일정하게 유지할 수 있다.

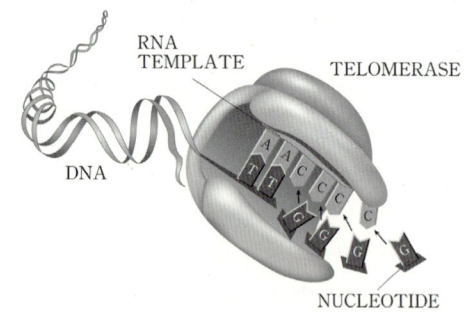

정답해설
ㄱ. 정원세포는 줄기세포이므로 말단소체복원효소에 의해 말단소체의 길이를 일정하게 유지할 수 있다.
ㄷ. 말단소체는 짧은 염기서열이 반복서열로 존재하는 지역이다. 척추동물은 5'TTAGGG3'의 반복서열이 존재한다.

오답해설
ㄴ. 말단소체의 길이는 DNA 복제과정에서 짧아지는 것이므로 분열을 멈추면 말단소체의 길이는 일정하게 유지된다.
ㄹ. 말단소체복원효소 안에는 RNA 서열이 있어서 이를 주형으로 역전사효소 활성에 의해 말단소체의 길이를 신장시킨다.

039 심화이해 정답 ①

자료해석
이 문제는 세균의 DNA 복제 개시 과정에 대한 이해를 바탕으로 고초균의 복제를 이해하기 위해 수행한 마이크로어레이 실험을 분석 및 종합한 후 보기의 설명이 옳은지 평가하는 분석·종합·평가형문제이다.

세균의 복제기점은 $oriC$라고 부르는데, 이것은 세균성 복제기점들 사이에 상당히 잘 보존된 DNA 서열 성분으로 되어 있다. 세균이 복제를 개시할 때 먼저 $oriC$ 서열 부위에 DnaA 단백질들이 결합한 후, AT 염기쌍이 풍부한 반복부위를 인식하여 DNA를 변성시킨다. 이후, DnaB 단백질(helicase)은 DnaC 단백질의 도움을 받아 덜 감긴 DNA 부위에 결합하여 DNA를 양방향으로 풀어 두 개의 복제분기점(replication fork)을 형성한다.

이후 복제분기점에 프리메이스(DnaG 단백질), DNA 중합효소, DNA 연결효소 등이 관여하여 복제를 진행한다.

문제에서 주어진 <실험 Ⅰ>을 살펴보면, 20분 시료에서 복제기점인 $oriC$를 기점으로 양 옆으로 복제가 20분 동안 일부 진행된 것을 확인할 수 있다. 복제가 일어난 부위는 복제가 아직 일어나지 않은 부위에 비해 DNA 상대량은 2배 더 많을 것이므로 복제가 되기 전의 값인 0($=\log_2 1$, 복제가 일어나기 전의 DNA 상대량을 1로 가정했음)보다 DNA 상대량이 2배 더 큰 값인 1($=\log_2 2$)을 나타낸 것을 확인할 수 있다. 40분 시료의 결과를 살펴보면, 0분에 시작된 복제가 아직 다 끝나지 않았음에도 불구하고 20분 시점에 복제기점에서 복제가 다시 개시되어 양 옆으로 복제가 20분 동안 다시 일부 진행된 것을 확인할 수 있다.

두 번째 개시에 의해 복제가 일어난 부위는 아직 복제가 하나도 일어나지 않은 부위에 비해 DNA 상대량이 4배 더 많을 것이므로 복제가 되기 전의 값인 0($=\log_2 1$)보다 DNA 상대량이 4배 더 큰 값인 2($=\log_2 4$)로 나타난 것을 확인할 수 있다. 즉, <실험 Ⅰ>의 결과를 살펴보면, 20분 간격으로 새로운 복제 개시가 일어났다는 것과 $oriC$부터 ter까지 복제가 완성되는데 80분이 걸린다는 것을 알 수 있다.

10. DNA 구조와 복제

040 정답 ②

▌정답해설 및 오답해설

문제에서 물질 X는 DnaA의 기능을 억제한다고 하였는데, DnaA는 복제 개시에 관여하는 단백질이므로 배양액에 물질 X를 첨가하면 새로운 복제 개시가 일어날 수 없다. 따라서 <실험 Ⅱ>에서 실험 Ⅰ(나)의 20분 배양액에 X를 첨가한 후 40분 동안 추가배양하면, 0분에 일어난 복제개시에 의해서만 복제가 일어날 것임을 추론할 수 있다. 0분에 일어난 복제개시에 의한 복제는 총 60분(20분 배양+40분 추가배양) 동안만 양방향으로 진행되었을 것이므로, 아직 복제가 완전히 끝나지는 못했을 것이다. 따라서 ①과 같은 결과가 예상된다.

▌자료해석

DNA 복제 시 선도가닥은 연속복제가 일어나지만 지연가닥 쪽에서는 불연속복제가 일어난다. 이는 DNA 복제가 5´에서 3´쪽으로만 일어나기 때문이다. 지연가닥에서는 오카자키절편이 짧게 만들어진 후 이 절편을 이어줌으로써 긴 DNA 가닥을 만든다. 주어진 실험에서는 선도가닥과 지연가닥의 경우로 나누어 생각하고, 또한 [^{3}H]dT을 어느 시기에 얼마 정도로 사용했는지를 생각해야 한다.

▌정답해설

<실험 A>에서 [^{3}H]dT가 함유된 배지에서 30초간 배양한 후 원심분리하였다.

- 새로 생성된 선도가닥 : 연속복제가 일어나 긴 사슬이 방사능을 가지고 있어 원심분리관의 아래쪽에 모인다.
- 새로 생성된 지연가닥 : 불연속복제가 일어나 오카자키절편이 방사능을 가지고 원심분리관의 위쪽에 모인다.
  → 그러므로 2개의 구획으로 나뉘어 모인다.
  <실험 B>의 경우 <실험 A> 이후 방사능이 없는 배지에서 2분간 배양하였으므로 <실험 A>에 대해 연속적으로 생각하면
- 연속복제가 일어난 긴 사슬은 이후 방사능이 없는 DNA가 추가되어 원심분리관의 아래쪽에 모인다.
- <실험A>에서 원심분리관의 위쪽에 모여 있던 오카자키 절편은 리가아제에 의해 연결되어 긴 사슬이 되어 원심분리관의 아래쪽에 모인다.
  → 그러므로 원심분리관의 아래쪽에 <실험 A>보다 많은 양의 방사능을 내며 모인다.

이와 같은 결과를 만족시키는 그래프는 ②이다.

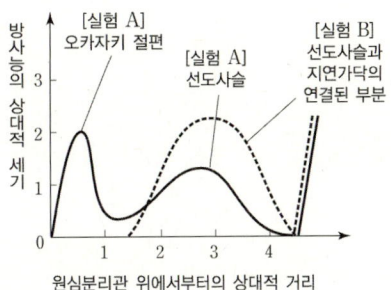

041 심화이해

정답 ⑤

개념알기

평형밀도 원심분리(equilibrium density centrifugation)
생체를 만드는 고분자물이나 단백질, 핵산 등을 분리, 정제하는 방법이다. 설탕, 글리세롤, 염화세슘 등의 농도구배를 가진 용액을 미리 원심관 속에 만들어두고(설탕의 20~50%의 연속 밀도 구배가 자주 쓰임) 분리하고자 하는 시료를 올려놓은 후 원심분리를 하는 것이다. 시료는 가해지는 중력에 의해 농도구배를 따라 이동하다 밀도가 일치하는 지점에서 멈추게 되고, 이를 통해 다른 밀도를 가지는 물질들을 분리해 낼 수 있다.

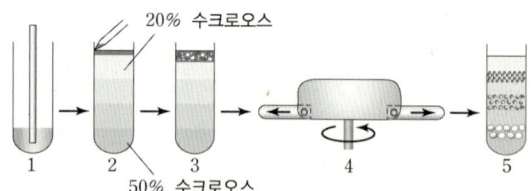

자료해석

본 문항은 자료를 통해서 풀림효소의 기작을 추론해 낼 수 있는지 알아보는 복합추론형문제이다. 먼저, 실험 Ⅱ에서는 어떠한 DNA도 풀리지 않았다. 이를 통해서 풀림효소가 작동하기 위해서는 단일가닥 부위가 존재하는 복제분기점이 있어야 함을 알 수 있다. 실험 Ⅰ의 결과에서 a는 풀리지 않았지만 b는 풀렸다는 것을 알 수 있는데, 이것을 통해 풀림효소 X는 2500 뉴클레오타이드(nt) 주형의 단일가닥 부위에 결합하여 5′ → 3′으로 진행하면서 DNA를 풀어낸다는 것을 알 수 있다.

실험 Ⅲ의 결과를 살펴보면, f의 경우는 b와 같은 방식으로 풀렸다는 것을 알 수 있다. e의 경우는 풀림효소 X가 2500 뉴클레오타이드(nt) 주형에 결합하여 e를 풀어낼 수 없는데도 불구하고(왜냐하면 풀어야할 방향이 3′ → 5′ 방향이기 때문임) e가 풀려진 것을 확인할 수 있다.

이것은 풀림효소 X가 e의 단일가닥 부위에 결합하여 5′ → 3′ 방향으로 진행하면서 DNA를 풀어냈다는 것을 말해준다.

즉, 풀림효소 X는 주형가닥의 단일가닥 부위가 100 nt인 경우는 결합하여 DNA를 풀어낼 수 있지만, 15 nt인 경우는 결합하지 못하고 따라서 DNA를 풀어내지 못한다는 것을 시사해 준다.

위에서 추론한 내용을 정리하면 풀림효소 X는 이미 풀려져 있는 단일가닥 주형사슬에 결합하고(결합하는 주형사슬의 최소 길이는 15 nt를 넘어야 한다.), 주형사슬을 따라 5′ → 3′ 방향으로 진행하면서 DNA를 풀어낸다.

실험 Ⅳ에서 h의 경우는 풀림효소 X가 h의 5′ 말단의 단일가닥 부위에 결합하여 5′ → 3′으로 진행하면서 DNA를 풀어냈지만, g가 결합되어 있는 부위의 경우는 5′ 말단의 단일가닥 부위가 2500 뉴클레오타이드(nt) 주형에 15 nt 길이로만 존재하므로 풀림효소 X가 이곳에 결합하지 못하고 따라서 DNA를 풀어내지 못할 것임을 추정할 수 있다.

정답해설

ㄴ. 자료해석에서 살펴본 바와 같이 실험 결과를 통해 풀림효소 X는 이미 풀려져 있는 단일가닥 주형사슬에 결합하고(결합하는 주형사슬의 최소 길이는 15 nt를 넘어야 한다.), 주형사슬을 따라 5′ → 3′ 방향으로 진행하면서 DNA를 풀어낸다. 즉, 풀림효소 X는 복제분기점의 지연가닥의 주형사슬에 결합한 후 사슬을 따라 5′ → 3′ 방향으로 이동하면서 DNA를 푼다는 것을 알 수 있다.

ㄷ. 실험 Ⅰ과 Ⅱ를 비교했을 때 복제분기점이 없는 실험 Ⅱ에서 어떠한 사슬도 풀리지 않은 것으로 보아 풀림효소 X는 DNA 복제분기점에서 작용함을 알 수 있다.

오답해설

ㄱ. 위의 자료해석에서 언급했듯이 실험 Ⅳ에서 풀리는 DNA 가닥은 h 뿐이다.

042

정답 ③

자료해석

가모프의 가설이 맞다면 하나의 염기는 세 개의 코돈과 관련이 있다. 즉, 하나의 염기가 치환될 경우 최대 3개의 아미노산이 바뀌게 될 것이다.

정답해설

ㄱ. 메티오닌을 암호화하는 코돈인 AUG 뒤엔 A, U, G, C가 모두 올 수 있다. 만약, 가모프가 제안한 중복 암호 가설이 맞다면 메티오닌 코돈 뒤엔 UGA, UGU, UGG, UGC 코돈이 오게 된다. 이때 UGA는 종결 코돈이므로 아미노산을 암호화하지 않으며, UGG는 트립토판, UGU, UGC는 시스테인 코돈이다. 그러므로 문제의 가설이 맞다면 메티오닌 뒤엔 트립토판, 시스테인 2개의 아미노산만 발견될 것이다. 하지만, 지문에서와 같이 5개의 메티오닌 뒤에 존재하는 아미노산이 모두 다르다면 문제에서 제시된 가설은 옳지 않다.

ㄴ. 하나의 염기를 치환시켰을 때 오직 하나의 아미노산이 바뀌었다면 가모프의 가설은 옳지 않은 것이다.

오답해설

ㄷ. 폴리 U RNA를 이용하여 UUU가 페닐알라닌 코돈임을 알아낸 것은 위 가설을 지지하지도 반증하지도 않는다.

043

정답 ⑤

자료해석

번역과정에서 리보솜에 의해 매개되어 tRNA의 안티코돈이 mRNA의 코돈을 인식하고 결합하면서 아미노산의 신장이 일어난다. 이때 전 과정은 안티코돈과 코돈과의 상호작용에 의해 일어나며, tRNA에 어떤 아미노산이 있는지는 관여하지 않는다. 왜냐하면 tRNA에 어떤 아미노산이 들어가는지는 aminoacyl-tRNA synthetase(아미노아실-tRNA 합성효소)에 의해 관리되고 있기 때문이다.

정답해설

⑤ tRNA에 결합한 시스테인이 알라닌으로 바뀌었어도 그대로 번역이 일어난 것으로 보아, 단백질이 합성될 때 충전된 tRNA(아미노아실-tRNA)에서 아미노산이 아니라 tRNA가 인식됨을 알 수 있다.

오답해설

① 유전 암호의 해독에 필요한 tRNA의 수는 코돈의 수보다 적지만 이 실험에서 밝히고자 하는 것은 아니다.
② 하나의 코돈에 여러 종류의 아미노산을 가진 tRNA(아미노아실-tRNA)가 결합하면 올바른 번역이 일어날 수 없다.
③ 코돈의 세 번째 염기는 안티코돈의 첫 번째 염기와 비표준적인 염기쌍을 이룰 수 있지만 이 실험에서 밝히고자 하는 것은 아니다.
④ 동요(wobble)가설에 따라 DNA 서열에 변화가 일어나더라도 단백질을 구성하는 아미노산은 변하지 않는 경우도 있는데, 이것을 침묵돌연변이라고 한다. 하지만 이 실험에서 밝히고자하는 것은 아니다.

개념알기

동요가설
한 종류의 tRNA가 아미노산을 규정하는 mRNA의 각 코돈을 위해 존재한다면, 61개의 tRNA가 있어야 하지만 실제로는 약 45개만이 존재한다. 이것은 코돈의 세 번째 염기와 tRNA의 안티코돈의 첫번째 염기가 엄격하게 쌍을 이루지 않기 때문에 발생한다. 이러한 염기쌍 형성규칙의 느슨함을 동요(워블, wobble)라고 한다.

Aminoacyl-tRNA synthetase

Aminoacyl-tRNA synthetase의 활성부위는 오직 특정 조합의 아미노산과 tRNA에만 들어맞는다. 아미노산마다 하나씩 총 20종류의 서로 다른 aminoacyl-tRNA synthetase가 존재한다. 각 합성효소는 특정 아미노산을 암호화하는 모든 종류의 tRNA와 결합할 수 있다.
아미노아실-tRNA는 장전된 또는 충전된 tRNA라고도 한다.

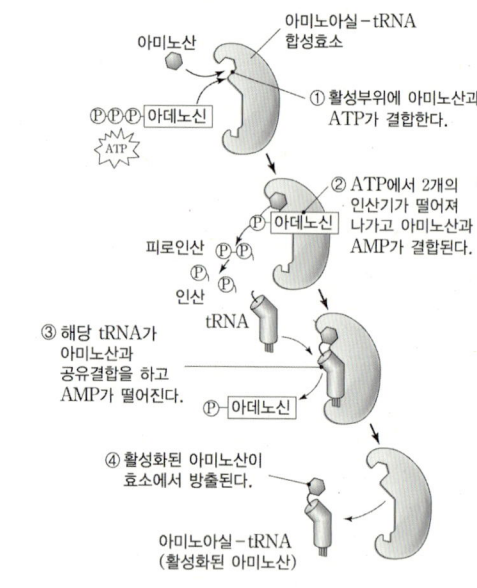

044

정답 ②

자료해석

원핵세포의 리보솜은 50S, 30S 소단위체로 구성되며 단백질 합성에 사용되지 않을 때에는 분리된 상태로 존재한다. mRNA 번역 시 30S 소단위체가 먼저 개시코돈 상류의 리보솜 인식서열(샤인-달가노서열)에 결합한다. 이어서 N-포르밀메티오닌이 장전된 tRNA가 개시코돈에 결합해 개시복합체를 이루게 되며 50S 소단위체가 결합하게 된다. 개시가 되면 A자리 코돈에 알맞은 장전된 tRNA가 들어간다. 리보솜 50S 소단위체는 P자리에 있는 tRNA와 아미노산 사이의 결합을 절단하며 이 아미노산과 A자리에 있는 tRNA에 부착된 아미노산과의 펩티드결합을 촉매한다. 그 뒤 5'에서 3' 방향으로 mRNA를 따라 하나의 코돈만큼씩 이동하면서 신장과정이 계속된다. 종결코돈이 A자리에 오게 되면 방출인자가 들어가 P자리에 있는 tRNA와 폴리펩티드 사이의 결합을 가수분해해 번역을 종결한다.

정답해설

ㄱ. 50S 소단위체의 23S rRNA는 펩티드 전이효소활성을 가져 펩티드 결합을 촉매한다.

ㄷ. fMet-tRNA^{fMet}만이 개시인자에 인식되어 개시복합체의 리보솜 P자리에 있는 개시코돈 AUG와 결합할 수 있다.

오답해설

ㄴ. 번역 종결 시 방출인자는 A자리에 결합해 펩티드 전이효소가 C말단에 아미노산 대신 물을 첨가하게 해 번역을 종결시킨다.

ㄹ. 번역 개시 시 mRNA에는 30S 소단위체가 먼저 결합한다.

045

정답 ⑤

자료해석

주어진 그림은 원핵생물의 폴리리보솜에 대한 것이다. 진핵생물의 세포는 핵에 의해 전사와 번역의 장소가 구분되어 있다. mRNA의 중합방향은 5'→ 3'이며, 폴리펩티드의 중합 방향은 N말단 → C말단의 방향이다.

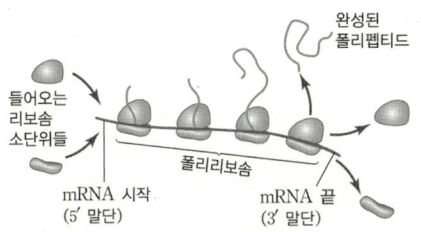

mRNA 분자는 일반적으로 폴리리보솜이라고 불리는 일련의 리보솜들에 의해 동시에 번역된다.

정답해설

⑤ 합성된 RNA의 길이를 비교해 보면 mRNA의 전사는 (나)에서 (가) 방향으로 일어났다. 전사는 5'에서 3'으로 일어나므로 (가) 방향이 mRNA의 3' 방향이고, 전사 주형으로 사용된 DNA 가닥에서는 5' 말단이다.

DNA주형	5'——————————————3'
mRNA 합성 방향	⇐ 3'———5'

오답해설

① 원핵생물의 리보솜은 70S(50S+30S)이다. 80S는 진핵생물의 리보솜(60S+40S)이다.

② 전사된 RNA의 (다) 지점은 5' 말단이다.

③ (나)에서 (가)로 갈수록 mRNA가 길어지므로 RNA 중합효소는 (나)에서 (가) 방향으로 전사를 진행한다.

④ 번역된 단백질의 (라) 말단은 아미노(amino)말단 [N말단]이다.

046

정답 ①

자료해석

엽록체와 미토콘드리아의 단백질에 대한 자료이다. 이들이 세포질에서 발견될 때는 N말단에 각각 다른 단백질 부위 a, c를 가지고 있지만, 각 세포소기관에서는 a, c 부위를 가지고 있지 않다. (다)의 내용에서 b, d 만 암호화하는 DNA를 발현시켜 생긴 b, d가 세포질에만 있다는 것으로 보아 a는 엽록체 신호 서열, c는 미토콘드리아 신호 서열임을 알 수 있다.

정답해설

ㄱ. 미토콘드리아와 엽록체는 자신의 DNA를 가지고 있지만 이곳에서 발견되는 단백질은 핵에 의해 암호화된 것이 대부분이다. 이들은 세포질의 리보솜에서 번역되어 각 기관으로 분류되어 이동하는데, 이것은 신호단백질에 의해서 이루어진다. 따라서 a, c는 각각 엽록체와 미토콘드리아의 신호단백질일 것이며, 이들은 각 소기관으로 이동한 후 제거된다. (다)에서 단백질 X와 Y는 신호단백질을 암호화하는 DNA의 발현 없이는 소기관으로 이동하지 못하고 세포질에 존재한다는 것으로 보아 핵 DNA에 의해 암호화된 단백질임을 알 수 있다.

오답해설

ㄴ. (나)와 (다)에서 단백질 Y가 미토콘드리아로 이동하는 데 신호단백질 c가 더 중요한 역할을함을 알 수 있다.
ㄷ. a와 d를 연결시킨 혼성 단백질은 신호단백질 a로 인해 엽록체로 이동할 것이다.

개념알기

단백질 분류

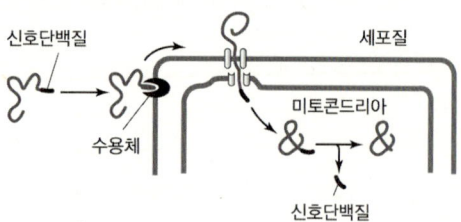

단백질에 존재하는 분류신호는 일반적으로 15~60개의 아미노산으로 구성되어 있으며, 이들로 꼬리표 붙여진 단백질은 각 기관으로 분류된 후 신호 단백질은 잘려지게 된다. 위 그림은 미토콘드리아로 분류되는 단백질을 예로 나타낸 것이다.

047 심화이해

정답 ②

자료해석

이 문제는 니렌버그 혹은 코로나가 수행한 유전암호의 해독실험을 응용한 문제이다.

정답해설

<실험 1>에서 첨가한 mRNA에서 가능한 코돈은 2가지(ACA, CAC)이고 합성된 폴리펩티드에는 트레오닌과 히스티딘만 존재하므로, 2가지 코돈 중 어느 하나는 트레오닌 암호이고 다른 하나는 히스티딘 암호이다.

<실험 2>에서는 A와 C의 농도비가 5:1인 혼합물을 이용하여 합성한 RNA에서, C가 3개(CCC) 나올 확률은 약 0.0005 ($=\frac{1}{6} \times \frac{1}{6} \times \frac{1}{6}$)이다. C가 2개, A가 1개 나오는 경우는 3가지(CCA, CAC, ACC)이며 각 서열이 나올 확률은 약 0.02 ($=\frac{5}{6} \times \frac{1}{6} \times \frac{1}{6}$)이다. C가 1개, A가 2개 나오는 경우는 3가지(CAA, ACA, CAA)이며 각 서열이 나올 확률은 약 0.12 ($=\frac{5}{6} \times \frac{5}{6} \times \frac{1}{6}$)이다. A가 3개(AAA) 나올 확률은 약 0.58 ($=\frac{5}{6} \times \frac{5}{6} \times \frac{5}{6}$)이다. <실험 2>에서 합성된 폴리펩티드를 조성하는 아미노산의 상대비를 살펴보면, 트레오닌이 약 0.14($\frac{26}{187}$)이고 히스티딘이 약 0.03($\frac{6}{187}$)이다.

<실험 1>과 <실험 2>의 결과를 종합해보면 C가 1개이고 A가 2개인 것이 트레오닌이고, C가 2개, A가 1개인 것이 히스티딘이다. 즉, ACA가 트레오닌을 지정하고, CAC가 히스티딘을 지정한다.

048　정답 ①

자료해석

이 문제는 아미노산이 해당 tRNA에 충전되는 과정에 대해 이해하고 있는지 확인하기 위한 이해형문제이다. 아미노아실 tRNA의 합성 과정은 두 단계로 진행하는데, 첫 번째 단계는 아미노산과 ATP가 반응하여 아데닐화된 아미노산과 PPi가 되는 반응 (가)이다. 두 번째 단계는 아데닐화된 아미노산이 tRNA와 반응하여 아미노아실 tRNA와 AMP가 되는 반응 (나)이다. 이러한 두 단계 반응은 모두 아미노아실 tRNA 합성 효소에 의해 진행된다. 아미노아실 tRNA 합성효소는 20 종류가 존재하는데, 각 효소는 서로 다른 아미노산을 tRNA에 충전시키는 역할을 각각 담당한다.

정답해설

ㄱ. 문제에서 주어진 그림에서 두 번째 구조는 아데닐화된 아미노산으로, X는 AMP이다.

오답해설

ㄴ. (가)와 (나) 반응 모두 아미노아실 tRNA 합성효소에 의해 진행된다.

ㄷ. 아미노아실 tRNA는 tRNA 3′-말단에 존재하는 뉴클레오티드 A의 오탄당 부위의 3′-OH기와 아미노산의 -COOH기 간의 공유결합을 통해 형성된다.

049　정답 ①

정답해설

단백질 합성은 N-말단에서 C-말단 방향으로 일어난다. 트립신에 의해 다섯 조각으로 잘린 펩티드 조각은 SDS-PAGE 전기영동에 의해 크기 순으로 전개된다. A와 B를 비교해 보았을 때 합성되는 순서는 NH_2-2-4-3-5-1-COOH이다. 표지되지 않은 아미노산으로 합성을 시작하여 중간에 방사성 표지된 아미노산을 첨가하였다. 동일한 mRNA로부터 합성이 연속적으로 개시되므로 방사성 표지된 아미노산을 첨가한 시점에서, 합성 중이던 단백질은 C-말단에 방사성 표지된 아미노산이 첨가된다. 반응이 끝난 뒤 트립신으로 절단하여 전기 영동하게 되면 C-말단에 가까운 조각일수록 방사성 표지된 아미노산을 많이 포함하고 있게 된다. 따라서 2<4<3<5<1 순으로 단위 길이 당 방사선량이 증가한다.

050 심화이해   정답 ③

자료해석

먼저 HAN 단백질의 유전자와 일부를 결손시킨 유전자의 발현을 관찰하면, HAN 단백질 유전자만 단독발현할 경우에는 단백질이 세포막에 있고, 영역 B가 결손된 △B-HAN 유전자의 산물은 세포막에 있지만 영역 A가 결손된 △A-HAN 유전자의 산물은 세포질에 있다. 이것은 영역 A가 세포막 결합에 중요한 역할을 한다는 것을 의미한다.

한편 BOK 단백질 유전자는 단독 발현하면 단백질이 핵에 있고, 영역 C가 결손된 △C-BOK 유전자의 산물도 핵에 존재한다. 그런데 HAN과 BOK 단백질 유전자를 동시에 발현시키면 HAN 단백질이 핵에 존재하는 것을 알 수 있다. 이를 통해 BOK 단백질 유전자의 발현이 HAN 단백질의 위치를 결정하는 데 영향을 준다는 것을 알 수 있다.

△A-HAN 유전자와 BOK 단백질 유전자가 발현되면 △A-HAN 단백질이 핵에 있다. 반면 △A-HAN 유전자와 △C-BOK 유전자가 발현되면 △A-HAN 단백질이 세포질에 있다. 이로부터 C영역은 HAN 단백질과의 결합에 필요하다고 할 수 있다.

또한 △B-HAN 유전자는 BOK 단백질 유전자와 발현되어도 △B-HAN 단백질이 세포막에 존재한다. 그러므로 영역 B는 BOK 단백질과의 결합에 필요하다고 할 수 있다.

정답해설

ㄱ, ㄴ. HAN 단백질의 영역 B는 BOK 단백질의 영역 C와 결합한다. 그러므로 B와 C 둘 다 결합에 필요하다.

오답해설

ㄷ. BOK 단백질의 영역 C는 BOK 단백질이 아니라 HAN 단백질의 세포 내 위치 결정에 필요하다.

051 심화이해   정답 ③

자료해석

온도 민감성 돌연변이 세포주 Y는 고온(40℃)에서 X의 발현이 억제되고 저온(32℃)에서 X가 발현된다.

정답해설

ㄱ. 실험 Ⅱ의 실험 결과를 보면 40℃에서 단백질 수송이 억제되어 있다가 32℃에서 2차 배양을 시작하고 시간이 지남에 따라 소포체 → 골지체 → 세포막 순으로 A의 상대량이 최고로 높아진다. 따라서 세포 내에서 막단백질 A는 소포체 → 골지체 → 세포막 순으로 이동하는 것을 추론할 수 있다.

ㄴ. X의 산물은 소포체에서 골지체로 이동하는 데 필요하다. X의 산물이 골지체에서 세포막으로 이동하는 것에 관여한다면 40℃에서 단백질 수송이 억제될 때 골지체에서 A가 억류되기 때문에 실험 Ⅱ의 결과에서 소포체보다 골지체의 A 상대량이 더 많이 존재할 것이다.

오답해설

ㄷ. Endoglycosidase D는 골지체에 존재하는 A에 작용한다. 40℃에서 단백질 수송이 억제되어 A가 소포체에 주로 존재하는 상태에서 A의 당사슬은 제거되지 않는다. 그러나 32℃에서 X 산물의 기능이 회복되어 A의 수송이 재개되면 골지체에서 A의 당사슬이 제거된다.

052

정답 ⑤

자료해석

돌연변이의 결과에 대한 해석을 묻고 있다. 두 돌연변이 유전자 중 a는 결실이고, b는 치환으로 둘 다 점돌연변이이다. 이 결과 호르몬 합성 기능을 상실한 단백질이 번역된다.

정답해설

- ㄴ. b에서 치환돌연변이가 일어나면 종결코돈이 될 수 있다. 그러므로 b에서 암호화되는 단백질은 B에서 암호화되는 단백질에 비해 작은 분자량을 갖는 경우가 있다. 이러한 경우를 정지돌연변이(nonsense mutation)라 한다.
- ㄷ. 결실에 의해 틀이동돌연변이가 일어나면 돌연변이가 일어난 뒷 부분의 아미노산 서열이 대부분 변한다. a에서 결실이 일어난 부위가 번역개시부위에 가까울수록 틀이동 돌연변이에 의해 아미노산 서열이 많이 변하고, 이에 따라 a와 A에서 암호화되는 단백질 사이의 아미노산 서열 유사성은 더 낮아질 수 있다.
- ㄹ. 돌연변이 유전자 a와 b는 대립유전자 관계가 아닌 서로 다른 유전자이다. 그러므로 a 돌연변이체와 b 돌연변이체를 교배할 때 a 돌연변이체는 정상 B 유전자를 가지고 있고 b 돌연변이체는 정상 A 유전자를 가지고 있었다면, F_1 세대에서 호르몬을 정상적으로 합성하는 식물체를 발견할 수 있다.

오답해설

- ㄱ. a, b 모두 점돌연변이이므로 a와 b의 1차 전사체(primary transcript)는 A와 B의 1차 전사체와 길이가 비슷할 것이다. 아미노산 번역을 위한 종결코돈과 혼동하면 안된다.

053

정답 ②

자료해석

점돌연변이는 염기쌍 치환과 삽입 및 결실의 두 범주로 나뉜다.

- **치환** : 염기쌍 치환 중 침묵돌연변이는 단백질에 아무런 영향을 미치지 않고, 미스센스돌연변이는 단백질이 완전히 번역되나 그 기능적 효율을 감소시킨다. 반면 넌센스돌연변이는 아미노산을 암호화하는 코돈이 종결코돈으로 바뀌는 경우로, 단백질 번역이 미완성 상태로 종결되므로 단백질의 기능을 심하게 저해할 것이다.
- **삽입, 결실** : 염기쌍의 삽입과 결실은 번역틀(reading frame)을 바꾸어 치환돌연변이에 비해 단백질에 훨씬 안 좋은 영향을 미친다. 따라서 유전자 암호영역의 앞부분에서 돌연변이가 일어날수록 번역틀이 더 많이 바뀌므로 단백질에 미치는 영향이 크다. 3개의 염기가 하나의 코돈으로 작용하므로 3의 배수의 염기가 연속적으로 삽입되거나 결실되는 경우에는 번역틀을 바꾸지 않으므로 돌연변이가 일어난 부위에 상관없이 돌연변이가 일어난 코돈에만 영향을 미친다.

정답해설

② 암호영역의 시작 부분에 결손이 일어나 거의 전체 번역틀이 변형되므로 정상적으로 번역되는 부분이 거의 없다. 따라서 단백질의 기능을 가장 심하게 저해할 것이다.

오답해설

- ①, ④ 모든 돌연변이는 암호영역의 끝 부분에서 일어날수록 그 변화가 최소화로 일어나므로 단백질의 기능에 덜 영향을 미친다. 따라서 ①, ④번의 돌연변이는 제외된다.
- ③ 중간 부분의 뉴클레오티드 3개가 연속해서 결손되었으므로 번역틀을 바꾸지 않아 하나의 아미노산이 결손된 폴리펩티드가 형성될 것이다.
- ⑤ 치환 결과가 넌센스돌연변이라면 번역이 조기 종결되어 단백질의 기능이 심하게 저해될 것이다. 그러나 침묵돌연변이나 미스센스돌연변이가 일어날 경우 비교적 단백질의 기능을 덜 저해하므로 ②번 돌연변이보다 기능을 저해할 확률이 적다.

054   정답 ③

▌자료해석

이 문제는 서로 다른 방식으로 작용하는 돌연변이원에 의해 나타나는 돌연변이 유형에 대해 이해하고 있는지 확인하기 위한 분석·종합·평가형문제이다. 문제에서 제시된 <자료Ⅰ>을 토대로 <자료 Ⅱ>를 살펴보면, 돌연변이원 a는 시토신을 탈아민시켜 우라실로 바꾼다고 하였으므로(C → U) GC 염기쌍을 AT 염기쌍으로 바꾸는 염기전이를 유발한다는 것을 알 수 있다. 따라서 a를 처리한 돌연변이는 4번 아미노산 암호화 부위의 G가 A로 바뀐 ⓒ임을 알 수 있다. 돌연변이원 b는 티민 유사체로서 염기전이를 유발(T → C)한다고 하였으므로, b를 처리한 대장균에서는 TA염기쌍이 CG염기쌍으로 바뀌는 돌연변이가 일어날 것이다. 이에 해당하는 돌연변이는 2번 아미노산 암호화 부위의 A가 G로 바뀐 ㉠이다.

돌연변이원 c는 구아닌을 변형하여 염기전환을 유발(G → T)한다고 하였으므로, GC염기쌍이 TA염기쌍으로 바뀌는 돌연변이가 일어날 것이다. 따라서 c를 처리한 돌연변이는 5번 아미노산 암호화 부위의 G가 T로 바뀐 ㉣이다. 돌연변이원 d는 이웃한 염기쌍 사이에 끼어드는 물질(삽입 물질)이라고 하였으므로 틀이동 돌연변이(frame shift)가 발생하게 할 수 있다. 돌연변이 ㉢을 살펴보면 야생형 유전자 X의 3번 아미노산 암호화 부위와 4번 아미노산 암호화 부위 사이에 G가 삽입된 격자이동(틀이동)이 일어난 것이므로, 돌연변이원 d를 처리하여 생겨난 것임을 알 수 있다.

▌정답해설

ㄱ. a를 처리한 돌연변이 ⓒ은 4번 아미노산 암호화 부위의 서열이 CCG에서 CCA로 바뀌었다. 유전암호는 중복성을 가지고 있으므로, 일반적으로 코돈의 3번째 위치가 바뀐다고 하더라도 동일 아미노산을 지정하게 된다. 즉, 4번째 코돈이 CCG에서 CCA로 바뀌어도 동일하게 프롤린을 지정할 것이므로 a는 침묵 돌연변이를 일으켰다고 추론할 수 있다.

ㄹ. d를 처리한 돌연변이 ㉢은 G가 추가됨에 따라 4~7번 아미노산 암호화 부위의 염기서열이 야생형과 다른 아미노산을 암호화하도록 바뀌었다. 곧, d는 틀이동 돌연변이를 일으켰으며, 그로 인해 4~7번의 아미노산을 야생형과 다르게 변화시켰다. 따라서 d는 4개의 아미노산을 바꾸었다는 설명은 옳다.

▌오답해설

ㄴ. b를 처리한 돌연변이 ㉠의 염기서열을 살펴보면 종결코돈이 생성되지 않았음을 알 수 있다.
종결코돈 생성을 유발한 돌연변이원은 c이다.

ㄷ. c를 처리한 돌연변이 ㉣은 5번 아미노산 암호화 부위가 종결코돈(TAA)을 암호화하도록 염기서열이 바뀌었다. 따라서 야생형의 5~7번에 해당하는 아미노산이 생성되지 못하므로 하나의 아미노산만 바꾸었다는 설명은 옳지 않다.

055   정답 ④

▌자료해석

에임즈 검사(Ames test)에 대한 문항이다. 화합물 A는 돌연변이 유발성을 알아보기 위한 시험물질이고, 여기서 돌연변이가 유발된다면 복귀돌연변이에 의해 콜로니가 형성된다. 배지 Ⅰ은 화합물 A의 효과를 알아보기 위한 것이고, 배지 Ⅱ는 화합물 A가 동물의 효소 시스템에서 돌연변이 유발물질로 전환되는지 알아보기 위한 것이다. 증류수는 대조군으로 자연돌연변이율을 알아보기 위한 것이다.

▌정답해설

④ DNA 수선 기능이 정상인 균주를 사용하면 돌연변이를 절제 수선하게 되므로 역돌연변이가 일어날 확률이 감소하여 콜로니 수는 더 적어질 것이다.

▌오답해설

① 화합물 A를 넣은 배지 Ⅱ의 콜로니 수가 증류수를 넣은 배지 Ⅱ의 콜로니 수보다 많으므로 화합물 A는 간에 의해 돌연변이를 유발하는 물질로 바뀔 가능성이 있다. 그러므로 인체 내에서 발암물질일 가능성이 있다.
② 배지에서 자란 균들은 히스티딘-요구성(His^-) 돌연변이체가 His^+로 돌연변이 복귀를 일으킨 복귀돌연변이체이다.
③ 증류수에서도 콜로니가 형성된 것으로 보아 콜로니 중에는 자연돌연변이체(His^+)도 포함되어 있다.
⑤ 디스크 주변에 콜로니가 나타나지 않는 것은 돌연변이 복귀와 관계없이 균에게 치명적인 돌연변이가 일어나 균이 자라지 못할 정도로 화합물의 농도가 높기 때문이다.

▌개념알기

에임즈 검사(Ames test)

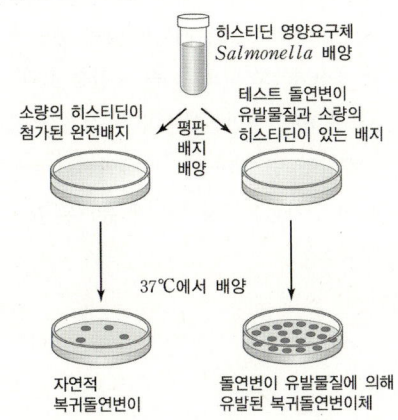

돌연변이에 대한 에임즈 검사는 염기치환이나 틀이동 돌연변이를 가지고 있는 세균인 살모넬라(*Salmonella typhimurium*)의 히스티딘-요구성(His^-) 돌연변이체를 대상으로 His^+로의 역돌연변이 복귀(back mutation, reversion)에 대해 검사하는 것이다. 또한 이 균주에는 절제수선계를 불활성화하고 외래 분자들이 더 잘 침투하게 하는 여러 돌연변이 대립유전자를 삽입시켜 돌연변이에 더 민감하게 만들었다. 사용되는 고체배지에는 약간의 복제는 허용하지만 콜로니를 형성하기에는 어려운 양의 히스티딘을 포함하고 있고 쥐의 간 추출물을 함유하고 있는데, 간 추출물은 동물의 간에서 일어나는 효소반응에 의해 첨가된 물질이 돌연변이 유발원으로 바뀌는지 여부를 확인하기 위함이다. 에임즈 검사에서 시험물질이 돌연변이유발원이거나 돌연변이유발원으로 바뀔 수 있는 물질이라면 콜로니들이 일부 형성된다.

056

정답 ③

자료해석

이 문제는 β-글로빈 아미노산 서열 변화와 낫형 적혈구 형성에 대해 이해하고 있는지 확인하기 위한 이해형문제이다. 겸상 적혈구 빈혈증(sickle cell anemia)은 헤모글로빈 β-소단위체의 아미노산 서열 중 Glu이 Val으로 바뀌면서 나타나게 되는 질환이다. Glu보다 더 소수성인 Val이 β-소단위체의 바깥쪽 부분인 6번 자리에 존재하게 되면, 다른 헤모글로빈 분자와의 소수성 결합이 이루어지며 섬유 형태로 응집하여 낫 모양의 겸상 적혈구를 형성하게 된다. 낫형 적혈구는 정상 적혈구에 비해 산소 운반능력이 현저하게 떨어지고, 낫형 적혈구 세포끼리 응집하여 작은 혈관을 막기도 한다.

정답해설

ㄱ. Glu에서 Val의 6번 자리에서의 아미노산 치환은 β-소단위체의 구조 형성 단계에서 2차 구조부터 변화시켜 결과적으로 낫형 적혈구를 형성하게 된다.

ㄷ. β-소단위체에서의 아미노산 치환은 헤모글로빈끼리 ⓒ과 같은 섬유 형태로 응집하게 하고 이러한 응집에 의해 낫형 적혈구가 형성된다.

오답해설

ㄴ. ㉠은 β-소단위체 2개, β-소단위체 2개가 모여서 헤모글로빈을 이룬 형태로 단백질의 4차 구조에 해당한다.

057 [심화이해]

정답 ③

자료해석

이 문제는 복제 플레이팅 방법을 이용한 실험을 분석 및 종합하여 보기의 내용을 판단하는 분석·종합·평가형문제이다. 복제 플레이팅(replica plating)이란, 패트리 접시의 완전 배지에서 배양한 콜로니들을 다른 패트리 접시의 선택 배지에 옮겨서 배양하는 것이다. 복제 플레이팅의 목적은 완전 배지에서 배양한 콜로니의 패턴과 선택 배지에서 배양한 콜로니의 패턴을 비교함으로써 완전 배지 상에 형성된 각 콜로니의 유전자형을 알아내는 것이다.

예를 들어, 완전 배지에서 성장한 콜로니가 선택 배지에서 관찰되지 않는다면, 해당 콜로니는 선택 배지에서 생존하는 데 필요한 특성에 민감하다는 것을 알 수 있다.

문제에서 주어진 실험을 살펴보면, 실험에서 사용한 선택 배지는 두 가지로, 하나는 T1 파지가 존재하는 배지이고 다른 하나는 T1 파지와 5BU가 모두 존재하는 배지이다. 먼저 T1 파지만 존재하는 배지와 M 플레이트를 비교해 보자. M 플레이트에서는 관찰되었으나 T1 파지만 존재하는 배지에서 관찰되지 않는 콜로니는 T1 파지에 의해 용해된 콜로니인데, 이는 야생형 대장균(ton^s)의 특성이다.

M플레이트와 T1 파지가 존재하는 배지에서 관찰되는 콜로니는 T1 파지에 의해 용해되지 않는 돌연변이주(ton^r)이다. 다음으로 T1 파지와 5BU가 모두 존재하는 배지와 T1파지만 존재하는 배지를 비교해 보자. ㉠(T1 파지만 존재하는 배지)과 ㉡(T1 파지와 5BU가 모두 존재하는 배지)의 동일한 위치에 존재하는 콜로니(a)는 자연 돌연변이에 의해 생긴 돌연변이주로 M 플레이트 상의 동일 위치에 존재하는 콜로니와 유전적으로 동일하다. 반면, 돌연변이를 유도하는 화학물질인 5BU가 포함된 배지에서만 성장한 콜로니(b)들은 5BU에 의해 새롭게 유도된 ton^r 돌연변이주로 M 플레이트 상의 동일 위치에 존재하는 콜로니와 유전적으로 다르다. 즉, <실험 결과>에서 나타난 콜로니는 모두 ton^r 돌연변이주이며, 검은색 콜로니는 M 플레이트에서 배양될 당시부터 ton^r 돌연변이주였지만, 흰색 콜로니는 5BU를 첨가함으로서 새롭게 유도된 ton^r 돌연변이주이다.

058   정답 ⑤

정답해설

ㄱ. 자료해석에서 살펴본 바와 같이, 문제에서 주어진 자료를 통해 a(㉠과 ㉡의 동일한 위치에 존재하는 콜로니)는 자연 돌연변이에 의해 생긴 ton^r 돌연변이주로 M 플레이트 상의 동일 위치에 존재하는 콜로니와 유전적으로 동일하다는 것을 알 수 있다.

ㄷ. 자료해석에서 살펴본 바와 같이, T1 파지만 존재하는 배지에서는 관찰되지 않으나 T1 파지와 5BU가 모두 존재하는 배지에서 관찰되는 콜로니는 5BU에 의해 ton^r 돌연변이를 새롭게 획득한 것이다. 그러므로 주어진 설명은 옳다.

오답해설

ㄴ. a(㉠과 ㉡의 동일한 위치에 존재하는 콜로니)는 자연 돌연변이에 의해 생긴 ton^r 돌연변이주로 M 플레이트 상의 동일 위치에 존재하는 콜로니와 유전적으로 동일하다. 따라서 a의 ton^r 돌연변이는 T1 파지에 의해 유도되었다는 설명은 옳지 않다.

자료해석

CpG의 C염기가 T로의 전이가 일어나면 유전자 코돈의 변이가 함께 일어난다. Sense 가닥의 C에서 전이가 일어난 경우와 antisense에서 전이가 일어난 경우로 나누어 생각해 보면

1) 5´-CG-3´가 sense의 경우 대응하는 mRNA는 5´-CG-3´이다. 5´-CG-3´가 전이가 일어나면 5´-TG-3´가 된다. 이것의 mRNA는 5´-CA-3´이다. 즉 5´-CG-3´가 5´-CA-3´로 바뀐다.
2) 5´-CG-3´가 antisense의 경우 대응하는 mRNA는 5´-CG-3´이다. 5´-CG-3´가 전이가 일어나면 5´-TG-3´가 된다. 이것의 mRNA는 5´-UG-3´이다. 즉 5´-CG-3´가 5´-UG-3´로 바뀐다.

정답해설

변이가 일어나는 경우 동요현상 때문에 코돈의 첫 번째 두 번째 염기가 CG인 것이 두 번째 세 번째 염기가 CG인 것보다 변이가 일어날 가능성이 높다. CG로 시작하는 코돈은 CGU, CGC, CGA, CGG이고 이것이 지정하는 아미노산은 Arg이다. 그러므로 Arg이 변이율이 가장 높을 것이다.

개념알기

메틸화된 CpG dinucleotides에 돌연변이가 잘 발생하는 이유

이에 대한 답변은 CpG에서 TpG 또는 CpA로의 전이가 잘 일어나고, 비메틸화 cytosine과 5-methylcytosine에서 자발적 탈아미노화(deamination)가 쉽게 일어나기 때문인 것으로 알려져 있다. 특히 5-methylcytosine의 돌연변이율은 비메틸화 cytosine의 돌연변이율보다 10~40배 높다고 한다. 5-Methylcytosine이 탈아미노화되면 thymine이 만들어지는 반면, 비메틸화 cytosine은 thymine 대신에 uracil이 만들어진다. 이렇게 탈아미노화로 만들어진 thymine과 uracil은 부정합교정유전자(mismatch repair gene)에 의하여 인식되어 제거된다. 그러나 uracil은 정상적인 DNA의 염기가 아니므로 쉽게 인식되어 제거되지만, thymine은 정상 DNA의 한 염기이므로 이를 쉽게 오류(error)로 인식하지 못하고 제거가 안 되어 돌연변이가 발생한다.

059 정답 ④

자료해석

이 문제는 X 염색체 연관 형질에 대해 이해하고 있는지 확인하기 위한 분석·종합·평가형문제이다. 문제에서 주어진 실험을 살펴보면, 흰색 눈 암컷($X^{w,m}X^{w,m}$)과 미니날개 수컷($X^{w^+,m}$ Y)의 교배 결과 자손에서는 "빨간색 눈, 정상날개" ($X^{w,m}X^{w^+,m}$)인 개체(그룹 A)와 "흰색 눈, 정상날개"(X^{wm^+}Y)인 개체(그룹 B)가 1:1로 나타나게 된다. 그룹 C는 성염색체가 XXY이고 그룹 D는 성염색체가 XO이므로, 그룹 C의 개체와 그룹 D의 개체는 염색체 비분리(nondisjunction)에 의해 나타났음을 알 수 있다. 그룹 C의 개체는 흰색 눈과 정상날개를 가지므로 $X^{wm^+}X^{wm^+}$Y이고, 그룹 D의 개체는 빨간색 눈과 미니날개를 가지므로 X^{w^+m}이다. 그룹 C의 개체가 가지는 X 염색체는 모두 암컷에서 유래되었다는 것을 알 수 있는데, 이를 통해 이 개체는 2개의 X 염색체를 가지는 난자와 Y 염색체를 가진 정자가 수정하여 태어난 것임을 알 수 있다. 그룹 D의 개체가 가지는 X 염색체는 수컷에서 유래되었다는 것을 알 수 있는데, 이를 통해 이 개체는 X 염색체가 없는 난자와 X 염색체를 가진 정자가 수정하여 발생하였다는 것을 알 수 있다. 이와 같은 그룹 C의 개체와 그룹 D의 개체가 태어나기 위해서는 난자가 형성되기 위한 감수분열을 진행할 때 비분리가 일어나야 한다.

정답해설

ㄱ. A 초파리는 성염색체로 $X^{wm^+}X^{w^+m}$인 염색체를 2개 가지는데, 이러한 X 염색체의 표현형은 "빨간 눈(우성 형질), 정상날개(우성 형질)"이다. 이러한 암컷 초파리(A 초파리)를 야생형 수컷과 교배하여 얻은 암컷은 반드시 $X^{w^+m^+}$인 성염색체를 가지게 되므로, 교배하여 얻은 암컷은 모두 우성 형질을 지니게 된다.

ㄷ. 자료해석에서 살펴본 바와 같이, 문제에서 주어진 자료를 통해 D 초파리는 X 염색체가 없는 난자와 X 염색체를 가진 정자가 수정하여 발생하였다는 것을 알 수 있다.

오답해설

ㄴ. C 초파리가 가지는 2개의 X 염색체는 모두 X^{wm^+}이므로, 이 염색체들은 모두 암컷으로부터 전달된 것이다.

060 정답 ④

자료해석

대장균에 화학물질 Ⅰ, Ⅱ, Ⅲ을 각각 처리하여 여러 원돌연변이체를 유발하였다. 이 원돌연변이체에 5-Bromouracil, Hydroxylamine 그리고 Acridine orange를 각각 처리하여 복귀돌연변이체가 유발되는지 확인하였다. 복귀돌연변이가 유발된다는 것은 첫 화학물질에 의해 발생한 염기의 변화를 다른 화학물질이 다시 한번 변화시켜 원래의 염기로 복귀시키는 것을 말한다.

- 염기치환(transition) 돌연변이 : 퓨린과 퓨린간 변화, 피리미딘과 피리미딘간 변화
- 염기전환(transversion) 돌연변이 : 퓨린과 피리미딘간의 변화

정답해설

ㄱ. 실험 결과를 보면 첫 번째 화학물질이 Ⅰ일 때 복귀돌연변이가 나타난 물질은 5-Bromouracil이다.
5-Bromouracil은 티민 유사체로서 A 또는 G와 결합한다. 즉 5-Bromouracil은 A·T → G·C를 유발한다. Hydroxylamine은 G·C → A·T를 유발한다. 하지만 Ⅰ은 Hydroxylamine에 의해 복귀돌연변이체가 만들어지지 않으므로 G·C → A·T의 염기치환 돌연변이를 유발했을 것이다.

ㄷ. 실험 결과를 보면 첫 번째 화학물질이 Ⅲ일 때, 복귀돌연변이가 나타난 물질은 Acridine orange이다. Acridine orange는 DNA 이중나선 염기 사이에 끼어들어가 삽입 또는 결실을 유발한다. 그러므로 Ⅲ도 염기의 삽입 또는 결실을 유발하는 화학물질일 것이다.

오답해설

ㄴ. 첫 번째 화학물질이 Ⅱ일 때 복귀돌연변이가 나타난 물질은 5-Bromouracil과 Hydroxylamine이다.
5-Bromouracil은 티민 유사체로서 A 또는 G와 결합을 유발하므로 A·T → G·C를 유발한다. Hydroxylamine은 시토신에 수산기를 첨가하여 A과의 결합을 유발하므로 Hydroxylamine은 G·C → A·T의 transition 돌연변이를 유도한다. 그러므로 Ⅱ가 A·T → C·G의 염기전환 돌연변이를 유발한다는 것은 옳지 않다.

061 (심화이해) 정답 ⑤

자료해석

본 문항은 8-oxo-G가 유발하는 돌연변이 기작에 대해 추론할 수 있는지 알아보는 문제이다. 이미 DNA에 삽입되어 있는 구아닌이 활성 산소로 인해 8-oxo-G이 된다면, 이는 다음번 복제시에 아데닌과 염기쌍을 이루어 8-oxo-G---A 염기쌍을 만들 수 있다. 이후 다시 DNA 복제가 이루어지면 아데닌에 상보적인 티민이 8-oxo-G 자리에 들어올 수 있어 T---A 염기쌍을 만들게 된다. 즉, 원래 G---C 염기쌍이 활성 산소로 인해 8-oxo-G---A 염기쌍으로 바뀌게 되고 다시 T---A 염기쌍으로 바뀌게 된다. 그 결과 전좌(염기전환, transversion) 염기 치환 돌연변이를 유발하게 된다(G-C → T-A).

8-oxo-dGTP는 DNA 복제 시에 DNA에 삽입될 수 있다. 원래 주형 사슬에 존재하는 아데닌은 맞은편에 상보적인 티민이 와야 하지만, 8-oxo-dGTP가 올 수도 있다. 그 결과 T---A 염기쌍이 8-oxo-G---A 염기쌍으로 바뀌게 되고 이는 다음 번 DNA 복제 시에 8-oxo-G---C 염기쌍으로 바뀌게 된다. 마지막으로 DNA 복제가 한 번 더 이루어지면 G---C 염기쌍으로 최종적으로 바뀌게 된다. 즉, T---A 염기쌍이 G---C 염기쌍으로 치환되어 전좌(염기전환, transversion) 염기 치환 돌연변이를 유발하게 된다(T-A → G-C).

정답해설

ㄱ. 위의 자료해석에서 언급했듯이 DNA에 존재하는 8-oxo-G는 G-C → T-A 염기 치환 돌연변이를 유발한다. 그러므로 G가 T로 치환되는 돌연변이 빈도를 높인다.

ㄴ. OGG1은 DNA에 존재하는 8-oxo-G를 디옥시리보스로부터 제거하여 중간에 염기가 빠져서 마치 이빨이 빠진 듯한 부위를 만든다. 이는 염기 절제 수선에 관여하는 단백질들에 의해 인지되어 올바른 염기로 수선되게 된다.

ㄷ. MTH1은 8-oxo-dGTP로부터 이인산을 제거하여 DNA 복제 시에 8-oxo-dGTP가 DNA에 삽입되는 것을 막아준다. 그러므로 MTH1 결손 생쥐는 야생형 생쥐보다 8-oxo-dGTP가 더 많이 삽입되게 되므로 T가 G로 치환되는 돌연변이 빈도가 더 높다.

062 (심화이해) 정답 ③

자료해석

이 문제는 점돌연변이가 일어난 위치를 확인하기 위해 수행한 실험을 분석 및 종합한 후 주어진 설명이 옳은지 평가하는 분석·종합·평가형문제이다. rⅡA 돌연변이주 중 하나인 r103은 점돌연변이를 지녀서 대장균에 감염해도 플라크를 형성하지 못한다.

하지만 r103을 rⅡA 유전자의 일부가 결손된 rⅡA 돌연변이주와 함께 감염시키면 r103 유전자와 rⅡA 결손돌연변이주 유전자 사이에서 상동재조합이 일어나서 정상 rⅡA 유전자가 형성되어 플라크의 형성을 관찰할 수 있게 된다. 문제에서 제시한 실험 결과를 살펴보면, rⅡA 돌연변이주 r103은 6종류의 결손돌연변이주 중에서 ⓔ나 ⓕ와 함께 감염시켰을 경우에만 플라크를 형성한 것을 확인할 수 있다. 이러한 결과는 결손돌연변이주 rⅡA 유전자의 A4 영역이 r103의 rⅡA 유전자 부위에 발생한 점돌연변이를 상쇄시킬 수 있다는 것을 의미한다. 이것은 rⅡA 돌연변이주 r103은 rⅡA 유전자의 A4 영역에 점돌연변이가 발생하였다는 것을 말해준다.

정답해설

ㄱ. 형성된 플라크에 존재하는 T4 파지는, 함께 감염시킨 r103과 결손돌연변이주 사이에서 상동재조합이 일어나 플라크를 형성할 수 있게 재조합된 T4 파지이므로 야생형이다.

ㄴ. 자료해석에서 살펴본 바와 같이, 문제에서 제시한 실험을 통해 r103의 점돌연변이는 A4 부위에 존재한다는 것을 알 수 있다.

오답해설

ㄷ. 감염한 두 파지의 rⅡA 유전자 간의 상동재조합(recombination)에 의해 야생형 T4 파지가 생겨나서 플라크가 형성된다.

II. 유전학

063 [심화이해] 정답 ④

자료해석

이 문제는 초파리를 대상으로 수행한 상보성 검사(complementation test)를 분석 및 종합한 후 보기의 설명이 옳은지 평가하는 분석·종합·평가형문제이다.

상보성 검사란 어떤 돌연변이 형질을 나타내는 2개 이상의 돌연변이체가 동일 유전자에서 돌연변이가 일어나 나타난 결과인지 혹은 서로 다른 유전자에서 돌연변이가 일어난 결과인지 확인하기 위한 검정법으로, 열성으로 작용하는 돌연변이 형질에 적용 가능하다.

동일한 돌연변이 표현형을 보이는 돌연변이체(열성 동형접합체)들을 서로 교배하여 태어난 자손이 동일한 돌연변이 표현형을 보이는 경우는 각 돌연변이체가 동일 유전자에서 돌연변이가 일어나 돌연변이 표현형이 나타난 것이다. 하지만 자손이 정상 표현형을 보이는 경우는 각 돌연변이체가 서로 다른 두 유전자에서 각각 돌연변이가 일어나 돌연변이 표현형이 나타난 것이다.

문제에서 주어진 자료를 살펴보면, 우선 교배 w1×w1에서 태어난 자손이 25℃와 30℃에서 모두 돌연변이 표현형을 나타내는 것으로 보아, 이들이 가지는 돌연변이는 온도의 영향을 받지 않음을 알 수 있다. 그리고 교배 w1×w2에서 태어난 자손이 30℃에서 돌연변이 표현형을 나타내는 것으로 보아, w2가 가지는 돌연변이는 w1과 동일한 유전자에 존재함을 알 수 있다. 나아가서는 이 교배에서 자손이 25℃에서 정상 표현형을 나타내는 것으로 보아, w2는 25℃에서는 정상이지만 30℃에서는 돌연변이 표현형이 나타나는 온도민감성 돌연변이체임을 알 수 있다. 또한 교배 w1×w4에서 태어난 자손이 30℃에서 돌연변이 표현형을 나타내는 것으로 보아, w4가 가지는 돌연변이는 w1과 동일한 유전자에 존재함을 알 수 있다. 반면에 교배 w1×w3에서 태어난 자손은 정상 표현형을 나타냈는데, 이를 통해 w3이 가지는 돌연변이는 w1과는 다른 유전자에 존재함을 알 수 있다.

정답해설

ㄴ. 자료해석에서 살펴본 바와 같이, 문제에서 제시한 자료를 통해 w2가 가지는 돌연변이는 w1과 동일한 유전자에 존재하지만 w3이 가지는 돌연변이는 w1과 다른 유전자에 존재한다는 것을 알 수 있다. 따라서 w2와 w3이 가지는 돌연변이는 서로 다른 유전자에 존재할 것이고, 이들이 교배를 통해 태어나는 자손은 모두 정상 표현형일 것임을 알 수 있다. 따라서 ㉠은 100이다.

ㄷ. 교배 w1×w4에서 태어난 자손의 표현형이 배양 온도에 따라 다르지 않은 것으로 보아, w4는 날개 형성에 대한 온도민감성 돌연변이체가 아님을 알 수 있다.

오답해설

ㄱ. 자료해석에서 살펴본 바와 같이, 교배 w1×w3에서 태어난 자손이 정상 표현형을 나타내므로 이들이 가지는 돌연변이는 서로 다른 유전자에 존재한다.

064 [심화이해] 정답 ④

자료해석
- 1유전자-1폴리펩티드 : 많은 단백질은 두 개나 그 이상의 다른 폴리펩티드로 만들어지고 각 폴리펩티드는 자신의 유전자에 의해 지정된다.
- 효모의 프롤린 생합성 과정은 여러 단계로 이루어지며, 이들 단계는 각각의 유전자로부터 발현되는 효소에 의해 일어난다. 따라서 어느 한 유전자의 돌연변이는 특정 효소의 발현을 저해하며, 그 효소가 작용하는 생합성 단계가 원활히 진행되지 못하도록 한다.

정답해설
ㄴ. 42℃ 배양에서 돌연변이체 A는 자신은 생장하지 못하지만 A에 인접한 B에서는 균주가 매우 잘 자란다. 이는 A에 축적된 중간물질이 확산되어 B의 생장에 이용됨을 나타낸다.

ㄷ. 실험 Ⅰ의 22℃에서의 배양 결과를 통해, 효소의 작용 순서를 추론할 수 있다.
  ⅰ) 돌연변이체 C는 A와 B에서 생성된 중간산물을 가지고 프롤린을 합성하지 못한다. 따라서 효소 c는 최종 단계에 작용함을 알 수 있다.
  ⅱ) 돌연변이체 B는 도말한 모든 지역에서 A나 C에서 생성된 중간산물을 가지고 프롤린을 합성하여 생존하였다. 이를 통해 효소 b가 프롤린 생합성과정에서 a나 c에 비해 먼저 작용함을 알 수 있다.
  따라서 프롤린 생합성 과정에서 b → a → c의 순서로 효소가 작용할 것이다.

오답해설
ㄱ. 실험 Ⅱ에서 온도 변화에 관계없이 A의 생장에는 변화가 없었다. 이를 통해 A는 온도에 민감하지 않음을 알 수 있다.

065 [심화이해] 정답 ④

자료해석
유전자 A에 일어난 돌연변이는 종결코돈이 형성되는 넌센스 돌연변이이다. 넌센스 돌연변이가 발생하였을 때, 종결코돈이 아미노산을 지정하는 코돈으로 변화되거나 종결코돈의 효과를 억제하는 제2의 변이(ex: 종결코돈을 인식하는 tRNA가 생김)가 일어나면 유전자 기능의 정상적인 회복이 가능한데, 이를 넌센스 억제라고 한다.

정답해설
ㄱ. 유전자 B의 산물은 유전자 A의 번역과정에 작용한다고 했으므로 유전자 B에 일어난 돌연변이는 유전자 A의 돌연변이로 인해 생긴 종결코돈을 인식하는 tRNA가 생긴 돌연변이라고 할 수 있다.

ㄴ. 유전자 B에 생긴 돌연변이의 경우 원래 아미노산을 지정하는 tRNA 안티코돈의 염기 중 하나가 치환되어 종결코돈을 인식하게 되는 경우가 많다. 따라서 주로 염기치환 돌연변이에 의해 이런 넌센스 억제가 생길 수 있다.

오답해설
ㄷ. 유전자 B에 일어난 돌연변이에 의해 발현된 tRNA는 유전자 A에 발생한 돌연변이 종결코돈 외에도 다른 유전자들의 종결코돈에도 결합할 수 있을 것이다. 따라서 다른 유전자의 단백질 합성에도 영향을 미치게 된다.

개념알기
역돌연변이(back mutation)
돌연변이가 되었던 염기가 다시 정상으로 돌아오는 돌연변이

억제돌연변이(suppression mutation)
돌연변이가 일어났던 곳과 다른 곳에서 돌연변이가 일어나 원래 기능을 회복하는 돌연변이

II. 유전학

066 [심화이해] 정답 ⑤

▌자료해석

페닐알라닌수산화효소(PAH)가 결핍되면 페닐알라닌이 축적되어 정신지체가 될 수 있는데, 페닐알라닌이 적은 식사를 함으로써 페닐알라닌이 체내에 쌓이는 것을 예방할 수 있다.
정상인 부부에서 PKU 남녀 신생아가 태어났으므로 열성 대립 유전자라고 할 수 있으며, PKU 신생아가 페닐알라닌이 적은 음식을 먹으면 정신지체를 예방할 수 있으므로 PAH가 없는 산모도 페닐알라닌이 적은 음식을 섭취하여 태아의 정신지체를 예방할 수 있을 것이다.

▌정답해설

ㄴ. PKU 아이의 *PAH* 이형접합자 어머니는 정상적인 *PAH* 유전자가 존재하므로 정상적인 PAH 효소를 가지고 있다.
ㄷ. (다)로부터 PKU 여성은 임신기간 동안 페닐알라닌이 적은 음식을 먹음으로써 태아의 정신지체를 예방할 수 있음을 알 수 있다.
ㄹ. (나)의 아이는 *PAH* 돌연변이의 열성 동형접합자이고, (라)의 아이는 아버지가 정상이므로 *PAH* 유전자형 이형접합자로 이 둘의 유전자형은 서로 다르다. (라)의 아이들이 정신지체를 나타낸 것은, (다)의 PKU 성인 여성이 임신했을 때 적절한 식이조절(저 페닐알라닌 식이)을 하지 않았기 때문이다.

▌오답해설

ㄱ. PKU 아이는 *PAH* 유전자의 열성 변이 대립인자를 갖고 있다. 정상인 부모 사이에서 유전병 자녀가 태어났기 때문에 정상이 우성이라는 것을 추정할 수 있다.

▌개념알기

페닐케톤뇨증(PKU)
페닐케톤뇨증은 단백질 속에 약 2~5% 함유되어 있는 페닐알라닌을 분해하는 효소의 결핍으로 페닐알라닌이 체내에 축적되어 경련 및 발달장애를 일으키는 상염색체성 유전대사질환이다. 페닐알라닌을 티로신으로 변화시키는 페닐알라닌수산화효소의 활성이 일반인에 비하여 선천적으로 저하되어 있어, 결국 지능 장애, 연한 담갈색 피부와 모발, 경련 등이 발생하게 된다. 페닐알라닌수산화효소 유전자는 12번 염색체 장완에 위치하고 있다. 이 유전자에 이상이 생기면 활성도가 일반인에 비해 저하된 효소가 생기는데, 효소 활성도는 유전자 이상의 종류에 따라 약간씩 차이는 있다. 1개의 유전자만 이상이 있는 경우에는 페닐알라닌 대사에 큰 이상이 없어 증상이 나타나지 않으나, 이상 유전자가 2개 있는 경우에는 효소 활성도가 너무 낮아져 결국 페닐알라닌과 대사 산물이 축적된다.
이 질환은 상염색체 열성 질환으로서, 한국에서의 빈도는 53,000명당 1명 정도로 알려져 있다. 이상 유전자가 2개인 경우는 대개 부모 모두가 이상 유전자를 1개씩 가지고 있는 경우가 가장 많다. 부모 모두가 이런 경우에는 자식들 중에서 25%는 이 질환에 걸린다. 그러나 25%는 유전적으로 정상이며, 나머지 50%는 부모처럼 이상 유전자를 1개씩 가지나, 페닐알라닌 축적의 증상은 없다.

067

정답 ⑤

자료해석
(가): 바이러스 RNA 유전체
(나): 이중나선 DNA
(다): 프로바이러스로부터 전사되는 바이러스 RNA

정답해설
ㄱ. 레트로바이러스의 RNA 유전체는 결국 이전 숙주의 RNA 합성기구로부터 만들어진 산물이므로, 5′ cap과 3′ poly-A tail을 가진다. 이로 인해 새로운 숙주에 감염되었을 때에도 분해되지 않고 숙주 염색체에 삽입이 가능해진다.
ㄷ. 핵 안에서 환경적인 조건이 적당해지면 프로바이러스가 활성화되어 숙주의 RNA 중합효소를 이용하여 전사가 진행된다.

오답해설
ㄴ. 이중나선 DNA가 핵으로 들어가 숙주 유전체에 삽입되는 과정은 바이러스가 부호화하고 있는 삽입효소(integrase)에 의해 촉매된다. 이 때 핵막의 소실은 필요하지 않다.

개념알기
렌티바이러스(lentivirus)
'lenti'는 '더디다, 느리다'라는 의미로, 긴 잠복기를 특징으로 하는 레트로바이러스의 일종이다. 가장 많이 알려진 레트로바이러스인 HIV가 렌티바이러스에 속한다.

렌티바이러스의 생활사
- 바이러스가 숙주 세포 막의 수용체에 부착한다.
- 바이러스 외피는 숙주세포의 막과 융합하고, 캡시드가 분해되며 RNA 유전체가 숙주세포 안으로 방출된다.
- 바이러스의 역전사효소가 바이러스 RNA를 이용하여 cDNA를 합성하고, 바이러스 RNA는 분해한다.
- 역전사효소가 두 번째 DNA 가닥을 합성하여 이중가닥 DNA를 완성한다.
- 이중가닥 DNA는 핵으로 들어가 숙주 염색체로 삽입되어 프로바이러스를 형성한다.
- 프로바이러스는 조건이 적당해지면 바이러스 RNA 유전체의 전사를 진행하여 세포질로 내보낸다.
- 세포질에서 바이러스 RNA는 숙주의 리보솜을 사용하여 번역된다.
- 바이러스 RNA, 단백질, 새로 합성된 캡시드, 외피 단백질이 조립되고, 조립된 바이러스는 숙주세포의 막을 뚫고 나간다.

068

정답 ③

정답해설
ㄷ. 대부분의 경우 유전자는 같은 종 사이에서 생식을 통해 전달되는데, 이를 수직적 전달이라 한다. 이와 달리 수평유전자전달은 생식과 별개로 서로 다른 종의 개체 사이에서의 유전자 전달을 가리킨다. 플라스미드나 바이러스에 의한 유전자 전달은 수평 유전자전달의 대표적인 예이다.

오답해설
ㄱ. T-DNA는 Ti 플라스미드에 의해 이동된다. Ti 플라스미드에 존재하는 *vir* 유전자의 발현산물은 T-DNA 양쪽 말단의 서열을 인지하여 절단하는데, 이는 보통 전위인자에 의해 암호화되는 전위효소와 유사하다.
ㄴ. T-DNA가 세균에서 식물세포로 전달되는 방식은 외부 DNA에 의해 생물의 유전적인 성질이 변하는 것이므로 형질 전환(transformation)이다. 형질도입은 세균에서의 유전자 전달 과정의 하나로 세균 바이러스(박테리오파지)에 의해 일어난다.

개념알기
Ti 플라스미드
아그로박테리움에 의한 식물의 근두암종 형성은 Ti 플라스미드(tumor inducing plasmid)의 유전정보에 의해 일어난다. Ti 플라스미드는 상처 부위를 통해 식물세포로 침입한다.

T-DNA
transfer DNA라는 의미로, Ti 플라스미드로부터 절단되어(혹은 복제되어) 식물세포의 DNA에 삽입되는 DNA 영역이다.

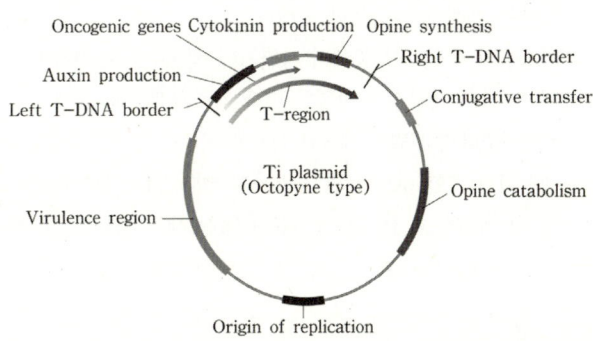

069 심화이해

정답 ①

자료해석

회분배양이란 시험관이나 플라스크 같은 닫힌계에서 미생물을 배양하는 것을 의미한다. 그림은 미생물의 전형적인 생장곡선의 그래프이다. 미생물이 배양되는 동안 영양물질은 감소하고, 노폐물의 양은 증가한다. 이에 따라 미생물 개체군의 생장단계는 크게 네 시기로 구분된다.

첫째, 그래프가 평행선을 그리는 A는 유도기이다. 유도기는 세포가 새로운 환경에서 증식하기 위하여 각종 효소들을 생합성하는 시기이다. 이 시기는 생장에 필수적인 요소들이 고갈되었다가 다시 재합성되는데 걸리는 시간이다. 이때 세포의 크기는 증가한다.

둘째, 시간 t_1이 포함된 그래프의 Y축 값이 증가하는 시기는 대수기이다. 대수기는 세균의 증식 속도가 가속화되어 세포수가 지수적으로 증가하는 시기이다. 이때 세포의 크기는 거의 일정하다.

셋째, 시간 t_2가 포함된 그래프의 Y축 값이 일정한 시기는 정지기이다. 정지기는 세균의 증식 속도가 감소하고, 세균의 분열속도와 사멸속도는 동일한 시기이다. 또한 세포 수가 최대이며 생균수가 거의 일정하게 유지되는 시기이다.

넷째, 시간 t_3가 포함된 그래프의 Y축 값이 감소하는 시기는 사멸기이다. 영양분의 고갈이나 노폐물의 축적 등으로 세균수가 줄어들게 된다. 균의 증식이 대수기에 지수적으로 증가했듯이, 세균의 집단 사멸 또한 지수적으로 일어난다.

정답해설

① 실선과 점선 중에서 하나는 생균수를 측정한 것이고 나머지 하나는 흡광도를 측정한 것이다.
  미생물의 생장곡선 중에서 사멸기에 생균수를 측정하였다면 그 값이 생균수가 사멸한 만큼 감소하겠지만, 흡광도를 측정하였다면 사멸한 세균과 생균을 구분할 수 없기 때문에 생균이 사멸한 것보다 덜 감소하게 된다. 그러므로 사멸기에 더 급격하게 값이 감소하는 (가)는 생균수를 측정하여 얻은 생장곡선이다.

오답해설

② t_1은 대수기에 속한다. 그러므로 이때 세균은 지수생장을 하고 있다.
③ t_2는 정지기에 속한다. 정지기는 생균수가 거의 일정하게 유지되는 시기이다. 이때 세균의 분열속도와 사멸속도는 동일하다.
④ t_3는 사멸기에 속한다. 사멸기에 세균의 집단 사멸 또한 지수적으로 감소한다.
⑤ 구간 A는 유도기에 속한다. 유도기는 세균이 새로운 환경에서 증식하기 위해 필요한 각종 효소를 생합성하는 시기이다. 시점 t_1의 세균은 대수기에 속하므로 영양분을 이용하여 활발하게 분열할 준비가 되어있는 세균이다. 시점 t_3의 세균은 사멸기에 속하므로 영양분이 고갈되어 이용할 수 없기 때문에 영양분을 이용할 준비가 되지 않은 세균이다. 그러므로 이 두 세균을 각각 새로운 배지에 동수 접종하여 생장곡선을 구하면 영양물질을 이용하는데 필요한 효소를 생합성하는 시기인 유도기 A의 길이는 서로 다르다.

070   정답 ③

자료해석
- A(유도기) : 이 시기에는 ATP, 필수적인 보조인자, 리보솜과 세포가 새로운 환경에서 증식하는데 필요한 각종 효소가 생합성된다. 유도기는 세포수의 증가는 일어나지 않고 세포의 크기가 증가된다. 따라서 세포의 크기가 최대이다.
- B(대수기) : 이 시기는 증식속도가 가속화되어 세포수가 대수적으로 증가하는 시기이며, 세포의 크기는 거의 일정하다. 대수기는 세포질 성분의 합성속도와 세포의 분열속도가 거의 일치한다.
- C(정지기) : 이 시기는 필수 영양소가 고갈되어 증식속도가 감소하고, 세포수가 최대이며 세균수가 거의 일정하게 유지되는 시기이다.

정답해설
ㄷ. 구간 C는 정지기로 살아있는 세균과 죽는 세균의 수가 같아서 생장률이 0이다. 이는 C 구간의 그래프 기울기가 0임을 통해서도 알 수 있는 사실이다.

오답해설
ㄱ. 구간 A는 유도기로, ATP, 보조인자, 리보솜, 효소 등이 생합성되는 대사활동이 활발한 시기이다.

ㄴ. 배가시간은 '배양으로 세포 수가 두 배로 늘어날 때까지의 시간'이다. 이와 달리 구간 B가 나타내는 4시간은 세균의 수가 3에서 6으로 두 배가 되는 시간이 아니라, 세균의 수가 10^3에서 10^8으로 증가하는데 걸리는 시간이다.

$N_t = N_0 \times 2^n$

미생물의 세대수$(n) = \dfrac{\log N_t - \log N_0}{\log 2}$

생장률$(k) = \dfrac{n}{t}$

배가시간$(g) = \dfrac{1}{k}$

이를 이용하여 구간 B의 배가시간을 구하면,

$k = \dfrac{\log 10^6 - \log 10^3}{\log 2 \times 4} = \dfrac{3}{0.301 \times 4} \approx \dfrac{10}{4}$

∴ $g = 0.4$시간

071   정답 ⑤

자료해석
원핵생물의 전사는 전사 조절자(regulator)에 의해 조절되며, 이들은 전사 조절자 결합부위(regulator protein binding site, RBS)에 결합하여 그 기능을 수행한다. 전사 조절자에는 RNA 중합효소와 프로모터 간의 친화력을 증가시켜 전사를 촉진하는 활성화 인자(activator)와 그 반대의 기능을 하는 억제인자(repressor)가 있다. 이러한 전사 조절자의 활성은 작용자(effector)에 의해 조절되는데, 이들은 DNA 대신에 전사 조절자에 결합하여 전사 조절자가 RBS에 결합할 수 있도록 촉진하거나 혹은 결합하지 못하도록 억제한다. 작용자는 그 기능에 따라 유도자(inducer), 저해자(inhibitor), 보조억제자(corepressor)로 구분된다.
곧, 원핵생물의 전사는 전사 조절자의 종류 및 그 활성을 조절하는 작용자의 유무에 따라 조절되며, 문제에 주어진 그림 A~D의 유전자 발현 기작은 다음과 같다.

- 그림 A : 전사 조절자만 존재할 때는 유전자 발현이 억제되었으나, 전사 조절자와 작용자가 함께 존재할 때는 유전자 발현량이 다시 회복되었으므로 억제 인자와 유도자에 의해 유전자 발현이 조절되는 기작임을 추론할 수 있다.
- 그림 B : 전사 조절자와 작용자가 모두 존재할 때에 유전자 발현량이 저해되었으므로 억제 인자와 보조 억제자에 의해 유전자 발현이 조절되는 기작임을 추론할 수 있다.
- 그림 C : 전사 조절자와 작용자가 모두 존재할 때에 유전자 발현이 증가하였으므로, 활성화 인자와 유도자에 의해 유전자 발현이 조절되는 기작임을 추론할 수 있다.
- 그림 D : 전사 조절자만 존재할 때에는 유전자 발현이 증가하였으나, 전사 조절자와 작용자가 함께 존재할 때에는 유전자 발현이 다시 억제되었으므로, 활성화 인자와 저해자에 의해 유전자 발현이 조절되는 기작임을 추론할 수 있다.

정답해설
ㄱ. 젖당 오페론에서 조절유전자의 발현 산물은 억제 인자로 작동자에 결합하여 구조유전자의 발현을 억제한다. 그러나 젖당이 존재하면 젖당은 알로락토오스로 전환되어 억제 인자에 결합하며, 그로 인해 억제 인자의 구조가 변형되어 작동자와 결합하지 못하게 되고, 구조유전자의 전사억제가 풀리게 된다(그림 A의 조절 기작과 동일). 또한 포도당이 존재하지 않으면 아데닐산 시클라아제의 활성이 촉진되어 cAMP의 농도가 증가되며, CAP이 cAMP와 결합하여

cAMP-CAP 복합체가 형성된다. cAMP-CAP 복합체는 CAP 결합자리에 결합하여 DNA의 휨 구조를 형성하고 RNA 중합효소와 프로모터 간의 결합을 더욱 강화시켜 구조유전자의 발현을 촉진시킨다(그림 C의 조절 기작과 동일).

ㄴ. 트립토판 생합성에 관여하는 트립토판 오페론에서 조절 유전자의 발현산물은 억제 인자로서 보조억제자인 트립토판과 결합해야만 작동자에 결합하여 구조유전자의 전사를 억제할 수 있다. 따라서 트립토판 오페론의 조절은 그림 B와 그 기작이 같다.

ㄷ. 그림 C와 D는 활성 인자가 기능하여 유전자 발현이 촉진되므로, 양성 조절 기작임을 추론할 수 있다.

072

정답 ④

자료해석

전형적인 포도당+젖당 배지에서의 대장균 생장 그래프이다. 포도당과 젖당이 함께 있으면 대장균은 먼저 포도당을 소모하고, 그 후 젖당오페론이 발현되어 젖당을 소모한다. 젖당 소모 여부는 β-갈락토시다아제의 생성이 증가한 것을 통해 알 수 있다. 대장균 생장률은 시간에 따른 대장균 수의 기울기를 통해 알 수 있고, 생장이 멈추는 A시기는 젖당오페론이 발현되기 위해 준비하는 시기(효소합성기)임을 추론할 수 있다.

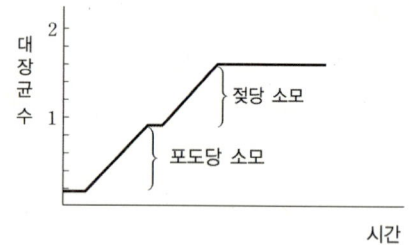

정답해설

④ 포도당이 고갈되는 A시기에는 cAMP가 증가하여 이화물질 활성화단백질(CAP)이 활성화된다.

오답해설

①, ② 그래프 기울기를 보면 포도당이 이용될 때 생장 속도가 더 빠른 것을 알 수 있다. 따라서 에너지 측면에서 보면 젖당은 포도당보다 비효율적이다.

③ 먼저 사용된 에너지원이 고갈된 A 시기 이후 β-갈락토시다아제의 생성이 증가한다.

⑤ A에서 생장이 일시적으로 지연되는 이유는 젖당 대사에 필요한 효소를 합성하는 젖당오페론의 작동을 준비하는 데 시간이 걸리기 때문이다.

073

정답 ②

개념알기

이화대사물억제(catabolite repression) 과정

ATP

$$\xrightarrow[\text{아데닐시클라아제}]{PPi}$$

cAMP

포도당 다량 도입 → 아데닐시클라아제 활성 감소, cAMP 세포 밖 유출 촉진 → cAMP 농도 감소 → CAP(catabolite activator protein)이 결합자리에 결합 못함 → RNA 중합효소 결합 못함 → 오페론 발현 저해

자료해석

포도당과 젖당이 함께 들어있는 혼합배지에서 대장균은 1차 생장곡선 이후에 잠시 생장이 지연되는 구간이 생기고 이후 다시 2차 생장곡선을 나타내는 이중영양적 생장을 한다. 이는 대장균이 포도당과 젖당 중 효율이 큰 영양소인 포도당을 먼저 이용하고 포도당이 완전히 고갈되고 난 후 효율이 낮은 영양소인 젖당을 나중에 이용하기 때문이다. 대장균은 포도당이 풍부할 경우 lac 오페론의 발현이 억제되어 포도당을 먼저 사용하며, 반면에 포도당이 고갈되어 젖당만 존재하는 경우에는 lac 오페론을 활발히 발현하여 젖당을 대사에 이용한다.

- 구간 Ⅰ : 포도당을 생장에 이용하는 구간
- 구간 Ⅱ : 젖당을 이용하기 위한 효소를 합성하는 구간으로 생장이 잠시 중단
- 구간 Ⅲ : 젖당을 생장에 이용하는 구간

정답해설

② 구간 I에서는 포도당이 풍부하므로 대장균의 아데닐산 사이클라아제의 활성이 감소되어 cAMP 농도는 감소한다. 이로 인해 CAP(이화산물 활성화 단백질)이 cAMP와 결합하지 못해 lac 오페론의 발현이 억제된다. 구간 Ⅲ에서는 포도당이 고갈되어 아데닐산 사이클라아제의 활성이 촉진되어 cAMP 농도가 증가한다. 이로 인해 cAMP-CAP 복합체가 형성되어 lac 오페론의 발현을 증가시킨다. 따라서 젖당을 이용하는 Ⅲ구간의 cAMP 농도가 Ⅰ구간에 비해 더 높다.

오답해설

① lacI 유전자는 자신만의 프로모터를 가지고 있으며 lac 오페론의 작동유전자와는 독립적으로 작용한다. 따라서 LacI 단백질의 농도는 모든 구간에서 일정하다.
③ 구간 Ⅱ에서는 포도당이 고갈되어 cAMP의 농도가 증가하므로 cAMP가 CAP와 결합하기 시작하여 복합체를 형성한다.
④ Ⅱ는 젖당 대사에 필요한 효소를 생성하므로, 젖당 분해효소인 β-갈락토시다제의 농도가 더 높다.
⑤ CAP의 발현은 어느 구간에서나 동일하다. 반면, CAP의 활성은 Ⅰ<Ⅱ<Ⅲ 순으로 높다.

II. 유전학

074 [심화이해] 정답 ⑤

▮ 자료해석

인플루엔자 바이러스는 동물세포를 숙주로 하며 RNA 음성 가닥을 유전체로 하는 바이러스이다.

(가)는 항원 미소 변이(antigenic drift), (나)는 항원 이동(antigenic shift)을 나타낸 것이다.

- antigenic drift : 바이러스 표면의 수용체 결합 부위를 구성하는 아미노산 몇 개의 돌연변이가 일어나는 현상(소변이)
- antigenic shift : 서로 다른 두 바이러스가 한 숙주에 감염된 후 두 바이러스 핵산을 다양한 조합으로 갖는 재조합 바이러스가 탄생하는 경우(대변이)

▮ 정답해설

ㄱ. RNA 유전체를 가지는 인플루엔자 바이러스는 감염 후 뉴클레오캡시드가 피막으로부터 분리되어 핵 안으로 이동하고 바이러스의 RNA-의존성 RNA 중합 효소가 활성화된다. 음성 가닥 바이러스 RNA로부터 mRNA 분자가 전사된다. 바이러스의 RNA-의존성 RNA 중합 효소는 오류 수정에 대한 기작이 없기 때문에 돌연변이가 일어나기 쉽다.

ㄴ. 항원 이동은 유전적으로 서로 다른 두 개의 바이러스주가 하나의 세포에 감염되었을 때 RNA 유전체의 일부가 바뀐 채로 재구성되는 것을 말한다. 그 결과 새로 형성된 바이러스는 이전과는 상당히 다른 표면 단백질 세트를 갖게 된다.

ㄷ. 항원 이동으로 인해 유전체와 표면 단백질의 재조합이 일어난 새로운 바이러스는 기존의 인플루엔자 바이러스와 항원성이 크게 바뀌어 새로운 아형을 형성하여 기존의 면역계가 인식하지 못하게 된다. 새로운 바이러스에 대한 면역성은 숙주 개체군 내부에 없는 상태가 되므로 인플루엔자의 넓은 유행(pandemic)을 일으킨다.

075 [심화이해] 정답 ⑤

▮ 자료해석

바이러스의 일단계 증식 실험이다.

(가) 세균과 바이러스 혼합 → 바이러스 흡착
(나) 100배 희석 → 바이러스와 세균 간의 더 이상의 접촉을 막는다.

▮ 정답해설

⑤ 바이러스의 방출량(burst size)은 방출된 바이러스를 첨가한 바이러스로 나눈 값으로, 여기서는 $10^5/10^3 = 100$이라고 할 수 있다.

▮ 오답해설

① (가) 시기는 바이러스가 세균에 부착되는 시기이다.

② MOI(multiplicity of infection)는 세균에 대한 바이러스의 비율로 이 값이 0.1이라는 것은 세균 10개에 바이러스가 1의 농도가 되도록 한다는 것이다.
MOI 1.0은 세균 10개에 바이러스가 10의 농도가 되도록 하는 것이므로 MOI 값이 커지면 감염률이 커진다. 따라서 하나의 세균에 두 개 이상의 바이러스가 함께 감염될 확률이 더 높다.

③ (나)의 희석 과정은 바이러스와 세균의 접촉을 막아 새로운 바이러스에 감염되는 것을 막기 위한 것이다.

④ 구간 A는 잠복기(latent period)로 바이러스가 세균에 부착되는 시점부터 잠복기 초기인 암흑기(eclipse period)와 성숙시기를 포함하는 시기이다. 즉 감염시기부터 자손 파지가 방출되기 전까지의 시기이다.

076 심화이해 정답 ④

자료해석
P22 파지와 F^+ 플라스미드 중 한 종류씩을 각각 갖는 영양요구성 살모넬라균 균주 A($phe^+trp^+met^-his^-$)와 균주 B($phe^-trp^-met^+his^+$)를 완전배지에서 배양한 후 배양액에 DNase I을 처리하여 U자관 양쪽에 각각 넣는다. U자관은 구경 0.1 μm인 여과기로 양쪽이 분리되어 있으므로 이보다 작은 P22 파지만 통과하여 반대편으로 이동할 수 있다.

U자관 배양 후 양쪽에서 균을 채취하여 Phe, Trp, Met, His 결핍 최소배지에서 각각 배양했더니 균주 B($phe^-trp^-met^+his^+$)만 콜로니가 형성되었다. 이로 보아 균주 B는 $phe^+trp^+met^+his^+$로 형질전환된 것이고, 따라서 균주 A에는 P22 파지가 들어있어 형질도입이 일어났다고 볼 수 있다. 구경 0.1μm인 세균 여과기를 사용했기 때문에 세균에 의한 형질전환이 아닌 파지에 의한 형질도입이 일어난 것이다.

정답해설
ㄴ. Phe, Trp, Met, His 결핍 최소배지에서 균주 B만 콜로니를 형성한 것으로 보아 $phe^-trp^-met^+his^+$가 $phe^+trp^+met^+his^+$로 유전자 재조합이 일어났음을 알 수 있다.

ㄷ. 형질도입은 박테리오파지가 숙주세포를 사멸시키는 증식 경로인 용균성 생활사에서 세균 DNA 절편이 파지 DNA와 함께 또는 파지 DNA 대신에 파지 캡시드에 삽입되어 유전자가 전달되는 것을 말한다. 용균성 생활사에서는 숙주의 DNA가 분해되는데 이 DNA에 의한 형질전환을 막기 위해 DNase I을 처리한다.

오답해설
ㄱ. F^+ 플라스미드는 세균 간의 접합 과정에서 성선모를 형성하여 DNA를 공유하는 능력을 가진 플라스미드이다. 이 실험에서 살모넬라균은 세균 여과기를 통과하여 다른 편 균주와 접촉할 수 없기 때문에 F^+ 플라스미드를 통한 유전자 전달은 일어날 수 없다. 따라서 이 실험에서는 P22 파지를 통해 유전자가 전달되는 것이다.

077 심화이해 정답 ①

자료해석
P1 파지를 $thy^+lys^+cys^+$인 대장균에 감염시켰으므로 P1 파지를 통해 운반되는 것은 대장균의 $thy^+lys^+cys^+$일 가능성이 높다. $thy^+lys^+cys^+$가 $thy^-lys^-cys^-$에 들어오면 유전자 간 재조합이 일어나는데 두 유전자가 동시에 재조합될 확률은 두 유전자 사이의 거리에 반비례한다.

정답해설
thy^+ 균주가 lys^-를 가질 확률은 54%이고, cys^-를 가질 확률은 97%이므로 cys는 thy에 대해 lys보다 멀리 있다. 또한 유전자의 순서는 thy-lys-cys 또는 lys-thy-cys가 가능하다. 이를 만족시키는 것은

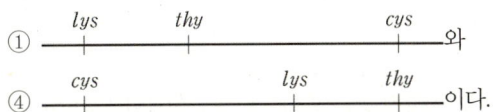

lys^+ 균주를 보면 thy^-를 가질 확률은 50%인데 cys^-를 가질 확률은 100%이다. 그러므로 lys는 cys에 대해 가장 멀리 존재하므로 이를 만족시키는 것은 ①이다.

078 정답 ④

▎자료해석
Hfr 세포에 의해 F⁻ 세포로의 염색체 전달은 시간과 관계가 있기 때문에 전이된 시간에 따라 유전자 지도를 작성할 수 있다. 이 문제는 이미 유전자의 전달방향과 순서는 정해져 있는 상태에서 접합과 관련된 조건과 삽입 결과를 선택하는 문제이다. Hfr 세포와 대장균 접합에 대한 개념이 있다면 접합이 일어나기 위해 필요한 표현형을 가진 균주를 고를 수 있을 것이다.

▎정답해설
Hfr 세포와의 접합 실험에서 형질전환되기 위해서는 성선모의 수용체를 가지고 있는 F⁻균주만이 수용체 균주로 작용할 수 있다. Hfr 공여세포에서 전달된 염색체는 상동재조합을 통해 F⁻세포에 존재하는 염색체에 재조합 될 수 있다. 따라서 수용체 균주는 상동재조합이 가능하면서 F⁻균주인 b를 사용해야 한다. b균주를 사용한 ②번과 ④번 중 (가)그림에서 주어진 DNA 전달방향을 고려했을 때 형질전환체에 출현하는 유전자 순서로 적합한 것은 ④이다.

▎오답해설
②번의 경우 b균주를 사용했으므로 접합을 통해 형질전환은 될 수 있지만 유전자가 출현하는 순서는 (가) 그림을 참고하면 A → B → C → D가 된다.

079 정답 ①

▎자료해석
젖당 오페론은 조절유전자에 의해 억제인자가 작동유전자에 결합하면 구조유전자의 발현이 억제되는 원리를 가진다. 만약 억제인자가 알로락토오스와 결합하면 억제인자는 작동유전자에 결합하지 못하여 구조유전자가 발현된다. 따라서 젖당이 없는 경우 억제자와 작동자가 결합하기 때문에 젖당이 있는 경우보다 K_a 값이 크다. 참고로 젖당이 존재하지 않더라도 젖당 오페론의 발현은 기저수준에서는 유지된다. 이것은 배지에 젖당이 첨가되었을 때, 젖당을 받아들이기 위해 갈락토시드 투과효소의 밀도가 세포막에 기저수준은 유지되어야 하고 세포 내로 도입된 젖당을 알로락토오스로 전환시키기 위해 갈락토시다아제의 농도가 기저수준은 유지되어야 하기 때문이다. 억제인자는 알로락토오스 뿐 아니라 구조가 비슷한 IPTG와도 결합할 수 있기 때문에 IPTG는 젖당 오페론의 유도물질로 사용된다.

▎정답해설
ㄴ. 억제자가 알로락토오스와 결합하지 못하면 억제자는 항상 작동자에 결합하여 젖당 오페론의 전사를 억제한다. 따라서 (가)와 같은 발현을 보인다.

▎오답해설
ㄱ. IPTG는 억제자에 결합해 억제자가 작동자에 결합하는 것을 방해한다. 이는 젖당이 있는 경우와 마찬가지의 효과를 가지게 되는 것이다.
 억제자+작동자 ⇌ 억제자·작동자 반응에서 젖당이 없는 경우 결합 반응이 촉진되고, 젖당이 있는 경우 억제된다. IPTG는 젖당과 마찬가지로 작용하므로 IPTG를 첨가할 경우 K_a 값은 젖당이 없을 경우의 K_a 값인 2×10^{13}보다 작다.
ㄷ. 작동자에 돌연변이가 일어나 억제자가 작동자에 항상 결합하지 못하면 젖당의 유무에 관계없이 젖당오페론은 항상 발현되게 된다.

080 [심화이해]

정답 ④

자료해석

이 문제는 대장균의 젖당 오페론에서 이화산물억제(catabolite repression)에 대해 이해하고 있는지 확인하는 분석·종합·평가형문제이다.

이화산물억제는 이화산물 활성화 단백(catabolite activator protein, CAP; cAMP receptor protein, CRP)과 효과인자인 cAMP에 의해 매개된다.

세포 내 cAMP의 농도는 아데닐 고리화효소(adenyl cyclase, AC)에 의존적인데, 이 효소는 ATP를 cAMP로 전환시키는 반응을 촉매한다. cAMP는 CAP와 결합하여 CAP-cAMP 복합체를 형성한다. CAP-cAMP 복합체는 젖당 오페론의 프로모터 위쪽에 위치하는 CAP 결합부위(DNA의 활성부위)에 결합한 후 RNA 중합효소의 α 소단위체와 상호작용을 하여 RNA 중합효소와 프로모터 간의 결합을 더욱 강화시킨다.

이화산물억제에서 포도당의 역할은 아데닐 고리화효소(AC)의 활성을 억제하는 것인데, 세포 내 포도당 농도가 높아지면 이 효소의 활성이 작아져 세포 내 cAMP의 농도가 낮아지게 된다. 세포 내 cAMP의 농도가 낮아지면, cAMP와 결합하지 못한 CAP는 CAP 결합자리에 결합하지 못해 RNA 중합효소가 프로모터에 결합하는 것을 촉진시키지 못하므로 젖당 오페론이 효율적으로 발현되지 못한다. 이와 같은 반응은 포도당이 존재할 때, 다른 효율이 적은 에너지원에 우선하여 포도당을 먼저 사용할 수 있도록 하는 장점이 있다.

문제에서 제시한 돌연변이를 살펴보면, AC^C는 포도당 유무와 상관없이 항상 활성을 지닌다고 하였으므로 AC^C가 발현되는 세포의 세포질 내 cAMP 농도는 항상 높게 유지될 것이고, 그로 인해서 설사 포도당이 존재하더라도 젖당이 있는 경우는 lac 오페론의 발현이 활발히 일어날 것이다. 그러나 Δcrp의 경우는 CAP가 만들어지지 못하므로 포도당은 없고 젖당만 있더라도 lac 오페론이 활발히 발현되지 못할 것이다. 한편 $\Delta lacI$는 Lac 억제단백질을 암호화하는 유전자가 결손된 균주이므로, 젖당이 없더라도 lac 오페론은 항상 발현될 것이다.

정답해설 및 오답해설

㉠의 경우는 배지에 포도당만 존재하므로 lac 오페론은 발현되지 못할 것이므로, 야생형 대장균은 β-galactosidase를 발현하지 못할 것이다. ㉡의 경우는 배지에 포도당만 존재하므로 lac 오페론은 발현되지 못할 것이므로, Δcrp는 β-galactosidase를 발현하지 못할 것이다. ㉢의 경우는 배지에 포도당만 존재하지만 $\Delta lacI$는 Lac 억제단백질을 생산하지 못할 뿐만 아니라, AC를 암호화하는 유전자가 도입되어 포도당이 있더라도 cAMP의 농도가 높게 유지되므로 lac 오페론은 발현될 것이다. ㉣의 경우는 배지에 젖당이 존재할 뿐만 아니라 $\Delta lacI$는 Lac 억제단백질을 생산하지 못하므로 lac 오페론은 발현될 것이다. 이상의 설명을 만족하는 ④번이 정답이다.

081 정답 ③

자료해석

트립토판 오페론은 선도펩티드 서열이 있고, 이 부분에 트립토판을 합성하도록 지시하는 코돈이 존재한다. 트립토판이 충분하면 번역이 신속히 일어나면서 전사감쇄가 일어나지만, 트립토판이 부족하면 번역이 지체되면서 트립토판 생합성과 관련된 구조유전자의 전사가 일어난다.

정답해설

③ $trpL$의 트립토판 코돈들을 모두 결실시키면, 트립토판이 충분한 상황과 같이 번역이 신속히 일어나 선도펩티드인 $trpL$과 구조유전자인 $trpE$ 사이에서 조기 전사 종결이 유도된다.

오답해설

① 기능성 억제인자(TrpR)를 만들지 못하는 $trpR$ 돌연변이체에서도 세포내 트립토판 농도 변화에 따라 감쇄조절이 일어나 trp mRNA2의 합성이 달라진다.
② 트립토판과 결합한 tRNA^{Trp}의 농도가 세포 내에서 높을 때, $trpL$과 $trpE$ 사이에서 Rho-비의존적 전사 종결이 유도된다.
④ trp mRNA 2의 선도펩티드 암호화 부분에 리보솜이 머물면(stalling) 구조유전자 부분의 전사가 일어난다. 이에 따라 구조유전자의 폴리펩티드가 합성된다.
⑤ 트립토판 오페론의 전사감쇄(attenuation) 기작은 전사와 번역이 동시에 일어나는 원핵생물에서만 가능한 것이다.

082 정답 ③

자료해석

이 문제는 트립토판 오페론에 대해 이해하고 있는지 평가하는 분석·종합·평가형문제이다. 트립토판 오페론의 발현조절에서 억제는 2가지 방식을 통해서 이루어진다.
1) 억제자를 통한 발현 억제
2) 전사감쇄(attenuation)를 통한 발현 억제

억제자를 통한 발현 억제는 $trpR$ 유전자에서 발현되는 억제인자에 의해 매개된다. 세포 내 트립토판의 농도가 높을 경우 트립토판은 불활성 상태의 억제자에 결합하는데, 이는 억제자를 활성화시켜 트립토판 오페론의 작동자에 결합할 수 있게 한다. 그 결과 작동자에 결합한 억제자는 RNA 중합효소가 프로모터에 결합하는 것을 방해하여 전사를 억제하게 된다. 전사감쇄의 경우 트립토판의 농도가 높을 경우 전사의 조기 종결이 일어나게 하여 길이가 짧은 mRNA(attenuated mRNA)가 만들어져 구조유전자의 번역이 이루어지지 않도록 하는 방식으로 발현을 억제한다.

문제에서 제시한 실험을 살펴보면, 실험에서 $trpR^-$ 돌연변이체의 경우 억제인자의 기능이 상실되었기 때문에 오페론에 대한 억제는 전사감쇄 기전만 일어난다. 반면 $trpL^-$ 돌연변이체의 경우 전사종결신호의 기능이 상실되었기 때문에 오페론에 대한 억제는 억제자를 통한 억제 기전만 일어난다. 트립토판이 없을 경우는 전사감쇄를 통한 발현 억제나 억제자를 통한 발현 억제가 모두 일어나지 못하므로 야생형과 $trpR^-$ 돌연변이체, $trpL^-$ 돌연변이체, $trpR^-$ $trpL^-$ 이중 돌연변이체 모두에서 TrpB의 발현량은 150일 것이다. 또한 야생형과 $trpR^-$ $trpL^-$ 이중 돌연변이체에서 트립토판이 있을 때의 억제효과를 비교해보면, 야생형이 150(= 150÷1)배 더 큰 것을 확인할 수 있다. 그에 비해서 야생형과 $trpL^-$ 돌연변이체에서 억제효과를 비교해보면, 억제자에 의한 억제효과는 50으로 야생형보다 3배 더 작은 것을 확인할 수 있다. 따라서 $trpL^-$ 돌연변이체에서 트립토판이 있을 때 trpB의 발현량(㉠)은 3(=150÷50)일 것이다. 또한 $trpL^-$ 돌연변이체에서 나타나는 억제효과(억제자에 의한 억제 효과)가 50이라는 것을 통해서 전사감쇄에 의한 억제효과($TrpR^-$ 돌연변이체에서 나타나는 억제효과)는 3(=150÷50)이라는 것을 알 수 있다. 표로 다시 정리해보면 다음과 같다.

083

정답 ⑤

대장균	TrpB 발현량		억제 효과(배)
	트립토판 있음	트립토판 없음	
야생형	1	150	150
$trpR^-$	50	150	3
$trpL^-$	3	150	50
$trpR^-, trpL^-$	150	150	1

자료해석

히스톤 단백질의 N-말단은 염색사의 30 nm 섬유구조를 형성하는 데 필요하다. 히스톤 단백질은 양전하를 가진 리신과 아르기닌이 많아 DNA의 음전하를 안정화시킨다. 히스톤 단백질이 변성되어 리신이 아세틸화되면 응축된 부분이 느슨해져 DNA의 전사가 일어나기 쉽게 구조의 변화가 일어난다. 이러한 특징을 알고 있는지를 묻는 문항이다.

정답해설

ㄱ. 자료해석에서 살펴본 바와 같이, 문제에서 주어진 자료를 통해 ㉠은 3이라는 것을 알 수 있다.

ㄴ. 자료해석에서 살펴본 바와 같이, 문제에서 주어진 자료를 통해 전사감쇄에 의한 트립토판의 억제효과($TrpR^-$ 돌연변이체에서 나타나는 트립토판 억제효과)는 3배라는 것을 알 수 있다.

오답해설

ㄷ. 억제인자가 결합하지 못하는 $trpO^-$ 돌연변이체는 트립토판의 억제효과는 오로지 전사감쇄기전으로만 나타난다. 그러므로 $trpO^-$ 돌연변이체에서 트립토판의 억제 효과는 3배이다.

정답해설

ㄱ. 응축된 염색질은 리신이 탈아세틸화되어 있다.

ㄴ. 히스톤 H3는 DNA가 히스톤을 감을 때 그 사이에 끼어 들어가 DNA의 음전하를 양전하로 상쇄시켜 안정화시킨다. 아세틸화된 히스톤 H3는 히스톤 단백질 구조를 변형시켜 유전자 활성화에 기여한다.

ㄹ. 리신이 탈아세틸화되면 히스톤 H3의 양전하와 DNA가닥의 음전하 간의 상호작용으로 결합력이 강화된다.

오답해설

ㄷ. 이 부위에 있는 리신과 DNA 가닥의 결합은 공유결합이 아니라 서로 다른 전하 간의 이온결합이다.

II. 유전학

084   정답 ①

자료해석

염색질을 추출하여 DNase I으로 처리하였다. DNase I은 피리미딘 계열의 뉴클레오티드 쪽의 인산 에스테르 결합을 선택적으로 가수분해하며, DNA의 단일가닥, 이중가닥, 염색질에 모두 작용한다.

β-globin과 ovalbumin 유전자를 탐침(probe)으로 사용하여 서던흡입법(Southern blotting)을 수행한 결과 DNase I 농도가 증가할수록 β-globin 유전자는 감소하지만, ovalbumin 유전자는 거의 변함이 없다. 이것은 DNase I에 의해 β-globin 유전자의 인산 에스테르 결합이 가수분해된 것을 의미한다.

염색질에는 이질염색질과 진정염색질이 있는데 이질염색질은 응축된 형태이며, 진정염색질은 풀려 있는 상태이다. 풀려 있는 상태의 진정염색질은 DNase I이 접근하기 용이하다. 그러므로 β-globin 유전자는 진정염색질에 있으며, ovalbumin 유전자는 이질염색질에 있음을 추론할 수 있다.

정답해설

① 적혈구세포의 β-globin 유전자는 진정염색질에 있고, 진정염색질은 풀려 있다.

오답해설

② 적혈구세포에는 β-globin과 ovalbumin 유전자가 있다는 것은 이 실험의 기본 가정이다.

③,④,⑤ 이 실험으로 알 수 없는 내용이다.

085   정답 ②

자료해석

포유류에서 X 염색체의 불활성화는 X 불활성화 중심(X inactivation center, XIC)에서 시작되어 양방향으로 염색체 말단을 향하여 전개되며, $Xist$(X inactive specific transcript) 유전자의 발현에 의해 이루어진다. 포유류 암컷에서 X 염색체의 불활성화는 발생 초기 단계에서 무작위적으로 일어나므로 X-연관 유전자에 대해 이형접합인 암컷은 모자이크 표현형이 나타나게 된다. 또한 불활성화가 결정된 세포로부터 생성되는 모든 딸세포는 동일한 X 염색체가 불활성화된다. 그러나 예외적으로 암컷의 생식소에서 난자가 생성될 때는 불활성화된 X 염색체도 다시 탈응축되어 재활성화 된다.

정답해설

② 포유류 암컷에서 발생 초기에 X 염색체의 불활성화가 결정된 세포로부터 생성된 모든 딸세포는 동일한 X 염색체가 불활성화된다.

오답해설

① 고양이의 털 색이 모자이크로 나타났으므로, 털 색에 대하여 이형접합임을 알 수 있다.

③ 포유류의 X 염색체 불활성화는 $Xist$ 유전자의 발현에 의해 일어나므로, $Xist$ RNA가 불활성화 과정에 필요하다는 것은 옳은 설명이다.

④ 포유류의 암컷에서 두 개의 X 염색체 중 하나가 무작위적으로 불활성화되므로, 이를 통해 하나의 X 염색체를 가지는 수컷에 대해 X-연관 유전자의 양적 보상이 일어난다.

⑤ XY형 수컷은 X 염색체를 하나만 가지므로, X 염색체 불활성화에 따른 모자이크 표현형이 나타날 수 없다.

086 정답 ①

자료해석
진핵생물이 전사를 개시하려면 보편전사인자와 특수전사인자 및 여러 단백질의 도움이 필요하며 이들 간의 단백질-단백질 상호작용은 매우 중요하다. 특히 진핵생물의 유전자 발현을 촉진하는 DNA 서열인 인핸서는 여러 종류의 단백질이 복합체를 형성하여 전사를 증폭시키는데, 이러한 인핸서는 유전자의 상류나 하류로부터 수천 뉴클레오티드 떨어져 존재하거나 심지어는 인트론 내부에 존재하기도 한다. 따라서 인핸서에 결합된 활성인자가 프로모터에 결합된 보편전사인자와 반응하기 위해서는 DNA 고리구조가 형성되어야 한다.

정답해설
ㄱ. HMG 단백질(A)은 DNA의 구부러짐을 일으켜 인핸서가 수백 염기에서 수천 뉴클레오티드 밖에서도 프로모터에 결합한 RNA 중합효소 Ⅱ에 영향을 미칠 수 있게 해준다.

오답해설
ㄴ. 전사활성자(B)는 DNA-결합 도메인과 전사 활성 도메인을 갖는다. DNA-결합 도메인은 인핸서 영역의 구조적 모티프(염기서열에 상호 연관성에 의해 생긴 특징적인 구조로 '초2차구조'라고도 한다. zinc finger, helix-turn-helix, leucine zipper 등이 존재한다.)를 특이적으로 인식하여 비공유적으로 결합한다.
ㄷ. 매개자(C)는 RNA 중합효소 Ⅱ의 카르복시말단 영역(CTD)에 강하게 결합하여 보편전사인자인 TFⅡH에 의한 인산화를 촉진한다. RNA 중합효소 Ⅱ의 CTD가 인산화되면 전사가 시작된다.

087 정답 ⑤

자료해석
- 노던블롯은 RNA의 특정 염기서열 또는 특정 유전자 등을 검출하고 정량하기 위해 사용하는 실험 방법이다. 겔 전기영동에 따라 분획된 RNA를 니트로셀룰로오스막으로 옮긴 뒤 방사성 동위원소가 부착된 DNA 탐침을 이용하여 분석한다.
- 실험 과정의 (라)에서 β-액틴을 대조군으로 사용한 이유는 β-액틴은 모든 세포를 구성하고 있는 골격의 한 성분으로 항존유전자(house keeping gene)이기 때문이다.
- <실험 결과>를 살펴보면, 일단 내부 대조군(internal control)으로 사용한 액틴 밴드가 모든 조직에서 동일한 것으로 보아 전기영동을 수행하기 위해 loading한 각 조직의 RNA의 양이 동일하다는 것을 알 수 있다. 유전자 X를 혼성화 탐침으로 이용하여 얻은 결과를 살펴보면, 간과 소장, 신장, 심장에서 유전자 X가 발현되지만 뇌에서는 발현되지 않음을 알 수 있다. 그리고 간이나 소장에 비해 신장과 심장에서 밴드의 두께가 더 두꺼운 것으로 보아, 유전자 X가 심장과 심장에서 더 높게 발현되고 있음을 알 수 있다. 또한 심장에서는 다른 조직의 mRNA 크기보다 더 작은 크기의 mRNA가 검출되었는데, 이것은 심장에서는 다른 조직에서와는 다른 형태의 1차 전사체에 대한 접합(선택적 접합)이 일어난 결과라고 추정된다.

정답해설
⑤ 쥐의 여러 조직에서 추출한 mRNA를 같은 양으로 전기영동시켜야 그 발현정도를 비교할 수 있다. 이는 β-액틴의 mRNA 양이 동일한 것을 통해 알 수 있다.

오답해설
① 이 실험은 유전자의 발현을 연구하기 위해 RNA(mRNA)를 이용하는 노던블롯 방법이다.
서던블롯은 DNA를 분석하기 위한 실험 방법이다.
② 노던블롯은 방사선자동사진법을 사용하므로 방사선동위원소가 부착된 상보적인 DNA를 탐침자로 사용한다. 항체가 부착된 탐침자는 면역침전법에서 사용된다.
③ 뇌에는 유전자 X에 대한 mRNA가 존재하지 않는 것이지, 유전자 X가 존재하지 않는다고 단정 지을 수 없다. 유전자는 모든 조직 세포에 존재하나 그 발현에 차이가 있다.
④ 밴드의 위치로 미루어 심장이 신장에서보다 유전자 X가 전사된 mRNA의 크기가 더 크다고 할 수 있다. 유전자 X의 크기는 모든 조직에서 동일하다.

088

정답 ①

자료해석

miRNA를 형성할 수 있는 1차 pre-miRNA는 하나 이상의 머리핀 구조를 형성하고 있으며, 각 머리핀 모양이 다이서에 의해 약 20 bp 정도의 이중가닥 조각으로 절단된다. 이후 이중가닥 조각은 helicase에 의해 변성된 후, 한 가닥이 제거되고 남은 소형 단일가닥 RNA가 miRNA이다. miRNA는 RISC(RNA induced silencing complex)와 결합하여 표적 mRNA의 번역을 억제하거나 표적 mRNA를 빠르게 분해시킨다.

정답해설

ㄱ. RNA 중합효소Ⅱ는 모든 단백질 암호화 유전자와, snoRNA, miRNA, siRNA, 대부분의 snRNA를 암호화하는 유전자를 전사한다. 따라서 pri-miRNA는 RNA 중합효소Ⅱ에 의해 전사된다.

오답해설

ㄴ. (가)에서 miRNA가 상보적 쌍을 이루는 mRNA를 선택한다. 다이서는 머리핀 모양인 pre-miRNA의 고리 부분을 자르며 이중가닥 pre-mRNA를 작은 조각으로 자르는 역할을 한다.

ㄷ. 성숙 miRNA는 표적 mRNA에 결합해 번역을 방해한다.

089

정답 ③

자료해석

- 그림에서 microRNA(miRNA)의 표적은 말단에 poly A를 가지므로 mRNA이다.
- miRNA는 크게 순간적으로 나타나는 stRNA(small temporal RNA)와 RNA 간섭에 관여하는 siRNA(small interfering RNA)로 나뉜다. 이들은 이중가닥 RNA(dsRNA)가 dicer라는 엔도뉴클라아제에 의해 절단되어 형성된다.
- (가) stRNA : 표적 mRNA와 상대적으로 낮은 상보성을 가지며, mRNA를 분해시키거나 번역을 억제한다.
  (나) siRNA : 표적 mRNA나 DNA 서열과 완전한 상보성을 가지며, mRNA를 분해시키거나 번역을 억제한다.

정답해설

ㄷ. miRNA를 이용한 RNA 간섭 현상은 진핵세포에서 바이러스 감염을 저해하고, 전이인자(transposon)의 유입에 저항하며, 유전자 발현을 조절하는데 있어 중요한 역할을 한다.

오답해설

ㄱ. (가) 과정으로 생성된 stRNA는 표적 mRNA의 3′UTR의 상보적인 서열과 결합하여 mRNA를 파괴하거나 번역을 억제한다.

ㄴ. 리보자임은 RNA 자신이 효소활성을 가지는 것을 말한다. (나) 과정으로 생성된 siRNA는 그 자체로 효소활성을 가지지 않고, 단백질들과 결합하여 RNA-유도 침묵 복합체(RISC)를 형성하여 작용하므로 리보자임이 아니다.

090 정답 ②

자료해석

자료를 보면 유전자형이 C/C인 것은 자주색을 만든다. 반면 c/c인 것은 자주색을 만드는 유전자가 전이인자의 삽입으로 고장나 색이 나타나지 않는다. Ac에 의해 Ds가 전이될 수 있는데, 이 경우 전이가 되는 것은 확률적인 문제이므로 낱알의 발생과정에서 전이가 된 부분은 자주색, 전이가 되지 않은 부분은 흰색을 나타내 점박이가 된다. 유전자 사이에 스스로 전이가 될 수 있는 부분이 있는 경우도 확률적으로 자주색이나 흰색을 나타내게 되므로 점박이가 된다.

정답해설

ㄱ. Ds는 Ac가 돌연변이된 전이인자로서 Ac에서 발현되는 산물에 의해 이동할 수 있다.

ㄷ. 자료에서 보면 Ac가 유전자 C에 삽입되어 있는 경우 스스로 전이되어 점박이 낱알이 생겼다.

오답해설

ㄴ. 점박이 낱알에서 점의 크기와 삽입된 전이인자의 길이는 관계가 없다. 점의 크기는 언제 전이인자가 이동하였는지에 관련되어 있다. 발생 초기에 이동하였을수록 그 세포가 분열한 세포들이 많아져 점의 크기가 커질 것이다.

ㄹ. 점박이 낱알을 키워서 자가교배할 경우 F_1에서 자주색과 색깔 없는 옥수수가 1:1로 생기려면 한쪽은 Ds나 Ac가 이동한 정상 유전자만 가진 집단이어야 하고, 다른 한쪽은 Ds나 Ac가 이동하지 않은 고장난 유전자만 가진 집단이어야 한다. 이것은 확률적으로 거의 불가능한 일이다.

개념알기

점박이가 나오는 이유

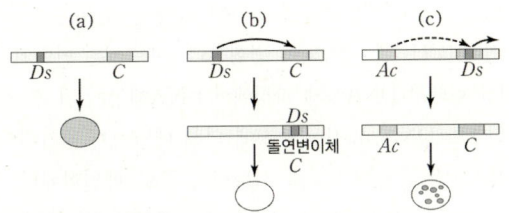

그림에서 (a)는 Ds가 존재하지만 자주색을 만드는 유전자인 C에 영향을 주지 않은 경우이다. (b)의 경우 Ds가 C에 끼어들어간 경우로, 자주색을 만들 수 없어 흰색이 된다. (c)의 경우는 Ac가 생산하는 전이효소에 의해 C에 끼어들어간 Ds가 확률적으로 빠져나오면서 빠져나온 세포는 자주색, 빠져나오지 못한 세포는 흰색이 되어 점박이 옥수수 낱알이 된다.

091 심화이해 정답 ④

자료해석
S1 핵산 분해 효소는 단일 가닥 핵산만을 분해한다. 만약 β-globin 유전자의 크로마틴이 응축되어 있다면, (가) 과정에서 β-globin 유전자는 분해되지 않을 것이다. 이후 방사성으로 표지된 β-globin 유전자 탐침을 첨가하면 분해되지 않은 β-globin 유전자에 혼성화되며 S1 핵산 분해 효소에 의해 표지된 탐침은 분해되지 않는다. 즉, 방사선량이 높게 측정된다.

정답해설
④ Y^+에서 X^+보다 더 많은 방사선량이 관측되었으므로 β-globin 유전자의 크로마틴 응축도는 세포 Y에서 더 높다.

오답해설
① (가)에서 응축되지 않은 염색질은 DNase I이 쉽게 접근할 수 있어 분해된다. 그러므로 응축되지 않은 β-globin 유전자는 분해된다.
② (라)에서 넣어 준 S1 핵산 분해 효소는 단일 가닥 핵산만을 분해한다. 그러므로 혼성화되지 않은 탐침은 분해된다.
③ 위 실험 결과를 통해서 세포 Y는 세포 X보다 β-globin 유전자가 더 응축되어 있음을 알 수 있다. 그러므로 세포 X에서 β-globin 유전자의 발현이 더 활발하므로 세포 X가 적혈구로 분화된다.
⑤ CpG DNA 메틸화 정도가 클수록 염색질은 더욱 응축된다. 세포 Y에서 β-globin 유전자의 응축도가 더 컸으므로 CpG DNA 메틸화 정도도 더 클 것이다.

092 심화이해 정답 ②

자료해석
후생유전의 하나인 DNA 메틸화에 대한 문항이다. 가계도를 보면 암컷이 형질전환체이면(가, 나) 자손은 성별에 관계없이 메틸화된 c-myc 유전자를 가지고, 수컷이 형질전환체이면 (다, 라) 자손은 성별에 관계없이 메틸화되지 않은 c-myc 유전자를 가진다. 이로부터 암컷은 난자를 형성할 때 c-myc 유전자가 메틸화되고, 수컷은 정자를 형성할 때 c-myc 유전자를 탈메틸화시킨다는 것을 알 수 있다.

정답해설
② (가)-Ⅱ의 암컷은 난자를 형성할 때 c-myc 유전자가 메틸화되고, 형질전환 수컷은 메틸화되지 않는다. 그러므로 교배하여 낳은 자손이 수컷의 c-myc 유전자를 받는다면 c-myc 유전자가 발현된다.

오답해설
④ (다)-Ⅱ의 암컷에서는 삽입된 c-myc 유전자가 메틸화되어 있지 않으므로 발현된다.
⑤ (라)-Ⅱ의 암컷에서 난자가 만들어질 때, c-myc 유전자가 메틸화되므로 야생형 수컷과 교배하여 낳은 모든 자손에서는 삽입된 c-myc 유전자가 발현되지 않는다.

개념알기
후생유전과 유전체 각인 현상
유전자활성은 후생적으로 조절(epigenetic regulation)되기도 한다. 후생적 조절은 DNA서열 자체의 변화 때문이 아니라 DNA서열에 어떤 것(염기의 화학적 변화 또는 DNA와 결합한 단백질 인자들)이 더해져 유전자 발현이 달라지는 유전성 변화이다.
대부분의 고등 진핵생물에서 시토신 염기 중 일부는 5번 탄소에 메틸기(CH_3)가 첨가되어 변형된다. 시토신은 변화되지 않은 정상 형태로 DNA복제 과정에서 DNA에 삽입된 후, DNA 메틸화효소(DNA methylase)에 의해 메틸기가 첨가된다. 포유동물에서는 5'-CG-3'의 시토신이 주로 메틸화된다.
많은 포유동물 유전자들은 암호화지역 상류에 CG-rich 지역을 갖고 있으며, 이 지역이 다중메틸화 자리가 된다. 이 지역을 CpG섬(CpG island)이라 부르며, 'p'는 폴리뉴클레오티드 중심뼈대의 인산기를 의미한다. 강한 메틸화는 유전자의 전사율을 낮춘다. 성체의 체세포에 존재하는 불활성 유전자는 광범위하게 메틸화되어 전사수준이 낮아진다.
유전체 각인은 후생적침묵의 특징이다. 각인은 생식선에서 일어나며, 수백 개의 유전자에 영향을 미친다. 또한 강한 메틸화가 수반되며 암컷과 수컷의 생식선에서 다르게 메틸화된다. 한 번 각인되고 메틸화되어 침묵유전자가 되면 배 발생 동안 전사적으로 불활성화된다. 각인들은 생식선 발생초기에 지워졌다가 후에 다시 성 특이적 양상으로 재각인된다.

093 심화이해

정답 ①

자료해석

유전체 각인이란 포유류에서 특정 유전자의 표현형이 모계로부터 유전된 대립유전자와 부계로부터 유전된 대립유전자의 종류에 따라 달라지는 것을 의미한다. 이러한 각인은 배우자가 형성될 때 발생한다. 각인이 생기면 대립유전자들 중의 하나(모계 또는 부계)는 자손에게서 발현되지 않는다.
15번 염색체의 (가)는 결실 부위이다. 염색체의 결실부위에는 여러 종류의 유전자가 존재하고 있다. 각인 현상에 의하여 (가) 부위에 존재하는 유전자들의 메틸화 양상은 모계염색체와 부계염색체에서 서로 다르다.
프라더-윌리 증후군은 염색체 15번 긴팔 부위(15q 11-13, q는 긴팔을 의미함)의 부계 유래 유전자가 결여되어 있다. 프라더-윌리 증후군을 가진 어린이들은 손과 발이 작고, 키가 작으며, 성적 발달이 취약하고, 정신 지체가 나타난다. 이는 부계의 15번 염색체(가) 부위에서 메틸화되지 않은 유전자 부분으로부터만 제공받을 수 있는 정보가 있는데(모계의 상동 유전자 부분은 메틸화되어 있을 것이므로), 이 정보를 제공받지 못하기 때문이다.
앵겔만 증후군은 염색체 15번 긴팔의 모계 유래 유전자가 결여되어 있다. 앵겔만 증후군을 가진 아이들은 웃음이 잦고, 통제되지 않은 근육 운동이 나타나며, 큰 입과 비정상적 발작 증세를 보인다. 이는 모계의 15번 염색체(가) 부위에서 메틸화되지 않은 유전자 부분으로부터만 제공받을 수 있는 정보가 있는데(부계의 상동 유전자 부분은 메틸화되어 있을 것이므로), 이 정보를 제공받지 못하기 때문이다.
즉, 정상적인 발생을 위해서는 염색체 15번의 (가) 부분에 부계와 모계염색체 모두가 필요하다.

정답해설

ㄱ. 환자 A의 질환은 부계염색체의 결실 때문에 나타나고, 환자 B의 질환은 모계염색체의 결실 때문에 나타나는데 이것은 각인 현상에 의하여 (가) 부위에 존재하는 유전자들의 메틸화 양상이 모계염색체와 부계염색체에서 서로 다르기 때문이다. 즉, A는 부계의 15번 염색체(가) 부위에서 메틸화되지 않은 유전자 부분으로부터만 제공받을 수 있는 정보가 있는데(모계의 상동 유전자 부분은 메틸화되어 있을 것이므로), 결실로 인하여 이 정보를 제공받지 못하기 때문에 질병이 나타난다. 같은 방식으로 B의 경우에서는 모계의 (가) 부위의 메틸화되지 않은 유전자 부분으로부터만 제공받을 수 있는 정보를 제공받지 못하기 때문에 질병

이 나타난다. 즉, A와 B의 질환 관련 유전자는 서로 다르다.

오답해설

ㄴ. 염색체의 메틸화로 유전체 각인이 일어날 수 있다. 이는 포유류에서 특정 유전자의 표현형이 모계로부터 유전된 대립유전자와 부계로부터 유전된 대립유전자의 종류에 따라 달라지는 것을 의미한다. 자료를 보면 A는 모계의 (가) 부위 유전자만 발현되고 B는 부계의 (가) 부위 유전자만 발현된다. 이때 A와 B의 표현형은 각자 다르므로 A와 B의 정상 15번 염색체에서 (가) 부위의 메틸화 양상은 다를 것이다.

ㄷ. 문항에서 주어진 자료를 보면 앵겔만 증후군은 모계에서 유래된 상염색체인 15번의 일부가 결손되어 메틸화 되지 않은(발현되는) 특정 유전자를 제공할 수 없기 때문에 발생한다. 그러므로 앵겔만 증후군은 여성과 남성 모두에게서 나타난다.

094  정답 ④

자료해석

A와 B는 X의 전사인자이다.

(가) X 유전자 조절 부위가 있지만 전사인자가 없어 발현되지 않는다.

(나) 액틴 프로모터에 의해 리포터 유전자가 발현되었다.

(다) 액틴 프로모터에 의해 유전자 A가 전사되어 전사인자 A가 리포터 유전자를 발현시켰다.

(라) 전사인자 A와 B가 동시에 발현되는데 리포터 유전자가 발현되지 않는 것으로 보아 전사인자 B가 이를 억제시킨 것이라고 할 수 있다.

(마) (라)와 달리 조절부위 1이 없으며, 리포터 유전자가 발현된다. 그러므로 조절부위 1이 전사인자 B가 결합하여 억제하는 부위라고 추론할 수 있다.

정답해설

④ B가 X 유전자의 발현을 조절하려면 X 유전자 조절 부위 1이 필요하다.

오답해설

① (다)를 보면 A는 X 유전자 발현을 촉진한다.

② (라)를 보면 B는 X 유전자 발현을 억제한다.

③ 사용한 세포에는 액틴 유전자의 발현을 촉진하는 전사인자가 있어서 액틴 프로모터가 있으면 뒤에 있는 유전자의 전사가 일어난다.

⑤ 실험 (가)는 X 유전자 조절 부위 1, 2가 있지만, 실험에 사용한 동물세포에는 이곳에 결합할 전사인자가 없거나 작용하지 못하여 리포트 유전자가 발현되지 못했다.

095 정답 ④

자료해석
리포터 유전자는 암조건에서는 발현이 되지 않았으나 광조건에서는 전사조절 부위의 조합에 따라 발현이 달라졌다. 그러므로 리포터 유전자의 발현에는 빛이 영향을 줄 것이라고 판단할 수 있다.
광조건에서 리포터 유전자의 발현 정도가 큰 경우를 보면 전사조절 부위에 B와 D가 있다는 공통점이 있다. 이로부터 B와 D는 빛에 의한 전사에 반드시 필요하다고 판단할 수 있다. 또한 B와 D가 있지만 A가 있으면 리포터 유전자의 발현이 저하되는 것으로 보아 A는 전사를 방해할 것으로 생각할 수 있다.

정답해설
ㄱ. 첫 번째와 두 번째 결과를 비교해 보면 A는 광조건에서 전사 방해에 관여한다고 추론할 수 있다.
ㄷ. B가 없는 경우 광조건에서 리포터 유전자가 발현되지 않는 것으로 보아 B는 빛에 의한 전사 활성에 반드시 필요함을 알 수 있다. 또 전사 활성 정도는 A에 의해 영향을 받을 것이다.
ㄹ. D는 프로모터 부위를 포함하고 있으므로 전사조절 부위에서 D만을 제거할 경우, 빛에 의한 전사 활성이 일어나지 않을 것이다.

오답해설
ㄴ. B와 전사개시 부위인 D 사이의 거리를 보면 B와 D가 직접 붙어 있는 경우나, B와 D 사이에 C나 유전자 발현에 영향을 주지 않는 DNA 절편이 있는 경우에 관계없이 광조건에서 발현된다. 따라서 B와 D 사이의 거리는 B의 기능에 큰 영향을 미치지 않는다.

096 정답 ④

자료해석
(가)는 T-DNA만 있지만, (나)는 인핸서 3개가 같이 있다. (다)는 *Gus* 유전자가 반대 방향으로 붙어 있다. *Gus* 유전자는 식물에서 주로 사용하는 리포터 유전자로서, 발현되는 곳에 색이 나타나므로 어디에서 얼마만큼 발현되는지 알아보는 데 사용한다.

정답해설
ㄱ. (나)벡터로 형질전환된 경우, 인핸서가 3개 있다. 인핸서는 멀리 떨어진 부분에서도 유전자를 발현시킬 수 있으므로, 삽입된 T-DNA 부근의 식물 유전자가 과다 발현될 수 있다.
ㄴ. (가)~(다)벡터 중에서 식물 유전자가 발현되는 조직을 확인하기 위해서는 리포터 유전자(*Gus* 유전자)가 있는 (다)벡터가 가장 유용하다.

오답해설
ㄷ. (다)벡터로 형질전환된 경우, 한 유전자 내에서 T-DNA가 삽입될 때, *Gus* 유전자가 식물 유전자의 프로모터 인근 하류에 원래 유전자와 동일한 방향으로 삽입되어야 *Gus* 단백질 활성을 관찰할 수 있다.

097 정답 ⑤

자료해석

문제에 유전자 X의 전사조절 기작에 대한 실험이라고 주어져 있다. 그러므로 프로모터와 전사활성인자에 대한 문제로 생각하고 풀어나간다.
주어진 실험은 크게 루시페라아제 단백질 발현량 측정과 EMSA로 나누어져 있다. 루시페라아제 유전자는 여기서 GFP와 같은 리포터유전자로 사용되었다. 그러므로 루시페라아제 발현량은 프로모터에 전사활성인자가 어떻게 작용하였는지를 보여준다.
A 과발현시 루시페라아제 발현량은 높으며 이것으로 A가 목적유전자의 프로모터 활성을 촉진하는 인자라는 것을 알 수 있다. B는 단독으로 목표 유전자의 발현에 영향을 주지 않지만 A와 동시에 발현 시 A의 활성 촉진 작용을 억제하는 것을 알 수 있다.
EMSA 실험에서는 1-lane은 표지된 DNA가 없으므로 당연히 나타나는 밴드가 없고, 2-lane은 ^{32}P-DNA가 이동한 밴드를 보여준다. 3-lane은 ^{32}P-DNA가 2-lane에 비해 많이 이동하지 못하는 것을 볼 수 있는데, 이것은 단백질 A가 ^{32}P-DNA에 결합하여 무거워졌기 때문이다. 4-lane은 단백질 B가 첨가되었지만 ^{32}P-DNA 단독으로 전기영동하였을 때의 위치에 있는 것으로 보아 단백질 B는 DNA에 결합하지 않는다. 5-lane은 단백질 A와 B가 동시에 첨가된 것으로 ^{32}P-DNA 단독으로 전기영동하였을 때의 위치에 있는 것으로 보아 단백질 B가 단백질 A와 DNA의 결합을 억제한다는 것을 알 수 있다.

정답해설

ㄱ. 단백질 A는 루시페라아제를 +++로 발현시켰으므로 유전자 X의 프로모터 활성을 촉진하는 촉진인자이다.
ㄷ. EMSA 결과를 보면 단백질 B는 단백질 A가 유전자 X의 전사활성인자 결합부위에 결합하는 것을 저해한다는 것을 알 수 있다.

오답해설

ㄴ. 단백질 B는 유전자 X의 전사활성인자 결합부위에 결합하지 않고 단백질 A의 DNA 결합만 방해한다.

098 정답 ③

자료해석

- 실험 (Ⅰ): 노던블롯은 RNA를 전기영동한 후, DNA 또는 RNA 탐침자를 이용하여 특정 RNA를 확인하는 실험으로 유전자의 전사 여부 및 전사량을 확인할 수 있다.
- 실험 (Ⅱ): 웨스턴블롯은 단백질을 전기영동한 후, 항원-항체 반응을 이용한 탐침자를 통해 특정 단백질을 확인하는 실험으로 단백질의 발현 여부 및 발현량을 확인할 수 있다.
- 실험 (Ⅲ): 항-유비퀴틴 항체로 면역침전하여 유비퀴틴이 부착된 단백질만 걸러낸 후, 걸러진 단백질을 이용하여 항-P 항체로 웨스턴블롯 실험을 하면 유비퀴틴이 부착된 P 단백질의 존재 여부를 확인할 수 있다.

정답해설

ㄷ. 실험 (Ⅱ)와 실험 (Ⅲ)의 차이는 면역침전 실험으로 인한 차이이다. 실험 (Ⅲ)에서 항-유비퀴틴 항체로 면역침전으로 인해 A+B에서만 밴드가 나타났으므로 약물 B는 P 단백질을 유비퀴틴화한다고 추측할 수 있다. 실험 (Ⅲ)의 A+B의 밴드가 여러 개의 작은 절편으로 분해된 것은 유비퀴틴화로 인해 P의 분해가 일어났기 때문이다.

오답해설

ㄱ. 실험 (Ⅰ)의 결과에서 유전자 p의 mRNA는 A와 A+B 모두 같은 수준을 보이므로 B는 p의 전사를 감소시키지 않는다.
ㄴ. 실험 (Ⅱ)와 (Ⅲ)의 결과를 통해 B는 단백질 P의 유비퀴틴화를 증가시켜 단백질분해효소복합체(proteasome)의 활성을 촉진시킴을 알 수 있다.

099

정답 ④

자료해석

플라스미드 벡터는 암피실린 저항유전자와 *lacZ* 유전자를 가지고 있고, *lacZ* 유전자에는 *Eco*R I에 대한 절단부위가 있다. 여기에 외래 DNA가 삽입되면 형질전환된 대장균은 암피실린에 대해 저항성을 가지고 있고 *lacZ* 유전자가 기능을 잃어 X-*gal*을 분해할 수 없다. 그러므로 콜로니가 흰색을 나타낸다.

정답해설

ㄷ. (가) 과정 직후에 플라스미드 벡터에 탈인산화효소를 처리하면 절단된 5' 말단 부위의 인산기가 제거되어 플라스미드 벡터 양쪽 말단끼리 다시 결합하는 현상이 줄어든다. 이는 클로닝 효율을 높여 준다.

ㄹ. (나) 과정 후에 DNA 절편이 삽입된 플라스미드 벡터를 갖는 대장균 콜로니는 *lacZ* 유전자가 기능을 상실했으므로 X-*gal*을 분해할 수 없어 흰색을 띤다.

오답해설

ㄱ. 정상적인 *lacZ* 유전자가 있는 숙주 대장균을 사용하면 X-*gal*이 플라스미드의 종류와 관계없이 분해되므로 콜로니를 구분할 수 없게 된다.

ㄴ. 복제기점(replication origin)이 없으면 플라스미드가 증식할 수 없으므로 사용할 수 없다.

100

정답 ①

자료해석

제한효소를 사용하여 플라스미드를 절단하고, 절편 연결 반응을 이용하여 플라스미드를 다시 연결하였다. 암피실린이 있는 배지에서 자랄 수 있으려면 암피실린 저항성 유전자인 a단편을 가지고 있어야 하고, 복제 원점이 있는 단편 b나 d를 가지고 있어야 한다.

정답해설

ㄱ, ㄴ. a단편과 복제 원점이 있는 b나 d와 연결반응이 일어난 pAB와 pAD만이 암피실린 고체 배지에서 자랄 수 있다.

오답해설

ㄷ, ㄹ. pBC나 pCD는 암피실린 저항 유전자가 없어서 암피실린 고체 배지에서 살 수 없다.

101

정답 ①

자료해석

주어진 자료의 DNA 서열을 이중가닥으로 바꾸면 아래와 같다.

5′…ATTGCCATAGCCTAGGGA…//…CCATTAGCACTTAACTCA…3′
3′…TAACGGTATCGGATCCCT…//…GGTAATCGTGAATTGAGT…5′

이 DNA서열이 PCR장치에서 열을 받아 분리되면

5′…ATTGCCATAGCCTAGGGA…//…CCATTAGCACTTAACTCA…3′
3′…TAACGGTATCGGATCCCT…//…GGTAATCGTGAATTGAGT…5′

와 같고, 이 각각의 서열에 결합하는 프라이머는 긴 사슬의 3′쪽에 결합해야 5′→3′로의 중합반응을 매개할 수 있다. 그러므로

```
                              3′GGTAATCGTGAATTGAGT…5′
5′…ATTGCCATAGCCTAGGGA…//…CCATTAGCACTTAACTCA…3′
3′…TAACGGTATCGGATCCCT…//…GGTAATCGTGAATTGAGT…5′
5′…ATTGCCATAGCCTAGGGA3′
```

와 같이 프라이머가 결합하면 된다.

정답해설

주어진 DNA 이중가닥에 결합하는 프라이머는 ①번의
5′ATTGCCATAGCCTAGGGA3′,
5′TGAGTTAAGTGCTAATGG3′ 이다.

102

정답 ③

자료해석

PCR의 원리에 대한 단순한 문항이다. PCR은 주형이 되는 이중 가닥 DNA의 표적 부분 양끝의 특정 염기 배열 정보로부터 상류와 하류의 DNA 프라이머를 합성하고, 내열성 DNA 폴리머라아제(Taq polymerase)와 thermocycler를 이용해 유전자의 특정 영역을 증폭한다. 이론적으로는 반응 사이클의 횟수를 n이라고 한다면, 사이클 수에 따라 DNA량은 2^n으로 증폭이 가능하다.

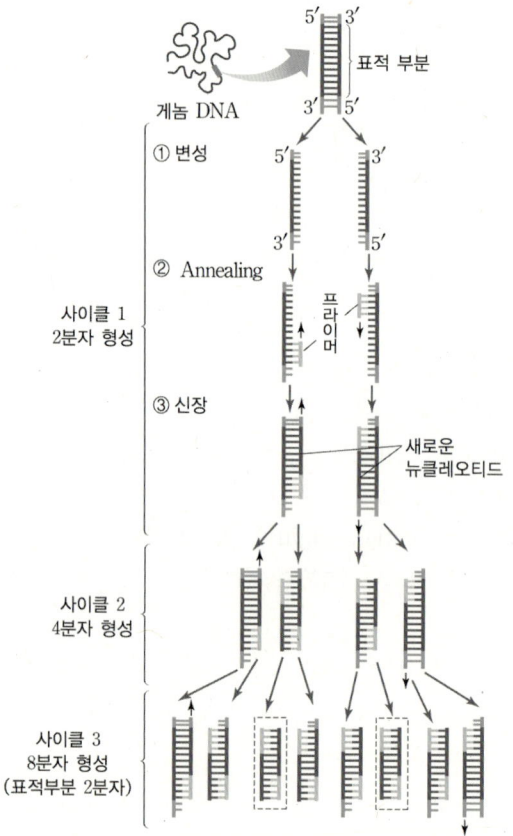

정답해설

③ (가)~(다) 단계 중 T_m의 고려가 가장 필요한 곳은 프라이머를 상보적인 주형에 특이적으로 결합시키는 (나)이다.

오답해설

① ☆표시한 DNA가닥의 왼쪽 아래에 프라이머가 있으므로 DNA가닥의 왼쪽은 3′ 말단이다.
② (가)~(다) 단계 중 반응 온도가 가장 높은 곳은 DNA를 변성시켜 단일가닥으로 만드는 단계인 (가)이다.
④ (라)단계에서 전기영동한 DNA를 확인하기 위한 방법으로

브롬화 에티듐(ethidium bromide)염색을 많이 사용한다.
⑤ 원하는 DNA 단편을 100배 이상으로 증폭하기 위해서는 (가)에서 (다)까지의 과정을 반복하여야 한다. 한번 반복할 때마다 2^n으로 증가하므로 $2^n > 100$인 자연수 n은 7이다. ($2^7 = 128$)

103

정답 ①

자료해석

플라스미드를 제한효소로 처리한 결과를 전기영동하면 그 길이를 알 수 있어 제한효소 지도를 작성할 수 있다. 주어진 자료에서는 각 제한효소로 단일 처리한 결과와 이중 처리한 결과를 같이 보여주고 있다.

각 제한효소로 처리한 결과는 다음과 같다.

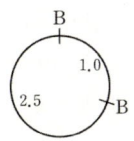 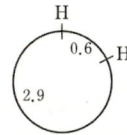 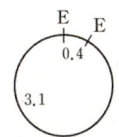

또한 이중 처리 결과를 보면 4개의 절편이 아니라 3개의 절편이 나오므로 한 절단부위는 거의 일치한다고 볼 수 있다. 이를 나타내보면 다음과 같다.

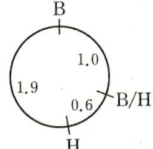 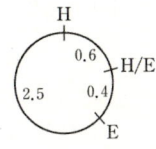

정답해설

BamH I과 EcoR I을 동시에 처리했을 때의 결과가 세 개의 절편이라고 했으므로 제한효소 절단부위가 거의 일치하는 지점이 존재한다. 자료해석 결과와 종합해 보면 아래와 같이 절단되면 절편의 길이가 중첩되는 것이 발생하여 전기영동 결과 3개의 절편(0.4, 0.6, 2.5 kb)만 나타나게 된다. 그러므로 중간 절편은 ①의 0.6 kb이다.

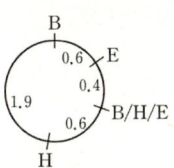

104
정답 ③

자료해석
유전자 X에 염기치환 돌연변이가 일어나면 EcoR I 제한효소 인식부위가 생기게 된다. 따라서 유전자 X 부위를 증폭하여 EcoR I 으로 절단한 뒤 전기영동하면 돌연변이가 일어난 유전자는 0.4 kb, 0.6 kb로 나뉜 두 개의 밴드가 나타난다. 그리고 돌연변이가 일어나지 않은 유전자는 EcoR I 에 의해 잘리지 않으므로 1.0 kb 밴드 하나만 나타나게 된다. 이를 분석하면 어떤 개체가 정상 동형접합인지, 이형접합인지, 돌연변이 동형접합인지 알 수 있다. 또한 표현형 분석을 통해 우성 표현형을 가지는 것이 무엇인지 결정할 수 있다.

전기영동 결과를 분석해보면 P1, P2, P5, P6, P7은 정상동형접합, P3, P4는 이형접합, P8은 돌연변이 동형접합이다. 이 때 P3, P4, P8은 개화시기가 빠른 표현형이 나타나므로 돌연변이가 일어나면 개화시기가 빨라지며 돌연변이가 우성으로 작용한다고 추론할 수 있다.

정답해설
ㄱ. P3는 정상과 돌연변이의 이형접합으로 돌연변이 대립유전자를 가지는 꽃가루가 발견된다.
ㄷ. P3와 P4는 둘 다 이형접합이므로 이 둘을 교배하였을 때 우성으로 작용하는 돌연변이 표현형이 나타날 확률은 75%가 된다.

오답해설
ㄴ. 유전자의 빈도 =
$$\frac{2 \times 동형접합자의\ 수 + 이형접합자의\ 수}{2 \times 전체\ 개체수}$$
이므로 돌연변이 대립유전자의 빈도를 계산해 보면 25%가 된다.

105
정답 ②

자료해석
마이크로어레이는 염기 서열을 알고 있는 DNA 분자를 소형 기판에 고밀도로 배열해 놓은 것이다. 마이크로어레이는 대량의 유전자 발현을 총체적으로 탐색할 수 있다.
자료에서는 두 가지 서로 다른 형광의 탐침을 사용하여 혼성화시켰다. 혼성화 결과 각각의 유전자가 발현된 곳과 두 유전자가 동시에 발현된 곳으로 나누어 색이 발현되고, 이를 판독하여 유전자의 발현 양상을 판단할 수 있다.

정답해설
② (가)에서는 A에서 추출한 RNA보다 B에서 추출한 RNA를 이용하는 것이 유리하다. 왜냐하면 남성 호르몬에 의해 새롭게 발현되는 유전자를 알아보기 위한 것이기 때문이다.

오답해설
① (가)에서는 다양한 종류의 유전자가 포함되도록 제작하는 것이 좋다. 그래야 탐침을 다양한 유전자로 구성할 수 있기 때문이다.
③ (나)에서는 (가)에서 이용된 벡터에 상보적인 공통 프라이머(universal primer)로 분석하는 것이 효율적이다. 이를 통해 서로 다른 cDNA의 염기서열을 결정하기 위해 새롭게 프라이머를 제작할 수고가 없어지기 때문이다.
④ (다)에서 탐침 DNA를 만들 때 사용되는 A와 B의 RNA는 같은 양이어야 한다. 같은 양을 사용해야 비교를 할 수 있기 때문이다.
⑤ (다)에서 각각 Cy3와 Cy5로 표지된 같은 유전자에 대한 두 탐침은 칩의 동일한 지점(spot)에 있는 DNA와 혼성화된다. 그 결과 노란색을 나타낸다.

106 정답 ①

자료해석
STR(짧은반복염기서열)은 일정한 염기서열이 연속적으로 반복되어 나타나는 것으로 사람에 따라 반복횟수가 다르므로 개인의 유전자 지문을 형성할 수 있다.

정답해설
ㄱ. STR분석을 위해서는 PCR을 이용하여 동일한 좌위에서 반복되는 서열이 존재하는 부분만을 정확히 증폭해야 한다. 따라서 동일 프로모터를 사용하여 부계, 모계염색체의 특정 부분만을 증폭시키므로 P2와 P4의 염기서열은 동일하다.

오답해설
ㄴ. 상동염색체이기 때문이다. 부계염색체와 모계염색체는 각각 다른 사람으로부터 물려받은 것이므로 반복 횟수가 다르다. 따라서 전기영동 결과 2개의 밴드가 나타난다.

ㄷ. STR은 단백질을 암호화하지 않는 비암호화 염기서열에서 발견된다.

107 정답 ②

자료해석
GFP 유전자는 살아 있는 세포나 조직에서 유전자발현의 마커로서 작용할 수 있다. X의 cDNA와 GFP의 cDNA를 연결하였으므로 X 유전자가 발현되는지 여부를 GFP의 발현을 통해 알 수 있다. 또한 형질전환선별 유전자를 사용하여 벡터가 제대로 삽입되었는지를 알아 선별할 수 있다.
SalⅠ과 XhoⅠ은 점착성말단이 같다. 그러므로 절단부위가 결합하여 연결될 수 있다. 하지만 점착성말단 이외의 부분은 다르다. 즉 결합하는 순간 회문구조의 대칭성이 깨지면서 XhoⅠ의 절단부위는 사라지게 된다. 그러므로 재조합 이후에는 EcoRⅠ의 절단 부위만이 남는다.

```
    SalⅠ           XhoⅠ
5′ GTCGAC 3′   5′ CTCGAG 3′  ⟶  5′ GTCGAG 3′
3′ CAGCTG 5′   3′ GAGCTC 5′      3′ CAGCTC 5′
     ▲              ▲
```

정답해설
ㄴ. <실험 결과>의 재조합 벡터를 XhoⅠ과 EcoRⅠ으로 처리하면 재조합 이후에는 XhoⅠ의 절단부위는 없어지고 EcoRⅠ의 절단부위만이 남아 한 곳만 잘리므로 9.2 kb의 DNA 절편이 얻어진다.

오답해설
ㄱ. (가)의 cDNA절편에 종결코돈이 있다면 뒤이어 발현되는 마커인 GFP가 발현되기 어렵다.

ㄷ. 형질전환된 벼를 항생제로 선별하는 경우, 벡터 Y의 형질전환 식물 선별 물질로 암피실린은 적당하지 않다. 암피실린은 페니실린 계열의 항생제로 세균을 공격한다. 즉 식물 세포는 대상이 아니다.

108 정답 ②

자료해석
정상유전자를 $Mst\,\mathrm{II}$로 처리하면 하나의 긴 절편이 생긴다. 돌연변이 유전자를 $Mst\,\mathrm{II}$로 처리하면 짧은 절편과 중간보다 약간 긴절편을 만든다. $Bgl\,\mathrm{II}$는 돌연변이 여부에 관계없이 짧은 절편과 긴 절편을 만든다.

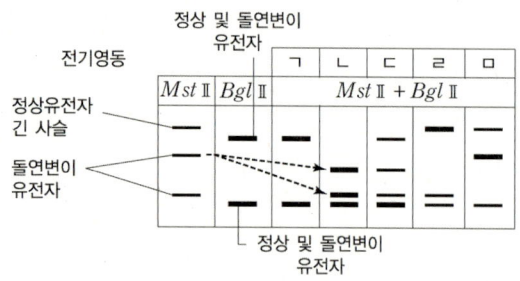

정답해설
유전병 X 환자의 경우 돌연변이 유전자에 대한 동형접합자이다. PCR로 증폭한 절편을 $Mst\,\mathrm{II}$와 $Bgl\,\mathrm{II}$의 두 제한효소로 동시에 처리했다고 했고, (다)의 돌연변이 유전자의 큰 절편에 $Bgl\,\mathrm{II}$ 절단부위가 있으므로 절단되어 'ㄴ'과 같은 형태가 나온다.

109 정답 ①

자료해석
(가)에서는 프라이머를 사용하여 유전자 X의 왼쪽, 오른쪽, 그리고 카나마이신 내성 유전자 이렇게 세 부분을 증폭하였다.
(나)는 (가)에서 증폭한 세 절편을 섞은 후 공통된 서열 부분을 사용하여 하나로 연결하였다.
(다)에서는 증폭 산물을 세균에 도입하였는데 유전자 X의 왼쪽 부분과 오른쪽 부분의 서열이 같으므로 상동재조합이 일어날 수 있다. 이에 따라 유전자 X가 카나마이신 내성 유전자로 치환된다.

정답해설
① (가)의 L-R은 Kan-F에 대한 상보적 염기서열을 포함하여 PCR로 증폭된 절편이 연결될 수 있다.

오답해설
② (나)의 산물은 플라스미드가 아니므로 세균 내에서 단독으로 자가복제하지 않는다.
③ (다)에서 두 DNA 사이의 염기서열이 비슷할수록 상동재조합이 잘 일어난다.
④ (다)에서 카나마이신 내성 균주를 이용하면 재조합 유무와 관계없이 모두 생존하므로 상동재조합의 유무를 알 수가 없다.
⑤ L-F와 L-R을 사용하여 (라)의 세균 DNA를 증폭하면 유전자 X의 왼쪽절편만 증폭되므로 유전자 X의 결실여부를 확인할 수 없다.

110 정답 ①

자료해석

서던 블롯 분석은 특정 DNA와 상보적인 염기서열을 지닌 제한 조각을 찾는 것이다. 전기영동으로 분리한 DNA를 단일 가닥으로 변성시킨 다음, 니트로셀룰로오스 또는 적절한 막 위에 그 상대적 위치가 유지되도록 옮긴다. 막 위에 강하게 결합시킨 후, 방사성 동위원소 또는 빛을 발산하는 물질로 표지한 RNA 또는 DNA 탐침과 반응시킨다. 탐침과의 혼합은 상보성 가닥끼리 이중가닥 DNA를 혼성화할 수 있는 조건하에서 수행한다. 엑스레이 필름을 감광시키고 현상하면 검은 부분이 나타나는데, 이 부분이 막에 붙어 있는 상보성 가닥과 혼성화한 곳이다.

정답해설

ㄱ. 그림 2의 서던 블롯 분석 결과 A 밴드가 B 밴드보다 2배 정도 두껍다. 그러므로 적어도 두 사본이 존재한다.

오답해설

ㄴ. 균주 C는 류신 합성 유전자가 발현되어 류신을 스스로 합성할 수 있다. 그러므로 류신 영양요구주가 아니다.

ㄷ. 균주 D에서는 X의 전사체가 검출되지 않았지만 증식할 수 있었다.

111 정답 ③

자료해석

본 문항은 cDNA 마이크로어레이를 통해서 폐암 조직과 정상 조직 간의 유전자 발현량의 차이를 알아보기 위한 실험에 대한 단순 이론형문제이다. 각각의 조직에 대해 동일한 칩으로 마이크로어레이를 시행하면 두 조직 간의 유전자 발현량 차이를 알아볼 수 있다.

본 문항처럼 정상 조직에서 발현되는 유전자는 녹색 형광 물질(Cy3)으로 표지하고 폐암 조직에서 발현되는 유전자는 적색 형광 물질(Cy5)로 표지한 다음, 인간 유전자 cDNA 라이브러리를 집적하여 얻은 cDNA 칩(chip)에 혼성화시킨다. 혼성화 결과를 형광현미경으로 관찰하면, 두 조직에서 동일하게 발현되는 유전자의 경우 적색과 녹색이 모두 표지되므로 노란색으로 나타나게 된다. 반면, 녹색으로 표지되는 유전자는 정상 조직에서만, 적색으로 표지되는 유전자는 폐암 조직에서만 발현되는 유전자이다.

이를 통해서 폐암 특이적으로 발현되는 유전자를 찾아낼 수 있다.

정답해설

ㄱ. (나)의 BSA는 소 혈청 알부민 단백질로써 cDNA 칩(유리 슬라이드글라스)의 여러 곳에 비특이적(비선택적)으로 결합한다. 이러한 결합으로 말미암아 (다)~(바) 과정에서 준비한 혼성화 탐침(형광물질로 표지된 cDNA)을 이용하여 혼성화시킬 때 유리 슬라이드글라스 상에서 자신과 상보적인 서열이 아닌 곳에 비특이적으로 결합하는 것이 방지된다. 이러한 과정을 Blocking이라고 하며, 웨스턴 블롯 실험에서는 BSA, 서던 블롯이나 노던 블롯 실험에서는 연어 정자 DNA를 사용하기도 한다.

ㄴ. RNA는 DNA와 달리 2번 탄소에 -OH 그룹이 있다. 염기성 환경에서 -OH는 탈양성자화되어 $-O^-$가 되어 친핵체로 작용하며, 자가분해된다. 그러므로 (바)에서 넣어준 NaOH때문에 주형 RNA가 분해된다.

오답해설

ㄷ. (마)에서 정상인의 cDNA는 녹색으로 폐암 환자의 cDNA는 적색으로 표지하였다. (아)에서 나타나는 녹색 형광 점은 정상인에서는 발현되나 폐암 환자에서 발현되지 않는 점이므로 과발현된 유전자가 아니라 폐암조직에서 발현되지 않는 유전자이다.

112 정답 ④

자료해석

정상 식물체에서는 유전자 X가 미성숙 단계에서 성숙 단계가 되면서 발현된다. 형질전환 식물체에서는 센스 RNA가 안티센스 RNA와 결합하여 분해되므로 발현량이 감소한다.
주어진 자료에서는 성숙 단계 과일에서 센스 RNA는 정상 과일과 같이 +++이었겠지만, 안티센스 RNA와 1:1로 결합한 후에도 안티센스가 +이므로 모두 안티센스와 결합하여 발현되지 않을 것이다. 한편 안티센스 RNA는 미성숙 단계 과일에서 ++++의 수준으로 발현될 것이다.

정답해설

ㄴ. (B)에서 센스 RNA는 안티센스 RNA와 모두 결합해 버려 분해된다.
ㄹ. 형질전환 식물체는 유전자 X의 센스 RNA가 안티센스 RNA와 결합하여 기능을 할 수 없으므로 기능 손실(loss-of-function) 돌연변이체와 유사한 표현형을 보일 것이다.

오답해설

ㄱ. (A)는 형질전환 식물체의 성숙 단계 과일에서 발견되는 안티센스 RNA 양보다 많다. 왜냐하면 성숙 단계 과일에서 발현되는 센스 RNA와 모두 결합하고도 안티센스 RNA가 +만큼 남았기 때문이다.
ㄷ. 유전자 X는 성숙 단계 과일에서 전사되며, 미성숙 단계에서는 발견되지 않는다.

113 정답 ③

자료해석

이 문제는 RNA 간섭현상(RNA interference; RNAi)에 대해 이해하고 있는지 확인하기 위한 분석·종합·평가형문제이다. RNA 간섭현상은 RNA에 의해 일어나는 유전자발현의 억제 현상이다. RNAi를 일으키는 RNA에는 miRNA와 siRNA의 두 종류가 존재한다. miRNA는 핵 내의 유전체에서 전사된 RNA가 잘려져서 형성된 단일가닥 RNA로, 단백질과 복합체(RNA 유도 침묵복합체, RISC)를 형성하여 자신과 상보적인 서열을 가지고 있는 mRNA에 결합하여 해독을 억제한다. siRNA는 주로 외부에서 침투한 바이러스가 생활사를 진행하는 중에 형성된 dsRNA에서 유래된 단일가닥 RNA로, 단백질과 복합체(RNA 유도 침묵복합체, RISC)를 형성하여 자신과 상보적인 서열을 가지고 있는 mRNA에 결합하여 해당 mRNA가 분해되도록 한다.
문제에서 주어진 실험을 살펴보면, (가) 과정에서 제작한 재조합 DNA의 SP6 프로모터로 얻은 전사체 a는 센스가닥(sense strand)이고 T7 프로모터로 얻은 전사체 b 안티센스가닥(antisense strand)임을 알 수 있다. 따라서 센스가닥(mRNA)인 a를 단독으로 초기 수정란에 미세주입하면, 초기 수정란에서 유전자 X에서 발현된 mRNA에 더해서 주입된 센스가닥 RNA(mRNA)가 보태어지므로 초기 수정란의 세포질에 다량의 유전자 X mRNA가 존재하게 된다. 따라서 <실험 과정>(마)에서 in situ hybridization 결과 진하게 검은색으로 염색될 것이다(<실험 결과>ⓒ). 안티센스가닥인 b를 단독으로 초기 수정란에 미세주입하면, 초기 수정란에 존재하는 유전자 X에 결합하여 유전자 X의 발현을 방해할 것이므로 세포질에 약간의 유전자 X의 mRNA만 존재하게 된다. 따라서 <실험 과정>(마)에서 in situ hybridization 결과 연한 검은색으로 염색될 것이다(실험 결과 ⓒ). 센스가닥(mRNA)인 a와 안티센스가닥인 b를 섞어서 초기 수정란에 미세주입하면, a와 b가 서로 결합하여 이중나선 RNA(dsRNA) 형성되어 초기 수정란 내에서 RNA 유도 침묵복합체(RISC)가 형성된다. 이 복합체는 유전자 X에서 발현된 mRNA에 결합하여 모두 분해시킬 것이므로 초기 수정란의 세포질에는 유전자 X mRNA가 존재하지 못하게 된다. 따라서 <실험 과정>(마)에서 in situ hybridization 결과 진하게 검은색으로 염색되지 못할 것이다(<실험 결과>ⓐ).

정답해설

ㄱ. 자료해석에서 살펴본 바와 같이, 문제에서 주어진 실험을 통해 ㉠은 a+b를 주입한 결과임을 알 수 있다.

ㄴ. 자료해석에서 살펴본 바와 같이, 문제에서 주어진 실험을 통해 ㉡은 전사체 b를 주입한 결과임을 알 수 있다.

오답해설

ㄷ. 수정란에 전사체를 주입하지 않고 (마)를 수행하면, 초기 수정란에서 발현된 유전자 X의 mRNA에 의해 ㉡과 유사한 결과가 나오게 될 것이다.

114 [심화이해] 정답 ①

자료해석

표적 유전자(유전자 X)에 다른 유전자를 삽입하는 등의 방법으로 기능을 상실시킨 세포를 생쥐의 초기 배아에 주입하여 착상시킨다. 키메라 자손은 정상세포와 기능이 상실된 유전자를 가지는 세포가 혼합된 개체이다. 이후 키메라 자손을 동계 교배시켜 기능이 제거된 유전자에 동형인 자손을 생산한다. 이를 녹아웃(유전자기능결손) 생쥐라고 하며, 이들 생쥐의 표현형은 종종 상실된 유전자의 기능을 알 수 있게 해주므로 유전자의 기능을 결정하는 데 특히 유용하다.

정답해설

ㄱ. 키메라 생쥐는 정상세포와 유전자 X가 녹아웃된 세포가 혼합된 개체이다. 따라서 키메라 생쥐 중 일부 개체에는 유전자 X가 녹아웃된 생식세포가 존재할 것이다.

오답해설

ㄴ. 정상생쥐의 생식세포 유전자 X의 유전자형은 (+)이고, 키메라 생쥐의 생식세포의 경우는 (+) 또는 (−)이므로 F_1에서 (−/−)는 생성될 수 없다.

ㄷ. 이형접합 돌연변이체(+/−)끼리의 교배에 의해 생긴 F_2에서 녹아웃된 동형접합체(−/−)가 나올 확률은 25%이다.

001 정답 ④

▌자료해석

(가) 성긴결합조직
(나) 골격근
(다) 혈관–뇌 장벽을 포함한 신경조직

▌정답해설

ㄱ. 혈액은 결합 조직의 기본 조직에 속한다. 결합 조직은 세포 외 기질에 흩어져 있는 적은 숫자의 세포들로 구성되어 있으며 많은 조직들과 기관들을 제자리에 고정시킨다. 결합조직에는 성긴결합조직, 섬유성 결합조직, 뼈, 지방조직, 혈액, 연골이 있다.

ㄴ. 그림 (나)는 근육조직으로, 가로무늬가 있고 가지 친 구조가 나타나지 않는 것으로 보아 골격근임을 알 수 있다. 골격근은 근섬유의 다발로 구성되어 있으며 발달 동안 많은 세포의 융합에 의해 형성되기 때문에 각각의 세포에 여러 개의 핵을 가지고 있다.

▌오답해설

ㄷ. 세포 B는 신경 세포(뉴런)로, 대부분의 신경 세포는 줄기세포에서 분화된 후 더 이상 분열하지 않는다.

002 정답 ⑤

▌자료해석

결합조직 네 종류(지방조직, 콜라겐, 연골, 뼈)를 보여주고 있다. 결합조직 세포는 자신이 분비하는 세포 외 기질 속에 분산되어 있다. 콜라겐은 세포 외 기질 속에 가장 많이 들어 있는 단백질이다. 지방조직은 에너지 공급원이자 내장기관을 보호하는 역할을 한다. 연골은 압력에 대한 저항성이 강하며 외이나 코 같은 유연한 구조를 구조적으로 지지해준다. 뼈 속의 세포 외 기질에는 많은 양의 콜라겐 섬유가 들어 있고, 인산칼슘의 침적으로 단단하게 굳어진다. 그 외 결합조직으로 혈액이 있다.

▌정답해설

ㄱ. (가)는 지방조직으로 지질 방울들을 만들고 보관하는 지방 세포로 되어 있다. 지방조직은 저장 에너지의 주된 공급원이 된다.

ㄴ. (나)의 콜라겐 섬유는 장력에 대한 강도가 매우 높아 피부, 힘줄, 인대 등에서 조밀한 결합조직을 이루어 늘어나는 것을 방지해 준다.

ㄷ. (다)의 연골에는 콜라겐 섬유의 그물망이 단백질과 탄수화물 복합체로 이루어진 유연한 기질속에 묻혀 있으며 이 기질 속에 콘드로이틴황산염도 한 구성성분으로 존재한다.

▌오답해설

ㄹ. 조골세포는 뼈기질을 연골 기저 위에 축적한다. 조골세포가 그 일을 다 했을 때 이들은 활성이 덜한 뼈세포로 전환되어 기질 속에 묻혀 있게 된다. 뼈기질을 파괴하는 세포는 파골세포이다.

003   정답 ②

자료해석

이 문제는 서로 다른 근육조직의 구조 및 특징에 대하여 이해하고 있는지 확인하기 위한 이해형문제이다. 근육조직에는 골격근, 심장근, 평활근이 있으며, 일반적 특성에 따라 두 가지 방법으로 분류될 수 있다. 첫째는 광학현미경으로 관찰했을 때 가로무늬가 보이는지에 따라 나누는 방법인데, 가로무늬가 보이는 근육을 가로 무늬근이라고 하고 보이지 않는 근육을 민무늬근이라고 한다. 골격근과 심장근은 가로무늬근이며, 평활근은 민무늬근이다. 두 번째는 체성신경계의 조절을 받아 수의적으로 근 수축을 조절할 수 있는지에 따라 근육 조직을 분류하는 것이다. 수의적으로 근 수축을 조절할 수 있는 수의근에는 골격근이 해당하며, 수의적으로 근수축을 조절할 수 없는 불수의근에는 심장근과 평활근이 해당한다.

문제에서 주어진 그림을 살펴보면, (가)는 가로무늬가 관찰되며 각각의 근세포(근섬유, muscle fiber)에 여러 개의 핵이 존재하므로 골격근임을 알 수 있다. (나)는 가로무늬가 존재하나 세포의 크기가 (가)보다 작으며, 근 세포 사이사이에 ㉠구조가 나타나는 것으로 보아 심장근이다. ㉠은 세포사이원반(개재판, intercalated disc)이라는 구조로, 심장근의 세포들은 이를 통해 연결되어 있다. 사이원반에는 간극연접(gap junction)이 발달해 있어 활동전위는 심장 전체로 확산될 수 있다. (다)는 가로무늬가 관찰되지 않고 작은 방추형 세포가 판 모양으로 정렬되어 있으므로 평활근이다.

정답해설

② 자료해석에서 살펴본 바와 같이, (가)는 골격근이다. 골격근은 수의적으로 조절할 수 있는 근육으로, 혈관에서는 관찰되지 않는다. 혈관에서 관찰되는 것은 평활근이다.

오답해설

① 골격근은 배아 발생 기간 동안 많은 수의 작은 근육모세포(myoblast)들이 서로 융합되어 거대한 골격근섬유가 된다. 그러므로 하나의 근육세포에 여러 개의 핵이 세포막 바로 밑에 산재되어 있는 것이 근섬유의 두드러진 특징이다.
③ (나)는 심장근이다. 심장근은 심장에서만 발견된다.
④ 심장근세포들은 세포들을 서로 결합시켜 주는 사이원반을 통해 서로 연결되어 있는데, 사이원반에는 간극연접이 존재하여 이웃하는 두 세포의 세포질을 서로 연결해준다. 심장근에서 간극연접은 활동전위가 심장 전체로 더 잘 확산될 수 있도록 한다.
⑤ (다)는 평활근이다. 대부분의 평활근 세포는 소화관과 같이 속이 빈 장기의 벽면 및 혈관과 같은 관(tube)의 벽면에서 볼 수 있다.

004   정답 ③

자료해석
벽세포는 HCl을 분비하여 펩신을 활성화시킨다. 먼저 H^+/K^+-ATPase에 의해 H^+를 위내강으로 분비하여 위를 산성으로 만든다. 이때 H^+는 물의 분해로 공급되며, 함께 분비된 OH^-는 탄산무수화효소에 의해 흡수된 CO_2와 빠르게 반응하여 HCO_3^-를 형성한다. HCO_3^-는 Cl^-와 교환되어 혈관으로 이동하며, 벽세포 내로 들어온 Cl^-는 다시 위내강으로 분비된다.

정답해설
ㄴ. 벽세포 세포막의 양이온 펌프는 H^+/K^+-ATPase 역할을 한다. ATP를 사용하여 양성자를 위내강으로 펌프하며, 칼륨이온은 교차수송된다. 신경과 호르몬의 자극에 의해 염산이 분비될 때 위 속의 수소이온 농도는 $0.15\,M$ 정도가 되며, 위액의 pH는 1 이하까지 내려간다. 벽세포는 농도에 역행하여 양성자를 분비한 결과 양성자 농도가 $4\times10^{-8}\,M$ 밖에 되지 않아 염기성을 띨 수도 있다. 이 펌프는 전형적인 능동수송의 예이다.

ㄷ. H^+/K^+ 펌프가 H^+을 위내강으로 내보내면 벽세포 내의 양이온 농도가 낮아지고 음이온 농도가 높아지므로 전기적 평형을 유지하기 위해 HCO_3^-와 Cl^-의 교차수송으로 유입된 Cl^-을 위내강으로 방출한다.

오답해설
ㄱ. 염산은 벽세포의 세포질에서 농축되어 분비되는 것이 아니라, H_2O로부터 얻어진 H^+와 세포외기질로부터 유입된 Cl^-가 각각의 수송단백질을 통해 위내강으로 분비된다.

ㄹ. 염산이 위내강으로 분비될 때 벽세포에서는 HCO_3^-와 Cl^-의 교차수송으로 HCO_3^-를 조직액으로 방출하므로 이것을 흡수한 모세혈관 혈액의 pH는 다소 상승한다. (HCO_3^-는 환경에 따라 산과 염기로 다 작용할 수 있다. 혈액 중의 HCO_3^-는 H^+와 결합하여 물과 이산화탄소를 만들므로 염기성으로 작용한다.) 하지만 혈관에 있는 CO_2/HCO_3^- 완충조절시스템과 자율신경의 작용으로 호흡률을 변화시켜 혈관의 pH 상승을 최소화한다.

005   정답 ⑤

정답해설
ㄱ. 담즙(쓸개즙)은 간에서 생성되어 쓸개에 저장되어 있다가 염기성 소화액이 분비될 때, 지방의 소화를 돕기 위해 분비된다. 십이지장으로 유입된 후 지방분자의 유화작용을 담당하며, 대부분 소장 및 대장에서 재흡수되어 간으로 이동한다.

ㄴ. 췌장에서 분비되는 중탄산나트륨($NaHCO_3$)은 위에서 유입된 위산을 중화시켜 pH8 정도의 약염기성 환경을 만들어 소장 내 효소들이 작용할 수 있게 한다.
$$NaHCO_3 + HCl \rightarrow CO_2 + NaCl + H_2O$$
이 과정을 통해 생성된 NaCl은 대장에서 흡수된다.

ㄷ. 대장에서는 어떠한 소화효소도 분비되지 않는다. 소화는 소장에서 거의 완전히 이루어지며, 소화산물의 흡수도 소장에서 거의 끝난다. 따라서 대장의 주된 기능은 수분과 NaCl 및 장내 세균에 의해 생성된 비타민 K, 바이오틴, 엽산 등을 흡수하는 일이다.

006

정답 ③

자료해석

소장에서 포도당을 혈액으로 흡수하는 과정이다. 세 종류의 수송 단백질이 보인다. (가) 포도당-Na^+ 동향수송체(symporter), (나) 포도당 단일수송체(uniporter), (다) Na^+/K^+ ATPase 펌프이다.

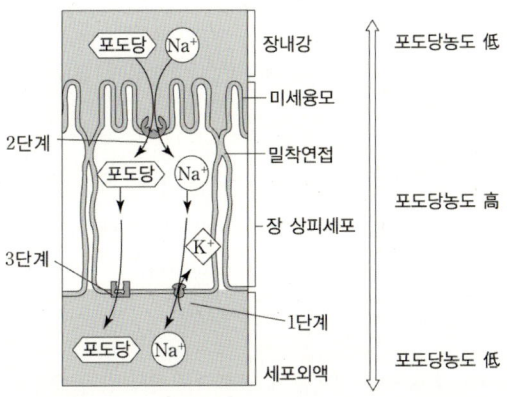

정답해설

포도당 농도에 역행하여 장내강에서 세포로 포도당을 수송해야 하며, 농도구배에 따라 세포에서 세포외액으로 포도당을 수송해야 한다. 이러한 일들을 수행하기 위해 1단계로 장 상피세포에서 (다) Na^+/K^+ ATPase 펌프를 통해 Na^+ 농도 기울기가 확립된다. Na^+ 농도 차에 의해 2단계로 (가)의 포도당-Na^+ 동향수송체에 의해 포도당을 흡수할 수 있다. 변형된 에너지를 이용하여 포도당을 운반하였으므로 2차 능동수송임을 알 수 있다. 마지막 3단계로 흡수된 포도당은 GLUT2로 촉매되는 촉진확산에 의해 혈액으로 운반된다.

ㄴ. 밀착연접은 두 세포를 고정하고 막의 유동성을 제한하며 단백질 이동을 제한한다. (가) 쪽과 (나)쪽에서 포도당 운반단백질(transporter)이 섞이는 것을 방지한다.

ㄹ. Na^+/K^+ 농도차가 일정해야만 단계를 거쳐 당을 장에서 장 상피세포로 운반할 수 있다.

오답해설

ㄱ. (가)는 포도당-Na^+ 동향수송체로, 2차 능동수송에 의해 포도당을 운반한다.

ㄷ. (나)의 포도당 운반단백질에서는 농도구배에 의해 운반되는 촉진확산이 일어나며, 이는 수동수송으로 ATP는 필요 없다.

개념알기

능동수송

ATPase 펌프, 공동수송체, 외포작용, 내포작용은 세포내 에너지를 사용하여(에너지의 투입) 물질을 수송하므로 능동수송이라고 한다.

반면, 확산, 삼투압(물의 확산), 단일수송체(uniporter) 등은 분자들의 운동에너지에 따라 이동하므로 수동수송이라 하며, 추가 에너지의 투입 없이 농도구배에 따라 물질이 운반된다.

007 정답 ③

자료해석

소장 상피세포에서 포도당은 기저막에 존재하는 Na^+-K^+ 펌프(㉠)에 의해 형성된 Na^+ 농도기울기를 이용하여 정단막에 존재하는 Na^+-의존적 포도당 펌프를 통해 내강(Ⅰ)으로부터 세포질(Ⅱ)로 공동수송된다(2차 능동수송). 그 후, 세포질로 흡수된 포도당은 기저막에 존재하는 포도당 운반체에 의해 모세혈관 쪽(Ⅲ)으로 촉진확산된다. 반면에 과당은 포도당과 달리 Na^+ 농도기울기 및 에너지에 의존하지 않고, 정단막과 기저막에 존재하는 운반체를 통해 촉진확산된다.

정답해설

ㄱ. 과당은 정단막의 운반체를 통해 ATP 소모 없이 내강(Ⅰ)으로부터 세포질(Ⅱ)로 촉진확산된다.

ㄴ. 세포질(Ⅱ)로 흡수된 포도당은 기저막의 운반체를 통해 모세혈관 쪽(Ⅲ)으로 촉진확산된다.
따라서 포도당의 농도는 모세혈관 쪽(Ⅲ)보다 세포질(Ⅱ)에서 더 높다.

오답해설

ㄷ. 소장 상피세포의 기저막에 존재하는 Na^+-K^+ 펌프(㉠)의 활성이 억제되면, 장 내강(Ⅰ)과 세포질(Ⅱ) 사이의 Na^+ 농도기울기가 감소하므로 정단막의 Na^+-의존적 포도당 펌프를 통한 포도당 수송 역시 감소한다.

008 정답 ②

자료해석

(가) 혈당량 증가로 인슐린이 분비되어 혈당량을 낮춘다.
(나) 혈당량이 떨어지므로 글루카곤이 분비되어 글리코겐을 포도당으로 전환한다.
(다) 글리코겐 분해로 혈당량이 증가하고 있다.
(라) 글루카곤에 의해 혈당량이 증가하고 있어 길항작용으로 인슐린이 분비된다.
(마) 호르몬들의 길항작용으로 혈당량은 일정하게 유지된다.

정답해설

② (나)에서는 혈당량이 정상 수준보다 낮으므로 혈당량을 높이기 위해 글루카곤의 분비가 촉진된다. 글루카곤은 간에 작용하여 글리코겐을 포도당으로 분해한다.

오답해설

① (가)에서는 혈당량이 정상보다 높으므로 인슐린이 분비되어 혈당량을 정상 수준으로 낮춘다. 에피네프린은 혈당량을 증가시키는 역할을 한다.
③ 코티솔은 장기간 공복으로 포도당이 부족할 때 단백질, 지질로부터 포도당을 합성(포도당신생합성)해 혈당량을 증가시킨다. 따라서 혈당량이 감소하여 배고픔을 느끼는 시점부터 혈당량이 증가할 때까지 코티솔의 분비는 촉진된다.
④ 인슐린은 혈당량을 낮추는 호르몬이므로 (라)에서 혈당량이 높아지는 이유와 관계없다.
⑤ (마)에서도 혈당량의 변화가 나타나는 것으로 보아 혈당조절호르몬이 분비되고 있다는 것을 알 수 있다.

009　　　　정답 ①

자료해석

단식을 하게 되면 혈당이 정상 수준보다 낮아지는데 그렇게 되면 이자에서 글루카곤이 분비된다. 글루카곤은 지방 동원을 자극하여 포도당 대신에 지방산을 연료분자로 쓰일 수 있게 하며, 간에서는 동원된 지방산을 케톤체로 전환시켜 혈액으로 제공함으로써 조직세포들이 연료분자를 더 쉽게 사용할 수 있게 해준다. 또한 글루카곤은 간세포가 젖산이나 글리세롤, 아미노산을 기질로 이용하여 포도당신생합성이 일어나게 촉진하여 포도당을 혈액으로 제공할 수 있게 하는데, 그를 통해 포도당을 연료분자로 사용해야만 하는 적혈구나 뇌세포가 포도당을 이용할 수 있게 해준다.

단식에 따른 혈중 에너지원의 농도 변화이다.

- 포도당 : 단식이 시작되면 혈중 농도가 감소하나 7일 이후에는 감소된 일정한 값을 유지한다.
- 케톤체 : 단식이 시작되기 전에는 아주 낮은 농도가 혈액에 포함되어 있지만, 단식 후 케톤체의 혈중농도가 증가함을 볼 수 있다. 단식 후 신체 에너지원으로 사용된다.
- 지방산 : 서서히 증가하다 일정 수준을 유지한다.

정답해설

① 지방분해(lipolysis) 반응을 통해 지질이 글리세롤과 지방산으로 분해되어 지방산의 농도가 증가하는 것이다. 생성된 지방산은 베타산화(beta-oxidation)를 통해 2개의 탄소 단위로 분해, 에너지원으로 사용된다.

오답해설

② 제시된 그림에서 포도당의 감소가 가장 먼저 나타나므로, 신체가 먼저 이용하는 주된 에너지원은 탄수화물이라 할 수 있다.
③ 혈중 포도당 농도가 감소하면 호르몬에 의해 지방 분해가 촉진되어 순환할 수 있는 지방산과 케톤체가 형성된다.
④ 간과 근육에 저장되어 있던 글리코겐이 모두 포도당으로 분해되어 더 이상 혈당량을 증가시키지 못할 경우 아미노산이나 젖산으로부터 포도당 신생합성과정을 통해 혈당량을 유지한다.
⑤ 혈장의 케톤체 수준이 증가하면 근육과 지방세포 등은 이를 연료분자로 이용한다. 단식 후 3일 정도되어 케톤체 농도가 높아지면 뇌세포도 케톤체를 주된 연료분자로 이용하게 되고 포도당의 소비는 줄인다.

010　　　　정답 ①

자료해석

신호전달분자와 수용체와의 관계에 관한 실험이다.

- A : 신호전달 분자(Ob)와 식욕 조절 중추 세포막 수용체 단백질(Db)이 모두 정상이다.
- B : 신호전달 분자(ob)에 이상이 있으며, 식욕 조절 중추 세포막 수용체 단백질(Db)은 정상이다. → 비만
- C : 신호전달 분자(Ob)는 정상이나 식욕 조절 중추 세포막 수용체 단백질(Db)에 이상이 있다. → 비만
- 실험 (가) : 생쥐 A와 B의 혈관을 연결하였다. 생쥐 A의 Ob가 비만인 생쥐 B로 이동하여 정상 생쥐를 만들 것이다.
- 실험 (나): 비만인 두 생쥐 B와 C의 혈관을 연결하였다. 생쥐 C의 Ob가 비만인 생쥐 B로 이동하여 정상의 생쥐를 만들 것이나, 비만인 생쥐 B가 가진 정상의 세포막 수용체는 이동할 수 없으므로 C는 여전히 비만일 것이다.

정답해설

① A는 정상이고, B는 식욕조절 유전자 Ob가 없어서 혈액 속에서 순환하는 단백질 Ob를 만들어내지 못한다. 그런데 A와 B의 혈관을 서로 연결하면 A의 단백질 Ob가 B로 이동하므로 B도 정상의 쥐가 된다.

한편, B는 혈액 속에서 순환하는 단백질은 없으나 수용체는 있고, C는 혈액 속을 순환하는 단백질은 있지만, 수용체가 없는 상태이다. 이럴 경우 B는 정상적인 조절이 가능하지만 C는 식욕조절에 실패하여 비만한 쥐가 된다.

011

정답 ③

자료해석

비타민의 종류

- 비타민 B_6(pyridoxine) : 간, 곡물, 유제품 등에 많이 존재하며, 아미노산 대사의 조효소로 이용된다. 비타민 B_6의 결핍은 빈혈, 성장부진, 경련 등을 야기한다.
- 비타민 B_{12}(cyanocobalamin) : 모든 비타민 가운데 유일하게 코발트(Co)를 포함하는 것으로, 핵산과 단백질, 적혈구 생성에 관여하는 효소들의 조효소로 이용된다. 비타민 B_{12} 결핍은 악성빈혈의 원인이 된다.
- 비타민 C (아스코르브산) : 비타민 C는 환원제 역할을 하고 콜라겐 합성, 항산화제로의 작용, 소장에서 철분의 흡수를 돕고 카르니틴의 생합성 및 면역기능에 관여한다. 비타민 C가 부족하면 괴혈병, 콜라겐 합성의 이상으로 결합조직의 이상, 뼈통증, 골절, 설사 등이 일어나며, 과잉 시에는 메스꺼움, 복통, 설사 등의 위장관장애가 일어날 수 있다.
- 비타민 K : 지용성 비타민으로, 혈액응고에 필수적인 단백질인 프로트롬빈의 글루탐산을 카르복실화시켜 트롬빈으로 전환되는 과정에 관여한다. 따라서 비타민 K의 결핍은 혈액의 응고를 더디게 만든다.
- 비타민 D (calciferol) : 비타민 D_2(ergocalciferol)와 D_3(cholecalciferol)가 대표적이다. 양자 모두 항 구루병 작용을 보이며 D_2는 에르고스테롤의 자외선 조사에 의해, D_3는 콜레스테롤의 자외선 조사에 의해 생성된다. 특히 D_3는 간과 신장의 효소에 의해 1,25-디히드록시콜레칼시페롤로 전환되어 활성화된 후 소장에서 칼슘 흡수를 촉진시킨다.
- 비타민 E (tocopherol) : 지용성 비타민으로, 이들 모두는 치환된 방향족 고리와 긴 이소프레노이드 곁사슬을 가지고 있다. 비타민 E는 세포막이나 축적된 지질 그리고 혈액 내의 리포단백질과 결합되어 있으며, 생물학적으로 항산화제로 작용한다.

정답해설 및 오답해설

(가)-비타민 C (나)-비타민 B_{12} (다)-비타민 K

012 심화이해

정답 ⑤

자료해석

<실험 Ⅰ>의 결과를 보면 NaCl을 첨가했을 때가 KCl을 첨가했을 때보다 소낭으로의 D-포도당 흡수량이 훨씬 많음을 알 수 있다. 이것은 D-포도당이 Na^+-포도당 수용체에 의해 특이적으로 수송된다는 것을 의미한다.
또한 <실험 Ⅱ>의 결과에서 D-포도당은 L-포도당에 비해 Na^+-포도당 수용체에 의해 더 잘 운반되는 것으로 보아 이 수용체는 포도당에 대한 입체 특이성을 가진다고 볼 수 있다.

정답해설

ㄱ. <실험 Ⅰ>과 <실험 Ⅱ>의 결과로부터 D-포도당은 Na^+-포도당 수용체에 의해 특이적으로 수송된다는 것을 알 수 있다.
ㄷ. D-포도당과 L-포도당은 광학이성질체(거울상이성질체)로, 그 입체구조가 다르다. <실험 Ⅱ>의 결과 D-포도당이 L-포도당에 비해 소낭으로 흡수되는 속도가 빠르므로, 소낭의 포도당 수용체는 D-포도당에 대한 입체 특이성을 가짐을 알 수 있다.

오답해설

ㄴ. 소낭에서 포도당이 수송되기 위해서는 1차적으로 ATP를 소모하면서 일어나는 Na^+-K^+ 펌프가 작동되어야 한다. 그 이후 막 안팎의 Na^+ 농도차에 의해 포도당의 2차 능동 수송이 일어난다.

개념알기

포도당과 아미노산의 광학이성질체
포도당은 D형과 L형 2종의 광학이성질체가 있는데, 천연으로는 D형만 존재한다. 또한 L-포도당은 D-포도당으로 전환되지 않으면 체내에서 에너지원으로 이용되지 못한다. 그 이유는 효소의 입체적인 구조에 있다.

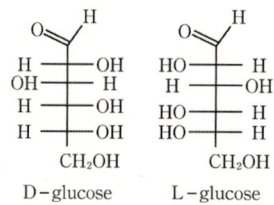

아미노산의 경우는 카이랄 탄소(chiral carbon)를 중심으로 D형과 L형의 두 가지 이성질체가 가능하다. 이들 중 단백질에 존재하는 모든 아미노산은 L형이다. 생물체에서 발견되는 D

형 아미노산들이 일부 존재하지만, 이들은 주로 박테리아에 의해 생성되는 항생제나 독소와 같은 2차 산물에서 발견되며, 생체 내에서 합성되지 않는다. 드물게 단백질에서도 발견되지만 단백질이 합성된 후 변형과정을 통해 생기는 것이다.

이런 현상 또한 생체 내 효소의 기질 특이성에 의해 선호되는 형태가 L형이기 때문이다. 자연 상태에서는 D형과 L형의 형성 비율이 비슷할 것이다. 이런 특징을 이용하여 생명체 탐사 과정에서 D형과 L형 아미노산의 비율을 측정하여 생명체의 유무를 확인하기도 한다.

013 정답 ②

자료해석

A지점은 결정이 생성될 수 있고, B지점은 결정이 생성되지 않는다.

- 콜레스테롤 함유비↓, 담즙염 함유비↑: 미셀로 존재
- 콜레스테롤 함유비↑, 담즙염 함유비↓: 미셀과 결정이 모두 존재

정답해설

② 삼각형에서 레시틴의 함유비가 70%인 곳에서 담즙염 쪽으로 콜레스테롤에 평행한 선을 그어 보면, 70% 이상에서는 콜레스테롤의 양과 관계없이 결정이 만들어짐을 알 수 있다.

오답해설

① 삼각형에서 담즙염 40%을 찾아 콜레스테롤 쪽으로 레시틴에 평행하게 선을 그리면, 40% 이하에서는 콜레스테롤 양과 관계없이 결정이 생성되지만, 40% 이상에서는 콜레스테롤과 레시틴 함량에 따라 결정이 생길 수 있다.

③ 콜레스테롤이 미셀로만 있을 때도 레시틴의 함유비가 70%를 넘으면 결정이 생긴다.

④ A에서 결정 생성을 줄이기 위해서는 콜레스테롤의 함유비를 10% 이하로 줄이면서 담즙염은 40% 이상으로 높여야 한다.

⑤ B에서 콜레스테롤의 함유비를 10%로 유지하고 담즙염의 함유비를 80% 이상으로 증가시키면 결정이 생길 수도 있다.

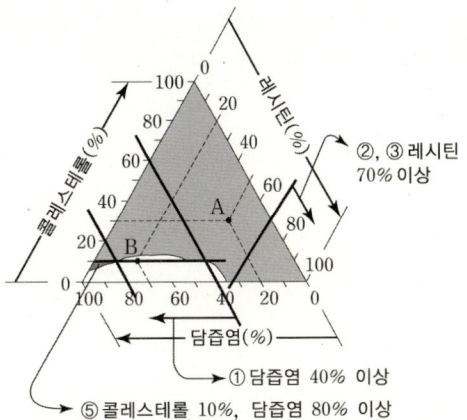

014 심화이해 정답 ③

자료해석
소화물의 성분이 생리식염수일 때는 $NaHCO_3$와 효소가 적게 분비되며, 소화물에 염산이 있을 때는 $NaHCO_3$의 분비량이 증가한다. 지방의 경우는 $NaHCO_3$와 효소 모두 분비량이 증가하지만, 펩톤(단백질의 펩신 분해산물)일 경우는 효소의 분비가 더 많이 증가하였다.

정답해설
ㄴ. $NaHCO_3$는 십이지장에서 분비된 세크레틴에 의해 췌장에서 분비되며, 위에서 내려온 산성 음식물을 중화시켜 십이지장의 pH를 8 가까이로 만든다. 위에서 내려온 음식물 속에 포함되어 있는 펩신은 pH2에서 최고의 활성을 보이며, pH8에서는 기능을 잘 하지 못한다. 따라서 펩신의 활성은 적어지며, 중화 반응 결과 NaCl의 농도는 증가한다.
$$NaHCO_3 + HCl \rightarrow CO_2 + NaCl + H_2O$$
ㄷ. 그림에서 췌장에서 소화효소가 많이 분비되는 순서는 장에 펩톤>지방>HCl>식염수가 첨가되었을 때이다. 즉, 췌장에서의 소화효소 분비는 위 소화물의 pH보다는 주로 영양성분에 의해 조절됨을 알 수 있다.

오답해설
ㄱ. 소화효소의 분비는 부교감신경에 의해 조절된다. 교감신경은 긴장상태를 유지할 때 작용하며, 부교감신경은 평상시의 상태, 안정된 상태 때 작용한다.
ㄹ. 펩톤과 지방에 의해 효소가 분비될 때는 특정한 영양소를 소화하기 위한 효소만 분비되는 것이 아니라, 조건반사에 의해 여러 종류의 효소들이 같이 분비된다.

015 심화이해 정답 ⑤

자료해석
단식으로 인해 탄수화물 에너지 공급이 끊기면 몸은 항상성을 유지하기 위해 포도당 신생합성을 통해 혈당량을 유지시키려고 한다. 포도당 신생합성은 코티솔, 글루카곤에 의해 촉진되며, 인슐린에 의해 억제된다. 주로 단백질이 분해되어 옥살초산(OAA)을 형성하고, 옥살초산으로부터 포도당이 합성된다. 그러나 단식이 지속되면 혈당량은 결국 감소하게 되고, 이를 보충하기 위해 혈액에는 다른 에너지원인 케톤체가 증가한다. 케톤체는 지방의 분해과정에서 생성되며, 혈액을 통해 온몸의 세포로 이동되어 에너지원으로 이용된다.

정답해설
⑤ 단식을 할 때 포도당의 신생합성은 단백질 분해산물의 아미노기 전이에 의해 만들어지는 피루브산, OAA등으로부터 일어난다. 포유동물에서 지방산은 대부분 아세틸-CoA로 전환되며, 아세틸-CoA는 피루브산으로 전환되지 못하고 시트르산회로를 진행하기 때문에 아세틸-CoA로부터 포도당 신생합성은 발생되지 않는다. 따라서 간에서는 지방이 포도당 신생합성에 이용될 수 없다.

오답해설
① 뇌세포는 포도당과 케톤체만을 에너지원으로 사용한다. 단식으로 혈당량이 감소하면 케톤체의 농도가 증가하여 뇌세포의 에너지원으로 사용될 수 있다.
② 단식을 하면 혈당량이 감소하므로 항상성 유지를 위해 단백질의 분해과정에서 만들어진 OAA가 포도당 신생합성과정에 쓰이게 된다. 따라서 시트르산회로로 들어가려던 아세틸-CoA는 케톤체가 되어 혈액으로 이동한다. 결국 OAA와 아세틸-CoA의 양이 줄어들므로 시트르산의 농도는 감소하게 된다.
③ 케톤체는 아세트산, 아세토아세트산과 같이 산성을 나타내는 물질이므로 케톤체가 과량으로 생성되면 혈액의 pH가 낮아진다. 따라서 뇌에 공급되는 에너지원으로 케톤체는 50%를 넘기지 않는다.
④ 단식을 하면 간세포에서 단백질을 분해하여 생긴 산물의 아미노기가 전환되어 생성된 OAA가 포도당 신생합성에 관여한다.

17. 소화와 영양

개념알기

케톤체

단식을 하거나 탄수화물을 섭취하지 않으면 간에서 포도당 신생합성이 일어나 OAA가 감소하게 된다. 결과적으로 시트르산회로로 공급되는 아세틸-CoA가 넘쳐나, 아세틸-CoA는 간의 미토콘드리아에서 케톤체인 아세토아세트산과 β-hydroxybutyrate로 전환된다. 케톤체는 혈액에 의해 이동되어 각 기관에서 부족한 혈당 대신 에너지원으로 사용된다.

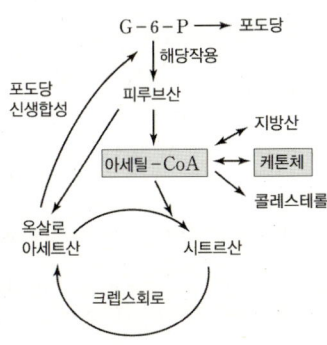

단식 동안의 에너지 대사

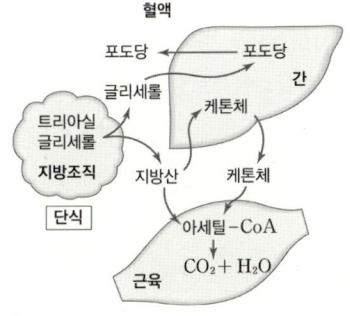

016 심화이해

정답 ③

자료해석

이 문제는 기아 시의 영양소 흐름의 통제와 조절과 관련된 실험을 분석 및 종합한 후 주어진 보기가 옳은지 평가하는 분석·종합·평가형문제이다.

<실험Ⅰ>의 자료를 살펴보면 생리식염수를 지속적으로 투여한 생쥐 그룹에 비하여 약물 X를 지속적으로 투여한 생쥐 그룹에서 동일한 양의 포도당을 주사한 후 시간에 따른 혈중 포도당 농도와 인슐린 농도가 더 높은 것을 확인할 수 있다. 또한 <실험Ⅱ>의 자료를 살펴보면 생리식염수를 지속적으로 투여한 생쥐 그룹에 비하여 약물 X를 지속적으로 투여한 생쥐 그룹에서 동일한 양의 인슐린을 주사한 후 시간에 따른 혈중 포도당 농도가 더 높은데, 이러한 결과는 약물 X가 인슐린에 의한 혈당 감소 효과를 억제한다는 사실을 말해준다. 곧, 약물 X는 인슐린 민감성(insulin sensitivity)을 감소시켜 인슐린에 의한 혈당의 감소를 저해하며, 그로 인해 약물X를 지속적으로 투여 받은 생쥐의 체내에서는 혈당량을 정상적으로 조절하기 위해 더 많은 양의 인슐린 분비가 일어나게 됨을 알 수 있다.

정답해설

ㄱ. <실험Ⅰ>의 결과에서 생쥐를 굶긴 후 측정한 초기 혈당이 두 생쥐 그룹에서 서로 동일한 것으로 보아 약물 X의 투여가 공복혈당 수치에는 영향을 주지 않음을 알 수 있다.

ㄷ. 자료해석에서 살펴본 바와 같이 약물 X는 인슐린에 의한 혈당 감소 효과를 억제함을 알 수 있다.

오답해설

ㄴ. 자료해석에서 살펴본 바와 같이, <실험Ⅱ>에서 동일한 양의 인슐린을 주사한 후 혈중 포도당의 농도는 약물 X를 투여한 생쥐 그룹에서 생리식염수를 투여한 생쥐 그룹보다 높은 것으로 보아 약물 X는 인슐린 민감성(insulin sensitivity)을 높이는 것이 아니라 낮춘다는 것을 알 수 있다.

Ⅲ. 동물생리학

017 심화이해   정답 ⑤

자료해석

콜라겐을 장기간 섭취할 경우 단백질이 주된 영양원이 되므로 암모니아의 생성이 많고 요소의 배출이 증가하게 된다.

정답해설

ㄱ. 필수 아미노산은 동물체 내에서 합성되지 않으므로 음식물로부터 섭취해야 한다. 어른의 경우 이소류신·류신·리신·페닐알라닌·메티오닌·트레오닌·트립토판·발린의 여덟 가지이고, 어린이의 경우 아르기닌·히스티딘을 더한 열 가지로 알려져 있다. 콜라겐은 주로 글리신, 알라닌, 프롤린의 3가지 아미노산으로 구성된 단백질이므로 콜라겐만 장기 섭취할 경우 영양상 문제를 발생시킬 수 있다.

ㄴ. 아미노산 분해과정에서 암모니아가 과량 발생하므로 오르니틴회로의 역량을 초과할 수 있다.

ㄷ. 요소 및 암모니아의 증가로 이들의 희석과 배출을 위하여 탈수현상이 수반된다.

ㄹ. 아미노기의 제거 과정 중에 새로운 아미노산이 합성되기도 하는데, 이때 아미노기를 전달받는 물질은 피루브산 또는 α-케토글루타르산이다. 따라서 과량의 암모니아를 제거하기 위해서 TCA회로의 중간물질인 α-케토글루타르산이 소모될 수 있으므로 ATP 생산에 지장을 초래할 수 있다.

018 심화이해   정답 ④

자료해석

지방과 단백질이 많은 음식을 섭취하는 경우, 지방으로부터 아세틸-CoA가 다량 만들어지고 단백질로부터 암모니아가 다량 만들어진다. 또한 탄수화물이 없으므로, 혈당량 조절을 위해 당신생과정이 촉진될 것이다.

정답해설

ㄱ. 문제에서 제시된 사람은 혈중 포도당 농도는 낮고, 단백질 식이로 다량의 암모니아가 생성되었다. 당신생이 과잉으로 촉진되고, 다량의 암모니아를 제거하는 경우 각각 TCA 회로의 중간 대사산물인 옥살로아세트산과 α-케토글루타르산이 과잉 소비되어 TCA 회로의 진행이 느려진다. 따라서 아세틸-CoA가 TCA 회로로 원활하게 도입되지 못하여 케톤체로 전환되므로 케톤체가 증가한다.

ㄴ. 류신과 리신을 제외한 아미노산은 피루브산과 TCA 회로의 중간산물로 도입되어 글루코오스 합성에 사용된다. 류신과 리신은 케톤체 생성만 가능하다.

오답해설

ㄷ. TCA 회로에 사용되는 옥살로아세트산은 단백질로부터 생성되고, 시트르산은 단백질과 지방의 이화로 생긴 아세틸-CoA가 옥살로아세트산과 첨가반응을 하여 생긴다.

019 정답 ④

자료해석

(가) 면역침전법의 결과를 살펴보면 비만 생쥐 A는 렙틴을 전혀 생산하지 않고, 비만 생쥐 B는 렙틴을 정상보다 많이 생산하고 있다.

(나) 렙틴을 매일 투여하면서 먹이 섭취량을 관찰해 보면, 비만 생쥐 A는 렙틴을 처리 하지 않았을 경우 먹이 섭취량이 항상 정상 수준보다 많지만, 렙틴을 처리해 주면 먹이 섭취량이 정상 수준으로 떨어진다. 비만 생쥐 B의 경우 렙틴을 처리해 준 경우나 처리해 주지 않은 경우나 먹이 섭취량이 항상 정상 수준보다 많다.

(가), (나)의 결과를 종합해 볼 때 비만 생쥐 A는 렙틴 생산에 문제가 있고, 비만 생쥐 B는 렙틴 수용체에 문제가 있다고 추론할 수 있다.

정답해설

ㄴ. (가)에서 비만 생쥐 A는 렙틴이 생성되지 않았다. 또한 (나)에서 비만 생쥐 A에 렙틴을 처리하지 않았을 때는 먹이 섭취량이 많지만, 렙틴을 처리하면 먹이 섭취량이 정상 수준으로 낮아지므로 렙틴이 정상적으로 분비되지 않음을 알 수 있다.

ㄷ. 비만 생쥐 B는 렙틴 처리에도 반응하지 않고 항상 먹이 섭취량이 많은 것으로 보아 뇌(시상하부)의 렙틴 수용체가 정상적으로 작동하지 않는다고 추론할 수 있다.

오답해설

ㄱ. 렙틴은 지방 조직에서 생성되는 호르몬으로 시상하부의 포만 중추를 자극하여 식욕을 억제시킨다. 체내 지방이 증가하면 렙틴의 분비가 증가하여 식욕이 감소된다.

020 정답 ②

자료해석

- (가) : a 구간은 평상시의 폐활량을 보여주며 b, c 구간은 숨을 최대로 들이마신 다음 최대로 내쉴 때의 폐활량을 보여준다. 다음 그림은 그래프에 대한 설명이다.

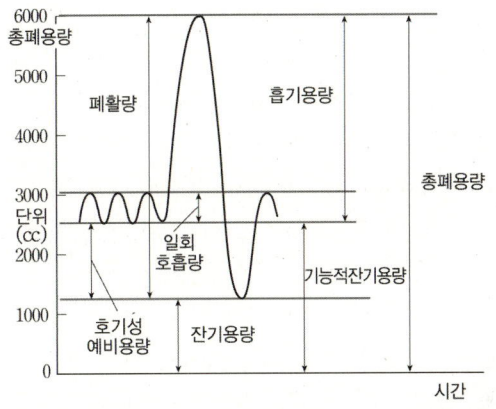

- (나): 그림에서 볼 수 있는 것처럼 평상시 호흡에서 폐포내압은 호흡주기에 따라 $-1 \sim 1\,\text{mmHg}$로 변하며, 늑막내압은 약 $-3 \sim -6\,\text{mmHg}$로 변한다. 따라서 폐포내압은 항상 늑막 내압보다 크다. 흉벽과 폐포는 모두 탄성을 가지고 있는데 호기 말에 흉벽이 탄성에 의해 팽창하려는 힘과 폐포가 탄성에 의해 수축하려는 힘이 평형을 이루는데, 따라서 늑막내압은 음의 압력으로 나타나게 된다. 이때의 폐의 부피를 기능적 잔기용량이라고 한다. 그림에서 t_1은 흡기를, t_2는 호기를 나타낸다.

정답해설

ㄱ. (나) 그래프에서 위의 그래프는 폐포내압을 나타낸 것이고, 아래의 그래프는 늑막내압을 나타낸 것이다. 이 그래프에서 볼 수 있듯이 흡기나 호기 시 늑막내압은 폐포내압보다 항상 낮다.

ㄷ. 호흡주기는 한 번의 호기와 흡기가 포함되는 시간이다. a는 호기 시 숨을 내쉬었을 때부터 다음 호기 시 숨을 내쉴 때까지이므로 호흡주기에 해당한다. $t_1 \sim t_2$도 흡기 시작부터 다음 흡기가 시작할 때까지이므로 호흡주기에 해당한다.

오답해설

ㄴ. c는 강제 호기가 일어나는 구간으로 복부근육이 수축함에 따라 횡격막은 이완되어 흉강 안으로 더 올라가 흉강의 용적이 감소하게 된다.

ㄹ. t_2는 일반적 호기 c는 강제호기를 나타내므로, 폐포내압은 t_2보다 c에서 더 커다란 양의 압력으로 걸리게 된다. 즉, 폐포내압의 최댓값은 t_2에서보다 c에서 더 높다.

021

정답 ①

자료해석

(가)는 정상 상태보다 일회 호흡량이 적고 폐포 환기 용적은 적다. 분당 호흡 횟수는 정상보다 많지만 정상과 비교하여 분당 폐포 환기가 일어나는 양은 적으므로 저환기로 인해 체내 CO_2가 증가한다.

(나)는 정상 상태보다 일회 호흡량과 폐포 환기 용적이 크고 분당 호흡 횟수는 적다. 과도한 환기가 일어나 체내 CO_2가 감소하게 된다.

- 총 폐 환기량 : 1분간 폐에 들어가는 공기량(mL), 환기율(분당 호흡수)×1회 호흡량
- 폐포 환기량 : 환기율×폐포에 도달하는 신선한 공기(폐포 환기 용적=1회 호흡량-생리적 사강)

계산해보면 정상인의 총 폐 환기량은 6 L/min이고, 폐포 환기량은 4.2 L/min이다.

(가) 조건의 폐포 환기량은 3 L/min으로 정상보다 낮은 폐포 환기를 보인다.

(나) 조건의 폐포 환기량은 4.8 L/min으로 정상보다 과환기가 일어나고 있다.

정답해설

ㄱ. (가) 호흡을 지속하면 정상보다 환기가 잘 일어나지 않아 체내 CO_2 농도가 증가하여 호흡성산증이 유발된다.

오답해설

ㄴ. (가)에서 실제 기체 교환이 이루어지는 공기량(폐포 환기량)은 정상보다 적다.

ㄷ. (나) 호흡을 계속하면 체내 CO_2가 감소하게 된다. 이 상태에서 뇌의 중추 화학수용체는 뇌척수액의 이산화탄소 농도 변화에 반응하여 화학수용체의 활성이 감소한다.

022

정답 ①

자료해석

이 문제는 적혈구의 가스운반에 대해 이해하고 있는지 평가하기 위한 이해형문제이다. 말초조직에서 세포호흡 결과 생성된 이산화탄소는 3가지 경로를 통해 허파로 이동하게 된다.

1) HCO_3^- 형태로 이동 (70%)
2) $HbCO_2$ 형태로 이동 (23%)
3) 혈장에 직접 녹아서 이동 (7%)

이산화탄소는 대부분 HCO_3^- 형태로 이동하며, 그 과정은 다음과 같다. 이산화탄소는 적혈구 내로 단순확산을 통해 들어간다. 적혈구 내 탄산무수화효소는 이산화탄소와 물을 H_2CO_3로 만들고, 이는 다시 H^+와 HCO_3^-로 해리된다. H^+의 경우 적혈구 내 헤모글로빈과 결합하고 헤모글로빈의 산소친화도를 떨어뜨려 헤모글로빈이 말초조직에서 산소를 내놓을 수 있게 한다. 또한, 이러한 결합은 생성된 H^+가 pH를 과도하게 떨어뜨리지 않도록 하는 완충작용 중 하나이다. HCO_3^-는 적혈구 세포막의 HCO_3^-/Cl^- 역수송체를 통해 혈장으로 나가며, 혈액의 흐름에 따라 이동하게 된다.

정답해설

① 정맥혈에서는 높은 CO_2 분압으로 인해 HCO_3^-가 생성되는 방향으로 반응이 진행되는데, 그 결과 적혈구 내 축적된 HCO_3^-는 HCO_3^-/Cl^- 역수송체를 통해 혈장으로 빠져나가고 Cl^-은 적혈구 내로 들어온다. 적혈구 내 $[Cl^-]$가 증가하면 물이 들어온다고 하였으므로, 적혈구의 부피는 커진다. 반면 동맥혈에서는 낮은 CO_2 분압으로 인해 HCO_3^-가 제거되는 방향으로 반응이 진행된다. 그 결과 적혈구 내의 $[HCO_3^-]$가 감소하므로 HCO_3^-/Cl^- 역수송체를 통해 HCO_3^-는 혈장에서 적혈구 내로 들어오고 Cl^-는 적혈구 내에서 혈장으로 빠져 나간다. 그 결과 적혈구 내 $[Cl^-]$가 감소하므로 물이 빠져나가 적혈구의 부피는 작아진다. 따라서 적혈구의 부피는 동맥혈보다 정맥혈에서 작다는 설명은 옳지 않다.

오답해설

② 정맥혈에서는 P_{CO_2}가 동맥혈보다 더 높으므로, 혈장의 $[HCO_3^-]$ 역시 정맥혈에서 더 높다.
③ 정맥혈에서는 P_{CO_2}가 동맥혈보다 더 높으므로, pH는 정맥혈에서 더 낮다.
④ 정맥혈에서는 P_{CO_2}가 더 높으므로 적혈구 내 H^+ 생성량이 더 많다. 많아진 H^+는 Hb^-와 결합하여 HHb를 형성하여 pH 완충작용을 한다. 따라서 적혈구 내 [HHb]는 동맥혈보다 정맥혈에서 높다는 설명은 옳다.
⑤ 정맥혈에서는 Cl^-가 적혈구 내로 들어오므로, 적혈구 내 $[Cl^-]$는 정맥혈에서 더 높다.

023

정답 ②

▌자료해석

이 문제는 동맥혈의 산소와 이산화탄소분압에 따른 호흡량의 변화에 대하여 이해하고 있는지 확인하기 위한 적용형문제이다. 문제에서 주어진 그림 (가)를 살펴보면, P_{CO_2}가 증가하면 호흡량이 증가하는 것을 확인할 수 있다. 또한 P_{O_2}가 더 낮은 경우는 P_{CO_2} 변화에 따른 호흡량의 변화 즉, 기울기가 더 큰 것을 알 수 있다. 그림 (나)를 살펴보면, P_{O_2}가 감소하면 호흡량이 증가하는 것을 확인할 수 있다. 또한 P_{CO_2}가 더 높은 경우는 P_{O_2} 변화에 따른 호흡량의 변화 즉, 기울기가 더 큰 것을 알 수 있다.

▌정답해설

ㄴ. 그림 (가)에서 $P_{O_2}=60$ mmHg일 때가 $P_{O_2}=100$ mmHg일 때에 비하여 기울기가 큰 것을 확인할 수 있다. 따라서 P_{CO_2} 변화에 따른 호흡량의 변화는 P_{O_2}가 낮을수록 커진다는 설명은 옳다.

▌오답해설

ㄱ. 자료해석에서 살펴본 바와 같이, 그림 (가)를 살펴보면 P_{CO_2}가 증가하면 호흡량이 증가하는 것을 확인할 수 있다. 따라서 P_{CO_2}가 높을수록 호흡이 억제된다는 설명은 옳지 않다.

ㄷ. 그림 (나)에서 $P_{CO_2}=50$ mmHg일 때가 $P_{CO_2}=40$ mmHg일 때에 비하여 기울기가 큰 것을 확인할 수 있다. 즉, P_{O_2} 변화에 따른 호흡량의 변화는 P_{CO_2}가 클수록 커진다. 따라서 P_{CO_2}가 낮아지면 즉, P_{O_2} 변화에 따른 호흡량의 변화가 커진다는 설명은 옳지 않다.

024

정답 ②

▌자료해석

이 문제는 호흡계의 상피조직에 대해 이해하고 있는지 확인하기 위한 이해형문제이다. 문제에서 주어진 그림의 A는 술잔세포(배상세포, Goblet cell)로 점액을 분비하여 섬모위에 점액층을 형성함으로써 $2\mu m$ 이상의 대부분의 흡입된 입자들이 포획되도록 한다. B는 원주상피세포의 섬모를 나타낸 것으로, 대부분의 세포가 하나의 짧은 섬모를 가지고 있는 반면, 문제에 주어진 그림에서와 같이 상기도(또는 생식관)의 일부는 많은 섬모로 덮여 있어, 점액층을 인두방향으로 이동시키는 역할을 한다. 이러한 섬모를 구성하는 세포골격의 주성분은 미세소관이다. C는 기저막으로 폐포 상피세포를 지지하는 역할을 수행하며, D는 결합조직을 나타낸다. 결합조직에는 엘라스틴과 콜라겐 섬유소가 다수 함유되어있어 폐조직이 늘어날 때 탄성반동을 가능케 한다.

▌정답해설

② B의 섬모를 구성하는 세포골격의 주성분은 미세소관으로, 섬모는 가운데에 위치한 1쌍의 미세소관 주위에 9쌍의 미세소관이 배열된 구조("9+2"구조)를 하고 있다.

▌오답해설

① A는 술잔세포(Goblet cell)로 점액을 분비함으로써 점액층을 형성하고, 이는 흡입된 입자들을 포획한다.
③ B의 섬모는 점액층을 인두방향으로 이동시켜, 흡입된 공기로부터 포획된 병원성 세균이나 미립자 물질 등의 이물질을 배출하는 기능을 한다.
④ C는 기저막으로 상피세포를 지지하는 역할을 수행한다.
⑤ 상피조직 바로 아래에 위치하는 D는 엘라스틴 섬유와 콜라겐 섬유 등으로 구성된 기질에 섬유아세포(fibroblast)가 듬성듬성 들어 있는 성긴결합조직이다.

025 정답 ⑤

자료해석

이 문제는 폐의 압력-용적 곡선을 이해하고 있는지 확인하는 적용형문제이다.

공기로 채워진 폐의 부피 용적의 변화는 생리식염수로 채워진 폐를 부풀리는데 필요한 압력 변화보다 더 큰 압력 변화를 필요로 한다. 이는 폐포 세포와 공기 사이의 얇은 액체 층이 가지고 있는 표면장력 때문이다. 공기와 액체의 접촉면에서 액체 표면은 늘어지는 얇은 막처럼 장력을 받는다. 액체가 물일 경우에는 물 분자들 사이의 수소결합 때문에 표면장력이 올라간다. 폐포의 표면장력은 폐포의 중심으로 향하며, 그로 인해 폐가 팽창하는 것이 억제된다.

따라서 공기로 용적 변화를 일으킬 때 폐의 용적 증가 방향과 폐의 용적 감소 방향을 나타낸 그래프는 B이다. 즉, 폐가 공기로 채워져 있는 경우, 흡기 시는 표면장력으로 인하여 폐의 팽창이 억제되므로 용적 증가는 상대적으로 느리게 일어나는데 반하여 호기 시는 폐가 수축하는 방향과 표면장력이 작용하는 방향이 동일하므로 용적 감소는 상대적으로 빨리 일어난다. 폐를 생리식염수로 용적을 변화시킬 때(즉, 폐가 생리식염수로 채워져 있을 때)는 표면장력이 나타나지 않게 되므로, 폐가 공기로 채워져 있을 때보다 흡기가 더 신속하게 일어나게 된다. 따라서 그래프 A가 생리식염수로 용적을 변화시킬 때의 압력-용적 곡선이다.

정답해설

ㄱ. 자료해석에서 살펴본 바와 같이, 같은 용적 변화를 일으키기 위해 필요한 압력은 공기(B)로 용적을 증가시킬 때가 생리식염수(A)로 용적을 증가시킬 때보다 더 크다.

ㄴ. 문제에서 제시한 그래프 A와 B를 살펴보면, 같은 용적에서 측정되는 압력은 용적을 증가시킬 때가 감소시킬 때보다 크다는 것을 확인할 수 있다.

ㄷ. 자료해석에서 살펴본 바와 같이 폐가 공기로 채워져 있는 경우, 흡기 시는 표면장력으로 인하여 폐의 팽창이 억제되므로 용적 증가는 상대적으로 느리게 일어난다. 따라서 폐 안쪽 표면에 표면장력을 줄이는 물질이 많아지면 이러한 억제 정도가 감소하여 용적 증가가 더 빠르게 일어나게 될 것이다. 따라서 압력-용적 곡선이 A 곡선에 가까운 곡선으로 변하게 될 것이므로, ㉠의 길이는 줄어들 것이다.

026 정답 ③

자료해석

B : 초기 기울기는 정상과 유사하지만 낮은 호흡용적률을 보여준다. 이를 통해 기도저항은 정상이나 폐의 일부 기능 소실과 같은 요인에 의해 팽창성이 감소한 것으로 추론할 수 있다.

C : 정상보다 현저하게 기울기가 낮은 것은 기도저항이 증가한 경우로, 천식을 예로 들 수 있다. 기도저항 증가에 의해 들숨 날숨이 모두 힘들어지는 것을 추론할 수 있다. 따라서 흡기속도와 호기속도 모두 낮아지며 폐활량이 감소한다. 그래프에서 호흡 용적의 감소는 기도저항의 증가로 인한 것인지, 팽창성의 감소로 인한 것인지 알 수 없다.

정답해설

ㄷ. 천식 환자는 알레르기 반응에 의해 분비되는 히스타민이 강력한 기관지 수축제로 작용하여 기도저항을 증가시킨다. 기도저항이 증가한 경우 C와 같이 나타날 수 있다.

오답해설

ㄱ. B는 폐 일부의 기능이 소실된 경우이다. 기도저항이 증가했다면 정상보다 초기 팽창성이 좋을 수 없다.

ㄴ. C는 기도저항이 증가한 경우로, 팽창성의 증가 여부는 알 수 없다.

027 정답 ②

정답해설
기관은 가슴 부분에서 기관지로 나뉘고, 각 폐로 들어간 기관지는 좀 더 가는 소기관지로 계속 분지되어 그 끝은 폐포가 된다. 주기관지의 내벽 상피세포는 섬모와 점액질로 덮여 있어서 먼지나 꽃가루, 그 밖의 공해물질 등은 점액질에 붙은 후 섬모운동을 통해 밖으로 내보내진다.
② 기관계 표면에는 점액질이 있어 석탄 먼지가 붙지만, 이 점액질의 성분은 지질이 아니다. 기관내벽 상피세포에는 섬모가 있고 그 주변에서 점액을 분비하며, 이 점액(mucos)은 혈청의 삼출액 성분으로 당단백질인 뮤신(mucin)이 결합하여 겔 상태가 된다.

오답해설
① 공기는 코로 들어와서 비강을 거치면서 체온만큼 따뜻해지고(사막과 같이 더운 지방에서는 온도가 낮아진다) 가습된다. 비강은 점액선, 배상세포, 점성막으로 구성되어 공기 중에 들어 있는 입자가 큰 물질들은 이곳에서 일차적으로 흡착되어 제거된다. 비강을 지난 공기는 후두를 거쳐 기관으로 이동한다.
③ 코부터 폐포 전까지 기관계 상피세포에는 점액과 섬모가 있다. 점액에 달라붙은 먼지나 꽃가루, 석탄먼지 등은 섬모운동을 통해 인두를 거쳐 식도로 내보내진다.
④ 폐포를 이루고 있는 세포에는 Ⅰ형과 Ⅱ형이 있으며, Ⅱ형은 인지질-단백질 복합체인 폐 계면활성제(surfactant)를 분비한다. 이 물질은 폐포 내면을 덮고 있는 물의 표면장력을 약화시켜 폐포가 쉽게 확장될 수 있게 하며, 폐포에 석탄먼지가 잘 붙지 않도록 한다.
⑤ 흡입된 분진에 의하여 폐에 이물성 염증이 일어날 수 있고, 그 결과 조직의 섬유성 결절이 형성되어 운동시 호흡곤란을 가져오며 중증이 되면 폐기능부전에 빠진다.

028 정답 ②

자료해석
호흡 시 산소의 유입과 이산화탄소의 배출을 보여주는 모식도이다. 분당 250 mL의 산소가 폐포의 모세혈관으로 유입되어 조직세포로 이동한다. 이산화탄소는 조직세포에서 혈관으로 분당 200 mL가 유입되어 폐로 배출된다. 폐포의 환기량은 분당 4 L이며, 심박출량은 분당 5 L이다.

정답해설
ㄱ. 호흡계수는 소모된 산소에 대한 발생한 이산화탄소 양의 비율을 나타낸 것이다. 소모된 산소는 250 mL이며, 호흡 결과 발생한 이산화탄소는 200 mL이므로 $\frac{200}{250}=0.8$이다.

ㄴ. 분당 폐포 환기량은 4 L이고 유입된 산소는 840 mL이므로 $\frac{0.84}{4}\times 100=21\%$이다.

오답해설
ㄷ. 혈액에 녹아 있는 O_2의 양이 750~1000 mL인 데 비해 CO_2의 양은 2600~2800 mL로, 산소보다는 이산화탄소가 혈액에 더 많이 녹아 있다.
ㄹ. 혈관 내에서 O_2는 주로 헤모글로빈과 결합되어 운반된다. CO_2의 경우 일부(23%)는 헤모글로빈과 결합하여 운반되며, 대부분(70%)은 헤모글로빈에서 탄산무수화효소의 작용에 의해 탄산으로 전환된 후 혈장에 의해 운반된다.

개념알기
기체교환의 원리
대부분의 기체는 다른 분자와 화학적으로 결합되어 있어 확산할 수 없으므로 폐포와 혈관 사이에서 일어나는 기체교환의 동력은 농도가 아니라 각 기체의 분압 차에 의해 발생한다. 확산할 수 있는 분자와 결합된 분자는 평형상태에 있으므로 확산율은 분압 차와 확산 가능성에 의해 결정된다.
확산 가능성은 폐포의 면적, 거리(여러 구획, 즉 적혈구 막, 혈장, 모세혈관 벽, 장간액, 폐포벽 등을 통과해야 하므로 작지만 중요하다), 확산계수(용해도 및 분자량), 혈압 등에 의해 결정된다. 각 기체 분자의 확산속도를 식으로 나타내면 다음과 같다.

확산율(Q) = $\frac{\Delta P \cdot A \cdot D}{\Delta X}$

(D : 확산 계수, A : 기체 교환을 위한 표면적, ΔP : 분압 차, ΔX : 기체가 확산하는 거리)

029 정답 ②

자료해석

그래프는 할덴효과(Haldane effect)를 보여주고 있다.

(가) 헤모글로빈 O_2포화도가 다를 경우(0%, 75%, 98%), CO_2 분압에 따른 혈중 CO_2 함량을 나타낸 그래프이다. CO_2 분압이 높아질수록 혈중 CO_2 함량이 증가하며, 같은 CO_2 분압에서 산소헤모글로빈의 포화도가 낮을수록 CO_2 함량이 많아짐을 보여준다.

(나) (가)의 일부분을 확대한 그래프로, ⓐ의 경우 헤모글로빈 O_2포화도가 75%이고, CO_2 분압이 46 mmHg일 때 혈중 CO_2 함량이 52 mL/dL이다. 헤모글로빈 O_2포화도가 98%를 보이는 곳은 폐, 동맥혈 등이고, 헤모글로빈 O_2포화도가 75%인 곳은 조직, 정맥혈이다.

정답해설

② 인체의 생리적 CO_2 분압은 40~46 mmHg 범위라고 제시되어 있다. 헤모글로빈 O_2포화도가 75%(조직 또는 정맥혈)일 때 혈중 CO_2 분압이 40~46 mmHg이므로 혈중 CO_2 함량은 49~52 mL/dL이다. 또한 98%(폐 또는 동맥혈)인 경우 혈중 CO_2 함량은 48~51 mL/dL이다. 그러므로 CO_2 배출량은 최대 52-48=4 mL/dL이다.

오답해설

① 이산화탄소 분압이 동일할 때 Hb의 O_2포화도가 낮아지면 혈중 CO_2 보유능은 증가한다.
③ 동일 조직에서, 즉 같은 헤모글로빈 O_2포화도에서 CO_2분압이 낮아질수록 혈중 CO_2 함량은 감소한다.
④ 정맥혈에서 실제 취할 수 있는 최대 CO_2 농도는 조직세포를 지나온 상태이므로 산화헤모글로빈이 75%, 이산화탄소의 양은 46 mmHg인 상태 ⓐ에 해당되는 52 mL/dL이다.
⑤ (가)에서 CO_2 분압이 커질수록 용해된 CO_2 함량이 증가한다. 즉 말단조직에서는 CO_2 분압이 크므로 일부 용해된 상태로 CO_2 운반이 일어날 수 있다. 그러나 대부분은 적혈구에서 탄산무수화효소에 의해 H_2CO_3가 된 후 H^+와 HCO_3^- 형태로 이동하며, 일부는 Hb와 결합하여 이동한다.

개념알기

할덴효과(Haldane effect)

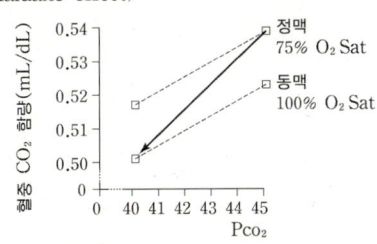

보어효과의 반대 과정으로, 산소농도가 높을 때 헤모글로빈이 산소와 결합하여 혈액으로 이산화탄소와 양성자의 해리를 촉진하는 것을 말한다. 즉, 산소포화도가 적은 정맥에서 산소포화도가 높은 동맥으로 이동시 분압 차로 인해 발생되는 CO_2량보다 더 많은 양의 CO_2가 해리하게 된다는 것이다. 보어효과(Bohr effect)는 혈액 내 CO_2 농도가 증가하거나 pH가 감소하면 헤모글로빈과 산소의 친화도가 감소하는 효과를 말한다.

030 (심화이해) 정답 ②

자료해석
이 문제는 헤모글로빈의 산소해리곡선에 대해 이해하고 있는지 확인하기 위한 적용형문제이다. 문제에서 주어진 그래프 (가)와 (나)를 살펴보면, 산소분압(P_{O_2})이 100 mmHg로 매우 높은 동맥혈에서 (나)의 조건에서의 산소포화도는 (가)의 조건에서의 산소포화도의 약 60% 수준에 그친 것을 확인할 수 있다. 이것은 (나)는 (가)에 비해서 산소와 결합할 수 있는 혈중 헤모글로빈 양이 절대적으로 적은 상태라는 것을 말해준다.

정답해설
ㄴ. (가)에서 조직의 산소 이용량(97.5−75=22.5)은 (나)에서 조직의 산소 이용량(58.5−36=22.5)과 같다.

오답해설
ㄱ. 자료해석에서 살펴본 바와 같이, 문제에서 주어진 그래프를 살펴보면 (나)는 (가)에 비해서 산소와 결합할 수 있는 혈중 헤모글로빈 양이 절대적으로 적은 상태임을 알 수 있다. 혈중 헤모글로빈의 산소결합 능력을 감소시키는 물질을 처리한 상황에서만 그래프 (가)가 그래프 (나)로 바뀔 수 있다. 따라서 "대기 산소분압이 낮아지면 (가)에서 (나)로 곡선이 변한다"라는 설명은 옳지 않다.

ㄷ. 혈액의 pH가 증가하면 헤모글로빈의 산소친화도가 증가한다. 따라서 혈액의 pH가 증가하면 (나)의 곡선은 왼쪽으로 이동하기는 하겠지만, (가)의 곡선으로 변하지는 않는다.

031 (심화이해) 정답 ④

자료해석
산소분압이 증가함에 따라 산소함유량도 증가하다가 일정 수준 이상의 산소분압에서는 포화된다. 같은 산소분압에서 고산지대는 해안지대에서보다 산소함유량이 더 높다.

정답해설
ㄱ. 고산지대에 장시간 있게 되면 환경에 대한 적응으로 적혈구의 생성이 증가한다. 이로 인해 동일 산소분압에서 산소함유량이 증가한다.

ㄴ. 동맥혈의 산소분압은 폐포를 통해 혈액에 녹아들어온 산소의 양을 기준으로 측정하는 것이므로 고산지역의 산소분압에 따라 동맥혈의 산소분압이 결정된다. 고산지대의 경우 산소 결핍으로 동맥혈의 산소분압은 감소한다.

오답해설
ㄷ. 고산지대에서는 헤모글로빈이 무한정 증가할 수 없으므로 혈액순환을 빨리 하여 산소 부족을 보완해야 한다. 따라서 심장박동이 증가하게 되고, 심장에서의 에너지 공급을 원활하게 하기 위해 심근세포의 미토콘드리아수가 증가하게 된다.

개념알기
고산지대의 기체 압력과 호흡
저지대는 대기 중 산소분압이 높아 동맥혈에 산소를 충분히 공급할 수 있다. 반면 고산지대는 기압이 낮고 산소도 희박하여 고산지대에 사는 사람의 경우 폐포 내 산소분압이 낮아 동맥혈에 산소가 잘 녹아들지 못한다. 그러므로 고도가 높아짐에 따라 인체가 수용할 수 있는 산소가 부족해 불쾌, 피로, 두통, 식욕부진, 구토 등의 증상이 나타나며, 심할 경우 졸음, 현기증, 정신혼미 또는 정신흥분, 감각이상을 보이게 되는데, 이를 '고산병'이라고 한다.

그러나 인체는 주변 환경에 적응하는 능력이 있어 고산지대의 사람들에게는 다양한 생리적 반응이 일어난다. 먼저 신장에서의 적혈구생성소(erythropoietin)의 증가로 적혈구 수가 증가하며, 적혈구의 2,3-Bisphosphoglycerate(2,3-BPG) 증가로 산소친화도를 감소시켜 조직 내에서 산소 해리를 증가시킨다. 또한 호흡 증가로 이산화탄소를 과다 배출함으로써 신장에서 산성물질의 배출을 감소시킨다. 그 결과 혈액의 알칼리증이 나타나지 않게 된다. 심장박동수 또한 증가한다.

032 정답 ①

자료해석

이 문제는 산염기평형에 대해 이해하고 있는지 확인하기 위한 적용형문제이다.
폐를 통해 유입된 CO_2는 혈액 내에서 다음과 같은 반응을 하며 평형을 유지한다.
$CO_2 + H_2O \rightleftarrows H_2CO_3 \rightleftarrows H^+ + HCO_3^-$
해발 4500 m의 고지대에서는 전체적인 공기의 분압이 감소하므로 CO_2 분압 역시 감소한다. 위의 반응에서 CO_2가 감소하면 르샤틀리에의 원리에 의해서 반응의 평형은 왼쪽으로 이동하게 된다. 그 결과 H^+의 농도 감소(pH의 증가), HCO_3^-의 농도 감소가 나타난다.

정답해설 및 오답해설

자료해석에서 살펴본 바와 같이 문제에서 제시한 여성이 해발 4500 m의 고지대에 도착한 후 3일 동안 휴식을 취한 경우 CO_2 분압 감소, H^+의 농도 감소(pH의 증가), HCO_3^-의 농도 감소가 일어날 것이다. 이에 해당하는 선택지는 ①이다.

033 정답 ②

자료해석

(가) 동방결절세포 - 자율박동세포로, 자발적으로 활동전위를 생성

- 시기 4: I_f 채널이 열려 Na^+은 유입되고, K^+이 유출된다. 그러나 Na^+의 유입량이 K^+ 유출량보다 더 크므로 서서히 탈분극되어 막전위가 상승하게 된다. 세포막의 막전위가 더욱 양의 값으로 탈분극되면 I_f 채널은 서서히 닫히게 된다.
- 시기 0: 탈분극 후반기에 세포막에 존재하는 T-형 Ca^{2+} 채널이 열려 Ca^{2+}이 세포 내로 유입된다. 이로 인해 막전위는 더욱 탈분극되어 역치에 도달하게 된다. 막전위가 역치에 도달하면 L-형 Ca^{2+} 채널이 열려 Ca^{2+}이 과량 유입되며 그 결과, 활동전위가 발생한다.
- 시기 3: 활동전위가 발생하면 Ca^{2+} 채널이 닫히고, K^+ 채널이 열려 K^+이 유출되며 그로 인해 재분극이 일어난다.

(나) 심실근세포

- 시기 4: 휴지기로서 안정된 휴지전위를 유지하고 있다.
- 시기 0: 심실근세포의 탈분극은 전위 의존적 Na^+ 채널에 의해 일어나며, 채널이 열림에 따라 유입된 Na^+에 의해 막전위가 빠르게 상승한다.
- 시기 1: 막전위가 최고치에 도달하면 Na^+ 채널이 닫히고, K^+ 채널이 열려 K^+이 유출되면서 재분극이 시작된다.
- 시기 2: K^+ 채널의 투과성이 감소되어 K^+의 유출이 감소됨과 동시에, 심실근세포의 탈분극은 세포막에 존재하는 Ca^{2+} 채널을 열리게 하며, 그로 인해 Ca^{2+}이 서서히 유입된다. 유입된 Ca^{2+}은 근소포체막의 다른 종류의 Ca^{2+} 채널을 추가적으로 열리게 하여 Ca^{2+}의 지속적인 농도 증가를 가져와 막전위가 유지되는 고평부 상태를 형성한다.
- 시기 3: Ca^{2+} 채널이 불활성되고, K^+ 채널이 다시 활성화되어 K^+이 빠르게 유출되며 그 결과, 막전위의 재분극이 이루어진다.
- 시기 4: 막전위가 휴지전위 상태로 다시 되돌아간다.

정답해설

ㄷ. 4시기 동안 심실근세포에서 Na^+ 채널은 닫혀 있지만 동방결절세포에서는 I_f 채널에 의해 Na^+ 유입이 이루어지며 박동원 전위가 상승한다. 따라서 Na^+ 유입량은 심실근세포보다 동방결절세포에서 많다.

Ⅲ. 동물생리학

오답해설

ㄱ. (나)의 2시기에 Na^+ 채널은 닫혀 있다.
ㄴ. 탈분극 속도는 심실근세포에서 더 빠르다.

034

정답 ⑤

자료해석

심실근의 활동전위

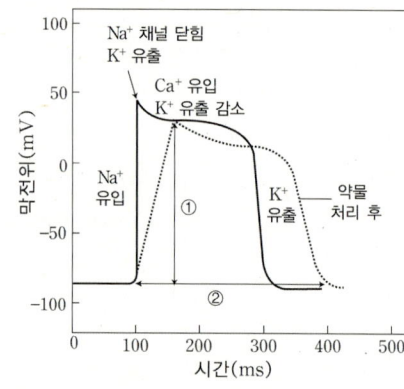

- 약물 처리 후 감소한 ① 구간은 Na^+의 유입량이 감소한 결과로 추론할 수 있다.
- 약물 처리 후 증가한 ② 구간은 재분극 기간에서 K^+의 유출량이 감소한 결과로 추론할 수 있다.

정답해설

ㄱ. 전압의존성 Na^+ 채널을 차단하여 Na^+ 유입량을 감소시키면 탈분극이 느려지므로 제시된 그림과 같이 나타날 수 있다.
ㄴ. 전압의존성 K^+ 채널을 차단하여 K^+ 유출량을 감소시키면 활동전위의 유지 시간이 길어지고, 재분극이 느려지므로 제시된 그림과 같이 나타날 수 있다.
ㄷ. 심실근의 긴 탈분극 동안 불응기를 형성한다. 따라서 약물은 200 ms에서 300 ms로 불응기를 연장시킨다.

035 정답 ①

자료해석
심근세포의 탈분극은 세포막에 있는 전위의존성 Ca^{2+} 이온통로를 열어주고, Ca^{2+}이 유입되면 다른 종류의 Ca^{2+} 이온통로를 활성화시킨다. 이로 인해 Ca^{2+}의 느린 유입이 일어나 탈분극이 지속되므로 고평부 상태를 형성한다. 탈분극의 지속은 긴 불응기를 형성하기 때문에 한번 수축된 근육은 완전히 이완될 때까지 다시 자극되지 못한다.

정답해설
Ca^{2+} 농도가 증가함에 따라 심장근의 수축이 진행되고, Ca^{2+} 농도가 감소함에 따라 심장근의 이완이 진행된다. 그러나 시간에 따른 Ca^{2+} 농도 변화와 심장근의 수축 이완이 완전히 일치하지는 않으므로 ①이 정답이다.

036 정답 ④

자료해석
그래프는 심전도(ECG or EKG: Electro-cardiogram)로, 심장의 활동전위를 기록한 것이다. 안정 시 심장근세포의 안쪽은 (−)를, 바깥쪽은 (+)전하를 띠며, 분극상태를 유지하고 있다. Na^+의 유입으로 탈분극이 발생하여 심장근육의 수축이 일어나며, 그래프와 같이 세 가지 파장에 의해 구별할 수 있는 심장의 상태가 나타난다.
- P파 : 심방의 탈분극과 수축
- Q, R, S파 : 심실의 탈분극
- T파 : 심실의 재분극

정답해설
④ P-R 분절(interval)은 심방의 수축으로부터 심실의 수축이 일어나기까지의 시간을 의미하며, S-T 분절, 즉 S파와 T파 사이는 심실의 탈분극에서 재분극까지의 시간과 심실의 수축 시간을 말한다. 심실 수축으로 심실의 혈압이 최고로 올라간다.

오답해설
① P파는 동방결절(SA node)을 통해 심방에 전달된 자극이 심방을 탈분극(depolarization)시키면서 나타나는 파장이다. P파가 시작되고 바로 심방이 수축한다.
② Q, R, S파는 심실의 탈분극 시 나타나며, 심실 수축 이전에 일어난다. 또한 Q, R, S파가 복잡하게 나타나는 것은 심근 및 심장 전도계의 구조적 특징, 즉 방실결절부터 히스색 등으로의 전도에 따르는 지연 등과 같은 이유 때문이다.
③ T파는 심실의 재분극(repolarization) 시에 나타나며, 재분극은 탈분극보다 천천히 진행되어, QRS파보다 길게 벌어지고 진폭도 보다 낮게 나타난다. 한편, 심방의 재분극은 크기가 작고, 큰 Q, R, S 파에 가려져 나타나지 않는다.
⑤ 심장음은 심실 수축 전후로 발생한다. 제1심음은 심실이 수축하기 전 이첨판, 삼첨판이 닫히는 소리이며, 제2심음은 반월판이 닫히는 소리로 심실 수축 후 이완되기 전에 발생한다.

037   정답 ①

┃ 자료해석

심전도 파장
P파(P wave) : 심방근육의 탈분극
PR 간격 : 심방근육의 탈분극 지속과 수축 방실결절의 탈분극
QRS 복합체(QRS complex) : 히스근색 탈분극, 푸르킨녜 섬유 탈분극, 심실근육 탈분극
ST 분절(ST segment) : 심실수축의 고평부 상태
T파(T wave) : 심실의 재분극

┃ 정답해설

① 심장질환자의 심전도(나)를 살펴보면, QRS 복합체와 T파가 간헐적으로 나타나지 않는 심부정맥을 보이는 것을 알 수 있다.
이 경우 간헐적으로 심실의 수축이 일어나지 못하므로, 심장 박동수가 줄어드는 서맥이 나타난다.

┃ 오답해설

②,③ 동방결절이 손상되었다면, 심방의 탈분극이 일어나지 못할 것이므로 P파도 나타나지 못할 것이다. 따라서 틀린 설명이다.
④,⑤ 심장질환자의 심전도를 보면 간헐적이기는 하지만 심실이 정상적으로 수축하는 경우도 확인할 수 있다. 따라서 "히스근색이 손상되어 심방만 수축한다"라는 설명과 "심방은 수축하나 심실은 수축하지 않는다"라는 설명은 옳지 않다.

038   정답 ①

┃ 자료해석

동맥의 경우 심실의 수축기에는 혈액량이 증가하여 혈압이 증가 하고, 심장의 이완기에는 반월판이 닫히며 혈액량이 감소하므로 혈압은 감소한다. 이처럼 동맥에서는 심장박동으로 인해 혈압과 혈류량이 변하지만, 모세혈관에서는 박동에 의한 영향은 거의 없어지고 연속적 흐름을 갖게 된다. 모세혈관에서는 혈관이 좁으므로 혈류속도는 작아진다.
(가) 소동맥 확장이 일어난 경우로, 혈류량이 증가하므로 혈압은 높아진다.
(나) 소동맥 평활근이 수축하여 혈관이 수축한 경우로, 혈류량이 감소하므로 혈압은 낮아진다. 소동맥 평활근의 수축 이완은 자율 신경에 의해 조절되어 각 기관으로 흐르는 혈류량을 조절한다.

┃ 정답해설

ㄱ. 소동맥이 확장되면 소동맥을 통해 흐르는 혈액의 양이 많아지므로 혈압이 상승한다. 따라서 모세혈관에서 여과되는 혈액량이 증가하여 물질 교환이 증가한다.

┃ 오답해설

ㄴ. 소동맥이 수축하면 혈류량이 감소하므로 혈압은 낮아져 (나)의 형태가 된다.
ㄷ. (나)는 소동맥이 수축하여 혈압이 낮아진 경우로, 모세혈관에서는 혈류량이 감소한다.

039

정답 ④

자료해석

(가) 소동맥 말단, 모세혈관, 소정맥 말단에서의 혈압과 조직액압의 차(정수압)와 혈장과 조직액의 삼투압 차(교질삼투압)를 그린 그래프이다.

- 여과 : 동맥 쪽에서는 정수압이 교질삼투압보다 크므로 그 차이만큼 혈관에서 조직액 쪽으로 혈관의 소공을 통해 혈액 성분이 빠져나간다.
- 흡수 : 정맥 쪽에서는 교질삼투압이 정수압보다 크므로 검은색 부분만큼 조직액에서 모세혈관으로 조직액이 이동한다.

(나) • A : 조직액압이 높을수록 림프 흐름이 증가한다. 즉 조직액에서 림프관으로의 이동량이 증가한다.
  • B : 일정 크기 이상의 조직액압에서는 림프의 흐름이 일정하다. 림프관으로 흘러들어갈 수 있는 조직액에는 한계가 있으므로 더 이상 림프의 흐름이 증가하지 않는다.

정답해설

④ (나)의 A영역에서 조직액압의 증가는 림프의 흐름을 증가시킨다. 조직액압의 증가를 일으키는 요인을 고려하면, 먼저 혈압이 증가하면 여과되는 혈액량이 증가하여 조직액압의 증가로 이어진다. 또한 혈장삼투압이 감소하면 혈관으로 흡수되는 혈액량이 감소하여 조직액압이 증가한다. 혈장 단백질 농도의 감소는 혈장삼투압을 감소시키므로 조직액압을 증가시키는 요인이 될 것이며, 그 결과 림프 흐름은 증가할 것이다.

오답해설

① (가)에서 혈압과 조직액압의 차와 혈장과 조직액의 삼투압차에 의해 혈장 성분이 조직액으로 이동하는 양과 조직액이 혈액으로 유입되는 양이 결정된다. 그런데 이들의 차이가 없어진다면 모세혈관을 통한 물질의 출입이 같아지게 된다. 즉, 모세혈관의 여과력과 흡수력은 같아진다.

② (나)의 A에서 조직액압이 증가할수록 림프의 흐름은 증가하며, 조직액압은 여과된 조직액이 많아질수록 증가한다. 모세혈관의 혈압이 증가하면 조직액이 증가하므로, 이는 림프 흐름의 증가로 이어지게 된다.

③ (나)의 A영역에서 조직액의 단백질 농도가 증가하면 혈장과 조직액의 삼투압 차이가 적어질 것이다. 따라서 혈관으로 흡수되는 조직액량이 감소하므로 조직액압은 증가할 것이며, 이는 림프 흐름의 증가로 이어질 것이다.

⑤ 림프의 직경은 제한되어 있으므로 어느 정도 조직액압이 증가하면 림프의 흐름은 더 이상 증가하지 않는다. 그러므로 (나)의 B영역에서는 증가한 조직액압이 림프관을 압박할 것이다.

개념알기

모세혈관에서의 물질교환의 원리

$\downarrow \pi$ = 교질삼투압
$\uparrow P_H$ = 모세혈관내 정수압

32 mmHg, 25 mmHg, 25 mmHg, 15 mmHg
7200 L/day
$P_H > \pi$, $P_H = \pi$, $P_H < \pi$
여과, 흡수
여과 - 흡수 = 1일 총유출량

소동맥, 소정맥, 여과, 흡수, 림프관

모세혈관 내 정수압은 혈압과 조직액압 차이로 나타낼 수 있으며, 혈관에 혈액이 흐르고 있다면 혈관 밖으로 작용하는 압력일 것이다. 교질삼투압은 혈장과 조직액의 삼투압 차이이며, 정상일 경우 혈액의 농도가 더 높으므로 혈관 쪽으로 작용할 것이다. 따라서 정수압과 삼투압 차이에 의해서 혈액 성분의 여과와 흡수가 발생하며, 이러한 원리에 의해서 모세혈관과 조직 사이의 물질교환이 일어난다. 조직액압은 림프관으로 조직액이 들어갈 수 있게 해주므로 조직액압이 증가하면 림프의 흐름은 증가한다.

040 정답 ②

자료해석

(가)층	혈장 (전 혈액의 55%)	• 약염기성(pH 7.4)으로 0.9% NaCl과 삼투질 농도가 같은 등장성 용액 • 성분 : 물, 혈장단백질(알부민, 글로불린, 피 브리노겐), 지질, 당류, 무기염류, 운반 중인 유기양분, 무기양분, 노폐물, 호르몬 등
(나)층	연충, buffy coat (<1%)	백혈구: • 핵이 존재하는 혈구세포 • 아메바운동을 하면서 혈관 밖으로 나 와 외부로부터 침입한 세균이나 이물 질을 세포 내로 취입한 다음 소화 분해 하여 무독화시킴. 혈소판: • 거핵구로부터 생성된 세포 조각 • 혈액응고에 관여
(다)층	적혈구 (전 혈액의 45%)	• 핵이 없는 혈구세포 • 헤모글로빈을 많이 함유하고 있어 O_2를 운 반함.

정답해설 및 오답해설

PCR 방법으로 유전자를 검사하기 위해서는 DNA를 갖는 혈액성분을 얻어야 한다. 혈액 성분 중 핵을 갖는 것은 백혈구이므로 PCR 방법으로 유전자를 검사하기에 가장 적절한 시료는 (나)층이다.

041 정답 ④

자료해석

A : 호중구(neutrophil)
  가장 흔한 식세포로, 다엽핵을 가진다. 감염 부위로 유인되어 식세포작용을 한다.

B : 호산구(eosinophil)
  이엽핵이며, 에오신에 착색되는 과립된 세포질을 가진다. 호중구와 마찬가지로 포식세포이나, 주로 기생충에 대한 방어 역할을 한다.

C : 호염구(basophil)
  단핵이며, 에틸렌블루로 착색되는 심하게 과립된 세포질을 가진다. 세포질 과립에서 염증 및 알레르기 반응을 유발하는 화학물질을 방출하는 비포식세포이다.

정답해설

ㄱ. 정상 혈액 내에서 호중구의 수가 가장 많다.
ㄷ. 호염구의 과립에는 히스타민, 헤파린, 시토카인 외에도 알레르기와 면역반응에 관련된 여러가지 화학물질들이 포함되어 있다.

오답해설

ㄴ. 호산구는 주로 기생충과 같은 다세포 침입자 방어에 중요한 역할을 한다. ㄴ은 호중구에 대한 설명이다.

개념알기

김사염색(Giemsa stain)
Eosin red와 methylene blue가 혼합된 염색 시약으로, 주로 세포질과 핵을 대조 염색한다.
Eosin red는 산성으로 염기성을 띠는 원자단에 결합하므로 주로 세포질에 존재하는 단백질의 아미노기($-NH_3$)를 붉게 염색하는 반면, 염기성의 methylene blue는 산성을 띠는 핵을 진하게 염색한다. 핵에도 여러 가지 단백질이 있어 에오신에 의해 염색되나 메틸렌블루의 진한 보라색 때문에 가려진다.

042

정답 ④

정답해설

- ㄱ. 혈소판이 감소하면 혈소판에 들어 있는 혈액 응고 인자가 감소하므로 혈액 응고가 지연된다.
- ㄴ. 옥살산염, 구연산염, EDTA는 Ca^{2+} 이온을 흡착시켜 제거하므로 프로트롬빈을 트롬빈으로 활성화시킬 수 없어 혈액 응고가 지연된다.
- ㄹ. 헤파린은 항트롬빈의 활성을 돕는 보조인자로, 항트롬빈과 트롬빈 간의 비가역적 결합을 촉진하여 트롬빈의 활성을 억제한다. 헤파린은 세포 표면에는 존재하는 단백질로, 불필요한 혈액응고를 막는 작용을 한다.

오답해설

- ㄷ. 간에서 프로트롬빈의 합성에 필요하며, 부족 시에는 혈액 응고를 지연시키는 것은 비타민 K이다.

개념알기

혈액 응고 과정

혈관 내피세포가 손상되면 노출된 결합조직의 콜라겐섬유에 혈소판이 흡착(adhesion)된다.

이 과정에서 혈소판은 활성화되고 혈소판끼리 응집되며, 응집된 혈소판 표면 위에서 혈액응고 과정이 진행되어 최종 산물인 혈병(clot)이 손상된 혈관 벽을 막아 지혈시킨다. 지혈된 이후에는 섬유소분해(fibrinolysis) 과정을 거쳐 정상 상태로 치유된다.

043

정답 ⑤

자료해석

이 문제는 자율신경에 의한 심장박동 조절에 대해 이해하고 있는지 확인하기 위한 분석·종합·평가형문제이다. 심장은 신경 자극 없이도 박동원(pacemaker) 자율박동세포의 탈분극 신호에 의해 스스로 수축이 일어난다. 이처럼 심장의 박동 자체에는 신경의 자극 없이도 스스로 일어날 수 있지만, 심장의 박동수나 수축력 등은 자율신경에 의해 조절될 수 있다. 예를 들어 교감신경은 박동원의 탈분극을 촉진시키고, 부교감신경은 박동원의 탈분극을 억제함으로써 심장박동 속도를 조절한다. 문제에서 제시한 실험을 살펴보면, ⓒ에 전기자극을 가한 경우 심장 ⓐ의 박동수가 감소하고 곧이어 심장 ⓑ의 박동수가 감소한 것을 확인할 수 있다. 이러한 결과는 ⓒ은 부교감신경이라는 것을 말해준다. 따라서 ⓒ에 전기자극을 주었을 때 비커 A에서 비커 B로 이동한 물질은 아세틸콜린임을 알 수 있다.

정답해설

- ㄱ. 자료해석에서 살펴본 바와 같이, 문제에서 제시한 실험을 통해 ⓒ이 부교감신경임을 알 수 있다. 부교감신경(ⓒ)의 말단에서는 아세틸콜린이 신경전달물질로서 분비된다.
- ㄴ. 문제에서 제시한 실험을 통해 ⓒ이 부교감신경임을 알 수 있으므로, ⊙은 교감신경이다. 교감신경인 ⊙에 전기자극을 가하면, 교감신경 말단에서 노르에피네프린이 분비된다. 노르에피네프린은 심장 ⓐ의 동방결절의 심박조율기세포에서 심박조율기전위 생성 속도를 증가시켜 박동수가 증가하게 한다. 또한 분비된 노르에피네프린은 비커 A에서 비커 B로 이동한 후 심장 ⓑ의 박동수도 증가하게 한다.
- ㄷ. 문제에서 제시한 실험을 살펴보면, 부교감신경인 ⓒ에 전기자극을 준 결과 심장 ⓐ와 ⓑ의 박동수가 감소하였다는 것을 알 수 있다. 이러한 결과는 ⓒ에 가한 전기자극이 자율신경(부교감 신경)에서 활동전위를 발생시켰고, 그러한 활동전위가 자율신경의 축삭말단에 전달되어 신경전달물질 아세틸콜린이 분비되게 자극하였기 때문에 나타난 것이다.

044

정답 ④

자료해석

뇌의 특정부위가 활성화되면 뇌 정맥의 산화헤모글로빈의 양이 감소하게 될 것이다. 그러면 이를 보충하기 위해 그 부위의 혈류량이 증가하게 되고, 혈류량 증가로 산화헤모글로빈의 양이 증가할 것이다.

정답해설

④ 측두엽의 특정부위가 활성화되면, 신경세포 활성에 따른 대사 요구량이 증가한다(A). 대사 요구량이 증가하면 뇌의 모세혈관에서 산소 소모가 증가하여 뇌 정맥의 HbO_2/Hb 비율이 감소한다(D). 감소한 O_2 및 대사작용 결과 증가한 CO_2 농도는 소동맥 평활근을 이완시켜 혈류량을 증가시킨다(B). 혈류량 증가로 인한 산소 유입량 증가는 신경세포의 산소 소모 증가량보다 훨씬 많아, 즉 (혈액에서 조직으로 이동하는 산소량/조직으로 들어오는 동맥 혈액 내 총산소량)이 감소하게 되므로(C) HbO_2/Hb 비율이 증가한다(E).
따라서 활성화된 신경세포 주위의 모세혈관에는 산화헤모글로빈 비율이 증가하고, 탈산화헤모글로빈의 양은 감소한다.

045

정답 ⑤

자료해석

동맥혈압이 증가하면 교감신경의 흥분 빈도는 감소하고, 부교감 신경의 흥분 빈도는 증가한다. 그래프를 정확히 해석할 수 있다면 쉽게 해결 가능한 문제이다.

정답해설

ㄱ. 그래프 (가)를 해석하면 알 수 있다.
ㄴ. 같은 흥분 빈도를 내려면 고혈압 환자의 혈압이 더 높아져야 한다.
ㄷ. 교감신경은 혈관의 수축을 자극하므로 총말초저항을 증가시킨다.

046 정답 ①

자료해석

이 문제는 일회박출량(stroke volume)과 대동맥 신전도(distensibility)가 대동맥압에 미치는 효과에 대해 이해하고 있는지 확인하는 적용형문제이다. 심혈관계의 혈관을 타고 혈액이 흘러가게 하는 원동력은 심실의 수축이다. 심실 수축기에 혈액이 좌심실로부터 대동맥으로 방출되면, 대동맥은 압력(혈압)이 상승함과 동시에 혈액을 받아들이기 위해 확장되는데 대동맥의 탄력성 동맥벽의 확장이 수축기동안의 압력을 저장한다. 이후 심실 이완기에는 비록 심실의 수축은 없지만, 수축기 동안 확장된 탄력성 동맥벽이 수축하면서 압력을 발생시켜 혈액이 순환되도록 한다. 한편, 수축기와 이완기 동안의 대동맥압을 각각 수축기압과 이완기압이라하며, 그 차이를 맥압(pulse pressure)이라 한다.

정답해설

ㄱ. 맥압은 수축기 혈압과 이완기 혈압의 차이이다. 문제에서 제시한 그림 (가)와 (다)를 비교해서 살펴보면, 대동맥의 신전도가 감소하면 맥압이 더 커진다는 것을 확인할 수 있다.

오답해설

ㄴ. 심장 수축력이 증가하면 일회박출량이 증가하게 된다. 일회박출량이 증가한 경우에 나타나는 그래프 (나)를 살펴보면, 일회박출량이 증가하면 대동맥의 수축기압은 증가시키지만 이완기압에는 거의 변화를 가져오지 않는 것을 확인할 수 있다. 따라서 "심장 수축력이 증가하면 대동맥의 이완기압이 증가한다"는 설명은 옳지 않다.

ㄷ. 그래프 (나)에서 살펴보았듯이, 일회박출량 증가는 수축기압은 변화시키지만 이완기압에는 영향을 주지 않는다. 따라서 일회박출량이 감소하면 대동맥의 수축기압은 감소하지만, 이완기압은 변화하지 않는다.

047 정답 ①

자료해석

- 림프관이 모여(가슴관 → 림프총관) 쇄골하정맥으로 들어가므로 림프액은 심장으로 들어가 순환하게 된다.
- 림프구는 골수에서 형성되어 혈관으로 이동하다 혈관벽을 빠져나와 림프관으로 이동한다.
- 림프관은 소장의 상피세포에서 흡수된 지용성 영양분의 이동 통로가 되며, 결국 혈관과 합쳐진다.

정답해설

ㄱ. 혈관을 빠져나온 혈액 성분을 림프라고 하며, 이들은 액체 성분인 림프장과 세포 성분인 림프구로 구성된다. 이들이 이동하는 통로를 림프관이라고 하며, 몸 곳곳에 이들이 모이는 림프절이 있다. 따라서 림프구는 림프를 따라 하나의 림프절에서 다른 림프절로 이동할 수 있고, 림프관은 쇄골하정맥과 이어지므로 림프구는 혈관이 많이 분포한 지라로 이동할 수 있다. 지라는 림프를 만들고 적혈구를 파괴하는 장소이다.

ㄴ. 림프구는 면역반응에 관여하는 세포로, 적정수를 유지하고 있다가 항원이 들어오면 그 수가 증가한다.

오답해설

ㄷ. 소장에서 흡수된 수용성 영양분은 간문맥-간-간정맥을 거쳐 심장으로 이동하며, 지용성 영양분은 암죽관-가슴관-림프총관-쇄골하정맥을 거쳐 심장으로 이동한다. 심장에서는 혈관계를 이용하여 영양분을 순환시킨다.

ㄹ. 백혈구와 림프구는 모세혈관 밖으로 빠져나와 림프계로 들어갈 수 있지만, 적혈구는 모세혈관벽을 빠져나오지 못한다.

048 심화이해

정답 ③

자료해석

이 문제는 동방결절 박동원세포에서의 활동전위에 대해 이해하고 있는지 확인하기 위한 분석·종합·평가형문제이다.

동방결절 박동원세포의 중요한 특징은 휴지막전위가 안정적으로 유지되지 못하고 자발적으로 점차적으로 상승하여 활동전위를 일으킬 수 있는 역치 값까지 올라가게 된다는 것인데, 이러한 느린 자발적 탈분극을 심박조율기전위(pace maker potential)라고 한다. 박동원세포에는 Na^+과 K^+을 통과시키는 F-type sodium channel(I_f 채널)이 존재하는데, 재분극 후 I_f 채널이 열리게 되면 이 통로를 통한 Na^+ 유입이 K^+ 유출보다 크게 일어나 심박조율기전위의 초반 상승이 일어나게 한다. I_f 채널을 통한 Na^+ 유입으로 막전위가 더 양성으로 되면 I_f 채널은 닫히고 T형 칼슘이온 통로가 열리는데, 이 통로를 통해 유입되는 Ca^{2+}이 심박 조율기전위 후반 상승이 일어나게 한다. 이러한 상승으로 막전위가 역치에 도달하면 L형 칼슘이온 통로가 열려 Ca^{2+}이 세포 내로 급속도로 유입되면서 활동전위의 상승기가 나타난다. 이후 전압-개폐성 K^+ 통로가 열려 K^+가 세포 외부로 유출되면서 활동전위의 하강기가 나타난다. 따라서 문제에서 제시한 <자료>의 그래프를 살펴보면, ㉠은 K^+의 유출, ㉡은 Na^+의 유입, ㉢은 Ca^{2+}의 유입을 나타낸 이온전류 그래프인 것을 알 수 있다.

문제에서 제시한 실험을 살펴보면, t_1 시점(심박조율기전위의 중간 지점)에 약물 X를 투여한 결과 급속한 막전위 하강(과분극)이 일어난 것을 확인할 수 있다. 이후에 심박조율기전위가 다시 역치까지 상승하고 활동전위가 뒤따랐는데, 이때 재분극된 정도도 약물 X를 처리하기 전보다 더 크게 일어난 것을 확인할 수 있다. 이후에는 심박조율기전위 생성속도가 느려지고 (700 msec → 920 msec) 재분극이 더 크게 일어나는 방식으로 규칙적인 활동전위가 발생하는 것을 확인할 수 있다. 이러한 결과는 약물 X가 ㉠~㉢ 중 ㉠(K^+의 유출)이 커지게 했을 경우에 나타날 수 있다.

정답해설

ㄱ. 자료해석에서 살펴본 바와 같이, 문제에서 주어진 <자료>와 <실험>을 통해 t_1 시점 직후에 막전위가 과분극된 것은 ㉠(K^+의 유출)의 크기가 커졌기 때문이란 것을 알 수 있다.

ㄴ. (나)에서 X 대신 ㉡(Na^+ 유입)의 크기를 증가시키면 심박조율기전위의 생성속도가 증가할 것이므로, 활동전위의 간격이 짧아지게 될 것이다.

오답해설

ㄷ. 자료해석에서 살펴본 것처럼, 문제에서 제시한 실험을 통해 약물 X는 ㉠(K^+의 유출)의 크기를 증가시키는 작용을 한다는 것을 알 수 있다.

049 〔심화이해〕 정답 ④

자료해석

이 문제는 하나의 심장주기 동안에 일어나는 좌심실의 압력-부피 변화에 대해 이해하고 있는지 확인하기 위한 적용형문제이다. 심실이 차차 이완하여 심실의 압력이 심방의 압력보다 낮아지게 되면, 방실판이 열려(A지점) 심방의 혈액이 심실로 이동하여 심실의 부피가 증가하는데, 이 때 혈액의 이동과 심실의 확장이 동시에 이루어지기 때문에 심실 부피의 증가에도 압력은 거의 일정하게 유지된다(A → B). 심실 유입의 마지막 단계는 심방 수축에 의해 이루어져, 채울 수 있는 혈액의 최대 부피인 이완기말 부피(EDV, C지점)에 도달하며, 이 때 방실판이 닫히며 제1심음이 들리게 된다(B → C). 이 후 심실은 방실판과 반월판이 모두 닫힌 상태에서 혈액의 유출 없이 부피가 일정한 상태로 수축하기 시작하는데, 이때를 등용적성 수축기라고 한다(C → D). 등용적성 수축기의 결과 심실의 압력이 빠르게 증가하여 대동맥보다 커지면, 반월판이 열린다(D지점). 이 때 심실은 계속해서 수축하기 때문에 심실의 압력은 증가하지만, 혈액이 대동맥으로 이동하게 되면서 심실의 부피는 감소한다(D → E). 심실 수축의 종말에는 심실의 수축에도 불구하고, 많은 양의 혈액이 심실에서 대동맥으로 빠져나가 심실의 압력이 감소하는데(E → F), 심실의 압력이 대동맥의 압력보다 떨어지게 되면 반월판이 닫히며 제2심음이 들리게 된다(F지점). 이 때 심실의 부피는 최소가 되며, 이를 수축기말 부피(ESV)라고 한다. 이후 심실은 방실판과 반월판 모두가 닫힌 상태로 혈액의 유입 없이 부피가 일정한 상태로 이완하기 시작하는데, 이때를 등용적성 이완기라고 한다(F → A). 등용적성 이완기의 결과 심실의 압력은 빠르게 감소하고, 심실의 압력이 심방의 압력보다 낮아지게 되면 방실판이 열리면서 다시 심장주기가 시작되게 된다. 한편, 문제에서 주어진 압력-부피 곡선 ABCDEF의 A*BCDE*F*로의 변화는 수축기 압력의 증가와 수축기말 부피(ESV)의 감소가 가장 두드러지는 특징으로, 이러한 변화는 강심제 등의 약물 투여로 인한 심장 수축력의 증가 등에 의해 일어날 수 있다.

정답해설

④ 심장의 수축력을 증가시키는 약물의 투여는 심실 수축기의 압력을 증가시킨다. 그 결과, 수축기에 보다 많은 양의 혈액이 심실에서 대동맥으로 이동하게 되고, 수축기 종말에 심실에 남아있는 혈액량은 더욱 감소하여 수축기말 부피(ESV)는 감소하게 된다.

오답해설

① 동맥 혈관을 수축시키는 약물의 투여는 대동맥압의 증가를 초래한다. 그 결과, 등용적성 수축에 의해 심실의 압력이 D 지점에서의 압력보다 높아져야지만 반월판이 열려 심실로부터 대동맥으로 혈액의 유출이 일어날 것이다.

② 동맥 혈관을 확장시키는 약물의 투여는 대동맥압의 감소를 초래한다. 그 결과, 등용적성 수축에 의해 심실의 압력이 D 지점에서의 압력보다 낮은 지점에서 반월판이 열려 심실로부터 대동맥으로 혈액의 유출이 일어날 것이다.

③ 심장의 수축력을 감소시키는 약물의 투여는 심실 수축기의 압력을 감소시킨다. 그 결과, 수축기에 보다 적은 양의 혈액이 심실에서 대동맥으로 이동하게 되고, 수축기 종말에 심실에 남아있는 혈액량이 증가하여 수축기말 부피(ESV)가 증가하게 된다.

⑤ 서 있던 자세에서 누운 자세로의 변화는 순간적으로 정맥환류량을 증가시킨다. 그 결과, 이완기(A → B → C)에 심실로 유입되는 혈액량이 증가하여 이완기말 부피(EDV)가 증가하게 된다.

050 심화이해   정답 ③

자료해석

그림 (가)는 심장 박동시 심실의 압력-용적 곡선 그래프로 다음의 과정을 통해 주기적으로 수축과 이완이 이루어진다.

심실 충만기 (D → A 구간)	• 이완된 심실로 심방의 혈액이 유입 • 심실 용적 증가, 압력 일부 증가 • A지점에서 최대용적에 도달
등용적성 수축기 (A → B 구간)	• A지점에서 방실판이 닫히며(제1심음), 심실 수축 시작 • 방실판, 반월판이 모두 닫힌 상태에서 수축이 이루어지므로 심실 압력은 급격히 증가하나, 용적은 일정
심실 박출기 (B → C 구간)	• B지점에서 반월판이 열리고 심실이 더욱 수축하면서 혈액이 동맥으로 이행됨 • 혈액의 방출에 따라 심실의 용적은 감소 • C지점에서 심실 내 혈액의 양은 최소
등용적성 이완기 (C → D 구간)	• C지점에서 반월판이 닫히며(제2심음), 심실 이완 시작 • 방실판, 반월판이 모두 닫힌 상태에서 이완이 일어나므로 압력은 감소하나, 용적은 일정 • D지점에서 방실판이 열리며, 심방의 혈액이 심실로 유입되는 심실 충만기로 이어짐.

그림 (나)의 심전도는 심장 근육에 의해 발생되는 전류를 기록한 것으로 파형에 따라 다음과 같이 구분된다.

P파(ⓐ 구간)	• 심방 근육의 탈분극에 의해 나타남 • 이 시기에 심방의 수축이 일어남
QRS복합군 (ⓑ 구간)	• 히스근색(가지 다발), 푸르키네 섬유, 심실 근육의 탈분극에 의해 나타남 • 이 시기에 심실의 수축이 시작
T파(ⓒ 구간)	• 심실의 재분극에 의해 나타남 • 이 시기에 심실의 이완이 일어남

정답해설

ㄱ. 심실 충만기(D → A 구간)에는 심방의 수축이 일어나 심방의 혈액이 심실로 유입되며, 심전도 상에서 P파(ⓐ 파형)가 나타난다.
ㄴ. 심실 박출기(B → C 구간)에는 심실 내압이 대동맥압보다 더 높아지는데, 그로 인해 반월판이 열려 심실의 혈액이 방출된다.

오답해설

ㄷ. 대동맥판과 방실판막이 모두 닫혀 있는 상태에서 수축이 지속 될 때 나타날 수 있는 최대 압력(최대 등용적)은 F이다.

051 심화이해   정답 ③

자료해석

(가) 기린은 고개를 들고 있을 때와 숙이고 있을 때 머리의 높이 차가 많이 나지만 뇌동맥의 평균동맥압은 일정하며 각 경우 대동맥의 평균동맥압은 고개를 들고 있을 때가 더 크다. 또한 심장에서 머리까지의 거리가 멀기 때문에 대동맥과 뇌동맥의 평균동맥압 차가 크다.
(나) 사람은 심장에서 머리까지의 거리가 가까우므로 대동맥과 뇌동맥의 평균동맥압 차가 작다.

정답해설

ㄷ. 뇌동맥의 평균동맥압은 기린이 고개를 들고 있을 때나 숙이고 있을 때나 일정하게 유지되어야 한다. 따라서 고개를 숙이고 있을 때는 수직거리가 짧아져 뇌동맥의 평균동맥압을 유지하기 위해 심장이 내뿜어야 하는 압력이 더 작아도 되므로 대동맥의 평균동맥압이 낮아진다.

오답해설

ㄱ. (나)의 사람에서 대동맥의 평균동맥압보다 발목 부위의 평균동맥압이 훨씬 높다. 따라서 기린도 발목 부위의 평균동맥압이 대동맥의 평균동맥압보다 높을 것이다.
ㄴ. 혈액 내 CO_2 농도가 높아지면 연수의 화학수용기를 자극하고 이는 연수의 심장혈관 조절 중추를 자극한다. 이는 교감신경을 자극해 대동맥 평균동맥압이 증가하게 되므로 대동맥의 평균동맥압과 뇌동맥의 평균동맥압 차이가 늘어난다.

052 심화이해

정답 ⑤

자료해석

이 문제는 유세포 분석기를 이용하여 말초혈액에 존재하는 면역세포를 분류하는 것에 대해 이해하고 있는지 확인하기 위한 이해형 문제이다. 면역세포들을 분류하는 데 이용되는 구성요소에는 3가지가 있는데, 첫 번째는 크기(forward scatter, FSC)로 크기가 더 큰 세포일수록 더 큰 값의 FSC 값을 나타낸다. 두 번째는 과립밀도(side scatter, SSC)로 세포 내부가 더 복잡할수록(과립이나 세포소기관이 더 많을수록 더 복잡함) 더 큰 값의 SSC값을 나타낸다. 세 번째는 CD45(CD45 positivity)인데, 조혈모세포에서 유래된 세포들은 CD45의 발현량이 다양하므로 이것에 따라 세포들을 분류할 수 있다.

조혈줄기세포로부터 성숙한 혈액세포가 생성되는 것을 조혈작용(hematopoiesis)이라 하는데, 조혈작용의 첫 단계에서 다기능 줄기세포는 림프계 전구세포(lymphoid progenitor cell)와 골수계 전구세포(myeloid porgenitor cell)의 두 가지 경로 중 하나로 분화된다. 림프계 전구세포는 B, T, NK(natural killer) 세포로 분화하고, 골수계 전구세포는 적혈구의 전구세포, 백혈구(호중구, 호산구, 호염기구, 단핵구, 비만세포, 수지상세포)의 전구세포, 혈소판을 만드는 거대핵세포(megakaryocyte)의 전구세포로 분화된다. 문제에서 주어진 과립구(granular cell, 과립세포)란 골수계 전구세포로부터 유래한 세포이다. 과립구는 호중구, 호산구, 호염기구로 분화한다. 단핵구(monocyte, 단핵세포)는 골수계 전구세포로부터 유래하였으며, 대식세포(macrophage)로 성숙하기 전 혈액을 순환하는 세포이다. 림프구(lymphocyte)는 림프계 전구세포로부터 분화한 T 세포와 B 세포이다. 미감작 상태의 T 세포와 B 세포는 형태가 매우 유사하며, 세포 크기가 직경 6 μm에 불과할 정도로 작아서 핵의 가장 자리를 둘러싸고 있는 세포질을 겨우 관찰할 수 있다.

문제에서 주어진 자료를 살펴보면, 면역세포(과립구, 단핵구, 림프구)를 유세포 분석기를 이용하여 크기(forward scatter, FSC)와 과립밀도(side scatter, SSC)에 따라 분류한 결과 크기와 과립밀도가 가장 작은 (가)는 림프구라는 것을 알 수 있다. 한편, 과립구로부터 분화하는 호중구는 전체 백혈구의 50~70%로 가장 높은 비중을 차지하므로, (나)와 (다) 중 세포의 수가 많고 과립밀도가 높은 (다)는 과립구, (나)는 단핵구라는 것을 추론할 수 있다.

정답해설

⑤ 자료해석에서 살펴본 바와 같이, (다)는 과립구이다. 과립구로부터 성숙하는 백혈구 중 하나인 호중구(neutrophil)는 다엽형태(multilobed)의 세포핵을 가지고 있어 다형핵(polymorphonucleus)세포 또는 다형핵백혈구(polymorphonuclear, PMN)라 불린다.

오답해설

①, ② 자료해석에서 살펴본 바와 같이, (가)는 림프구이다. 림프구는 B 세포와 T 세포이다. 대식세포의 전구세포는 단핵구로, (나)에 해당한다. 과립을 분비하는 세포는 (다)의 과립구에 해당한다.

③, ④ 자료해석에서 살펴본 바와 같이, (나)는 단핵구로, 대식세포의 전구세포이다. $CD4^+$ T 세포는 T 세포의 일종으로 림프구인 (가)에 해당한다. 자연살해세포는 골수계 전구세포로부터 유래하는 단핵구와 달리 림프계 전구세포로부터 유래한다. 따라서 자연살해세포는 (가)에 존재한다.

053 정답 ③

자료해석
실험 1에서 물질 A 처리시 혈관 이완이 촉진되는 것을 볼 수 있고, 실험 2에서 내피세포 제거시 혈관 이완이 전혀 되지 않는 것을 볼 수 있다.

정답해설
ㄱ. EC_{50}는 시험관에서의 실험 상황에서 혈관 이완의 최대반응의 50%를 나타낼 수 있는 작용물질의 농도이다. 실험 1의 그래프를 보면, 이완정도가 50%일 때의 아세틸콜린 농도가 물질 A를 처리했을 때가 처리하지 않았을 때보다 더 낮다. 따라서 물질 A는 아세틸콜린의 혈관이완 EC_{50} 값을 낮춤을 알 수 있다.

ㄷ. 실험 2의 그래프를 보면, 내피세포를 제거하고 물질 A를 처리했을 때 혈관이 전혀 이완하지 않는다. 따라서 물질 A는 내피세포 의존적인 혈관 이완을 유도한다는 것을 알 수 있다.

오답해설
ㄴ. 실험 1을 보면 물질 A를 처리하든 처리하지 않든 혈관의 최대 이완정도는 같다.

054 정답 ①

자료해석
본 문항은 주어진 자료를 통해서 혈관의 수축과 이완에 관여하는 내피세포의 역할을 추론할 수 있는지 묻는 복합추론형문제이다. 문제에서 주어진 실험을 살펴보면, 내피세포를 그대로 둔 시료 A에서 노르에피네프린을 처리한 결과 장력이 증가하였다. 즉, 노르에피네프린은 혈관을 수축시킨다. 여기에 다시 아세틸콜린을 첨가한 결과 장력이 감소 즉, 혈관이 이완되었음을 알 수 있다. 반면 내피세포를 제거한 경우 노르에피네프린에 반응하여 장력이 증가하였으나 아세틸콜린에는 전혀 반응하지 않음을 알 수 있다.

이를 종합하면 노르에피네프린의 혈관 수축 작용은 내피세포의 유무와 상관없으나, 아세틸콜린의 혈관 이완 작용은 내피세포가 있어야 한다는 사실을 알 수 있다. 아세틸콜린에 의한 혈관 이완 작용의 신호 전달 경로는 다음과 같다.

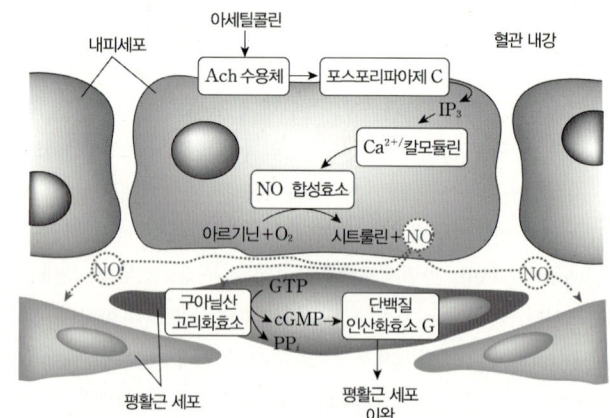

정답해설
ㄱ. 내피세포에서 생성된 NO는 혈관 평활근 세포로 확산된 후 구아닐산 고리효소(guanylyl cyclase)를 활성화시켜 cGMP의 양을 증가시킨다. cGMP는 이후 세포 내 유리 Ca^{2+} 농도를 감소시켜 평활근을 이완시킨다.

오답해설
ㄴ. 아세틸콜린의 혈관 이완 작용은 내피세포가 있어야만 작용할 수 있다. 내피세포에 존재하는 아세틸콜린 수용체에 아세틸콜린이 결합하면 산화질소(NO)가 생성되고 이는 주변 평활근 세포로 확산되어 평활근을 이완시킨다.

ㄷ. 자료에서 내피세포는 부교감신경 자극에 의해 산화질소를 생성한다고 하였다. 그러므로 NE가 아니라 ACh를 처리했을 때 내피세포에서 NO가 생성, 분비된다.

055 정답 ②

자료해석
NO는 혈관 내피세포에서 NOS (nitric oxide synthase)의 작용으로 L-아르기닌 아미노산으로부터 만들어진다. NO는 평활근에서 세포내 cGMP의 농도를 증가시키고 세포내 Ca^{2+}의 농도를 낮춘다. 그 결과 K^+ 채널이 활성화되어 과분극이 일어나며 근육은 이완하게 된다.

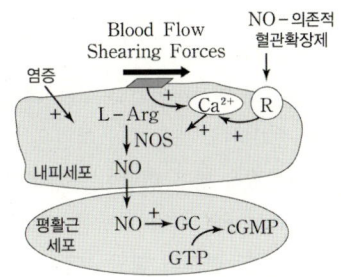

정답해설
ㄱ. NO는 평활근에 작용하여 혈관의 내강을 확장시킨다고 문제 지문에도 나와 있다.
ㄷ. Ca^{2+} 농도의 저하로 인해 K^+ 채널이 활성화되어 과분극이 유도된다.
ㅁ. NO 생성량이 감소하면 혈관을 구성하는 평활근이 이완되지 않으므로 높은 혈압을 유지하게 된다.

오답해설
ㄴ. 아세틸콜린은 혈압을 낮춰주는 작용을 하므로 평활근을 이완시킨다. 따라서 NO의 생성과 방출을 촉진시킬 것으로 추론하는 것이 타당하다.
ㄹ. NO는 혈관 내피세포에서 합성되어 평활근에서 2차전달자로서의 역할을 한다.

056 정답 ③

자료해석
운동 중에는 체내의 에너지 요구량이 많아지므로 제한된 양의 혈액을 신체의 각 부분에 공급하려면 빠르게 순환시키거나 각 기관으로 가는 혈액량을 조절해야 한다. 운동 전후를 비교하면, 소화기관, 뇌 등으로 흘러가는 혈액량은 감소하고, 골격근으로 가는 혈액량은 증가함을 알 수 있다.

정답해설
ㄷ. 운동을 하면 교감신경에 의해 부신수질이 자극을 받아 에피네프린이 분비된다. 에피네프린은 심장을 자극하여 박동수와 박동력을 증가시킴으로써 박출량을 크게 하며, 골격근으로 가는 혈관을 확장시키고 소화관으로 가는 혈관은 수축시킨다.
ㄹ. 운동을 하면 근육의 물질대사가 증가하여 산소는 부족하게 되고 이산화탄소는 증가한다. 따라서 혈액의 이산화탄소 분압이 증가하고, 결국 교감신경의 작용으로 호흡횟수가 증가한다. 호흡횟수의 증가는 혈중 이산화탄소의 양을 감소시키고 혈중 산소량을 증가시켜 이들의 분압이 급격히 변하는 것을 막아준다.

오답해설
ㄱ. 운동을 하면 호르몬에 의해 골격근 모세혈관이 확장된다. 즉 혈관의 저항이 작아지므로 골격근으로 흐르는 혈액량이 많아진다. 반대로 소화관이나 다른 쪽 모세혈관은 수축되어 혈관의 저항이 커지므로 혈액량이 감소한다.
ㄴ. 동방결절세포(pacemaker cell)는 심장박동의 자동성을 나타내는 부위로, 박동이 시작되는 부위이다. 그런데 이곳에서 발생되는 전위는 항상 일정하며, 박동속도는 자율신경 말단에서 분비되는 신경전달물질에 의해 조절된다. 운동 시에는 교감신경의 작용으로 동방결절세포 칼슘채널의 활성화가 오래 유지되므로 올라간 막전위에 의해 역치전위 도달이 쉽게 일어난다. 이때 역치전위는 실무율을 따르므로 일정하며, 다만 역치전위의 발생 빈도만 증가한다.

057 심화이해
정답 ④

자료해석
이 문제는 사람의 순환계 조절에 대해 이해하고 있는지 평가하는 적용형문제이다. 동맥혈압(대동맥압)은 '심박출량(Q_h)×말초저항(R)'으로 정의된다. 평균대동맥압($\overline{P_a}$)은 수축기 대동맥혈압과 이완기 대동맥혈압의 평균을 낸 값이다. 심박출량(Q_h)은 '평균대동맥압($\overline{P_a}$)÷말초저항(R)'으로 정의된다. 다양한 이유로 인해 말초저항이 증가하게 되면(예를 들어 혈관 내 plaque가 쌓이는 죽상동맥경화증의 경우 등등) 대동맥혈압이 증가하게 되는데, 그 결과 혈압수용기가 이를 감지하여 연수로 정보를 보내면, 연수는 교감신경은 억제하고 부교감신경은 활성화시킨다. 그 결과 심박출량이 감소하여 대동맥혈압은 처음보다 높아진 상태에서 더 이상 높아지지는 않고 그대로 유지되는 항정상태(steady state)에 도달하게 된다(고혈압 상태). 이 상태에서 압력수용기는 높아진 동맥혈압에 순응하여 연수가 더 이상 부교감신경계를 더 활성화시키지 않도록 한다. 지속적인 고혈압은 혈관벽에 손상을 줄 수 있기 때문에 좋지 않다.

정답해설
ㄱ. 시점 A에서 말초저항(R)이 증가하면 $Q_r = \dfrac{\overline{P_a}}{R}$ 식에서 분모가 커지므로, Q_r은 평상시에 비해 감소한다.

ㄷ. 사람은 폐쇄순환계를 가지므로, 시점 B(항정상태)에서 혈액의 흐름은 심장에서나 말초에서나 동일하여야 한다. 그러므로 시점 B에서는 Q_h와 Q_r은 같다는 설명은 옳다.

오답해설
ㄴ. 자료해석에서 살펴본 바와 같이, 말초저항이 증가한 상태가 계속 유지되면 동맥혈압이 평상시보다 높아진 상태(고혈압 상태)로 계속 유지되는 항정상태에 도달하게 된다. 그러므로 시점 B에서 $\overline{P_a}$는 평상시에 비해 변화가 없다는 설명은 옳지 않다.

058 심화이해
정답 ②

자료해석
- 정상인 : 평균혈압보다 혈압이 낮을 경우 혈압이 증가하면 뇌 혈류량은 증가하며, 소동맥의 직경은 감소한다. 정상혈압일 경우 뇌혈류량은 비교적 일정하게 유지되며, 혈압이 높아지면 뇌 소동맥의 직경은 감소한다. 정상범주를 넘어선 혈압에서는 혈압이 증가하면 뇌 혈류량이 증가하며, 뇌 소동맥의 직경도 증가한다. 일정한도를 넘어서게 되면 혈관은 손상된다.
- 고혈압 환자 : 자신의 평상혈압보다 낮을 때 혈압이 증가하면 뇌혈류량은 증가하며, 소동맥의 직경은 약간 감소한다. 평상혈압보다 높아졌을 경우 혈압이 증가하면 뇌 혈류량은 증가하지만, 뇌 소동맥의 직경에는 큰 변화가 없다.
- (가), (나)에서 고혈압 환자의 혈관 직경이 더 작으므로 뇌에 같은 양의 혈액을 보내기 위해서는 혈압을 높여야 함을 알 수 있다.

정답해설
② (나)를 보면 만성 고혈압 환자는 정상인에 비해 혈관 직경이 작음을 알 수 있다. 이 때문에 동맥혈압이 작으면 뇌혈류량이 적어지므로 더 높은 혈압으로 혈액을 내보내야 한다. 따라서 만성고혈압 환자는 정상인에 비해 동맥 혈압에 따른 뇌 혈류가 조절되는 혈압 범위가 정상인보다 높은 쪽에 형성된다.

오답해설
① (가)에서 고혈압 환자의 혈압이 정상인보다 높은 경우에도 한동안은 비슷한 혈류량값을 나타냄을 알 수 있다.
③ (가), (나)를 비교해 보면 혈류량이 작을 때도 혈관의 직경이 커지고, 혈류량이 많을 때도 혈관의 직경이 커진다.
④ 예를 들어 혈압이 대략 170 mmHg인 경우를 비교해 보면 정상인은 혈관 손상이 발생하지만, 만성 고혈압 환자는 그렇지 않다. 같은 혈압에서 만성 고혈압 환자는 정상인보다 혈류량이 적기 때문에 뇌 혈관이 받는 압력이 낮아져 뇌 혈관 손상이 잘 일어나지 않는다.
⑤ 만성 고혈압 환자는 정상인에 비해 동맥 혈압에 따른 뇌 혈류가 조절되는 혈압 범위가 정상인보다 높은 쪽에 형성되어 있어서 혈압이 낮아지면 만성 고혈압 환자가 저산소증에 걸릴 위험성이 더 높다.

059

정답 ③

자료해석
(가) 사람의 혈청에는 토끼의 적혈구를 용혈시키는 물질이 들어 있다. 평상시는 비활성 상태로 있다가 토끼의 혈구 등에 의해 활성화된다.
(나) 사람의 혈청은 세균에서도 토끼의 경우와 비슷한 반응을 보인다.
(다) 혈청 가열 시 용혈현상이 나타나지 않는 것으로 보아 이 물질은 단백질로 구성되어 있을 것이다.

정답해설
ㄴ. 보체단백질은 식균작용을 촉진하므로 식세포를 첨가하면 보체와 함께 병원체나 외래세포에 대한 면역력이 증가할 것이다.
ㄷ. 토끼 적혈구의 용혈현상과 박테리아의 막 파괴는 보체계의 활성으로 인해 외래 세포의 세포막이 파괴됨으로써 일어난 것이다.

오답해설
ㄱ. 보체의 활성화는 병원체에 의해 직접 유발될 수도 있고, 병원체 표면에 결합하는 IgM, IgG 항체에 의해 일어날 수도 있다. IgA는 침, 땀, 젖, 눈물 등 외분비액의 중요한 면역글로불린으로, 점막 표면의 감염을 막는 항체이다.
ㄹ. 보체는 항원이 들어오면 효소에 의한 연쇄반응을 통해 활성화된다. 여기에 관여하는 효소는 대개 단백질 분해효소로, 활성화 부위에 아미노산 세린을 가지고 있어 세린에스테라아제(serine esterase) 또는 세린프로테아제(serine protease)라고 부른다. 열처리는 단백질을 변성시키므로 보체단백질이나 효소 모두 기능하지 못하게 될 것이다.

개념알기
보체 활성화의 세 가지 경로
보체의 활성화 과정은 다음의 세 가지 기작이 있다.
- 고전경로(classical pathway)는 항원-항체 복합체에 의하여 보체계가 활성화되어 세균을 죽이는 경로이다.
- 렉틴경로(lectin pathway)는 혈청단백질인 MB-lectin이 세균 표면의 당단백질이나 만노스에 결합하여 활성화된다.
- 대체경로(Alternative pathway)는 항원-항체 복합체의 형성 없이 미생물이 가지고 있는 세포 표면의 당 구조에 의해 자연적으로 활성화되어 시작된다.

활성화된 보체는 병원체의 세포막에 막공격복합체(membrane-attack complex, MAC)를 형성하여 병원체에 구멍을 뚫어 파괴하거나, 옵소닌 작용에 의한 식균작용을 촉진, 국소염증반응을 유도하기도 하는 등 면역작용에 관여한다.

060   정답 ④

자료해석

이 문제는 림프구의 성숙과 클론선택에 대해 이해하고 있는지 확인하기 위한 이해형문제이다.

제시된 자료에서 살펴볼 수 있듯이 골수나 흉선 같은 중추 림프기관에서 전구세포들은 유전자 재배열 등을 통해 각기 다른 형태의 수용체를 가지는 서로 다른 림프구로 분화하고, 그 중에서 자가항원을 인식하여 반응하는 림프구들은 선별되어 제거된다(음성선택). 이와 같은 과정에서 살아남은 소수의 림프구들만이 성숙한 림프구가 되며, 이후 외래 항원과의 반응을 통해 선택적으로 활성화 되어 항원에 대한 방어 작용을 수행한다(클론선택).

정답해설

ㄱ. 자료해석에서 살펴본 바와 같이 자가항원과 반응하는 림프구는 성숙한 림프구가 되기 전에 선별되어 제거된다.
ㄴ. 자료해석에서 살펴본 바와 같이 중추 림프기관에서 림프구 전구세포들은 항원과 반응하기 전에 각기 다른 형태의 수용체를 가지는 서로 다른 림프구들로 분화한다. 곧 분화 과정을 통해 다양한 항원에 반응할 수 있는 세포 집단을 형성한다.

오답해설

ㄷ. 전구세포로부터 분화된 각각의 림프구는 특정 항원(항원 결정기)에만 반응할 수 있는 한 종류의 수용체만을 발현한다.

061   정답 ①

자료해석

T림프구의 양성선택

- T 림프구의 전구세포는 CD4와 CD8을 모두 발현하지 않다가, T 세포 수용체(TCR) 사슬의 재배열이 완료되면 CD4와 CD8이 모두 발현되어 이중양성 T 세포가 된다. 이후 이중양성 T 세포는 흉선의 피질에서 CD4 혹은 CD8만을 갖는 단일양성 T 세포로 성숙되는 양성선택이 일어난다.
- 흉선의 피질 상피세포는 1형 MHC와 2형 MHC를 모두 발현한다. 1형 MHC가 CD8을 인지하여 결합하면 CD8만 발현하는 $CD8^+$ T 세포로, 2형 MHC가 CD4를 인지하여 결합하면 $CD4^+$ T 세포로 성숙된다.

<실험 결과>

1형 MHC가 발현되지 않는 생쥐는 흉선 피질 상피세포에서 CD8을 인지할 수 없으므로 $CD8^+$ T 세포로의 분화가 일어나지 않는다. 따라서 대조군과 비교하여 그 비율이 8%에서 1%로 현저히 감소한 구획이 $CD4^-CD8^+$ 세포를 나타낸다.

정답해설

X : 양성선택은 흉선의 피질에서 일어나므로, 생쥐의 흉선을 적출해야 한다.
A, B : 실험군의 1% 구획이 $CD4^-CD8^+$ 세포이므로 X축인 B는 CD8, Y축인 A는 CD4임을 알 수 있다.

062

정답 ⑤

자료해석

이 문제는 주조직적합성복합체(MHC)의 유형에 따라 항원이 제시되는 과정에 대해 이해하고 있는지 확인하기 위한 이해형 문제이다. 항원이 제시되는 과정에는 크게 2가지 유형이 있다. 세포내 항원의 경우 단백질분해소체(proteasome)에 의해서 펩티드로 분해되고, 이 펩티드는 소포체로 이동한다. 소포체에서 항원 펩티드는 Ⅰ형 MHC 분자와 결합하여 복합체를 형성하고, 이 복합체는 골지체를 거쳐 세포외배출작용을 통하여 세포 표면에 제시된다. Ⅰ형 MHC 분자와 결합된 항원 펩티드는 $CD8^+$ T 세포인 세포독성 T 세포의 TCR에 의하여 인식된다. 이러한 Ⅰ형 MHC 분자를 통한 항원 제시과정을 내인성 경로라고 한다.

두 번째 유형은 세포외 항원을 Ⅱ형 MHC 분자를 통해 제시하는 과정이다. 세포외 항원의 경우 포식 과정을 통해서 소낭에 둘러싸인 채로 세포 내로 유입된 후 소낭은 리소좀과 융합하여 엔도리소좀을 형성하는데, 도입된 항원은 엔도리소좀에서 가수분해효소에 의하여 펩티드로 분해된다. 이러한 엔도리소좀은 소포체와 골지체를 거쳐 형성된 소낭(Ⅱ형 MHC 분자를 포함하고 있음)과 융합하여 엔도솜 소낭을 형성하는데, 그 결과 세포외 항원에서 유래된 펩티드는 엔도솜 소낭에서 Ⅱ형 MHC 분자와 결합하게 된다. 이후엔 세포외배출작용을 통하여 세포 표면에 제시되는데, Ⅱ형 MHC 분자와 결합된 항원 펩티드는 $CD4^+$ T 세포인 보조 T 세포의 TCR에 의하여 인식된다.

정답해설 및 오답해설

자료해석에서 살펴본 것과 같이 MHC 유형에 따라 항원이 제시되는 과정이 모두 옳게 표기되어 있는 ⑤번이 정답이다.

063

정답 ②

자료해석

- A : MHC Ⅰ

  MHC Ⅰ에 의한 세포내항원 제시 과정을 보여주고 있다. 바이러스 감염에 의해 바이러스 단백질이 세포질에서 합성되어 소포체로 들어가 소포체막의 MHC Ⅰ에 의해 세포 표면으로 노출되고 있는 과정이다.

- B : MHC Ⅱ

  아래 그림은 MHC Ⅱ에 의한 항원제시과정이다. 대식세포가 박테리아를 먹고 포식 리소좀에서 파괴하여 펩티드를 생산하면 이 항원결정기가 소포체로부터 제공된 소낭 막에 존재하는 MHC Ⅱ와 결합해 세포막에 노출된다.

정답해설

② A는 MHC Ⅰ으로 소포체 막에 존재하다가 소포체 내강으로 들어온 항원과 상호작용한다.

오답해설

① (가)는 리소좀으로 리소좀 막에는 H^+-ATPase가 존재해 pH 5 정도의 산성 상태를 유지한다.

③ HIV에 의해 $CD4^+$ T 세포의 수가 감소한다. 따라서 HIV는 B(MHC Ⅱ)를 인식하는 세포를 파괴한다.

④ B는 소포체에서 유래된 막에 존재하며 리소좀과 융합하여 리소좀 내의 효소에 의해 분해된 항원결정기를 인식한다.

⑤ B는 주로 수지상세포, 대식세포, B 세포 등의 항원제시세포에서 발현된다.

개념알기

MHC Ⅰ

① 항원제시세포가 Ⅰ군 MHC 단백질과 항원 펩티드를 함께 세포 표면에 제시하여 T_C 세포의 T 세포 수용체와 결합한다.

② 바이러스에 감염되거나 세포 내 증식세균을 함유한 세포는 감염에 의한 단백질을 Ⅰ군 MHC 단백질과 함께 세포 표면에 표출함으로써 세포독성 T 세포에 의해 제거된다.

③ T 세포 수용체와 결합할 때 CD8이 관여한다.

④ 세포독성 T 세포에 의해 인식되는 항원은 감염원에 의해 세포 내부에서 생성된 단백질로서 프로테아솜에서 분해되어 생성된 항원결정기가 소포체막의 TAP(transporter associated with antigen processing)를 통해 소포체 내강으로 이동하여 소포체막의 Ⅰ군 MHC 단백질과 복합체를 형성하여 세포 표

Ⅲ. 동물생리학

면에 노출된다.

MHC Ⅱ
① 항원제시세포가 Ⅱ군 MHC 단백질과 항원 펩티드를 함께 세포 표면에 제시하여 T_H 세포의 T 세포 수용체와 결합한다.
② B 세포가 자신이 삼킨 항원으로부터 가공된 항원 펩티드를 Ⅱ군 MHC 단백질과 함께 세포 표면에 제시하면 T_H2 세포가 T 세포 수용체를 통해 결합하여 B 세포를 형질세포로 분화시킨다.
③ T 세포 수용체와 결합할 때 CD4가 관여한다.
④ T_H 세포에 의해 인식되는 항원은 항원제시세포(수상돌기세포, 대식세포, B 세포)에 의해 섭취되어 리소좀의 산성 환경에서 분해된 세포 외부의 산물로서 리소좀에서 분해된 항원결정기가 소포체로부터 제공되는 소낭의 막에 존재하는 Ⅱ군 MHC와 복합체를 형성하여 세포막에 표출된다.

064 정답 ⑤

▌정답해설

ㄴ. 세포 표면에 발현된 Ⅱ형 MHC+항원 펩티드를 항원으로 인지하는 것은 세포 표면에 CD4를 발현하는 조력 T 세포 수용체이다.

ㄹ. 조력 T 세포는 Ⅱ형 MHC-항원 복합체를 인식한다. 이때 항원 펩티드는 세포 내에서 합성된 것이 아니라 세포 외부로부터 유입되어 소낭에서 Ⅱ형 MHC와 결합한 후 세포 표면으로 이동한 것이다.

ㅂ. 조력 T 세포는 B 세포나 대식세포 등을 활성화하여 항원 특이 면역세포 반응을 유도한다.

▌오답해설

ㄱ. Ⅰ형 MHC+항원 펩티드를 항원으로 인지하는 것은 세포 표면에 CD8을 발현하는 세포독성 T 세포 수용체이다.

ㄷ. 바이러스가 세포에 들어오면 바이러스 단백질이 세포 내에서 합성되고 조작되어 ER에 있는 Ⅰ형 MHC와 결합한 후 세포 표면으로 이동한다. 이를 세포독성 T 세포가 인지하여 바이러스에 감염된 세포를 파괴한다.

ㅁ. 조력 T 세포는 항원을 표시한 세포를 직접 죽이지 않고 다른 면역세포를 활성화한다.

▌개념알기

T 세포의 종류와 일반적 기능

• 세포독성 T 세포 : 세포독성 T 세포는 바이러스(또는 다른 항원) 감염세포나 체내의 이상세포를 죽인다. 또한 주조직적합성복합체 유전자의 발현이 다른 개체의 이식된 조직을 제거하므로 장기이식 시 면역거부반응을 일으킨다. 표면에 T 세포 수용체(TCR)와 T 세포 보조수용체인 CD8이라는 당단백질을 가지고 있다. 세포독성 T 세포의 TCR과 CD8은 Ⅰ형 MHC-항원 복합체를 인식하여 제거한다.

• 조력 또는 보조 T 세포 : 림포카인과 같은 다양한 물질들을 분비하여 다른 백혈구의 반응을 조절한다. 시토카인(인터류킨1)을 분비하여 다른 면역세포들을 분화시킨다. 표면에 T 세포 수용체(TCR)와 CD4라는 막단백질을 가지고 있다. 보조 T 세포의 TCR과 CD4는 항원제시세포(APC, antigen presenting cell)에 의해 제시되는 Ⅱ형 MHC-항원 복합체를 인식하여 면역반응을 유도한다.

• 억제 T 세포 : T 세포나 B 세포의 활성화를 억제하여 면역반응을 조절한다. 조직 손상을 일으킬 수 있는 T 세포의 활

동을 능동적으로 억제하기 때문에 억제 T 세포를 제거하면 자가면역이나 이식거부반응은 더 강력하게 일어난다.

065

정답 ④

자료해석

- Ⅰ : $CD4^+$ T_H 세포
- Ⅱ : $CD8^+$ T_C 세포

유세포기를 통한 이차원 히스토그램의 분석

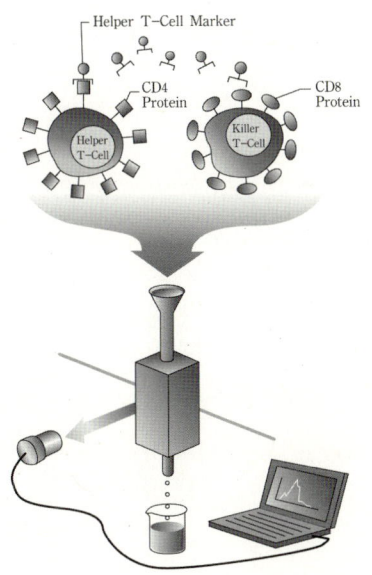

i) T_H 세포와 T_C 세포 각각에 표지를 한다.

ii) 유세포기는 현탁액 안에 있는 단일 정상 세포의 수를 세기 위해 레이저 광선과 빛 검출기를 사용한다. 세포가 레이저 광선을 지날 때마다 빛은 검출기로부터 굴절되고, 이러한 레이저 신호의 방해가 기록되게 된다. 세포 표면 항원에 결합된 형광표지 항체를 갖고 있는 세포들은 레이저에 의해 흥분되고 빛을 방출하며, 방출된 빛은 레이저 광선에 직각으로 위치한 2차 검출기 시스템에 의해 기록된다.

iii) 부착된 컴퓨터는 세로 좌표에는 세포 수를, 가로 좌표에서는 그들의 형광 강도를 나타내는 도표를 산출해 낸다.

정답해설

ㄴ. T_H 세포가 미성숙 B 세포 표면에 표현된 제2형 MHC 복합체를 인식하면 휴지기의 B 세포를 활성화하여 항체를 분비하는 형질세포로 분화하도록 촉진한다.

ㄷ. T_C 세포가 제1형 MHC 복합체를 인식하면 세포독성 과립을 분비하여 표적세포의 세포자살을 유도하여 제거한다.

오답해설

ㄱ. 바이러스에 감염된 세포를 직접 용해하여 제거하는 T 세포는 Ⅱ의 T_C 세포이다.

066　　　정답 ②

자료해석

세포독성 T 세포는 세포성 면역 반응에 관여하며 활성화되려면 항원 제시 세포와의 상호 작용과 T_H 세포로부터의 신호 공급이 필요하다. 바이러스에 감염된 숙주세포는 세포 내부에서 바이러스 단백질을 만들어 이것을 MHC Ⅰ에 실어 세포 외부에 제시한다. 활성화된 CTL은 이러한 외래 항원을 실어 제시한 MHC Ⅰ을 인식하여 감염된 숙주세포를 터뜨리는 퍼포린과 그랜자임, 세포 자살(apoptosis)을 유도하는 단백질을 분비한다.

정답해설

ㄷ. (다)에서 X 대신 Y를 감염시켜 얻은 CTL을 사용하면 세포 K와 MHC형이 동일하며, 항원 y가 제시된 세포 Ay가 죽는다.

오답해설

ㄱ. CTL은 바이러스 X를 감염시켜 면역 반응을 유도한 마우스에서 추출한 것이므로 항원 x를 인지할 수 있다. 그렇지만 세포 B는 세포 K와 MHC형이 다른 세포주이기 때문에 CTL이 인식할 수 없어서 세포 Bx는 생존한다.

ㄴ. 바이러스에 감염된 세포 내부에서 합성된 외래 항원은 Ⅰ형 MHC 분자와 결합하여 표면에 제시된다. CTL이 인식하는 Ax의 MHC형은 Ⅰ형이다.

067   정답 ②

자료해석

바이러스 침입 시

ㄱ. 바이러스의 침입을 받은 세포로부터 시토카인(인터페론-α, -β 등)이 분비된다.

ㄴ. 인터페론은 NK 세포의 인터페론 수용체에 결합하여 NK 세포를 활성화시킨다. 활성화된 NK 세포는 바이러스에 감염된 세포의 세포자살을 유도한다. 이외에도 NK 세포는 인터페론-γ를 분비하여 대식세포를 활성화하며, 대식세포로 하여금 T 세포 반응을 개시하는 시토카인을 분비하도록 한다.

ㄷ. NK 세포의 활성은 T 세포의 활성을 야기한다. 세포독성 T 세포의 활성이 시작되면 비특이적 면역반응은 억제되고, 특이적 면역반응이 활성화된다.

정답해설

② 활성화된 NK세포는 세포독성 T 세포와 유사하나, 차이점은 항원특이 수용체가 없어 비특이적 방어를 수행한다는 점이다.

오답해설

① 세포독성 T 세포는 세포 표면에 CD8 당단백질을 발현하고 있으며, 바이러스나 다른 병원체로부터 감염된 세포를 죽인다. 세포 표면에서 CD4 당단백질을 가지고 있는 세포는 보조 T 세포이다.

③ 그래프에서 NK 세포의 활성이 최대일 때 T 세포의 활성이 나타나기 시작한다. NK 세포에서 분비된 IFN-γ는 대식세포로 하여금 T 세포 반응을 개시하는 시토카인을 분비하게 한다. 이로 인해 T 세포가 활성화된다.

④ NK 세포는 림프구의 일종으로, 항원특이 수용체가 없어 내재면역에 관여한다. 주로 종양세포나 바이러스 감염세포들을 인지하고 세포자살을 유도한다. 모든 혈액 속의 세포성분들은 궁극적으로 골수 속에 있는 조혈모세포라고 하는 동일한 전구세포에서 유래한 것이다.

⑤ ㄱ의 시토카인들을 실험쥐에게 먼저 주입한 후 바이러스로 감염시키면, NK 세포가 보다 빠르게 활성화되므로 ㄴ의 그래프는 왼쪽으로 이동할 것이다.

068   정답 ④

자료해석

B 세포의 분화와 증식을 나타낸 모식도이다.

- (가)~(다) : 골수에서 성숙 B 세포를 형성하는 과정으로, 유전자 재배열을 통해 다양한 항체를 가진 성숙 B 세포가 만들어지나 선택과정을 통해 면역반응에 적합한 일부만 살아남는다.
- (라) : 성숙 미경험 B 세포 중 특이 항원과 결합할 수 있는 B 세포가 반응한다. 이때 항원에 대한 수용체는 IgM이나 IgD이다.
- (마)~(사) : 항원과의 접촉 후 B 세포가 증식하며 분화되는 과정으로, 항체를 형성하는 형질세포와 기억세포로 분화된다.

정답해설

ㄱ. B 세포는 골수에서 생성되고 성숙하여 혈액을 통해 이동한 후 림프절에 머물며 항원과 접촉한다. (가) → (다)단계는 전구 B 세포(Pro B cell) → 전 B 세포(Pre B cell) → 미성숙 B 세포(immature B cell)로, 이 단계에서는 유전자 재배열을 통해 매우 다양한 항원과 결합할 수 있는 능력이 형성되지만 면역에 적합한 B 세포만 성숙하여 혈액으로 이동한다.

ㄷ. (마) → (사)에서는 항원에 친화도가 높은 항체를 만드는 과정으로, 체세포돌연변이가 일어난다.

오답해설

ㄴ. (라)에서 성숙 미경험 B 세포는 표면에 IgM과 IgD를 가지고 있다. 이들은 모두 동일한 항원에 작용한다.

개념알기

친화도의 증가(affinity maturation)

성숙된 B 세포는 림프절과 같은 2차 림프조직에서 항원과 반응한 후 다시 형질세포와 기억세포로 분화된다. 같은 항원의 2차 침입 시에는 1차 침입에 비해 항원-항체 친화도가 증가하며, 항원 침입이 반복될수록 항체의 항원 친화도가 증가하는데 이러한 현상을 친화도의 성숙(affinity maturation)이라 한다. 이는 새로 만들어지는 항체 유전자의 V지역이 이전 항체의 V지역과 다르기 때문이며, B 세포가 증식 분화할 때 항체유전자의 V지역에 있는 hypervariable region(CDR)의 염기배열이 변하는 체세포돌연변이에 의해 발생한다. 이런 변화는 항체의 항원과의 특이성에는 변화를 주지 않지만 항체가 항원에 더 잘 붙도록 하는 것이다.

069
정답 ②

자료해석
B 세포의 항원결합 부위의 다양성은 항원과 만나기 전과 만난 후로 나누어 살펴볼 수 있다. 항원과 만나기 전의 미경험 B 세포에서는 체세포에서 일어나는 체성 재조합에 의해 경쇄와 중쇄 유전자의 재배열이 일어난다. 항원과 만난 후의 B 세포에서는 가변 부위 서열에서 체세포 돌연변이 및 항체종류 전환(IgM → IgG 등)에 의해 다양성이 형성된다.

정답해설 및 오답해설
가. B 세포는 골수에서 생성되어 분화와 성숙과정을 거치는데, 가장 초기의 전구 B 세포에서 중쇄 유전자들의 재조합이 먼저 일어난다.
나. 재조합이 끝난 세포는 전 B 세포라고 불리며, 이후 경쇄유전자의 재조합이 일어난다.
라. 일단 경쇄가 만들어지면 전 B 세포는 IgM 분자를 형성한 후, 기능적인 B 세포 수용체 복합체를 형성하여 세포 표면에 나타내는데, 이 단계의 B 세포를 미성숙 B 세포라 한다.
마. 미성숙 B 세포들은 이후 골수를 빠져나와 말초 혈액을 따라 이동하다 림프절로 이동한다.
다. 이후, 항원과 결합한 뒤 체세포 돌연변이에 의해 항원에 더 큰 친화력을 가지는 IgG의 발현이 현저하게 일어난다.
따라서 B 세포 분화와 성숙 단계는 가 → 나 → 라 → 마 → 다 이다.

070
정답 ③

자료해석
(가) 방사선을 조사하여 림프구를 제거한 생쥐의 체액성 면역반응을 알아본 것이다.
림프구 제거로 인해 항원 A를 투여해도 항체가 형성되지 않았으며, 골수세포를 투입했을 때에는 어느 정도 체액성 면역을 보였다. 흉선세포를 투입했을 때는 항체가 형성되지 않았지만, 골수세포와 흉선세포를 동시에 투입했을 때는 항체 생산량이 증가하였다. 이로부터 항체 형성에 골수세포와 흉선세포가 필요함을 추론할 수 있다.
(나) 항원의 양을 달리하여 투여했을 때 항체 형성은 적당량의 항원을 투입한 쥐에서 더 많이 되었다. 다량의 항원 A를 투여한 쥐로부터 B림프구와 T림프구를 분리하여 적당량의 항원을 투여한 쥐의 정맥에 주입했을 때, B림프구는 항체 형성에 큰 영향을 미치지 않았으나 T림프구를 주입한 쥐는 항체가 오히려 적게 형성되었다. 이로부터 T림프구는 항체형성을 억제(조절)할 수 있음을 추론할 수 있다.

정답해설
ㄱ. 실험 (가)에서 골수세포와 흉선세포를 모두 주입할 경우 골수세포만 주입한 경우보다 항체가 많이 형성되는 것으로 보아 항체 형성에는 흉선세포가 필요함을 알 수 있다. 흉선세포에서 성숙하는 림프구는 T림프구이다.
ㄴ. 과량의 항원이 유입되면 억제 T림프구에 의해 항체 합성이 방해받을 수 있다.
ㄹ. 항원이 과량 유입되면 항체 합성량이 적고, 항원이 적당량 유입되면 항체 합성량이 많아지는 것으로 보아 체내에 유입되는 항원의 양에 따라 생성되는 항체 합성량은 다를 수 있음을 알 수 있다.

오답해설
ㄷ. 과량의 항원 A를 투여한 쥐로부터 분리한 B림프구를 적당량의 항원을 투여한 쥐에게 주입했을 경우 항체 형성에 큰 영향을 미치지 않은 것으로 보아 항원의 유입량이 B림프구의 항원 인지정도에 영향을 준다고 볼 수 없다.

071
정답 ⑤

개념알기

림프구의 성숙

항체를 만드는 B 세포는 골수에서 다음과 같은 과정을 통해 성숙한다.

조혈모세포 → 전구 B 세포(Pro B cell) → 전 B 세포(Pre B cell) → 미성숙 B 세포(Immature B cell) → 성숙 B 세포(Mature B cell)

이 과정의 대부분은 골수에서 일어나며, B 세포는 성숙 과정에서 유전자 재배열을 일으켜 매우 다양한 항체를 만들어내는 여러 종류의 B 세포로 분화, 증식하지만 선택과정을 통해 면역에 적합한 B 세포만이 성숙하게 된다. 선택과정을 통해 살아남은 성숙한 미경험 B 세포는 골수를 떠나 혈액으로 들어가 순환하거나 림프절에 머물러 있다가 특이 항원을 만나면 증식한다. 활성화된 B 세포는 스스로 증식하여 항원특이적 B 세포의 비율이 높아지며, 이후 항체를 분비하는 형질세포와 기억세포로 전환된다.

T 세포는 골수에서 생성되어 흉선으로 이동한 후 성숙한다. 보조 T 세포와 세포독성 T 세포가 있으며, 항원수용체(TCR)는 구조적으로 항체와 유사한 세포 표면의 단백질 분자이다. 조직적합성복합체(major histocompatibility complex, MHC)에 제한되어 MHC-항원 복합체를 인식한다. 항원제시세포에 의해 자극받은 보조 T 세포는 사이토카인을 분비하여 B 세포와 대식세포뿐만 아니라 T 세포의 증식과 분화를 유도한다. 또한 염증성 백혈구를 활성화하여 염증반응에도 관여한다.

자료해석

(가) 1차 항원 주입 시 먼저 양이 증가하는 것은 IgM이며, 이후 IgG의 양이 증가한다. 2차 면역 시에는 IgG가 빠르게 증가하므로 IgG의 친화도가 증가했다고 볼 수 있다. IgM은 1차 때와 마찬가지 반응을 보인다.

(나) K_{eq}는 항체의 항원 친화도를 대변한다. 따라서 항체(IgG)는 ㈀ 보다 ㈁시점에서 항원(H) 친화도가 더 높다.

정답해설

⑤ ㈀ 시점에 비해 ㈁ 시점에서 IgG의 항원 친화력이 커졌는데, 이를 친화도의 성숙(affinity maturation)이라 한다. 이는 B 세포의 2차 면역 시 항체가 1차 면역 시 항체보다 기질과 더 잘 결합하기 때문이다. 이러한 현상은 B 세포의 증식 분화 시 항체유전자의 V지역에 있는 CDR의 염기배열이 변하는 체세포돌연변이에 의해 발생한다. 이를 체성과변이라고 하는데, B 세포 활성 시 점돌연변이에 의해 일어난다.

오답해설

① 성숙한 B 세포는 세포 표면에 IgM과 IgD가 존재하여 항원을 인식하면 분화하기 시작한다. 이때 IgM은 단량체로 분비된 후 결합되어 5량체를 형성한다. 2차 면역으로 활성화된 세포에서는 항체 유전자의 재배열을 통해 IgM과 IgD 유전자는 제거되므로 IgM을 발현하지 않는다. IgM은 IgG에 비해 항원 친화력은 낮지만 더 향상된 친화반응이 나타날 때까지 낮은 수준에서 항원을 억제한다.

② 1차 면역 시 항원에 노출된 B 세포는 증식 분화하여 형질세포와 기억세포로 된다. 이 기억 B 세포는 항원의 2차 침입 시 형질세포로 전환하여 빠르게 IgG를 분비한다. 즉, 기억 B 세포는 1차 면역으로 생성된 것이다.

③ (나)에서 K_{eq} 값을 보면 ㈁이 ㈀에 비해 훨씬 높다. 즉, ㈀ 시점보다 ㈁시점의 IgG가 항원 H에 더 강하게 결합한다. 이는 B 세포는 체성과변이를 통해 항원과 친화력이 더 높은 항체를 생성하기 때문이다.

④ 보통 항원에는 다수의 항원결정부위(epitope)가 존재하고, 항원결정부위에 따라 각각 다른 항체를 생산할 것이므로 다중클론항체를 생성하게 된다. 따라서 IgG는 1, 2차 면역 모두에서 다중클론항체이다.

Ⅲ. 동물생리학

▍개념알기

단일클론항체, 다중클론항체

항원에 의해 유도되어 체액성 면역반응을 일으킨 결과 B림프구에서는 항체를 만든다. 항원은 항원제시세포에 의해 여러 개의 작은 조각 즉 항원결정부위(epitope)로 보조 T 세포에 제시되고, 이 T 세포는 B 세포를 활성화한다. 한 항원은 여러 개의 항원결정부위를 가지므로 여러 개의 B형질세포로 분화되며, 여러 종류의 항체가 만들어지는데, 이 항체들의 총 집합을 다중클론항체(polyclonal antibody)라고 한다. 우리 몸에서 일어나는 면역반응에서는 대개 다중클론항체가 만들어진다. 그 중 하나의 항체를 생산하는 B 세포를 선별하여 무한정 증식할 수 있는 세포와 융합시켜(hybridoma) 만들어 낸 한 종류의 항체를 단일클론항체라고 한다.

072
정답 ③

▍자료해석

항체는 그 종류에 따라 구조와 당의 결합 부위가 다르고, 이황화결합의 위치도 다르다.

- (가) 단량체 : IgG, IgE, 혈청형 IgA, IgD
- (나) 이량체 : 분비형 IgA
- (다) 오량체 : IgM

▍정답해설

③ 알레르기반응에 관여하는 항체는 IgE로 주로 (가)와 같은 단량체 구조를 가진다.

▍오답해설

①,④ 혈청 안의 IgA는 주로 단량체로 존재한다. 세포 외부로 분비되는 분비형 IgA는 2합체, 혹은 4합체, J 사슬 폴리펩티드, 분비요소로 구성되어 있다.

② J(joining) 사슬은 J 유전자 조각과는 별개로 추가적인 Fc-연결 폴리펩티드이다. 중쇄 불변(C) 영역의 카르복실 말단 시스테인 잔기에 이황화결합으로 연결되어 IgM과 IgA의 단량체를 중합체로 연결하는데 쓰인다.

⑤ IgM은 오량체로 진화상 가장 원시적이며 제일 먼저 만들어지기 때문에 주로 1차 감염 초기에 관여한다.

073

정답 ②

자료해석

성숙한 미경험 B 세포 수용체(표면 항체)에 항원이 결합하면 형질세포로의 분화가 일어나는데, 이 과정에서 구조적 특성이 서로 다른 항체가 생산되어 분비된다.

B 세포가 활성화되는 과정에서, 우선 중쇄 RNA의 3′ 말단에서 일어나는 선택적 RNA 가공과정(alternative RNA processing)에 의해 항체(IgM, 5량체)가 생산되어 분비된다.

이후에 보조 T 세포의 자극이 있었을 경우에는, 체성 과변이 (가)와 클래스변환 재조합(다), 그리고 분비성 항체의 분비(나)가 추가적으로 일어난다.

활성화된 B 세포와 보조 T 세포의 상호작용으로, C 유전자 조각에서의 유전자 재조합(클래스변환 재조합)에 의해 항원에 대한 특이성은 변하지 않고 항체의 불변부 영역의 특성이 서로 다른 3종류의 분비성 항체(IgG, IgA, IgE) 중 어느 하나를 분비할 수 있게 된다. 이때 항원에 의해 활성화된 보조 T 세포가 분비하는 사이토카인 등에 의해 분비성 항체의 종류가 결정된다. 또한, 형질세포로 분화되는 과정에서 경쇄의 가변부위(V 부위)의 염기서열에 돌연변이가 일어나 항원에 대해 더 강력한 친화력을 가지는 항체를 생산할 수 있게 되는데, 이러한 현상을 친화력 성숙(affinity maturation)이라고 한다. 이처럼 친화력이 증가된 상태로 생산되는 분비성 항체는 세포 밖으로 분비되어 혈액 또는 체액에 존재하며 항원과 결합하여 중화시키거나, 포식세포에 의한 식균작용을 유도(옵소닌 작용), 또는 항체 의존성 세포독성(ADCC) 등을 유도함으로써 항원을 제거한다.

정답해설

ㄴ. (나) 분비를 통해 분비된 항체(IgG)는 항원과 결합하여 자연살해세포(NK 세포)에 의해 보다 쉽게 제거될 수 있도록 하는 항체 의존성 세포독성을 유발한다.

오답해설

ㄱ. (가) 체성 과변이를 통해 항원에 대해 더 강력한 친화력을 갖는 항체가 생성되도록 한다. 보체의 활성화는 IgG나 5량체로 분비된 IgM에 의해 일어난다. 즉, (나) 분비를 통해 항체의 보체 활성화 능력이 생긴다.

ㄷ. (다) 클래스변환 재조합을 통해 항원에 대한 특이성은 변하지 않고, 항체의 종류만 바뀌게 되므로, 항체의 항원 인식 부위 역시 변하지 않는다. (가) 체성 과변이를 통해 항체의 항원 인식 부위가 변화한다.

074

정답 ⑤

자료해석

산모가 분만 전, 항-A항체에 양성, 항-B항체에 음성, 항-Rh항체에 음성인 결과가 나온 것으로 보아, Rh^- A형이다. 그리고 분만 후 항-Rh항체에 양성 반응을 보인 것으로 보아 엄마 몸이 Rh^+항원에 노출된 것으로 추론된다. 아기의 경우는 Rh^+ B형이다.

정답해설

ㄱ. 혈액형의 판정은 적혈구의 표면에 있는 특정 당(ABO식 혈액형) 또는 단백질(Rh식 혈액형)을 이용한다. 이때 당을 인지할 수 있는 항체는 IgM형 항체로 B 세포의 표면에 있어 태반을 통과할 수 없다. 따라서 태아의 B항원과 응집 반응이 일어나지 않는다.

ㄴ. Rh^+에 대한 항체는 B 세포에서 분비되는 IgG형으로 태반을 통과할 수 있다. 이 여성이 Rh^+인 두 번째 아기를 임신할 경우 모체에서 생성된 IgG형의 항-Rh항체가 태반을 통과한 후 태아의 혈액으로 유입되어 아기의 적혈구를 응집시킬 것이다.

ㄷ. 이 여성이 두 번째 임신을 계획할 경우 첫 아기의 분만 전후 Rh항원에 대한 항체 주사를 맞으면 모체의 혈액으로 유입된 첫째 아기의 적혈구(Rh항원)가 주사한 항체와 반응하여 항원 침투를 예방하게 되므로 면역반응이 일어나지 않을 것이다.

개념알기

신생아 용혈성 질환

Rh^- 임산부가 Rh^+ 아기를 가지게 될 경우 출산 또는 유산 등의 과정을 통하여 아기의 적혈구(항원)가 모체의 혈액 내로 유입되면 모체의 면역반응에 의해 항-Rh항체를 가지게 된다. 그리고 다시 Rh^+ 아기를 임신하면 이미 생성된 모체의 항체가 태반을 통해 아기에게 이동해 Rh^+ 적혈구를 파괴하여 심한 황달, 빈혈, 사망 등의 증상이 나타나게 된다. 이를 신생아 용혈성 질환(hemolytic disease of the newborn)이라고 하며, Rh^- 임산부에게 항체가 생기지 않도록 하는 것이 중요하다. 이를 예방하기 위해 Rh 면역글로불린을 산전 및 산후에 투여한다.

075

정답 ①

자료해석

(가) 같은 MHC를 갖는 A의 피부를 다른 A에 이식하면 거부반응이 일어나지 않는다.

(나) 다른 유전적 요소가 동일하며 MHC만 다른 B에게 A를 이식하면 면역반응에 의해 거부된다(1차 면역 반응).

(다) A의 피부를 이식받은 경험이 있는 B는 세포독성 기억세포를 가지므로 즉각적인 거부반응이 일어난다 (2차 면역 반응).

(라) A의 피부를 이식받은 경험이 있는 B로부터 분리된 림프구를 주입받은 또 다른 B도 즉각적인 반응을 일으킨다 (2차 면역 반응).

정답해설

① A의 피부세포 표면에는 MHC_A가 제시되어 있을 것이다. 이를 잡종인 $F_1(A \times B)$에게 이식할 경우 잡종의 세포독성 T 세포는 MHC_A를 자기로 판단하므로 공격하지 않을 것이다. 따라서 거부반응이 일어나지 않을 것으로 추론된다.

오답해설

② $F_1(A \times B)$의 피부세포 표면에는 MHC_A와 MHC_B가 제시되어 있을 것이다. 이 피부를 A에 이식하면 A의 세포 독성 T 세포는 MHC_B를 비자기로 판단하여 공격하므로 (나)의 결과와 유사할 것이다.

③ B의 피부세포 표면에는 MHC_B가 제시되어 있어 이 피부를 A에 이식하면 A의 세포독성 T 세포는 MHC_B를 비자기로 판단하여 공격하므로 (나)의 결과와 유사할 것이다.

④ T 세포가 표면의 TCR을 통하여 항원과 MHC를 인식하면, 그 T 세포는 증식하고 효과 T세포와 기억T 세포로 분화되어 면역반응을 나타낸다. A의 피부를 이식받은 경험이 있는 B는 체내에 대한 면역반응 결과 기억 T 세포가 형성되었을 것이므로 2차 조직이식 시 빠른 거부반응을 나타낼 것이다.

⑤ A의 피부를 이식받은 B에는 세포독성 T 세포가 있을 것이므로, 이로부터 분리된 림프구를 다른 B에게 주입 시 빠른 거부반응을 일으킬 것이다. 조직이식은 세포독성 T 세포와 관련이 있다.

개념알기

T 세포의 활성화고정

T 세포가 표면의 TCR을 통하여 항원과 MHC를 인식하면 그 T 세포는 증식하고 효과 T 세포와 기억 T 세포로 분화되어 면역반응을 나타낸다. 이러한 과정을 T 세포의 활성화고정이라고 하며, B 세포의 경우에서처럼 특정한 TCR을 가지고 있는 T 세포 클론이 항원과 반응하여 선택적으로 활성화되어 나타난다. 그러나 어떤 항원의 경우 TCR의 항원 인식 특이성과는 상관없이 여러 종류의 T 세포 클론들을 집단적으로 활성화할 수도 있다.

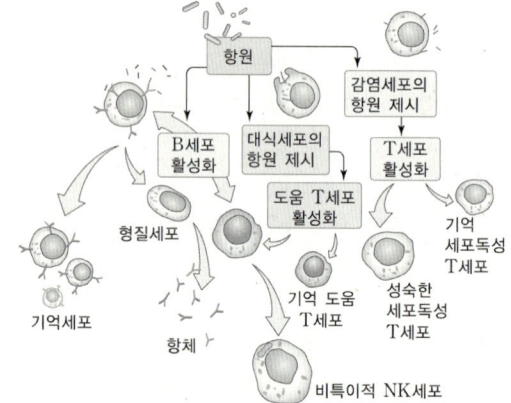

주조직적합성복합체(MHC)

MHC는 세포 상호작용과 자기, 비자기를 구별하는 데 있어 중요한 역할을 하는 연관된 유전자 집합을 의미한다. 조직이식 시 조직 적합성에 중요한 역할을 하므로 주조직적합성복합체라고 한다.

조직의 세포 표면에는 개체마다 서로 다른 항원(MHC)이 존재하며, 다른 개체의 세포를 이식하면 그 항원에 대한 면역반응이 일어나 거부반응이 발생한다.

사람의 경우 HLA(human leukocyte antigen)라고 부르는 이 조직적합항원에는 대부분의 조직세포에 존재하는 Ⅰ군 MHC 분자와, B 세포, 대식세포, 수지상세포 등 일부 세포에 존재하는 Ⅱ군 MHC 분자가 있다. MHC가 상이한 이식 조직은 세포독성 T 세포에 의해 파괴된다.

이 세포들은 또한 바이러스 감염세포를 제거하기도 하며, 종양세포를 파괴하기도 한다. Ⅱ군 MHC 분자는 면역반응성을 결정짓는 것으로 알려져 있는데, 먼저 항원제시세포(APC)가 항원을 조작하여 그 일부를 주조직적합성복합체(MHC)와 결합시킨 후, 그것을 세포 표면에 제시하면 이 MHC-항원 복합체를 T 세포가 인식하여 면역반응을 유도하는 것이다.

076

정답 ②

자료해석

백혈병 환자의 치료는 항암제/방사선 치료 후 골수이식을 통해 새로운 혈액세포를 만드는 것이 최적이다. 골수이식은 주조직적합성복합체유전자가 일치하는 공여자의 골수를 이식받아 새로운 혈구세포를 만들어 낼 수 있게 하는 방법이다.

정답해설

② MHC유전자는 하나의 염색체에 모여 있으며, 여러 유전자 위치(polygenic), 공동 우성을 나타내는 다양한 대립유전자(polymorphic)를 가지므로 다양성이 나타난다. 교차율이 높아 다양성을 지니는 것이 아니다.

오답해설

① 사람의 경우 MHC 분자를 동정하는 데 사용하는 항체가 백혈구와 반응하므로(적혈구는 핵이 없어 MHC 분자가 부족하다), 인간의 MHC는 Human leukocyte antigen complex(HLA)라고 부른다. HLA 분자는 I, II, III형으로 구분할 수 있는데, 각각 MHC I, II, III군과 같고 이 중 III군은 분비성 단백질을 암호화하며, 일부는 면역반응과 관련이 없다. 골수이식을 위해서는 T 세포가 인지하는 MHC I과 II군이 일치해야 한다.

③ 바우만의 조직세포 표면에는 본인 유전자에 의해 발현된 MHC 분자가 있으며, 공여자의 경우도 같은 MHC 유전자를 가지므로 공여자의 골수와 바우만의 조직세포의 MHC 분자는 동일할 것이다.

④ MHC 유전자에 의해 발현되는 단백질 중 I군은 핵을 가진 모든 세포에서 발현되며, II군은 B세포, 대식세포, 수지상세포 등의 일부 세포에서만 발현된다.

⑤ MHC는 유전적 다양성(여러 유전자, 다양한 대립유전자, 공동우성)을 나타내므로 가족과도 일치할 확률이 적다. 그러나 부모보다 형제와 일치할 확률이 더 높은 것은 이들이 한 염색체에 연관되어 있고 공동우성을 나타내기 때문이다.

개념알기

MHC 제한과 T 세포의 동종항원(alloantigen)에 대한 반응
일반적으로 I군 MHC분자는 조직이식 거부반응을 조절하고, II군 MHC 분자는 면역반응을 조절하는 것으로 알려져 있으며, 이들의 연관성은 T 세포의 항원 인식과 MHC 제한현상을 통해 설명할 수 있다.

바이러스에 감염된 쥐로부터 T 세포를 분리한 후 여러 세포에 면역반응을 시켜보니 면역반응이 일어난 세포는 같은 strain의 생쥐로 바이러스에 감염되어 있었다. 이것이 주는 의미는 세포독성 T 세포가 작용하기 위해서는 같은 I군 MHC 분자를 가지고 있는 세포가 항원을 제시해야 한다는 것이다. 즉 T 세포는 항원이 아니라 항원-MHC 복합체를 인식함을 알 수 있다. 이러한 현상은 T 세포 반응에는 항원 외에도 APC가 가지고 있는 MHC 유전자 타입이 중요하며, 이러한 현상을 MHC 제한(MHC restriction)이라고 한다. 이식된 조직은 다른 MHC 분자를 가지고 있으며, 이 경우 T 세포(alloreactive T cell)는 이식된 조직의 다른 MHC-항원 복합체를 자신의 MHC에 외부항원이 결합된 것으로 인식하여 이식거부반응을 나타내게 한다.

077   정답 ①

정답해설
ㄱ. 환자의 골수세포를 모두 제거한 후에 공여자의 골수를 이식했다. 혈액세포는 모두 골수에 있는 조혈모세포로부터 생성되므로 바우만의 혈구는 공여자의 골수세포가 분화하여 생성된다. 따라서 공여자의 혈액형을 따를 것이다.

오답해설
ㄴ. 바우만의 혈액 임파구는 공여자의 골수세포에서 생성된다. 따라서 혈액 임파구 모두 공여자의 유전자를 가진 세포로 이루어져 있을 것이다.
ㄷ. 골수이식은 암세포를 죽이기 위한 것이 아니라 치료로 제거한 골수 대신 새로운 혈구 세포를 생성시키기 위한 것이다.
ㄹ. 만약 바우만이 MHC유전자가 일치하지 않는 다른 사람의 골수를 이식받는다면, 이식되어온 조직에 존재하는 공여자의 림프구들이 환자(숙주)의 세포를 공격하게 될 것이다. 이를 이식편대숙주병이라고 하며, 여기에는 $CD8^+$ T 세포와 $CD4^+$ T 세포 모두 관여한다.

개념알기
이식편대숙주병(Graft versus host disease, GVHD)
이식편대숙주병은 조혈모세포 이식 시 발생하는 합병증으로, 공여자 림프구로 인해 수여자의 세포가 파괴되는 위험한 병이다. 이식편은 공여자로부터 제공받은 골수 또는 조직을 의미하며, 숙주는 수여자를 의미한다. 이 병은 이식편에 포함되어 있는 면역세포(림프구)가 면역이 저하된 환자의 세포를 공격하여 발병한다.

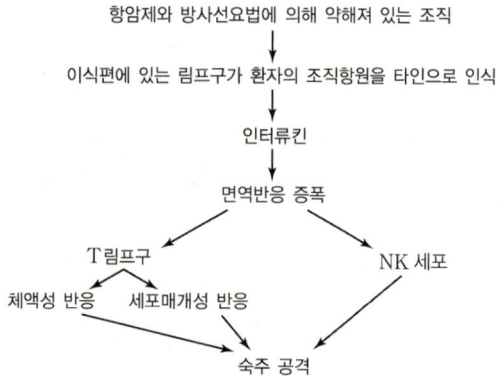

078   정답 ②

자료해석
과민반응에 대한 증상이다. 이미 생성된 벌독에 대한 항체 IgE가 비만세포의 Fc수용체에 비가역적으로 결합되어 있다가, 벌에 쏘이면서 들어온 항원이 비만세포의 IgE에 결합되면 비만세포는 히스타민과 다른 화학물질을 분비하므로 벌에 쏘인 부위가 열이나고 붉게 변하게 된다. 히스타민은 혈관의 투과성을 증가시켜 백혈구 등의 이동을 촉진하고, 염증반응을 일으켜 부어오르게 한다. 또한 기도의 평활근 수축으로 호흡이 곤란해지나 에피네프린의 처방으로 호흡곤란 증상이 완화되었다.

정답해설
② 피부가 붉게 변한 것은 피부 근처의 모세혈관벽이 확장되어 혈류량이 증가했기 때문이다. 이때 혈관의 투과성이 높아져 백혈구는 쉽게 이동할 수 있지만, 적혈구는 모세혈관 벽 사이로 빠져나올 수 없다.

오답해설
① 말벌의 독이 항원으로 작용하여 비만세포를 자극하여 즉각적인 과민반응을 일으킨 것이다. 이는 제1형 과민반응으로, 항원이 세포 표면의 항체와 결합하면 비만세포(mast cell)는 소낭에 저장했던 히스타민을 분비하여 염증반응 및 알레르기 반응을 일으킨다.
③ 비만세포에서 방출된 히스타민은 감염부위의 모세혈관을 확장시켜 혈류량을 증가시킨다. 따라서 감염부위의 피부가 붉게 보이고(충혈, 발적), 열이 발생한다(발열). 또한 모세혈관의 투과성이 증가함에 따라 혈장 성분이 많아져 부종이 나타나고, 부종과 감염세포에 의해 방출되는 화학물질에 의해 통증이 야기된다.
④ 히스타민은 강력한 혈관 확장 작용을 하며, 평활근을 수축시키는 작용을 한다. 기관지 평활근의 수축으로 인해 호흡곤란 증세가 나타날 수 있다.
⑤ 에피네프린은 기관지 확장(호흡 증가)과 심장박동을 촉진하는 호르몬으로, 처방 시 호흡곤란 증상이 완화된다.

079

정답 ①

개념알기

과민반응(Hypersensitivity)

과민반응이란 면역관용이 생겨야 할 알레르겐(allergen)들에 대해서 과도한 면역반응이 일어나 인체에 해를 주는 반응을 말한다. 과민반응에는 항체가 관여하는 체액성 면역반응(Ⅰ, Ⅱ, Ⅲ형)과 세포매개 면역반응(Ⅳ형)이 있다.

제Ⅰ형 과민반응은 이미 생성된 IgE 항체가 알레르겐에 대해 나타내는 반응으로, 항체가 비만세포나 호염구(basophil)에 결합되어 있다가 알레르겐의 유입으로 세포가 활성화되어 일어난다. 즉 여러 가지 생리활성 물질이 분비되어 혈관 확장, 혈관의 투과성 증가, 평활근 수축, 염증반응 등과 같은 변화를 일으킨다.

제Ⅱ형 과민반응은 세포 표면에 있는 항원 성분과 반응하는 항체에 의해서 세포가 파괴되어 발생한다. 대표적인 예로는 수혈반응이 있다.

제Ⅲ형 과민반응은 항원이 많은 상태에서 항원-항체 복합체를 형성하여 보체를 활성화시켜 조직손상을 유도한다.

제Ⅳ형 과민반응은 항원이 DTH(delayed type hypersensitivity) 세포를 활성화하여 유도되는 지연성 과민반응이다. 투베르쿨린 과민반응이 고전적 예이다.

자료해석

레트로바이러스 HIV는 단일 가닥의 RNA(ssRNA)를 유전물질로 가진다. HIV의 생활사는 그림 (가)와 같이 숙주세포 표면에 있는 수용체에 부착하면 게놈 RNA가 숙주 세포질 속으로 들어가게 되며, 이후 역전사 효소에 의해 DNA(ⓐ)로 역전사된다. 역전사된 DNA는 숙주의 핵으로 이동하여 숙주세포 염색체에 끼어들어가 프로바이러스(provirus)가 된다. 프로바이러스 DNA는 RNA(ⓑ)로 전사되어 HIV 단백질 합성을 위한 mRNA로 작용하는 동시에, 새로운 HIV의 게놈으로 작용한다.

숙주세포 내에서 생성된 게놈 RNA와 구조단백질 및 효소단백질이 새로운 HIV로 재구성되면, 숙주세포를 빠져나와 다시 새로운 생활사를 시작하게 된다.

HIV는 사람에게서 후천성면역결핍증을 유발하며, 이를 치료하기 위한 약제로는 AZT(3'-azido-2',3'-dideoxythymidine) 등과 같은 역전사효소 저해제가 있다. AZT는 그림 (나)에 제시된 구조에서 알 수 있듯이, 정상적인 티미딘 구조를 변형하여 5탄당의 3' 탄소 자리에 OH기 대신 다른 작용기(-N₃)를 첨가한 물질로서 폴리뉴클레오타이드 합성에 중요하게 작용하는 3'-OH기가 없기 때문에 역전사 과정을 통한 바이러스 DNA 형성을 저해하는 것으로 알려져 있다.

정답해설

ㄱ. AZT는 역전사 과정을 통한 HIV의 DNA(ⓐ) 형성을 저해하여, 합성량을 감소시킨다.

오답해설

ㄴ. AZT의 작용기전은 역전사 효소에 의해 합성되는 DNA 가닥의 신장을 방해하는 것이지, 역전사 효소의 정확도를 감소시키는 것이 아니다.

ㄷ. AZT는 프로바이러스의 전사로 생성되는 바이러스 RNA(ⓑ)의 분해를 촉진하는 것이 아니라, 역전사 과정에 의한 HIV의 DNA(ⓐ) 합성을 저해한다.

080 [심화이해] 정답 ①

▮ 자료해석

세균 X를 죽이기 위해선 항체와 보체가 필요하다. 세균 X에 특이적인 항체가 세균 X를 인지하여 결합하면 보체가 활성화 되어 막공격 복합체를 형성해 세균 X를 죽인다.

▮ 정답해설

ㄱ. 실험 과정에서 56℃에서 30분간 열처리하면 비교적 이황화 결합이 많이 존재하는 항체는 3차원 구조를 유지하지만, 보체는 변성된다. 그러므로 Ⅱ의 배양액에는 세균 X에 대한 항체는 존재하지만 보체가 변성되어 세균 X가 살아남고 기니피그는 죽게 된다.

▮ 오답해설

ㄴ. Ⅲ에서 열처리 안한 A에는 변성되지 않은 보체가 존재한다. 열처리한 B에는 세균 X에 대한 항체가 존재한다. 그러므로 Ⅲ의 배양 조건에선 세균 X는 죽으며 기니피그는 생존한다.

ㄷ. Ⅳ에서 열처리한 A에는 항체도, 보체도 존재하지 않는다. 열처리한 B에는 항체만이 존재한다. 그러므로 Ⅳ의 배양 조건에선 세균 X는 살아남으며 기니피그는 죽게 된다.

081 [심화이해] 정답 ①

▮ 자료해석

(Ⅰ): 바이러스의 유전자 A는 숙주세포 표면단백질 B의 발현을 억제한다.

(Ⅱ): 유전자 A를 가진 정상 바이러스에 감염된 경우 자연살해세포의 활성이 감소되나, 유전자 A가 결손된 돌연변이 바이러스에 감염된 경우 자연살해세포의 활성이 증가된다.

▮ 정답해설

ㄱ. 실험 결과 (Ⅱ)에서 Y가 X보다 살해된 표적세포의 비율이 높은 것은 자연살해세포에 대한 감수성이 더 높은 결과이다.

▮ 오답해설

ㄴ. 실험 결과 (Ⅰ)에서 유전자 A를 가진 정상 바이러스에 감염된 X의 경우 B의 발현량이 감소하였다. 따라서 유전자 A는 B의 양을 감소시킬 것이다.

ㄷ. 실험 결과 (Ⅰ)과 (Ⅱ)에서 B의 발현량이 감소한 X는 자연살해세포의 활성이 감소하여 살해된 표적세포의 비율이 감소하였다. 따라서 B의 발현량이 감소되면 자연살해세포의 활성은 감소할 것이다.

082 심화이해

정답 ⑤

자료해석

T 세포는 골수에서 생성되어 흉선에서 성숙되는 세포이다. 골수 줄기세포에서 생성된 T 세포 전구세포는 이중음성 T 세포이다. 이중음성 T 세포($CD4^-CD8^-$)는 TCR 재배열을 거쳐 이중양성 T 세포($CD4^+CD8^+$)가 된다. <실험 과정>의 (가)에서 분리한 공여 생쥐의 골수세포에는 조혈모세포가 포함되어 있다. (나)에서 수여 생쥐의 골수세포를 제거한 후에 공여 생쥐의 골수세포를 이식한 것은 공여 생쥐의 MHC를 갖는 조혈모세포를 수여 생쥐에게 주입한 것을 의미한다.

흉선으로 이동한 T 전구세포는 TCR 유전자의 재배열을 거쳐서 이중음성 T 세포($CD4^-CD8^-$)에서 이중양성 T 세포($CD4^+CD8^+$)가 된다. 이때 이중양성 T 세포는 흉선의 피질과 먼저 상호작용을 하는데 흉선의 피질은 MHC I과 MHC II가 자기 항원을 결합해 제시하고 있다. T 세포의 TCR이 흉선피질의 MHC에 결합하면 T 세포는 살아남는다. 이것을 양성 선택이라고 한다. 살아남은 T 세포는 흉선의 수질로 이동한다. 흉선의 수질에는 수지상세포와 대식세포가 있다. 이들 세포는 표면의 MHC I과 MHC II가 자기항원을 결합해 제시하고 있다. 이때 T 세포의 TCR과 MHC의 결합이 일어나는데 너무 강하게 결합하는 T 세포는 제거된다. 이것을 음성 선택이라고 한다. 양성선택과 음성 선택이 완료된 T 세포들은 성숙한 T 세포라고 한다.

(다)에서 수여 생쥐에 난황단백질(OVA)을 주입한 후 T 세포를 분리하고 (라)에서 수지상세포를 함께 배양하였다. 이때 수지상세포의 MHC형을 인식할 수 있는 T 세포라면 증식이 일어난다.

<실험 결과>의 골수 이식 과정에서 T 세포의 양성 선택과정은 수여 생쥐의 흉선 피질이 제공하는 MHC형에 의해 일어난다. 즉, 이때 양성 선택되는 T 세포는 수여 생쥐의 MHC형이 제공하는 항원을 인식할 수 있다.

정답해설

⑤ 수지상세포는 골수체 전구세포로부터 생성된다. MHC^a형의 골수를 MHC^b형의 생쥐에 이식하면 이 생쥐는 MHC^a형의 골수체 전구세포를 생성한다. 이때 이 생쥐는 MHC^a형의 수지상세포를 갖는다.

오답해설

① (Ⅰ)에서 수여 생쥐의 MHC형이 b이므로 수여 생쥐의 흉선 피질의 MHC^b를 인식하는 TCR을 갖는 T 세포가 양성 선택된다. 이후 수여 생쥐의 혈액에는 공여생쥐의 MHC^{axb}형을 갖는 항원제시세포가 존재한다. 즉, (다) 과정에서 골수 수여 생쥐에게 OVA를 주입하여 면역반응을 일어나게 하였을 때 OVA의 항원조각은 MHC^{axb} 형을 갖는 항원제시세포가 제시한다. 이것을 수여 생쥐의 T 세포가 인식하므로 이때 OVA에 면역반응이 일어난다. 활성화된 T 세포를 분리하여 MHC^b형을 갖는 수지상세포에 의해 항원을 제시하게 하면 T 세포는 활발하게 증식한다. 그러므로 (Ⅰ)에서는 T 세포가 증식한다는 보기의 설명은 옳다.

② (Ⅱ)의 경우는 수여 생쥐의 MHC형이 b이므로 수여 생쥐의 흉선 피질의 MHC^b를 인식하는 TCR을 갖는 T 세포가 양성 선택된다. 이후 수여 생쥐의 혈액에는 공여생쥐의 MHC^a형을 갖는 항원제시세포가 존재한다. 즉, (다)과정에서 골수 수여 생쥐에게 OVA를 주입하여 면역반응을 일어나게 하였을 때 OVA의 항원조각은 MHC^a형을 갖는 항원제시세포가 제시한다. 이것을 수여 생쥐의 T 세포가 인식하지 못하므로 이때 OVA에 면역반응이 일어나지 않는다. 이러한 생쥐에서 T 세포를 분리하여 MHC^b형을 갖는 수지상세포에 의해 항원을 제시하게 하면 T 세포는 실험 (Ⅰ)에서와 같은 증식이 일어나지 않는다. 그러므로 (Ⅱ)에서는 T 세포가 증식하지 않는다는 보기의 설명은 옳다.

③ T 세포 성숙과정 중 양성 선택은 자기 MHC에 반응할 수 있는 TCR을 갖는 흉선세포만을 선별하는 과정이다. 그러므로 이때 자가 MHC 분자가 관여한다.

④ (나) 과정에서 수여 생쥐에게 방사선을 조사하여 모든 림프구와 골수세포를 제거한 후 골수세포를 이식한다. 이때 흉선 상피의 세포가 일부 파괴되지만 생존한 흉선상피의 세포가 T 세포 성숙의 양성 선택과정에 관여한다. 이것은 <실험 결과>에서 수여 생쥐의 MHC형이 수지상세포의 MHC형과 일치하는지 여부에 따라 면역반응이 일어나는 것으로부터 추론할 수 있다.

083 정답 ③

자료해석
(가)는 Ⅰ형 MHC가 발현하지 않으므로 세포독성 T 세포의 수가 감소한다.
(나)는 Ⅱ형 MHC가 발현하지 않으므로 조력(또는 보조) T 세포의 수가 감소한다.

정답해설
ㄷ. (나)는 Ⅱ형 MHC가 발현되지 않으므로 보조 T 세포를 활성화되지 않는다. 보조 T 세포의 세포막에는 CD4가 있어 항원-항체 결합을 보조하는데, 보조 T 세포가 활성화되지 않으므로 $CD4^+$ T 세포는 증가하지 않는다. 한편 Ⅰ형 MHC는 발현되므로 세포독성 T 세포가 활성화된다. 세포독성 T 세포의 세포막에는 CD8이 존재하므로, (나)는 CD8이 CD4보다 훨씬 많이 나타난다. 따라서 흉선에서 $\dfrac{CD4^+ \text{T 세포 수}}{CD8^+ \text{T 세포 수}}$ 값이 정상인에 비해 낮다.

ㄹ. Ⅱ형 MHC가 발현되지 않는 (나)는 조력 T 세포가 활성화되지 않으며, 이로 인해 B 세포도 활성화되지 않는다. 따라서 면역결핍증상이 나타날 것이다.

오답해설
ㄱ. (가)는 Ⅰ형 MHC를 발현하지 않으므로 세포독성 T 세포에 의한 면역반응은 감소할 것이다.
IgM은 오량체이며, B 세포 표면의 항원수용체로 작용하고 있다. 이들은 1차 면역반응 초기에 주로 분비되며, 다당류를 항원으로 인식하는 경우에 생성되는 것으로 알려져 있다. 따라서 IgM은 세포독성 T 세포와 관계가 없으므로 (가)는 정상인과 비교하여 혈중 IgM의 농도가 비슷하게 유지될 것이다.

ㄴ. (가)는 Ⅱ형 MHC가 발현되므로 항원제시세포는 항원을 $CD4^+$ T 세포에 제시할 수 있다. 활성화된 보조 T 세포는 B 세포나 대식세포를 활성화한다.

084 정답 ④

자료해석
항원 처리로 인한 항체생성반응(체액성 면역반응)과 세포성 면역반응을 비교한 결과이다.
- 동일 항원 주입 시 1차 주입에 비해 2차 주입 때 면역반응이 더 강하게 발생한다.
- 변성된 항원의 2차 주입 시 항체생성반응은 일부에서 발생하지만, 세포성 면역반응은 강하게 일어난다.
- 2차 주입 시 다른 항원(HEL)을 주입하면 2차 면역 반응은 발생하지 않는다.

정답해설
ㄴ. B 세포 수용체는 항원 단백질의 3차 구조를 인식하기 때문에 변성된 BSA에 대해 항체 생성반응이 일어나지 않는다. T 세포 수용체는 항원의 1차 구조를 인식하므로, 변성된 BSA에 대한 세포성 면역반응은 BSA를 주입했을 때와 동일하게 일어난다.

ㄹ. 2차 면역반응에서 변성된 BSA가 주입되었음에도 불구하고 강력한 면역반응이 나타난 것으로 보아 T 세포 수용체는 1차 구조를 인지하는 것으로 해석할 수 있다.

오답해설
ㄱ. 변성된 BSA를 2차 주입했을 때 일부에서 항체생성반응이 일어나므로, 변성된 항원이 B 세포의 항원으로 작용할 수 없다고 단정지을 수 없다.

ㄷ. 2차 면역반응에서 B 세포는 활성화된 보조 T 세포에 의해 활성화되어 항원을 인지한다.

085 정답 ①

자료해석
전문적 항원제시세포는 수지상세포, 대식세포, B 세포를 말한다. 생쥐 A에서 전문적 항원제시세포의 활성이 모두 결핍되면 초기 면역반응들이 잘 일어나지 않아 Z와 같은 결과를 보일 것이다. 생쥐 B는 T_H1의 활성이 결핍된 생쥐인데 T_H1의 역할은 항원에 감염된 대식세포를 활성화시키는 것이다. 따라서 대식세포의 활성은 없지만 다른 면역세포들이 활성을 보일 것이므로 Y와 같은 결과를 보일 것이다. X는 정상 생쥐를 나타낸다.

정답해설
ㄱ. 유형 Y의 생쥐는 T_H1의 활성이 결핍된 생쥐이므로 정상 생쥐의 T_H1을 이식하면 생존율이 향상될 것이다.

오답해설
ㄴ, ㄷ. Y 생쥐는 T_H1의 활성이 결핍되었으므로 전문적 항원제시세포의 이식으로는 생존율이 회복될 수 없다.

086 정답 ②

자료해석
세포 내 기생세균에 대한 주된 방어면역은 세포매개 면역이다. 세포 내 기생세균인 리스테리아균의 단백질 항원은 $CD4^+$ T 세포와 $CD8^+$ T 세포를 모두 자극할 수 있는데, $CD4^+$ T 세포는 대식세포나 수지상세포에서 생산된 IL-12의 영향으로 T_H1 세포로 분화된다. T_H1는 INF-γ를 생산하는데, INF-γ에 의해 대식세포는 활성화되어 반응성 산소 중간대사산물, 산화질소, 용해소체 효소 등 여러 살균성 물질을 생산한다. 또한 INF-γ는 항체생산을 유도하는데, 이들 항체에 의해 보체가 활성화되고 포식작용을 위한 세균 옵소닌화가 일어난다. $CD8^+$ T 세포는 INF-γ의 생산을 증가시켜 세포질 내의 세균을 죽일 수 있다.
<실험 Ⅰ>에서 리스테리아균에 감염된 생쥐로부터 10일 후 분리한 T 세포를 주입한 생쥐에서는 1×10^2개로 비교적 적은 수의 생균이 측정되었으나, 동일한 생쥐로부터 혈청을 분리하여 이것을 주입시킨 생쥐에서는 생균이 9×10^9개로 더 많이 측정되었다. 이는 T_H1 세포가 INF-γ를 생산하여 대식세포를 활성화시켰기 때문이다.
PBS(phosphate buffered saline, 인산완충식염수)를 주입한 생쥐의 T 세포나 혈청을 주입받은 생쥐에서는 남아있는 생균이 9×10^9개로 많은 편이었는데 이는 리스테리아균에 의해 노출이 된 적이 없는 T 세포는 효과기 단계로 아직 진입되지 않아 세포성 면역을 제대로 하지 못했기 때문이다.
<실험 Ⅱ>에서 리스테리아균을 생쥐에 주입한 10일 후 분리한 T 세포와 대식세포를 각각 리스테리아균과 혼합배양하였다. T 세포는 리스테리아균을 직접적으로 죽이지 못하므로 리스테리아균과 직접 혼합했을 때에는 균을 죽이지 못한다. 그러나 리스테리아균을 주입한 쥐에서 분리한 대식세포(활성화된 대식세포)는 세포 내 기생세균에 대한 살균 능력이 증가되어 있으므로 리스테리아균과 혼합배양 시 식세포작용을 통해 제거하게 된다.

정답해설
ㄴ. <실험 Ⅰ>에서 T 세포를 주입한 생쥐의 비장에서 더 적은 수의 생균이 발견되는 것으로 보아 리스테리아균에 대한 방어면역은 T 세포에 의해 전달된다고 볼 수 있다.

Ⅲ. 동물생리학

오답해설

ㄱ. <실험Ⅰ>에서 T_H1에 의해 IFN-γ가 생산되면 포식세포의 미생물 살해작용이 자극되며 포식된 미생물의 세포 내 파괴가 촉진된다. IFN-γ는 미생물의 포식작용을 촉진하는 옵소닌화 및 보체 고정에 관여하는 IgG 항체의 생산을 증가시킨다. 따라서 <실험Ⅰ>의 면역혈청에는 리스테리아균에 대한 항체가 존재한다.

ㄷ. T 세포는 리스테리아균을 직접 제거하지 못하므로 ⓐ는 큰 값을 나타낼 것이며, 리스테리아균을 접종한 생쥐에서 분리한 대식세포(활성화된 대식세포)는 리스테리아균을 식세포작용을 통해 제거하므로 ⓑ는 작은 값을 나타낼 것이다.

087 심화이해   정답 ④

자료해석

세포 표면에 CD4 공동수용체를 가지는 보조 T 림프구는 두 개의 아형이 존재한다.

- T_H1 세포는 IL-2와 IFN-γ를 생성한다. IL-2는 활성화된 T 림프구의 증식을 유도하고, IFN-γ는 대식세포를 활성화한다.
- T_H2 세포는 IL-4, IL-10과 B 림프구를 활성화하는 다른 사이토카인을 분비한다. IL-4는 알레르기 면역반응을 촉진하는 비만세포를 활성화시키고, IL-10은 T_H1 세포 집단의 확장을 저해한다.

정답해설 및 오답해설

결핵균은 대식세포의 소낭 내에서 증식하여 T_H1 세포 반응을 유도한다. 감염된 대식세포의 소낭에서 유래된 항원펩티드는 Ⅱ군 MHC 단백질과 함께 대식세포 표면에 제시되고 T_H1 세포 표면의 CD4 공동수용체가 이를 인식하여 결합한다. 이 결합으로 활성화된 T_H1 세포는 IFN-γ을 분비하여 대식세포의 포식 능력을 증가시킨다.

088 정답 ④

자료해석

본 문항은 Th 세포의 분화에 미치는 사이토카인의 영향에 대해서 추론하는 복합추론형문제이다. $CD4^+$ 계열의 작동세포는 표면 분자를 발현하는 능력 및 다른 세포(B 세포, 대식세포 등)를 활성화시키는 사이토카인을 분비하는 능력에 따라서 특성화된다. 즉, 상이한 감염성 병원체에 대한 숙주방어의 기능을 수행하고 면역질환에서는 상이한 형태의 조직손상에 관여하는 서로 다른 형태의 Th 세포(Th1, Th2 등)가 존재한다. 서로 다른 형태의 Th 세포(Th1, Th2 등) 모두는 면역반응 동안 존재하는 사이토카인에 반응하여 미감작 $CD4^+$ T림프구에서 분화한다. 감염성 병원체에 반응하여 대식세포가 분비하는 IL-12나 NK 세포가 생성하는 IFN-γ는 미감작 $CD4^+$ T 세포를 Th1 아집단으로 분화하도록 자극한다. 또한, 비만세포나 호산구가 생산하는 IL-4는 미감작 $CD4^+$ T 세포를 Th2 아집단으로 분화하도록 자극한다. Th1은 IFN-γ를 분비하여 대식세포를 활성화하고 IgG 생산을 자극하는데 반하여, Th2는 IL-4와 IL-5 등을 생산하여 호산구를 활성화하고 IgE 생산을 자극한다.

문제에서 제시한 실험을 살펴보면, <실험 과정>에서 레슈마니아만을 감염시켰을 경우(Ⅰ)에는 BALB/c 생쥐의 생존률이 점차 감소하였으나, 레슈마니아와 항 IL-4 항체를 같이 주입한 경우(Ⅱ)에는 생존률이 크게 향상하였음을 알 수 있다. 이러한 결과는, 레슈마니아가 침입하였을 경우 BALB/c 생쥐는 Th2 반응이 Th1 반응보다 우세하게 일어난다는 것과, IL-4는 Th1의 분화가 아닌 Th2의 분화를 유도하는 역할을 한다는 것을 말해준다.

정답해설

ㄱ. 항 IL-4 항체를 처리한 결과 레슈마니아 감염에 대한 생존률이 크게 향상되었음을 알 수 있다. 즉, IL-4는 Th1의 분화보다는 Th2의 분화를 유도하는 역할을 하고, 항 IL-4 항체를 처리한 결과 대부분의 Th 세포가 Th1으로 분화되어 레슈마니아에 대해 적절히 대응할 수 있게 된다.

ㄴ. Ⅰ에서는 레슈마니아 감염에 의해 시간이 지날수록 생존률이 감소한다. 이는 레슈마니아를 제거하는데 필요한 Th1 세포가 적절히 분화되지 않았음을 의미한다. 즉, Ⅰ에서 레슈마니아에 대한 Th2 반응이 Th1 반응보다 우세하게 일어나고 있음을 추론할 수 있다.

오답해설

ㄷ. 자료해석에서 살펴본 바와 같이, IFN-γ의 분비는 주로 Th1에 의해서 일어난다. 실험을 통해, 레슈마니아만을 감염시켰을 경우(Ⅰ)에는 BALB/c 생쥐에서는 레슈마니아에 대한 Th2 반응이 Th1 반응보다 우세하게 일어난 것을 알 수 있으며, 레슈마니아와 항 IL-4 항체를 같이 주입한 경우(Ⅱ)는 Th1 반응이 Th2 반응보다 우세하게 일어난 것을 추론할 수 있다. 즉, IFN-γ의 생성은 Th1 반응이 Th2 반응보다 우세하게 일어난 Ⅱ에서가, Th2 반응이 Th1 반응보다 우세하게 일어난 Ⅰ에서보다 더 높게 일어났을 것이다.

089 정답 ②

자료해석

이 문제는 종양면역에서 CTL과 NK의 역할에 대해 이해하고 있는지 확인하기 위한 분석·종합·평가형문제이다. CTL은 종양 세포의 표면에 Ⅰ형 MHC 분자에 의해 제시된 종양 항원을 TCR을 통해 인식하여 세포독성 면역과정을 통해 종양세포를 제거한다. NK세포는 KAR(killer activating receptor)와 KIR(killer inhibiting receptor) 2가지 종류의 수용체를 가지고 있다. KAR이 종양세포 등의 표적세포의 KAL(killer activating ligand)과 결합하게 되면, NK는 표적세포를 죽일 수 있다. 이 때, KAR이 KAL과 결합한다 하여도 KIR 또한 표적세포의 또 다른 리간드와 결합하게 되면 표적세포를 죽일 수 없게 되는데, KIR와 결합하는 리간드가 바로 Ⅰ형 MHC 분자이다. 일반적으로 종양세포의 경우 Ⅰ형 MHC의 발현이 감소되기 때문에 항상 Ⅰ형 MHC를 발현하는 정상세포를 죽이지 않고 선택적으로 종양세포를 제거할 수 있다.

문제에서 제시한 자료를 살펴보면, 종양세포가 Ⅰ형 MHC 분자를 발현하는 경우는 종양세포는 주로 CTL에 의해 제거된다는 것과 종양세포가 Ⅰ형 MHC 분자를 발현하지 않는 경우는 종양세포는 주로 NK 세포에 의해 제거된다는 것을 알 수 있다. 또한 종양세포가 CTL에 의해 제거되는 경우는 종양이 완전하게 제거될 수 있지만((가)-실선), 종양세포가 NK 세포에 의해 제거되는 경우는 완전하게 제거되지 못하고 오히려 종양 부피가 증가하는 것을 알 수 있다((나)-실선). 한편, 흉선이 결핍된 생쥐의 경우는 T 세포를 생성하지 못하므로, 종양세포 제거는 전적으로 NK 세포에 의해서 일어나게 된다. 이 경우 Ⅰ형 MHC 분자를 발현하는 종양세포보다 발현하지 않는 종양세포가 더 효과적으로 NK 세포에 의해 제거될 수 있다((가)와 (나)의 점선 그래프 비교).

정답해설

ㄴ. CTL이 종양세포를 제거하는 데에는 종양세포의 Ⅰ형 MHC 분자에 의하여 제시되는 항원을 인식하는 과정이 필요하다.

오답해설

ㄱ. 자료해석에서 살펴본 바와 같이, 문제에서 제시한 실험을 살펴보면 흉선이 결핍된 생쥐에서 Ⅰ형 MHC 분자를 발현하는 종양세포(㉠)보다 발현하지 않는 종양세포(㉡)가 더 효과적으로 NK 세포에 의해 제거될 수 있다((가)와 (나)의 점선 그래프 비교)는 것을 알 수 있다.

ㄷ. NK에 대해 감수성이 있는 종양세포(Ⅰ형 MHC가 결핍되어 있는 종양세포(㉡))인데, Ⅰ형 MHC가 결핍되어 있는 종양세포의 결과인 그림 (나)의 그래프를 살펴보면 이러한 종양세포는 흉선이 없는 생쥐(점선)보다 정상 생쥐(실선)에서 더 잘 자라는 것을 확인할 수 있다. 따라서 "NK에 감수성이 있는 종양세포는 정상 생쥐보다 흉선이 없는 생쥐에서 더 잘 자란다"라는 설명은 옳지 않다.

090 심화이해

정답 ⑤

자료해석

(가) 항암제 A는 대식세포의 활성도를, 항암제 B는 T 세포의 활성도를 증가시킨다.

(나) 암세포를 주입한 생쥐는 30일 전에 다 죽는다.
- 항암제 A를 주입한 경우 좀 더 오래 사는데, 이는 대식세포의 활성화로 암세포의 확산이 지연되었기 때문으로 추론된다.
- 항암제 B를 투여한 결과 약 60%의 쥐가 생존하는데, 이는 T 세포의 활성화로 암세포가 처리되었기 때문으로 보인다.
- 항암제 A, B를 모두 투여하면 생존율이 훨씬 증가하는데, 이는 대식세포와 T 세포의 상호작용으로 면역반응이 더 증가했기 때문으로 추론할 수 있다.

정답해설

⑤ 실험 (나)의 결과 항암제 B가 A보다 효과가 더 좋다. 실험 (가)에서 항암제 A는 대식세포를, 항암제 B는 T 세포를 활성화하므로, T 세포가 대식세포보다 항암작용에 더 효율적이다.

오답해설

① 실험 (가)를 보면 항암제 A는 T 세포보다 대식세포의 활성을 증가시킨다.

② 60일째에 항암제 A를 투여한 쥐는 모두 죽었으나 항암제 B를 투여한 쥐는 생존율이 높다. 항암제 B가 항암제 A보다 더 높은 항암효과를 나타낸다.

③ 항암제 A, B를 각각 넣은 경우보다 항암제 A와 B를 함께 투여한 경우 암에 걸린 쥐의 생존율이 높아지는 것으로 보아 항암제 A를 T 세포 활성제와 함께 투여하면 항암작용은 증가할 것이다.

④ 항암제 B는 T 세포를 활성화시켜 항암작용을 일으키는 것으로 보아 면역억제제인 사이클로스포린과 함께 투여하면 T 세포의 활성이 낮아져 항암작용이 감소할 것이다.

개념알기

대식세포(Macrophage)와 T 세포

대식세포는 식균작용을 하므로 선천성 면역에서 중요한 역할을 할 뿐 아니라, 항원제시세포(APC) 기능을 통해 T 세포를 활성화할 수 있다. 대식세포는 식균작용을 통해 항원을 받아들인 후 항원 조작과정을 통해 작은 펩티드로 분해하여 자신의 MHC와 결합시켜 세포 표면으로 보낸다. 또한 IL-1과 같은 시토카인(cytokine)을 분비하여 T 세포의 활성화를 촉진하며, 세포매개성 면역반응과 체액성 면역반응에서 작용세포(effector cell)로도 활동한다.

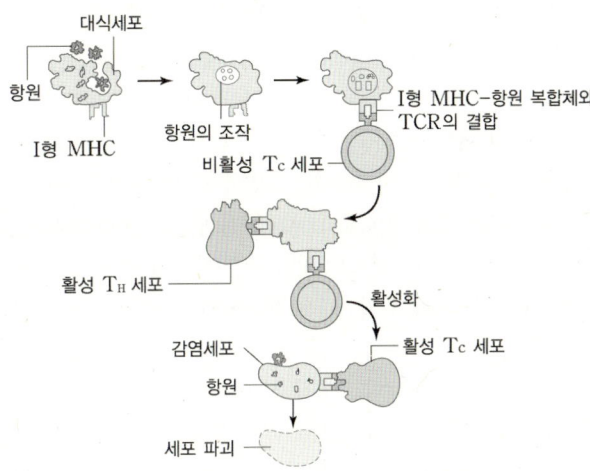

091 심화이해

정답 ④

자료해석

이 문제는 $CD8^+$ T 세포의 면역반응과 기억세포 형성에 관련한 실험을 분석 및 종합한 후 주어진 보기가 옳은지 평가하는 분석·종합·평가형문제이다. $CD8^+$ T 세포는 바이러스 감염 시 바이러스 항원의 자극으로 증식 및 세포독성 T 세포(CTL)로 분화가 일어난 후, 바이러스가 감염한 자신의 세포를 공격하여 사멸시킨다.

문제에서 주어진 자료와 실험을 살펴보면, <실험 과정> (가)에서 P14 세포(gp33 epitope을 인식하는 TCR을 발현하는 $CD8^+$ T 세포)와 LCMV를 생쥐에 주입하고 10일이 경과하면 생쥐에서는 LCMV에 대한 면역반응이 일어나 LCMV 특이적인 세포 독성 T 세포(CTL)와 기억세포가 만들어진다. 이 때 생쥐에서 분리한 2종류 유형의 P14 세포(P14-L, P14-H)를 다른 생쥐에 주입하고 21일 동안 안정화시킨 후(이 기간 동안 CTL은 대부분 사멸하지만 수명이 긴 기억세포는 살아남음), LCMV epitope(gp33 epitope)을 발현하는 리스테리아균(LM-gp33)을 주입하고 5일이 경과하면 살아남은 기억세포에 의해 면역반응이 일어나 주입한 LM-gp33의 제거가 일어나게 된다.

문제에서 주어진 실험의 결과를 살펴보면, (나)에서 10일 후 분리한 P14 세포 중 P14-H(IL-7 수용체의 발현이 높은 세포)는 (라)에서 LM-gp33 감염 시 증식이 많이 일어났고 LM-gp33균의 제거가 효과적으로 일어난 것을 확인할 수 있다(그래프 A).

반면에 (나)에서 10일 후 분리한 P14 세포 중 P14-L(IL-7 수용체의 발현이 낮은 세포)는 (라)에서 LM-gp33 감염 시 증식이 거의 일어나지 못했고 LM-gp33 균의 제거가 효과적으로 일어나지 못한 것을 확인할 수 있다(그래프 B). 이러한 결과는 P14-H는 기억세포이고, P14-L은 CTL임을 말해준다.

정답해설

ㄱ. (라)에서 LM-gp33을 (다)의 생쥐 A와 B에 각각 감염시킨 후 5일 째 나타나는 반응은 2차 면역반응으로 기억세포에 의한 반응이다. <실험 결과>에서 살펴보면, 생쥐 A에서 기억반응(기억세포에 의한 면역반응)이 더 잘 일어난 것을 확인할 수 있다.

ㄷ. 자료해석에서 살펴본 바와 같이, IL-7 수용체의 발현이 높은 P14 세포(P14-H)를 주입한 생쥐 A에서 IL-7 수용체의 발현이 낮은 P14 세포(P14-L)를 주입한 생쥐 B보다 (마)에서 기억반응이 더 잘 일어난 것으로 보아 P14-H는 기억세포이고 P14-L은 CTL임을 알 수 있다. 따라서 IL-7 수용체의 발현이 $CD8^+$ T 세포의 기억세포로의 발달에 중요하다는 것을 알 수 있다. 그러므로 IL-7 수용체의 발현은 $CD8^+$ T 세포가 기억세포로 발달하는 데 필요하다는 설명은 옳다.

오답해설

ㄴ. T 세포에 의한 면역반응은 특이적이며 T 세포 수용체가 특정 epitope를 인식하여 결합함으로써 그 반응이 이루어진다. 따라서 <실험 과정> (라)에서 gp33 epitope를 발현하지 않는 야생형 리스테리아균을 생쥐 A에 감염시키면 야생형 리스테리아균을 P14 세포의 수용체가 인식하지 못하여 면역반응이 활발히 진행되지 못할 것이고, LM-gp33에 비해 효과적으로 제거되지 못할 것이다.

092 정답 ①

자료해석

이 문제는 B 세포와 T 세포 항원수용체의 다양성을 가져오는 기작에 대해 이해하고 있는지 확인하기 위한 이해형문제이다. 가변영역 조합(V-region assembly)과 연결다양성(junctional diversity)은 B 세포와 T 세포 모두에서 일어나는 항원수용체의 다양성을 증가시키는 기작이다. 반면, 클래스변환 재조합(class switching recombination)과 체성 과변이(somatic hypermutaion)는 B 세포에서만 일어나는 항원수용체의 다양성을 증가시키는 기작이다. 클래스변환 재조합은 항원 수용체 중쇄의 C영역의 유전자 재조합에 의하여 일어나 다른 동형(isotype)의 항체를 형성하는 과정이다. 체성 과변이는 가변영역 조합과 연결다양성 기작이 일어난 이후에 말초 림프기관에 존재하는 B 세포의 중쇄와 경쇄 가변부위(V 영역)에서 점돌연변이(point mutation)가 높은 빈도로 일어나 항원수용체의 다양성과 결합력이 증가하게 되는 현상이다.

정답해설

ㄱ. B 세포와 마찬가지로 T 세포 또한 V, J 및 D 유전자 각 분절의 연결 다양성에 의해 항원수용체의 다양성이 증가된다.

오답해설

ㄴ. (다)의 클래스변환 재조합(class switching recombination)은 '대체 RNA 스플라이싱(alternative RNA splicing)'이 아닌 'DNA 재조합'에 의해서 일어난다.
ㄷ. B 세포와 달리 T 세포 항원수용체 유전자는 체성 과변이(somatic hypermutaion)를 하지 않는다.

093 정답 ①

자료해석

(가)에서 생쥐에 날짜별로 난황단백질(OVA) 항원을 주입하는 것은 면역반응이 일어나게 하는 것을 의미한다. 항원에 노출된 후 7일 정도가 지나면 체성 과변이가 일어난다. 이는 2차 림프 기관의 B 세포 영역에서 B 세포의 분열 중 중쇄, 경쇄의 가변부위에 염기 치환 돌연변이가 발생하는 과정을 의미한다. K_d 값은 해리도를 의미하므로 그 값이 작을수록 친화도가 큰 것이다. 처음 0일에 난황단백질(OVA)을 주입한 후 7일째 1차 면역반응이 일어난다. 이때 체성 과변이가 일어난 상태로, B 세포 클론의 일부 항체중쇄 유전자의 염기서열의 돌연변이가 일어나 K_d 값이 감소한 것을 알 수 있다. 30일에 OVA를 다시 주입했을 때 2차 면역반응이 일어난다. 60일에 OVA를 다시 주입했을 때는 3차 면역반응이 일어난다. 각각 면역반응이 일어난 이후로 7일째를 보면 2차에서 3차 면역반응으로 진행될수록 CDR 부위에 더욱 많은 돌연변이가 일어나고, 항체-항원 친화도가 증가하는 것을 확인할 수 있다.

정답해설

① 항원에 노출된 후 7일 정도가 지나면 2차 림프 기관의 B 세포 영역에서 B 세포의 분열 중 중쇄, 경쇄의 변이 영역에 염기 치환 돌연변이가 발생하는 체성 과변이가 일어난다. 그러므로 항체 유전자 돌연변이가 골수에서 일어난다는 보기의 설명은 옳지 않다.

오답해설

② B 세포 내에서 중쇄 유전자의 변이 영역은 V, D, J 유전자 조각들을 여러 개씩 지니고 있으며, 이 조각들이 무작위로 한 개씩 선택되어 항체가 항원에 결합하는 부위의 다양성이 나타난다. 즉, V, D, J 유전자 부위는 항원이 결합하는 부위이므로 클론 1~12의 항체 유전자 돌연변이는 V, D, J 유전자 부위에서 일어난다.
③ 주어진 자료에서 1차 면역반응에서 3차 면역반응으로 진행될수록, K_d 값이 작아지고 항체와 항원의 친화도가 높아지는 것을 확인할 수 있다. 항체의 항원에 대한 친화도가 성숙될수록 CDR 부위에 돌연변이 발생 비율이 높아지는 것을 볼 수 있는데 이것으로 항체의 CDR 부위가 항원 결합 부위라는 것을 추론할 수 있다.
④ 면역 횟수를 증가시킨다는 것은 OVA를 여러 번 주입하는

것을 의미한다. OVA가 여러 번 주입될수록 K_d 값이 작은 항체가 만들어지므로 면역 횟수를 증가시키면 항체-항원 친화도가 증가된 항체가 만들어진다는 보기의 설명은 옳다.
⑤ T 세포의 성숙과정에서는 체성 과변이 과정이 일어나지 않는다. 즉, 면역 횟수를 증가시켜도 OVA 항원 특이적인 T 세포의 TCR 유전자에는 돌연변이가 발생하지 않는다.

094

정답 ①

자료해석

- ORF : open reading frame, 열린 번역틀. 개시코돈과 종결코돈을 가지는 DNA 뉴클레오티드의 연속된 서열로, 단백질이나 폴리펩티드를 암호화하고 있는 경우가 대부분이다. 여기서는 인플루엔자 바이러스의 적혈구 응집소가 번역될 것이다.
- 세균 유래 CpG DNA : 메틸화되지 않은 세균 유래 CpG 서열은 생쥐의 TLR9에 인식되어 선천성 면역 방어반응을 일으킨다.
- 베타락타마아제 유전자 : 페니실린과 같이 몇몇 항생제의 베타락탐 고리(β-lactam ring)는 세균 세포벽의 펩티도글리칸의 형성을 방해함으로써 페니실린이 항생물질로 작용할 수 있게 한다. 베타락타마아제는 베타락탐 고리를 분해하여 DNA 백신이 생쥐 안에서 페니실린에 대한 저항성을 갖게 한다.

정답해설

ㄱ. 세균 유래 CpG DNA는 생쥐의 TLR9에 인식되어 선천성 면역 방어반응을 일으킨다.

오답해설

ㄴ. 베타락타마아제 유전자는 페니실린과 같이 베타락탐 고리를 가진 항생제에 대한 저항성을 부여한다.
ㄷ. 진핵세포의 전사 종결에는 로(Rho) 인자가 필요하지 않다. 전사 종결에 로 인자가 필요한 것은 세균의 로 의존형 전사종결의 경우이다.

095 정답 ①

자료해석
조직이식 시 발생하는 1차 면역반응과 2차 면역반응을 비교한 것이다.
- (가) A에 C의 피부조직 이식 → A의 1차 면역반응으로 6일 후부터 이식편 거부반응이 발생하여 14일에는 모두 이식편을 거부했다.
- (나) 실험 (가)를 마친 A를 두 그룹으로 나눠 한 그룹은 C의 피부조직 이식(2차 조직이식) → 2차 면역반응을 나타냄. 2차 이식 시 빠른 거부반응을 보인다. 다른 한 그룹은 B의 피부조직 이식 → 1차 면역반응을 보임.
- (다) 항-CD8 항체를 주사한 그룹은 대조군과 큰 차이를 보이지 않는다. 따라서 초기 조직이식 거부에 CD8을 발현하는 세포 독성 T 세포의 유무는 조직이식 거부에 큰 영향을 미치지 않음을 알 수 있다.
  항-CD4 항체를 준 그룹의 경우 이식 거부반응이 늦게 발생하였다. 이로부터 조직이식 초기에 CD4를 발현하는 조력 T세포가 세포독성 T 세포에 비해 더 중요함을 알 수 있다.
  항-CD4 항체와 항-CD8 항체를 섞어 준 그룹은 조력 T 세포와 세포독성 T 세포가 모두 기능을 하지 못하므로 이식편이 더 오래 생존한다. 이로부터 조직이식 시에 발생하는 거부반응에 T 세포들 사이의 상호 작용이 있음을 추론할 수 있다.

정답해설
ㄱ. 흉선에서는 T 세포가 성숙하여 분화한다. 흉선이 없는 쥐는 조력 T 세포가 생성되지 않으므로 실험 (다)의 결과로 예측할 때 피부이식 거부반응이 지연될 것이다.
ㄴ. 2차 면역반응은 1차 면역 시 생성된 기억세포에 의해 빠르게 나타난다.

오답해설
ㄷ. 실험 (다)의 결과로 추론하면, 조직이식 시 세포독성 T 세포보다 조력 T 세포가 거부반응에 더 많은 영향을 미침을 알 수 있다.
ㄹ. 피부이식 거부반응은 공여자의 조직세포 표면에 발현된 MHC-항원 복합체가 수여자의 T 세포에 인지되어 발생한다.

096 정답 ①

자료해석
이 문제는 이식 거부 반응을 이해하기 위해 수행한 실험을 분석 및 종합한 후 보기의 설명이 옳은지 평가하는 분석·종합·평가형문제이다.

이식 거부 반응은 보통 공여자와 수혜자 간의 MHC 분자의 부적합성 때문에 나타난다. 하지만 공여자와 수혜자의 MHC가 일치하는 경우에도 다른 유전자 좌위(loci)가 다른 경우에는 이식 거부반응이 일어날 수 있는데, 이와 같은 이식 거부 반응에 관여하는 다형성(polymorphic) 항원들을 부조직적합 항원(minor histocompatibility antigen, minor H 항원)이라 한다.

Minor H 항원에 반응하는 T 세포는 빈도가 매우 낮기 때문에 하나의 minor H 항원에 대한 거부 반응은 약하다. 그러나 불일치하는 minor H 항원의 수가 많아지면 빠른 거부 반응을 일으킬 수 있다.

문제에서 주어진 실험을 살펴보면, Ⅰ의 경우는 공여자와 수여자의 MHC형이 같아 이식 후 120일이 지나도 이식편의 생존율이 100%로 나타났다. 즉, 이식 거부 반응이 일어나지 않은 것을 확인할 수 있다. 하지만 공여자와 수여자의 MHC형이 다른 Ⅱ의 경우는 이식 후 약 30일이 되면 이식된 피부조직의 생존율이 0이 되는 이식 거부 반응이 일어난 것을 확인할 수 있다. Ⅲ의 경우는 비록 MHC형은 같지만 이식 후 약 60일이 되면 이식된 피부조직의 생존율이 0이 된 것으로 보아 이식 거부 반응이 일어난 것을 확인할 수 있는데, 이것은 공여자와 수여자 간에 서로 일치하지 않는 minor H 항원에 의해 일어난 이식 거부 반응이다.

정답해설
ㄱ. <실험 결과> Ⅰ와 Ⅱ를 비교해보면, 이식 거부 반응은 MHC형이 동일할 때보다 다를 때 빨리 일어난다는 것을 알 수 있다.

오답해설
ㄴ. 피부조직이 이식된 ㉠에는 MHC^a 형의 MHC 분자에 특이적인 기억 T 세포가 존재할 것이다. 따라서 피부조직이 이식된 ㉠의 T 세포를 MHC^b 생쥐에 주사한 후, 이 생쥐에 MHC^a 생쥐의 피부조직을 이식하면 이차양상 거부가 일어나게 된다. 즉, Ⅱ에서 보이는 이식 거부 반응(초기양상 거부)에서보다 더 빨리 이식 거부 반응이 일어날 것이다.

ㄷ. MHC^a 암컷과 MHC^a 수컷은 모두 X 염색체를 가지고 있으므로 이식 거부 반응이 일어나지 않는다. 즉, MHC^a 암컷의 피부조직을 MHC^a 수컷에 이식하더라도 실험 Ⅲ의 결과와 같이 이식 거부 반응이 일어나지 않을 것이다. 하지만, MHC^a 수컷의 피부조직을 MHC^a 암컷에 이식하면 실험 Ⅲ의 결과와 같이 이식 거부 반응이 일어난다. 왜냐하면 Y 염색체를 가지지 않는 암컷의 피부조직은 Y 염색체 특이적인 유전자 *snyc*가 암호화하는 minor H 항원을 발현하지 못하기 때문이다.

097 정답 ⑤

자료해석

(가) 쥐에 MBP와 보강제를 주사하면, MBP항체가 만들어지며, 자기의 미엘린수초를 공격하여 뇌척수막염(EAE쥐 Ⅰ)을 일으킨다. 이 쥐의 림프절에서 세포를 추출하여 MBP 특이적 세포 Y를 선별한다. 정상쥐에 MBP 특이적 세포 Y를 주입하면 EAE쥐 Ⅱ가 유도된다.

(나) EAE 쥐에 항-CD4 항체를 투여하면 대조군에 비해 생존율이 증가한다. 이는 항-CD4 항체가 CD4가 발현된 MBP 특이적 T 세포에 결합하여 면역반응을 억제하였기 때문일 것이다.

정답해설

ㄴ. (가)에서 MBP는 항원으로 작용하여 면역반응을 유도한다. 이 면역반응은 자신의 MBP 단백질, 즉 미엘린수초를 공격하여 질환을 일으킨다.

ㄷ. 실험 (나)에서 항-CD4 항체 투여 결과 생존율이 증가한 것은 항-CD4 항체가 보조 T 세포 표면에 발현된 CD4 분자와 결합하여 보조 T 세포를 억제하였기 때문이다. 이로부터 실험 (가)의 MBP 특이적 세포 Y는 CD4$^+$ T 세포이며, 이로 인해 EAE 쥐 Ⅱ가 유도됨을 알 수 있다.

ㄹ. MBP와 보강제에 의해 체내 면역반응이 활성화된 결과, 자기 수초의 미엘린 단백질을 공격하게 된다. T 세포는 혈관-뇌 장벽을 통과해서 수초를 파괴하여 EAE를 유발한다.

오답해설

ㄱ. MBP 특이적 세포 Y는 CD4가 발현된 T 세포이다. CD4$^+$ T$_H$ cell은 자가면역질환의 중요한 매개자로 작용한다.

개념알기

자가면역성 질환(autoimmune disease)
자가면역성 질환은 자기 항원에 대한 면역반응이 없는 관용상태가 깨지며 발생한다. 내적인자인 민감성유전자(susceptibility gene)와 자가반응 림프구를 활성화시키는 인자의 영향을 받는다. 일부 질환의 조직 손상은 자가반응 T 세포에 의해 일어나며, CD4$^+$나 CD8$^+$ T 세포에 의해 발병한다. 여러 경우 자가항체에 의해 조직 손상이 일어나기도 하는데, 이때에는 CD4$^+$ T 세포의 도움이 필요하다. 먼저 대식세포나 NK 세포 등이 먼저 항원과 반응하고, 항원을 인지한 CD4$^+$T 세포가 시토카인을 분비하여 CD8$^+$ T 세포를 활성화하며, 이 T 세포가 세포를 죽이게 된다.

098 정답 ⑤

자료해석

이 문제는 Ⅰ형 MHC와 Ⅱ형 MHC의 항원 제시 과정과 중증복합형 면역결핍증후군에 대해 이해하고 있는지 평가하기 위한 이해형문제이다. Ⅰ형 MHC나 Ⅱ형 MHC를 통한 항원 제시 과정은 다음과 같다. Ⅰ형 MHC 단백질은 세포 내에서 합성된 내인성항원(endogenous antigen)을 제시한다. 세포 내에서 합성된 단백질은 프로테아좀(proteasome)에서 분해되어 항원 펩티드를 생성하는데, 생성된 항원 펩티드는 소포체막의 TAP 운반체에 의해 소포체 내부로 이동하며 소포체 내에서 Ⅰ형 MHC와 함께 조립된다. 이렇게 완성된 항원-MHC 복합체는 세포막으로 이동하여 T_C 세포에 항원을 제시한다. 소포체 내에서 항원을 만나지 못한 Ⅰ형 MHC는 세포막으로 이동하지 못하며, 리소좀으로 이동하여 분해된다.

Ⅱ형 MHC 단백질은 세포 외부에서 합성된 후 세포 내부로 도입된 외인성 항원(exogenous antigen)을 제시한다. 식세포작용을 통해 유입된 항원은 리소좀에서 분해되며, 분해된 항원 펩티드는 Ⅱ형 MHC 단백질을 포함하고 있는 소낭과 합쳐져 항원-MHC 복합체를 형성한다. 이들은 다시 세포막으로 이동하여 T_H 세포에 항원을 제시한다.

문제에서 제시한 중증복합형 면역결핍증후군 환자에 대한 자료를 살펴보면, 환자는 *TAP2*(transporter associated with antigen processing2) 유전자 기능이 소실되어 내인성 항원 펩티드가 Ⅰ형 MHC를 통해 세포막에서 제시되지 못할 것이므로 T_C 세포에 의한 방어 반응이 일어나지 못할 것으로 추론할 수 있다. 4세 때부터 다양한 호흡기 바이러스 질환을 앓은 이유도 이러한 이유 때문일 것이다. 또한 환자는 흉선 세포에서도 Ⅰ형 MHC가 세포막에 발현되지 못했을 것이므로, 양성선택이 일어나지 못해 항원수용체로 $\alpha\beta$ 사슬을 갖는 성숙 중인 CD8$^+$ T 세포는 모두 사멸하였을 것이다. 따라서 항원수용체로 $\gamma\delta$ 사슬을 갖는 CD8$^+$ T 세포만 혈액에 존재할 수 있었을 것임을 추론할 수 있다.

정답해설

ㄱ. 지연성과민반응은 기억 T 세포가 피하조직에 있다가 반복적으로 같은 항원에 노출 되었을 때 각종 사이토카인들을 분비하여 일으키는 현상이다. 이때 T_H1 세포에 의해 활성화된 대식세포의 과도한 과립분비, T_H2 세포에 의한 호산구 및 비만세포 등의 활성화 등이 일어난다. T_H 세포의 활성화는 Ⅱ형 MHC에 의해 매개된다. 본 문제에서 항원에 대한 항체 형성은 정상적으로 일어난다고 한 것으로 보아 Ⅱ형 MHC에 의한 항원 제시를 통한 T_H 세포의 활성화는 정상적으로 일어날 것이다. 그러므로 항원 특이적인 지연성과민반응은 정상적으로 일어날 것임을 알 수 있다.

ㄴ. 자료해석에서 살펴본 바와 같이, 문제에서 제시한 중증복합형 면역결핍증후군 환자는 흉선에서 양성선택이 일어나지 못해 항원수용체로 $\alpha\beta$ 사슬을 갖는 성숙 중인 CD8$^+$ T 세포는 모두 사멸하였기 때문에, T_C 세포에 의한 방어 반응이 일어나지 못하는 면역결핍 증상이 나타났다는 것을 알 수 있다.

ㄷ. TAP2는 세포질에서 생성된 펩티드 항원을 소포체 내부로 이동시키는 역할을 한다. 문제에서 제시한 중증복합형 면역결핍증후군 환자는 *TAP2* 유전자의 기능이 소실되었다고 했으므로 세포질에서 생성된 펩티드 항원은 소포체로 이동하지 못한다.

099

정답 ⑤

자료해석

내온성 조절은 일정한 체온을 유지하는 것으로 다양한 환경에서 살아갈 수 있지만, 많은 양의 에너지를 필요로 하고 몸 크기에 제한을 받는다는 단점이 있다(몸 크기가 어느 정도 이하가 되면 열 생산이 열 손실을 따라갈 수 없다).
외온성 조절은 대사에 필요한 에너지가 적게 들지만 환경의 열에 의지하기 때문에 밤이나 추운 계절 동안 활동이 위축된다.

정답해설

⑤ 외온성 동물보다 동화된 총에너지 중에서 성장과 번식에 높은 비율의 에너지를 분배하기보다는 체온 유지에 높은 비율의 에너지를 쓴다.

오답해설

③ 몸무게가 작은 종일수록 열 손실이 크므로 단위 몸무게당 산소 소비율이 증가한다.
④ 추운 지방에서는 열 손실을 줄이기 위해 둥근 형태의 몸을 갖는다.

100

정답 ②

자료해석

이 문제는 백색지방 조직과 갈색지방 조직의 특성을 구분하여 이해하고 있는지 확인하기 위한 이해형문제이다. 지방조직(adipose tissue)은 성긴결합조직의 특수화 된 형태로서 지방을 저장하는 조직이다. 인간의 지방조직은 백색지방(white fat tissue)과 갈색지방(brown fat tissue)으로 구분할 수 있다. 백색지방조직은 트리글리세리드를 축적하는 역할을 하는데, 지방이 저장되면 부풀고 연료로 소모되면 쭈그러드는 커다란 지방방울(fat droplet)들을 포함한다. 한편, 갈색지방은 철 함량이 높은 미토콘드리아가 풍부해서 갈색을 띠고 있고 화학적 에너지를 열로 바꿀 수 있는 능력이 있다.
갈색지방은 열발생 단백질인 짝풀림단백질(uncoupling protein, thermogenin)을 갖고 있는데, 이 단백질은 전자전달계에 의해 막간 공간에 축적된 양성자가 내막을 가로질러 새어 들어오도록 해주며 이때 ATP는 생산되지 않으므로 양성자 구동력이 갖는 에너지는 열로 방출된다.
신생아는 백색지방조직을 주로 갖고 있는 성인과는 달리 갈색지방이 축적되어 있다. 신생아는 근육 수축으로 체온 조절을 할 수 없기 때문에 갈색지방을 통해서 비떨림 열생산(nonshivering thermogenesis)을 함으로써 근육수축과 무관하게 대사적 열생산으로 체온을 유지한다. 갈색지방의 양은 주변 환경이나 신체 상태에 따라 달라진다. 신생아기를 거치면서 갈색지방의 양은 감소하며, 성인에는 적은 양만이 존재한다. 노화 단계가 비슷한 사람에서는 비만인 사람보다 날씬한 사람에게 갈색지방의 양이 더 많다.
문제에서 주어진 그림을 살펴보면, (가)와 (나)에 공통으로 존재하는 ㉠은 지방방울이라는 것을 알 수 있다. (가)는 큰 지방방울이 세포 내 대부분의 면적을 차지하는 반면, (나)는 지방방울이 산재해 있으며 미토콘드리아의 수가 많다. 그러므로 (가)는 백색지방세포, (나)는 갈색지방세포이다.

정답해설

② 자료해석에서 살펴본 바와 같이, 갈색지방세포는 비만인 사람보다는 날씬한 사람에게 더욱 많이 존재한다.

오답해설

① 비만인 사람일수록 트리글리세리드의 축적량이 많으므로, 백색지방조직 내의 지방방울(㉠)의 크기가 증가한다.
③ 렙틴(leptin)은 식욕을 조절하는 포만감 인자로 작용하는

21. 체온조절

호르몬으로, 지방세포에 의해 분비된다. 따라서 비만인 사람일수록 백색지방조직의 양이 더 많아지므로 렙틴 분비가 증가한다.
④ 갈색지방은 화학적 에너지를 열로 바꿀 수 있는 능력이 있다. 신생아는 몸떨림을 통한 열생산(떨림열생산(shivering thermogenesis)) 기전이 미처 발달되지 않았기 때문에 갈색지방을 통해서 체온을 유지한다. 갈색지방은 신생아기를 거치면서 감소하여, 성인에게는 적은 양의 갈색지방이 존재한다.
⑤ 갈색지방(나)은 열발생 단백질인 짝풀림단백질(uncoupling protein, thermogenin)을 갖고 있지만 백색지방(가)은 가지고 있지 않다. 따라서 짝풀림단백질(uncoupling protein)은 (가)보다 (나)에서 많다는 설명은 옳다.

101 [심화이해]   정답 ③

▮자료해석

추위를 감지했을 때 교감신경이 활성화되어 교감신경 말단에서 노르에피네프린이 분비되면 갈색지방 세포는 저장하고 있던 중성지방을 지방산으로 분해해 미토콘드리아에서 이용한다. 짝풀림 단백질은 미토콘드리아 막간 강에 농축된 양성자가 F_0-F_1 ATP synthase를 통하지 않고 미토콘드리아 기질로 다시 돌아갈 수 있는 우회 경로를 제공함으로써 양성자 농도구배에 의해 형성된 에너지를 열로 방출하게 한다.

▮정답해설

ㄷ. UCP1은 갈색지방세포의 미토콘드리아 내막에 존재하며 갓 태어난 새끼의 체온 유지와 동면동물의 동면 기간 중 체온유지를 위해 열 생성을 담당한다.

▮오답해설

ㄱ. UCP1은 체온유지를 위해 열 생성을 하는 역할을 한다. 따라서 UCP1 유전자가 결손되면 저온에서 정상 생쥐만큼 체온을 유지할 수 없을 것이다.
ㄴ. 짝풀림 단백질은 산소 소비를 증가시킨다. 노르에피네프린 수용체에 대한 억제제를 처리하면 짝풀림 단백질의 작용이 억제되므로 산소 소모량이 처리 전보다 감소한다.

102　정답 ⑤

자료해석

(가): 운동을 하면 내부 열 생산이 증가한다. 이렇게 생산된 열을 제거하기 위해 혈관 이완, 증발 증대를 위한 호흡 촉진, 발한 등의 기작에 의한 열 손실이 일어난다.

(나): 감염에 대한 반응으로 특정 백혈구에서 발열원(pyrogen, 주로 IL-1)이 방출된다. 발열원은 시상하부 체온 조절 중추에 작용하여 기준온도를 높인다. 이로 인해 감염 전의 정상적인 온도를 낮은 것으로 감지하여 새로운 기준 온도로 온도를 높이기 위해 열 생산을 증가시키고 열 손실은 감소시키는 기작이 일어나 중심체온이 증가한다.

정답해설

ㄴ. 감염에 의해 백혈구에서 방출되는 발열원은 시상하부의 기준 온도를 증가시키므로 중심체온이 증가한다.

ㄷ. 발열 초기에 열 생산이 가장 높고 열 손실이 가장 낮아 열 저장량이 가장 높으므로, 시간당 열 저장량을 의미하는 열 저장률도 가장 높다.

오답해설

ㄱ. 운동에 의해 생산된 열은 시상하부의 기준 온도를 변화시키지 않는다. 만약 시상하부의 기준 온도가 증가한다면, 생산된 열을 손실시키는 기작이 작동하지 않을 것이다.

103　정답 ④

자료해석

- (가) : 보먼주머니. 분자직경(작을수록)이나 전하량(양전하일수록)에 따라 여과가 일어난다.
- (나) : 헨레고리 상행지. 주로 Na^+가 간질액 쪽으로 능동수송된다.
- (다) : 원위세뇨관. 알도스테론에 의한 Na^+ 재흡수가 일어난다.
- (라) : 집합관. 아쿠아포린이 있어 ADH에 의해 물의 재흡수를 촉진하며, 요소에 대한 투과성이 있어 요소가 수질 안쪽을 빠져나가면서 삼투압 증가로 인한 물의 재흡수가 일어난다.

정답해설

ㄱ. (가)는 보먼주머니로, 분자의 크기가 작은 포도당, 아미노산, 요소 등이 여과되며, 혈구, 단백질, 지질 등은 잘 여과되지 않는다.

ㄷ. (다)는 원위세뇨관이다. 혈압이 떨어지면 알도스테론에 의한 Na^+의 재흡수가 증가하며, 그와 함께 삼투압에 의한 물의 재흡수가 일어나 혈류량이 증가함으로써 혈압을 유지한다.

ㄹ. (라)는 집합관이며, 수질 안쪽으로 들어갈 때 지속적으로 물이 재흡수됨으로써 여과액의 삼투몰이 상승한다. 이때 물을 더 많이 흡수하기 위해 50%에 가까운 요소를 수질로 재흡수하여 삼투압을 증가시킨다.

오답해설

ㄴ. (나)는 헨레고리 상행지로, 염에 대한 투과성은 높지만 물에 대한 투과성은 낮아 Na^+이온이 주변 조직으로 능동수송된다. 만약 이를 차단하면 원위세뇨관에서 물의 재흡수 또한 발생하지 않아 오줌량은 증가한다.

104

정답 ④

자료해석
네프론은 사구체(A), 보먼주머니(C), 세뇨관(D)으로 이루어지며 B는 수출소동맥에서 분지된 모세혈관이다. 사구체(A)에서 보먼주머니(C) 쪽으로 혈압에 의한 여과가 일어나며, 모세혈관(B)과 세뇨관(D) 사이에 재흡수와 분비가 일어난다.

정답해설
④ 크레아티닌은 모세혈관에서 세뇨관으로 분비되는 물질로, 재흡수되지 않는다.

오답해설
① 수입소동맥은 압력을 가진 혈액을 사구체로 공급한다. 사구체 여과는 사구체(A)와 보먼주머니(C) 사이의 압력(정수압, 교질 삼투압 등) 차이에 의해 일어난다.
② 단백질은 입자의 크기가 크거나 (−) 순전하를 띠는 등의 이유로 사구체 혈관 내강과 보먼주머니 내강 사이의 벽(사구체 모세혈관 내피세포층, 기저막, 보먼주머니 내층)을 통과할 수 없다. 따라서 단백질의 농도는 A보다 C에서 낮다.
③ 포도당은 입자의 크기가 작으므로 A에서 C로 여과된다. 그 후 근위세뇨관에서 능동적으로 재흡수되어 모세혈관으로 흡수된다.
⑤ NH_4^+는 Na^+-NH_4^+ 역수송체의 능동수송에 의해 세뇨관으로 보내지므로 NH_4^+의 농도는 B보다 D에서 더 높다.

105

정답 ②

자료해석
사구체 여과율은 1분 동안 신장에 의해 생성되는 여과액의 용량이며, 사구체에서 혈액과 함께 여과된 물질은 재흡수와 분비를 거쳐 최종적으로 오줌으로 배설된다.

정답해설 및 오답해설
사구체 여과율이 130 mL/분이므로 분당 포도당 여과율은 $\frac{130}{100}$ dL/분 × 400 mg/dL = 520 mg/분이다. 또한 포도당의 최대재흡수율이 400 mg/분이고, 포도당은 분비되지 않으므로, 오줌으로 배설되는 포도당의 양은 520 mg/분 − 400 mg/분 = 120 mg/분이다. 따라서 하루 동안 만들어진 오줌에 포함된 포도당의 양은 $\frac{120}{1000}$ g/분 × 1440 분 = 172.8 g이다.

106 정답 ③

자료해석

이 문제는 신장 원위세뇨관에서 2차 능동수송을 통한 NaCl과 Ca^{2+}의 재흡수에 대해 이해하고 있는지 확인하기 위한 적용형 문제이다. 문제에서 주어진 자료를 살펴보면, 원위세뇨관 상피 세포의 기저부(basal) 세포막에는 Na^+/K^+-ATPase가 존재하여 세포 내부의 Na^+ 농도를 낮게 유지한다. 이렇게 형성된 Na^+ 농도 기울기를 통해서 정단부(apical) 세포막에 존재하는 ㉠과 같은 2차 능동수송펌프(Na^+-Cl^- 공동운반체)를 이용하여 NaCl이 세포 내부로 흡수된다. 이렇게 흡수된 NaCl 중 Na^+는 기저부 세포막의 Na^+/K^+-ATPase에 의해 세포 간질로 이동하고, Cl^-는 기저부 세포막의 Cl^- 통로를 통해 세포 간질로 이동한다.

또한, 기저측 세포막에 존재하는 2차 능동수송펌프인 Na^+/Ca^{2+} 역수송체($3Na^+$-$1Ca^{2+}$ 공동운반체)는 Ca^{2+}을 상피세포 내부에서 세포 간질로 이동시킴으로써 상피세포 내부의 Ca^{2+} 농도를 낮게 유지하게 해주는데, 그 결과 정단부 세포막에 존재하는 Ca^{2+} 통로를 통해 세뇨관 내강의 Ca^{2+}이 상피세포로 이동하게 된다.

만일 ㉠이 억제된다면, 세뇨관 내강에 존재하는 Na^+의 재흡수가 줄어들게 되고 상피세포의 Na^+ 농도 기울기는 더 커져 Ca^{2+}의 흡수는 증가하게 된다.

정답해설

ㄱ. ㉠ 억제로 인해 세뇨관 내강에 존재하는 Na^+의 재흡수가 줄어들게 되면, 그만큼 물의 재흡수도 줄어들게 되므로 소변량은 증가하게 된다.

ㄷ. 자료해석에서 살펴본 바와 같이, 만일 ㉠이 억제된다면 Na^+의 재흡수가 줄어들게 되므로 상피세포의 Na^+ 농도 기울기가 더 커져 Ca^{2+}의 흡수는 증가하게 된다. 그 결과 소변을 통한 Ca^{2+} 배설은 감소한다.

오답해설

ㄴ. ㉠ 억제로 인해 세뇨관 내강에 존재하는 Na^+의 재흡수가 줄어들게 되어 소변을 통해 많이 배설하게 되면, 혈중 Na^+ 농도는 감소하게 된다.

107 정답 ⑤

자료해석

(가)는 하행지이다. 이곳에서는 삼투압에 의해 물이 간질액 쪽으로 재흡수되므로, 하행지로 이동할수록 세뇨관액의 삼투압은 증가한다. 그러나 간질액의 오스몰농도도 증가하므로 하행지 동안 물은 간질액 쪽으로 재흡수된다.

(다)는 물에 대한 투과성이 상대적으로 없으므로 물의 이동은 제한되며, 능동수송에 의해 Na^+가 간질액 쪽으로 배출된다. 그 결과 세뇨관액의 오스몰농도는 다시 감소한다. 이와 같은 시스템을 역류증폭장치계(Countercurrent multiplier system)라고 한다.

정답해설

⑤ 헨레고리 하행지 (가)에서 간질액의 오스몰농도가 높으므로 삼투현상에 의해 간질액으로 물이 재흡수되어 세뇨관액의 오스몰농도가 높아진다. (다)는 상행지로 물의 투과율은 낮으며, NaCl이 주변의 간질액으로 배출되어 오스몰농도는 다시 낮아진다. 따라서 (나)에서 오스몰농도가 가장 높다.

오답해설

① 헨레고리 하행지 (가)에서는 물에 대한 투과성이 크다. 삼투압에 의해 세뇨관에서 간질액으로 빠져나온 물이 모세혈관으로 들어간다.(수분 재흡수)

② 신장의 피질-외수질-내수질 쪽으로 갈수록 오스몰농도가 점차 높아진다. 신장에서 세뇨관은 피질에서 내수질까지 왔다가 다시 피질 쪽으로 가는 고리형의 구조를 갖는다. 헨레고리 하행지 (가)에서는 세뇨관액의 오스몰농도가 간질액보다 낮아 삼투현상에 의해 물이 간질액으로 이동한다.

③ 세뇨관액은 보먼주머니와 연결된 근위세뇨관에서 헨레고리 하행지 (가), 헨레고리의 정점인 (나)를 거쳐 원위세뇨관이 있는 (다)로 흐른다.

④ (다)에서는 Na^+가 능동수송에 의해 간질액으로 재흡수된다. 간질액으로 재흡수된 Na^+는 모세혈관으로 재흡수된다.

108

정답 ①

▮ 개념알기

역류증폭장치계(Countercurrent multiplier system)
물의 분비 없이 고장액 오줌을 만들 수 있게 해주는 세뇨관의 구조를 역류증폭장치계라 하며, 효과적인 오줌 농축 시스템이다. 반투막으로 이루어진 하행지와 상행지에서 수동 또는 능동수송에 의해 물질이 운반되면서 농축시키므로 가장 아래부분의 농도가 가장 높다. 하행지에서는 염은 이동하지 못하고 물이 삼투압에 의해 수동수송되므로, 아래로 내려갈수록 농도는 증가한다. 상행지는 물은 이동하지 못하지만, Na^+이온을 능동수송에 의해 간질액으로 퍼내므로, 올라갈수록 삼투압이 감소한다. 원위세뇨관에서는 호르몬에 의한 Na^+재흡수가 일어나며, 집합관의 아래로 내려갈 경우 ADH 조절에 의한 아쿠아포린의 조절로 물의 재흡수가 조절된다. 한편, 요소 배출로 높아진 간질액의 삼투압은 물의 재흡수가 일어날 수 있게 한다.

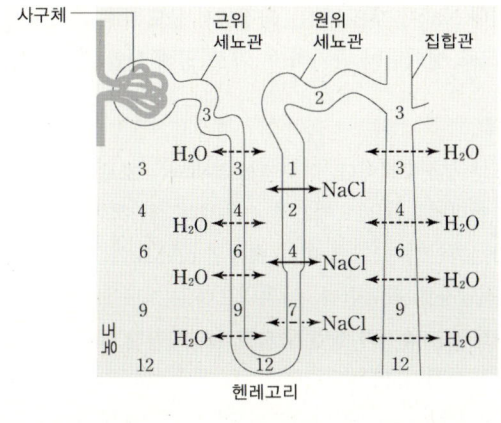

▮ 자료해석

세뇨관 상피세포 막에는 Na^+-K^+ ATPase가 있어 ATP를 사용하여 Na^+ 이온을 간질액을 통해 모세혈관으로 펌프하므로 세포 내 Na^+ 이온 농도는 낮다. 이로 인해 발생하는 전기화학적 농도 차에 의해 세뇨관에서 Na^+ 이온이 상피세포로 이동한다. 이때는 운반체에 의해 농도에 순행하여 이동하며, 그림에는 나와 있지 않지만 Cl^- 이온도 같이 흡수된다. Na^+ 이온의 재흡수에 의해 간질액의 삼투압이 증가하므로 물의 확산도 같이 발생한다.

▮ 정답해설

ㄱ. 짠 음식의 섭취로 혈중 Na^+ 농도가 높아지면, 삼투압 증가로 물이 체액으로 이동하여 혈압이 증가한다. 그 결과 모세혈관으로의 혈류량이 증가하여 사구체여과율(GFR)이 증가한다.

▮ 오답해설

ㄴ. 혈중 Na^+ 농도가 높아지면, 세뇨관 상피막에서 Na^+-K^+ ATPase의 활성이 줄어들어 Na^+를 적게 재흡수한다. 그러므로 세뇨관에 있는 Na^+가 오줌으로 배출된다.

ㄷ. 사구체 수입소동맥(afferent)이 수축되면 혈류량(RBF)이 줄고 사구체여과율(GFR)은 감소되므로 ㄱ과 반대의 상황이 된다.

소동맥의 저항		RBF	GFR
대조구	aff eff	↔	↔
수입 소동맥에서의 감소		↑	↑
수입 소동맥에서의 증가		↓	↓
수출 소동맥에서의 감소		↑	↓
수출 소동맥에서의 증가		↓	↑

109
정답 ⑤

개념알기

Na^+ 이온과 물의 재흡수

Na^+ 이온은 막을 통해 자유롭게 투과되며, 세뇨관에서 99% 이상 혈액으로 재흡수되고 분비는 일어나지 않는다. $\frac{2}{3}$ 가량은 근위세뇨관에서 재흡수되며, 세뇨관의 위치에 따라 Na^+ 이온이 흡수되는 방법에 차이가 있다.

문제의 그림은 원위세뇨관에서의 Na^+ 이온의 재흡수와 그에 따른 물의 재흡수를 보여주며, 근위세뇨관의 경우 Na^+-포도당 공동 수송체가 존재하여 포도당의 흡수를 돕는다. Na^+ 이온의 재흡수에 따라서 삼투압이 증가하여 물의 확산이 일어나는데, 이는 상피세포층이 물을 통과시켜야 가능하다. 근위세뇨관인 경우 물과 Na^+ 이온이 같은 비율로 이동하지만 집합관에서는 ADH에 의해 조절된다.

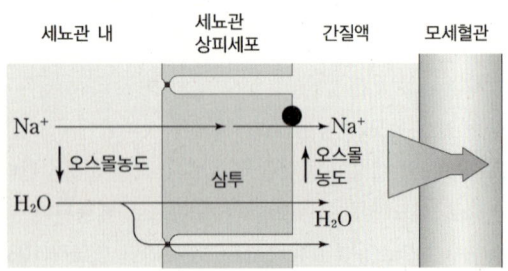

자료해석

그림의 A는 부신수질이고, B는 부신피질이다. A에서는 교감신경의 흥분에 의해 에피네프린이 분비되고, B에서는 뇌하수체 전엽의 부신피질자극호르몬에 의해 무기질코르티코이드나 당질코르티코이드가 분비된다. 표는 혈액과 오줌에서 이온의 함량을 나타낸다. Na^+은 혈액>오줌, K^+은 혈액<오줌이므로, 세뇨관에서 Na^+은 재흡수하며, K^+은 분비함을 알 수 있다.

정답해설

⑤ 혈액 내 Na^+의 농도가 낮을 때는 알도스테론(무기질코르티코이드의 일종)이 부신피질(B)에서 분비되어 사구체에서의 여과량을 줄이며, 원위세뇨관에서 Na^+을 재흡수하고 K^+을 분비하여 체내 Na^+의 농도를 유지한다. 알도스테론은 스테로이드계 호르몬으로 지용성이며, 세포 내 수용체와 결합하여 핵 내로 들어가 전사인자로 작용한다. 알도스테론에 의해 Na^+이 재흡수되는 과정에서 물도 수동적으로 재흡수되므로 혈액량이 증가하며, 그로 인해 혈압도 증가한다.

오답해설

①, ② A는 부신수질이다. 이곳에서 분비되는 호르몬은 아민계통의 에피네프린으로 세포막 수용체와 결합하여 G-단백질을 활성화시키며, 그에 따라 형성된 cAMP가 세포 내 2차 신호전달자로 활동한다. 에피네프린은 스트레스성 호르몬으로 혈당량 증가와 혈압 증가를 유발하지만 Na^+의 재흡수에는 관여하지 않는다.

③ 부신피질에서 분비되는 코르티코이드는 스테로이드계통으로, 세포 내로 운반되어 세포내 수용체와 결합한다. 수용체 티로신키나아제는 세포막에 있는 수용체이다.

110 정답 ②

자료해석

그래프는 (-)전하를 띤 분자, 중성 분자, (+)전하를 띤 분자들이 반경이 커질 때 여과되는 정도를 나타낸 것이다. 분자의 반경이 커짐에 따라 여과도는 감소하며, 동일한 크기의 반경을 가지는 물질도 전하의 종류에 따라 여과도가 달라진다. 이 그래프에서는 음전하 분자 < 중성 분자 < 양전하 분자의 순으로 여과도가 커지는 것을 보여준다.

표에서는 용질의 분자반경과 분자량이 서로 비례하는 것을 보여준다.

정답해설

ㄴ. 혈청 알부민의 분자반경은 3.55 nm이며, 음전하를 띤다고 가정했으므로 그래프를 읽으면 투과되지 않음을 알 수 있다.

ㄷ. 락토글로빈의 분자반경이 2.16 nm이므로 그래프에서 보면 그 단백질이 음전하를 띠었다고 하더라도 30% 정도 투과됨을 알 수 있다. 양전하라면 거의 투과된다.

오답해설

ㄱ. 혈장에서 농도가 높은 용질이라도 음전하를 띠고, 분자반경이 큰 물질은 잘 여과되지 않는다.

ㄹ. Na^+은 0.1, 물, 요소는 0.16, 글리신은 0.22 nm로 분자반경이 매우 작아 사구체에서 자유롭게 투과된다. 포도당의 분자량은 180으로 글리신(분자반경 0.22)보다 크며, 락토글로빈(2.16)보다는 매우 작은 물질이다. 따라서 포도당은 분자반경 2 nm 이하의 중성 분자이므로 쉽게 여과될 수 있다.

111 정답 ①

자료해석

본 문항은 주어진 자료를 통해서 사구체 여과율과 신혈장류량, 신혈류량 등을 계산해낼 수 있는지 알아보고자 하는 문제이다. 사구체 여과율, 신혈장류량, 신혈류량은 다음과 같이 각각 계산할 수 있다.

- 사구체 여과율(GFR) 계산

  문제에서 이눌린은 세뇨관을 통한 분비와 재흡수가 일어나지 않는다고 하였으므로 이눌린을 이용하여 사구체 여과율(GFR)을 계산할 수 있다.

  사구체 여과율(GFR)
  $$= \frac{\text{이눌린의 소변 내 농도} \times \text{분당 소변 배설량}}{\text{이눌린의 혈장 내 농도}}$$

  따라서 사구체 여과율(GFR)은 다음과 같이 계산된다.

  $$\text{GFR} = \frac{1\,\text{mg/mL} \times 2\,\text{mL/min}}{0.02\,\text{mg/mL}} = 100\,\text{mL/min}$$이다.

- 신혈장류량(RPF) 계산

  문제에서 PAH는 혈장에서 완전히 제거된다고 하였는데, 1분 동안 제거되는 PAH는 32 mg(=2×16 mg/mL)이다. 이 중 4 mg은 여과를 통해 제거된 것이고 28 mg은 분비를 통해 제거된 것이다.

  즉, 여과분율은 $0.125(=\frac{4}{32})$이란 것을 알 수 있다.

  여과분율이 0.125이므로 신혈장류량은

  $800\,\text{mL/min}(=\frac{100\,\text{mL/min}}{0.125})$이다.

- 신혈류량(RBF) 계산

  문제에서 혈구용적이 50%라고 하였으므로, 신혈류량은 신혈장류량의 2배인 1,600 mL/min
  (=2×800 mL/min)이다.

정답해설

ㄱ. 자료해석에서 살펴본 바와 같이, 사구체 여과율(GFR)
$$= \frac{1\,\text{mg/mL} \times 2\,\text{mL/min}}{0.02\,\text{mg/mL}} = 100\,\text{mL/min}$$이다.

오답해설

ㄴ. PAH는 신장을 통과하면서 혈장에서 완전히 제거된다고 하였다. PAH가 분당 제거되는 양을 계산하면 16 mg/mL × 2 mL/min = 32 mg/min이다.

이는 총 800 mL의 혈장속에 들어있는 양이다. 그러므로 신장을 통과하는 신혈장류량은 800 mL/min이다.

ㄷ. 혈장은 혈액 속에서 혈구용적을 제외한 값이다. 그러므로 신혈류량은 신혈장류량에 혈구용적을 더해야 한다. 혈구용적이 50%이므로 신혈류량은 신혈장류량의 2배인 1,600 mL/min이다.

112 심화이해 정답 ③

자료해석

이 문제는 헨레고리의 굵은오름가지(thick ascending limb)에서 일어나는 물질의 이동에 대해 이해하고 있는지 확인하기 위한 적용형문제이다. 굵은오름가지에서 세뇨관 상피세포의 기저막에 위치한 Na^+- K^+ ATPase는 세포 내 Na^+ 농도를 감소시켜 Na^+ 농도기울기를 형성하고, 정단막에 위치한 NKCC 공동수송체(㉠)는 Na^+ 농도기울기에 저장된 에너지를 이용하여 세뇨관 내강으로부터 상피세포로 Na^+, K^+ 및 $2Cl^-$를 수송한다. 한편, 세포 내에 과도하게 축적된 K^+는 Cl^-와 함께 기저막에 위치한 공동수송 단백질을 통해 세포 밖으로 이동하거나, 정단막에 위치한 열린 통로 단백질을 통해 세뇨관 내강으로 역확산되는데, 그 결과 내강이 양전위를 띠게 된다. 이 양전위는 세포 측면 간극을 통해 Mg^{2+}와 Ca^{2+}같은 2가 양이온을 재흡수하는 동력을 제공한다.

정답해설

ㄱ. 굵은오름가지의 NKCC 공동수송체(㉠) 활성이 억제되어 염분의 재흡수가 억제되면, 세뇨관 내강액의 삼투질 농도가 증가한다. 그 결과, 원위세뇨관 및 집합관에서 아쿠아포린을 통한 삼투압 차이에 의한 물의 재흡수가 감소하여 오줌량이 증가하게 된다.

ㄴ. 그림에서와 같이 굵은오름가지에서 염분의 재흡수가 일어나면, 세뇨관 내강액의 삼투질 농도가 감소한다.

오답해설

ㄷ. 그림의 물질 이동에 의해 H^+는 분비되고 HCO_3^-는 재흡수되므로, 헨레고리의 굵은오름가지 주변을 관류하는 혈액의 pH값은 증가한다.

113 심화이해 정답 ⑤

자료해석
이 문제는 체액량이 감소하였을 때 곁사구체기구(JGA)가 관여하는 신장의 자동조절에 대해 이해하고 있는지 확인하기 위한 적용형문제이다. 신장은 자동조절을 통해 사구체여과율(GFR)이 일정하게 유지되도록 조절하는데, JGA의 한 세포인 원위세뇨관 상피세포(치밀반 세포, macula densa)가 원위세뇨관을 통해 흘러가는 체액 흐름의 변화를 감지하여 GFR의 조절을 유도한다.

문제에서 이와 관련된 자료를 살펴보면, 체액량(혈압)이 많아져 GFR이 높아지게 되는 상황이 되면 원위세뇨관을 흘러가는 여과액이 많아지게 된다. 그러면 치밀반 세포의 정단부 세포막에 존재하는 Na-K-Cl 공동운반체를 통해 세뇨관을 지나는 여과액 속의 전해질이 세포 내로 많이 이동되는데, 그 결과 치밀반 세포는 ATP와 아데노신 분비를 증가시켜 혈관 평활근세포에서 Ca^{2+}을 증가시킨다. Ca^{2+}이 증가하면 혈관 평활근세포는 레닌 분비세포에서 레닌의 분비를 억제한다.

레닌의 분비가 억제되면(레닌-안지오텐신-알도스테론계[RAAS]가 억제되면), 체액량 증가 및 혈압을 증가시키는 기작(집합관에서 물과 염류의 재흡수 등)이 억제되어 GFR이 낮아지게 되고, 그 결과 원위세뇨관을 지나는 여과액의 양이 정상으로 회복된다. 만약 체액량(혈압)이 감소하게 된다면, GFR이 낮아져 Na-K-Cl 공동운반체를 통해 치밀반 세포 내로 들어오는 전해질의 양이 감소하는데, 그 결과 치밀반 세포에서 ATP와 아데노신 분비가 감소하고 이어서 평활근세포에서 Ca^{2+}의 증가가 일어나지 못해 레닌 분비세포에의 레닌 분비를 억제하지 못하게 된다. 즉, 레닌의 분비가 증가하여(RAAS가 활성화되어), 체액량 증가 및 혈압 증가가 일어난다.

정답해설
ㄱ. 자료해석에서 살펴본 바와 같이, 체액량의 감소는 치밀반 세포에서 ATP 분비를 감소시킨다.
ㄴ. 자료해석에서 살펴본 바와 같이, 체액량의 감소는 레닌의 분비를 증가시킨다.
ㄷ. 자료해석에서 살펴본 바와 같이, 체액량의 감소는 레닌-안지오텐신-알도스테론계(RAAS)를 활성화시켜 집합관에서 물과 염류의 재흡수가 증가하게 된다.

114 심화이해 정답 ①

자료해석
- (가) 부위를 왁스로 막을 경우, 세뇨관을 통한 흐름이 차단되므로 여과가 일어나기 어려워진다.
- (나) 부위에 용액을 주입하여 세뇨관 흐름을 정상보다 증가시키면, 혈압이 증가한 것과 유사하므로 이에 대한 음성되먹임 작용이 일어난다.

정답해설
ㄱ. 방사구체세포는 혈액량의 감소와 이로 인한 신혈류량의 감소를 인지하여 레닌 분비가 증가한다. (나) 부위에 용액을 주입하여 세뇨관 흐름을 정상보다 증가시키면, 혈압이 증가한 것으로 인지하여 레닌 분비가 감소할 것이다.

오답해설
ㄴ. (가) 부위가 막혀서 여과가 일어나지 않으므로 수출소동맥은 자연히 이완된다.
ㄷ. (나) 부위에 용액을 주입하여 세뇨관 흐름을 증가시키면, 사구체 여과율이 증가한 것으로 인지하여 이를 낮추기 위한 기작이 일어나 사구체 여과율을 감소시킨다.

115 정답 ⑤

자료해석
고혈압 환자에게 이뇨제를 처리하자 Na^+의 배설이 2배가 넘게 증가했다가 서서히 배설량이 줄어들고 있다. 이때 세포외액은 Na^+ 배설과 동시에 1L 정도 줄어들고 있다. 이뇨제를 처리하면 Na^+ 이온의 분비가 증가해 삼투에 의해 물이 빠져나가 세포외액이 감소하여 고혈압 환자에게 효과가 나타난다는 것을 알 수 있다.

정답해설
ㄱ. 이뇨제 A를 처리하자 Na^+의 배설이 증가한 것을 확인할 수 있다. Na^+는 여과된 뒤 근위세뇨관, 헨레고리 상행지, 원위세뇨관, 집합관 등에서 재흡수된다. 따라서 이뇨제 A의 처리에 의해 Na^+의 배설이 증가했다는 것은 이뇨제 A가 Na^+의 재흡수를 억제했다는 것을 뜻한다.

ㄴ. Na^+의 재흡수가 억제되면 삼투에 의한 물의 흡수도 억제되어 소변량이 많아지게 되고, 그래프와 같이 세포외액의 양이 줄어든다. 따라서 이뇨제 A는 전신성 부종의 완화를 위해 사용될 수 있을 것이다.

ㄷ. 당뇨병 환자의 경우 세뇨관 내 포도당의 농도가 높으면 삼투에 의한 물의 재흡수가 줄어들 것이므로 소변량이 많아지고 수분이 손실된다.

116 정답 ③

자료해석
이 문제는 호르몬이 표적세포의 수용체에 결합하여 생화학적 반응을 일으키는 세포작용 기작에 대해 이해하고 있는지 확인하기 위한 이해형문제이다. 문제에서 제시한 황체형성호르몬(LH)과 에스트로겐은 각각 펩티드 호르몬과 스테로이드 호르몬의 대표적인 예이다. 펩티드 호르몬은 일반적으로 분비세포에서 미리 만들어진 상태로 분비소포에 저장되다가 자극 시 세포외유출을 통해 방출된다. 이들은 혈액의 혈장에 용해되어 표적세포 인근까지 운반되며, 반감기가 짧다. 표적세포에 도달한 펩티드 호르몬은 세포막에 존재하는 수용체에 결합함으로써 이를 활성화시키는데, 그 결과 신호전달경로가 활성화되어 세포질에서 반응이 유도되거나 핵 내 유전자 발현이 조절되기도 한다.

한편, 스테로이드 호르몬은 분비세포에서 전구체로부터 필요 시에 합성되어 단순확산을 통해 방출된다. 이들은 혈액에 존재하는 운반단백질에 결합한 형태로 표적세포 인근까지 운반되며, 비교적 반감기가 길다. 표적세포에 도달한 스테로이드 호르몬은 세포질 또는 핵 내에 존재하는 수용체에 결합하여 호르몬-수용체 복합체 형태로 핵 내에서 전사인자로서 작용함으로써 유전자 발현을 조절하여 세포질 반응을 유도한다.

정답해설
ㄷ. (나)에서 호르몬-수용체 복합체는 핵 내 표적 유전자에 결합하는 전사인자로서 작용함으로써 유전자 발현을 조절한다.

오답해설
ㄱ. 자료해석에서 살펴본 바와 같이, LH 등의 펩티드 호르몬은 세포막 수용체에 결합하여 이를 활성화시키고, 그에 따라 활성화되는 신호전달경로를 통해 세포 내 반응을 유도한다.

ㄴ. 세포 내 2차 전령자가 호르몬 신호전달 과정에 필요한 것은 펩티드호르몬인 (가)의 호르몬 신호전달 과정이다.

23. 세포의 신호전달

117

정답 ②

자료해석

자료에서 주어진 설명만으로도 충분히 풀 수 있는 추론 문제이다. 전사활성화 부위1, 호르몬반응요소에 결합하는 부위, 호르몬 결합 부위와 전사활성화 부위2가 설명되어 있으며 처리조건과 기대하는 결과가 주어져 있으므로 이를 잘 조합하여 재조합 단백질을 선택하면 된다.

정답해설

재조합 단백질이 에스트로겐에 반응하기 위해서는 에스트로겐과 결합하는 f가 단백질 내에 존재해야 한다. 또한 유전자 I 의 전사를 증가시키기 위해서는 HRE I 에 결합하는 b부위가 존재해야 한다. 따라서 b와 f를 동시에 가지는 재조합 단백질을 고르면 ㄱ과 ㄷ이다.

118

정답 ⑤

자료해석

Ras는 단량체 G-단백질로서 GTP와 결합하면 활성화되고, GDP와 결합하면 불활성화된다. 세포 증식을 유도하기 위해서는 활성화된 Ras-GTP가 많아야 하므로, GEF의 활성을 촉진하고 GAP의 활성은 감소시켜야 한다.

정답해설

⑤ GAP은 Ras의 GTPase 활성을 촉진시키는 역할을 한다. 따라서 GAP의 기능이 상실된 경우, GTPase 활성이 감소하므로 Ras가 활성화된 상태로 존재하는 시간이 상대적으로 더 길어져서 세포 증식이 촉진된다.

오답해설

① GDP와의 결합력이 증가된 경우 Ras가 불활성화된 상태로 존재하는 시간이 상대적으로 더 길어지므로 세포 증식이 저해된다.
② GTPase 활성이 증가된 경우 Ras가 GTP를 GDP로 빠르게 분해하므로 세포 증식이 저해된다.
③ Ras 단백질의 양이 적은 경우 Ras에 의한 신호전달이 잘 일어나지 않으므로 세포 증식이 저해된다.
④ GEF 활성이 감소된 경우 Ras와 GTP의 결합이 잘 일어나지 않으므로 세포 증식이 저해된다.

119

정답 ⑤

자료해석

아드레날린 신호전달체계이다. 아드레날린이 세포막 수용체에 결합하여 G단백질을 활성화시키면, G_α-GTP는 아데닐시클라아제를 활성화시켜 cAMP를 형성한다. 세포내 2차 신호전달자인 cAMP는 불활성화 효소를 활성화시키는 연쇄 반응을 통해 신호를 증폭시킨다. 그 결과 글리코겐이 포도당으로 전환된다.

정답해설

ㄷ. cAMP로부터 각종 인산화효소를 거치는 연쇄반응에 의해 신호는 증폭된다. 연쇄반응은 단순한 시스템보다 협력 및 조절의 기회를 더 많이 제공할 수 있다.

ㄹ. 교감신경의 흥분으로 부신수질에서 분비되는 아드레날린은 간세포에 작용하여 혈당량을 증가시킨다.

오답해설

ㄱ. 아드레날린이 세포막 수용체와 결합하면 ATP는 cAMP로 전환되어 세포내 신호를 전달한다. 이러한 cAMP를 2차 신호전달자라고 한다.

ㄴ. 불활성효소 1의 활성화를 촉진하는 신호분자는 cAMP로, cAMP의 감소는 이 반응을 억제한다.

개념알기

2차 신호전달자

신호전달은 수용체(receptors)에 신호분자(호르몬 등)가 결합함으로써 시작되며, 외부신호를 내부신호로 전환하는 신호전달(transduction)과정이 필요하다.

세포 내에 수용체가 있는 경우 신호분자는 세포 내로 들어와 핵에서 유전자 발현을 조절하여 직접적으로 세포행동의 변화를 가져오기도 한다. 세포 내로 이동하지 못하는 신호분자는 세포막에 있는 수용체와 결합하여 세포 내 신호전달자를 통해 세포 반응을 이끌어 내는데, 이때 세포 내 신호전달자를 2차 신호전달자라고 한다. 2차 신호전달자는 세포 내로 신호를 전달하는 한편 신호의 강도를 증폭시키기도 한다. 2차 신호전달자에는 환상뉴클레오티드(cAMP, cGMP), inositol tris-phosphate(IP_3)+diacylglycerol (DAG), 칼슘 이온(Ca^{2+})의 3종류가 있다.

120

정답 ②

자료해석

- Wnt-1 단백질 처리 → Fz수용체에 결합 → Dv1 활성 → GSK3 β 억제 → β-catenin 활성 → $PPAR\ \gamma$ 억제 → 지방세포 분화 억제
- Li^+ 처리 → GSK3 β억제 → β-catenin 활성 → PPAR γ 억제 → 지방세포 분화 억제
- Axin cDNA 발현 → Axin 활성 → β-catenin 억제 → PPAR γ 활성 → 지방세포 분화

정답해설

신호전달 경로에 대한 해석 문제이다.

Wnt 단백질은 배아 및 성인에서 세포 증식, 분화, 사멸 등과 같은 필수적인 생물학적 과정에 관여하는 성장 인자이다. 문제에서는 Wnt-1 단백질이 세포막의 수용체인 Fz와 결합하고 일련의 신호전달과정을 통해 $PPAR\gamma$ 유전자의 발현을 조절하여 지방세포 분화를 촉진하거나 억제한다.

ㄱ. Wnt-1 단백질을 처리하면 지방세포 분화가 억제된다.

ㄴ. Li^+을 처리하면 지방세포 분화가 억제된다.

오답해설

ㄷ. Axin cDNA를 발현시키면 지방세포로 분화한다.

개념알기

촉진은 ⊕, 억제는 ⊖로 하고 신호전달 경로를 따르면 파악하기 쉽다. (예를 들어 ⊖ → ⊖는 ⊕이며, ⊖ → ⊕는 ⊖가 된다.)

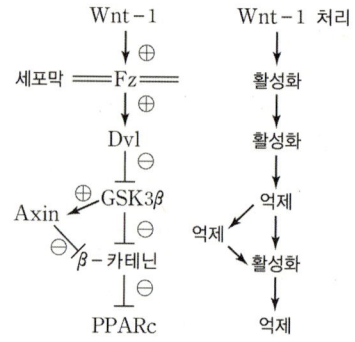

121 [심화이해] 정답 ③

자료해석

<실험 결과>의 표 왼쪽부터 살펴보면 다음과 같다.
ⓐ 수용체 R이 성장인자 X에 결합
 → MAP키나아제 인산화++
ⓑ ⓐ 조건에 당단백질 Y가 있는 경우
 MAP키나아제 인산화+++ → Y가 인산화를 더 잘 되게 하는 조절요인이다.
ⓒ ⓑ 조건에 당단백질 Y 부분에서 당 제거
 → Y 단백질이 없는 경우와 같음 → 당단백질의 당 부분이 인산화를 더 잘 되게 하는 조절요인이다.
ⓓ ⓑ 조건에 당단백질 Y의 세포질 부분의 단백질 제거
 → ⓑ와 결과 동일 → 당단백질의 당 부분이 인산화를 더 잘 되게 하는 조절요인이다.
ⓔ ⓑ 조건에 수용체 R의 세포질 부분 단백질 제거
 → 인산화 반응 없음 → 수용체 R의 세포질 부분 단백질이 MAP키나아제 인산화자리이다.

정답해설

ㄱ. ⓑ, ⓒ, ⓓ 결과에서 Y 단백질의 당 부분이 MAP키나아제 인산화 조절에 관여함을 알 수 있다.
ㄷ. Y에 의한 MAP키나아제 인산화 조절뿐 아니라 성장인자 X의 신호전달과정에서 R의 세포질 도메인은 MAP키나아제 인산화에 중요한 자리이다.

오답해설

ㄴ. ⓓ 결과에 의하면 Y의 세포질 부분은 MAP키나아제 인산화 조절에 별다른 관련이 없음을 알 수 있다.

122 [심화이해] 정답 ①

자료해석

성장인자 E에 대한 세포막 수용체가 어떤 방식으로 신호를 전달하는가에 대한 실험이다.
수용체의 특성
1. 성장인자 E와 결합하면 수용체는 이량체가 된다.
2. 세포질 쪽으로 단백질 키나아제 부위 및 인산화 부위를 갖는다.
(가) A+B+C, (나) A+C, (다) A+B이고, A는 세포막에 있는 세포신호 결합부위이다.
(다)는 인산화된 수용체가 없는 것으로 보아 C가 인산화 부위임을 알 수 있다. 그러므로 B는 키나아제 부위이다.

정답해설

① 수용체 C가 인산화 부위이며, B는 키나아제 부위이다.

오답해설

② 인산화 부위만 있는 (나)와 키나아제만 있는 (다)를 같이 발현시킨 실험에서 보면, 인산화된 수용체가 나오고 세포분열을 어느 정도 한 것으로 보아 (다)의 키나아제로 (나)가 인산화되었음을 추론할 수 있다.
③ (다)를 보면 키나아제가 있어도 인산화 부위가 없으면 신호전달이 없음을 알 수 있다.
④ (다)는 인산화 부위가 없어 신호전달을 하지 못한다. 만약 정상 E 수용체가 있는 세포에서 (다)를 과발현시키면 (가)-(다), (다)-(다) 이량체가 많이 만들어지고, 이들은 신호전달을 잘 하지 못할 것이다. 즉 신호(E)의 효과를 억제할 수 있다.
⑤ (가)-(가), (가)-(나), (나)-(나)의 세 가지 형태가 나타날 수 있다.

개념알기

티로신 인산화효소(tyrosine kinase)
성장인자 수용체로 작용하며, 여러 신호전달 경로를 통해 세포분열을 촉진한다.

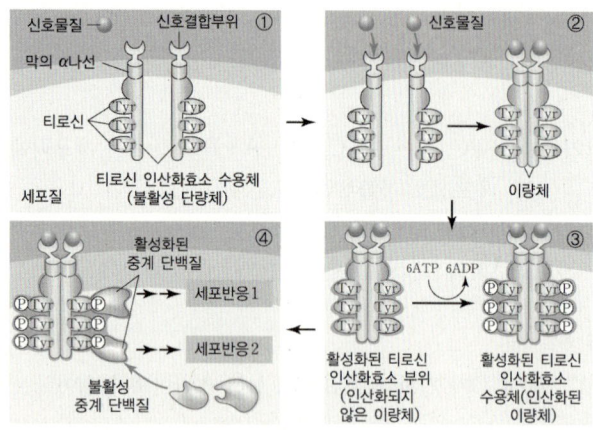

신호전달분자가 단량체 수용체에 결합 → 수용체는 이량체가 됨 → 활성화된 키나아제 → 인산화된 이량체 → 불활성 중계 단백질을 활성화시켜 세포반응 촉진

123 심화이해

정답 ④

자료해석

<실험 1>
정상 세포는 수용체 단백질 R과 항-R 항체가 결합하여 녹색형광을 띠었다. 세포 A는 단백질 R의 돌연변이를 가지지만 정상 세포와 같은 결과, 즉 항-R 항체와 돌연변이 단백질 R(A)의 친화력은 정상과 같다. 세포 B는 녹색형광을 띤 항-R항체와 돌연변이 단백질 R(B)의 친화력이 반으로 줄어들었다.

<실험 2>
한 시간 후 정상 세포는 모두 적색형광만 띠었다. 이는 수용체와 리간드가 결합, 리간드에 항-L 항체가 결합하여 적색형광을 띤 것이다. 세포 A는 적색형광과 녹색형광을 반 정도 띠었다. 정상세포와 비교하면 리간드가 수용체에 반 정도 결합함을 의미한다.
세포 B 역시 적색형광을 반 정도 띠는 것으로 보아 리간드와 수용체가 반 정도 결합함을 보여준다.

정답해설

ㄱ. <실험 2>에서 수용체와 리간드 반응이 충분히 일어나도록 한 다음 유세포 분석을 한 결과 정상 세포가 모두 적색형광을 띠었다. 이는 수용체 단백질과 리간드가 모두 결합되어 있는 상태에서는 항-R항체가 결합하지 못하고 리간드에 항-L항체만 결합했기 때문이다.

ㄴ. <실험 2>에서 보면 세포 A는 돌연변이 수용체 단백질을 가지지만 <실험 1>에서 이 돌연변이 단백질이 모두 항-R 항체와 결합하였다. 따라서 A는 돌연변이 단백질을 가졌지만 항-R항체와의 결합과는 관계 없는 부위에서 돌연변이가 일어났음을 알려준다.

ㄷ. <실험 2>에서 적색형광을 반 정도 띤 것으로 보아 A 세포의 수용체 단백질은 리간드와의 결합력이 반으로 떨어짐을 알 수 있다. 즉 A 세포의 수용체 단백질은 항-R항체 결합 부위에는 이상이 없으나 리간드와 결합하는 데는 이상이 생긴 단백질일 것이다.

오답해설

ㄹ. 세포 B의 수용체 단백질은 <실험 1>에서 보듯 항-R항체와의 결합력도 반으로 떨어지고, <실험 2>에서 리간드와의 결합력도 정상의 반 정도 됨을 추측할 수 있다. 따라서 세포 A와 세포 B의 수용체 단백질 모두 리간드와의 결합이 정상의 반 정도 됨을 추측할 수 있다.

124 정답 ①

자료해석

콜레라 독소는 상피세포 안으로 들어와 G단백질의 ADP-리보실화(ribosylation)작용을 통해 G_α소단위체에 GTP가 계속 결합되어 있게 해 지속적으로 아데닐시클라아제를 활성화한다. 이로 인해 세포 내 2차 신호전달자인 cAMP 양이 증가하므로 세포 내 여러 효소들이나 이온통로가 활성화된다.

정답해설

ㄱ. 세포 내 cAMP 증가로 CFTR(Cl^-특이적 이온통로)이 활성화되어 음이온이 유출되고, 그 결과 세포 내 전기적인 농도구배에 따라 많은 양의 양이온과 물이 함께 장액으로 유출되어 심각한 탈수증상을 유발한다.

오답해설

ㄴ. 콜레라 독소는 NAD의 ADPR을 기질로 사용하여 G_α소단위체에 결합시킨다. 그 결과 GTPase의 활성이 억제되어 G단백질에 GTP가 계속 붙어있게 한다.

- 정상상태일 때 :

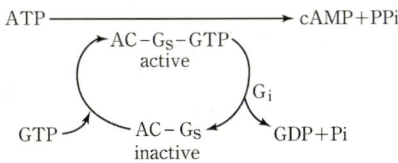

- 콜레라 독소가 있을 때 :

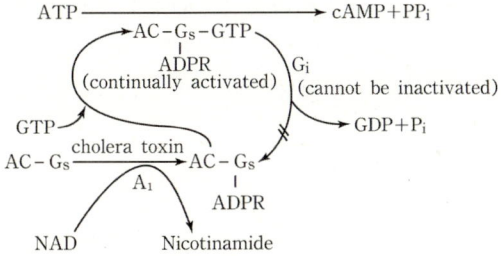

ㄷ. ADPR은 콜레라 독소에 의해 NAD로부터 G_α소단위체에 전이된다.

개념알기

콜레라 독소

Vibrio cholerae 균에 의해 분비되는 콜레라 독소는 장액의 손실에 따른 탈수현상을 일으킨다. 이 독소는 A 소단위체와 5개의 B 소단위체로 이루어져 있으며, 또한 A는 A1 도메인과 A2가 결합되어 있다.

세균으로부터 분비된 독소는 장 상피세포의 GM1 ganglioside 수용체에 결합한 후 A2가 잘려나가며, 효소활성을 보이는 A1 도메인이 세포질로 유입된다. A1 도메인은 NAD의 ADPR을 G_α소단위체에 전이시킨다. ADPR은 GTPase의 활성을 억제하므로 G_α소단위체에 GTP가 계속 붙어있게 하여 아데닐시클라아제를 지속적으로 활성화시킬 수 있다. 그 결과 cAMP 양이 증가하고, cAMP는 CFTR(Cl^- 특이적 이온통로)을 활성화하여 많은 양의 이온과 물을 유출시킨다.

이를 억제하기 위한 처방 중 하나는 Enkephalin에 의한 수용체 자극인데, 이 수용체는 장 상피세포에 존재하며 G단백질을 억제하므로 이온수송을 조절할 수 있다.

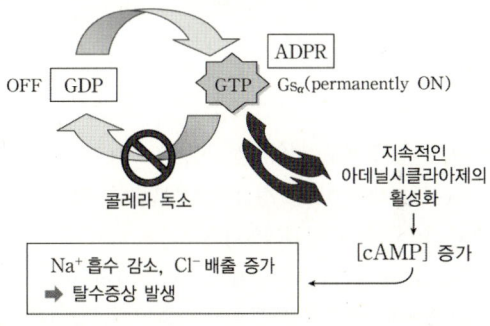

125 정답 ①

자료해석

단백질 X : 신호물질, 단백질 Y : 수용체, PLC γ: 세포 내 신호전달 분자(티로신이 인산화되어 활성화됨)
수용체 Y의 신호 X에 대한 신호전달 기작
(가) 1, 6 : 대조군, 2, 7 : 신호분자, 3, 8 : 변성된 신호분자,
　　 4, 9 : 신호분자와 대조 항체, 5, 10 : 신호분자와 항-Y 항체
(나) 1~5 : 항-PLCγ1 항체 처리 후 SDS-PAGE
<결과> 1~5 : 모두 PLCγ1 발현됨
　　　 2, 4 : 티로신이 인산화됨
　　　 6~10 : 항-PLCγ2 항체 처리 후 SDS-PAGE
<결과> 6~10 : 모두 PLCγ2 발현됨.
　　　 그러나 PLCγ2는 X신호에 의한 신호전달과정에서 티로신이 인산화되지는 않는다.

정답해설

① PLCγ1이 발현된 1~5 시험관 중 단백질 X를 처리한 2, 4 만이 티로신이 인산화되었으므로 신호분자 X가 수용체 Y에 결합하여 티로신이 인산화되고 PLCγ1을 활성화시킨 것으로 추론할 수 있다.

오답해설

② 항-PLCγ1 항체로 면역침전시킨 후 Western blotting 결과 1~5 모두 밴드를 형성하였으므로 실험에 사용한 세포에는 PLCγ1가 발현되었다.
③,④ PLCγ2가 발현된 것 중에 X 신호분자이든 열처리된 X 신호분자이든 이들 신호에 의한 신호전달과정에서 인산화된 것은 없다.
⑤ 신호분자 X가 없을 때, 즉 1과 6을 비교해 보면 둘 다 인산화된 티로신을 볼 수 없다.

개념알기

면역침전법

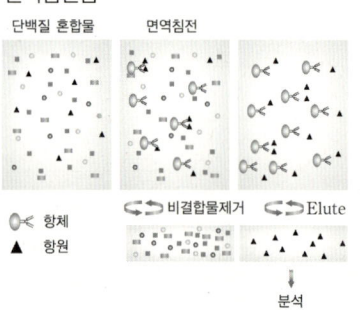

126 정답 ①

자료해석

이 문제는 뇌하수체와 뇌하수체에서 분비되는 호르몬의 생성과 분비조절에 대해 이해하고 있는지 확인하기 위한 이해형문제이다. 뇌하수체는 전엽과 후엽으로 구성되어 있는데, 전엽은 성장호르몬(GH)과 TSH, ACTH 등의 호르몬을 분비하는 내분비샘으로 이들의 분비는 시상하부에서 분비되는 호르몬에 의해서 조절된다.
이 때, 시상하부호르몬은 문맥계라는 특정 형태의 순환계를 통해 뇌하수체 전엽에 도달한다. 한편, 뇌하수체 후엽은 시상하부에서 만들어진 신경호르몬을 분비하는 뇌의 연장조직으로, 이 곳에서는 옥시토신과 항이뇨호르몬(ADH)이 분비된다. 문제에서 주어진 그림을 살펴보면, 문맥계 혈관을 통해 시상하부의 뉴런들과 연결된 (가)는 뇌하수체 전엽이고 시상하부의 뉴런이 직접 뻗어져있는 (나)는 뇌하수체 후엽이다.

정답해설

① 항이뇨호르몬(ADH)는 뇌하수체 후엽인 (나)에서 분비된다.

오답해설

② 성장호르몬(GH)는 뇌하수체 전엽인 (가)에서 생성되고 분비된다.
③ (가)(뇌하수체 전엽)에서 분비되는 호르몬의 양은 시상하부에서 분비되는 호르몬에 의해 조절된다.
④ 옥시토신은 뇌하수체 후엽인 (나)에서 분비된다.
⑤ 뇌하수체 후엽인 (나)에서 분비되는 호르몬은 시상하부에서 생성되는 신경호르몬이다.

127

정답 ①

자료해석

이 문제는 갑상샘호르몬의 특징에 대하여 이해하고 있는지 확인하기 위한 이해형문제이다. 먼저 문제에서 주어진 표를 살펴보면, 이 호르몬은 티록신 결합 글로불린 또는 알부민을 통해서 운반된다고 하였으므로 이 호르몬은 갑상샘호르몬(티록신)일 것이라 예상할 수 있다. 갑상샘호르몬은 거의 모든 세포에 작용하여 대사활성을 증가시켜, 열발생 결과를 낳는다. 이 호르몬은 뇌하수체 전엽의 갑상샘자극호르몬(thyroid-stimulating hormone, TSH)의 자극에 의해 분비되는데, TSH의 분비는 시상하부의 갑상샘자극호르몬-방출호르몬 (thyrotropin-releasing hormone, TRH)의 자극에 의해 촉진된다. 갑상샘호르몬에 의한 되먹임 조절은 시상하부와 뇌하수체 전엽에 작용하여 혈중 갑상샘호르몬 농도가 일정하게 유지되도록 한다. 이제 (가)~(다)의 내용을 살펴보자. 우선 갑상샘호르몬의 기본 성분은 아미노산인 타이로신(tyrosine)과 요오드이다. 아미노산으로부터 유래한 호르몬은 아민 호르몬 (amine hormones)이라 하며, 타이로신에서 유래한 갑상샘호르몬과 부신수질호르몬이 대표적인 예이다. 갑상샘호르몬은 친유성으로 물에 녹지 않기 때문에, 혈액에서 혈장 단백질과 결합하여 신체 곳곳으로 운반된다. 타이록신 결합 글로불린 (thyroxine-binding globulin)은 이 호르몬을 특이적으로 운반하는 단백질이다. 다른 소수성 호르몬과 마찬가지로, 갑상샘 호르몬은 세포막을 가로질러 세포 내 수용체와 결합한다. 갑상샘호르몬의 경우, DNA의 갑상샘호르몬-반응인자 (thyroid-response element)에 결합하는 핵수용체에 결합한다. 한편, 긴장성(tonic)은 항상성 조절 (homeostatic control)이 갖는 주요 특징 중 하나로, 조절되는 요소가 증가하거나 줄어들면서 항상 일정 범위의 수준으로 유지되는 것을 의미한다. 갑상샘호르몬은 항상 분비되는 호르몬으로, 조절 양상에 따라 농도가 변화한다. 그러므로 갑상샘호르몬은 긴장성 분비(tonic secretion) 호르몬이다. 한편, 하루 주기(circadian)란 빛-어둠 주기에 기반한 24시간(하루)동안의 생물학적 리듬을 의미한다. 하루 주기는 일반적으로 수면 주기에 대응하며, 체온이나 코티솔 분비 등이 하루 주기성을 나타낸다.

정답해설 및 오답해설

자료해석에서 살펴본 바와 같이, 갑상샘호르몬은 타이로신 (tyrosine)으로부터 유래한 아민 호르몬이다. 이 호르몬은 일정 농도 범위를 유지하며 항상 분비되므로 긴장성(tonic) 분비 양상을 띈다. 또한 지용성 호르몬으로 핵 내 수용체와 결합하여 유전자 발현을 조절한다. 그러므로 이에 해당하는 내용인 ①이 정답이다.

Ⅲ. 동물생리학

128　정답 ④

자료해석

A는 갑상선이며, 티록신과 칼시토닌을 분비한다.
B는 부갑상선이며, 파라토르몬을 분비한다.

정답해설

ㄱ. 갑상선(A)에서 분비되는 티록신은 지용성 호르몬으로, 갑상선의 여포세포에서 혈액으로부터 흡수된 요오드가 티로글로불린 단백질의 티로신 잔기에 결합하여 형성된다.

ㄴ. 티록신은 주로 세포 내 물질대사 중 이화작용을 촉진한다. 따라서 성장기에는 어린이의 성숙과 성장을 촉진하고, 성인에서는 물질대사를 촉진하며, 작용 결과 산소의 소모량을 증가시킨다.

ㄷ. A에서는 티록신 이외에 C 세포에서 칼시토닌을 분비하여 혈액 중 칼슘이온의 농도를 낮추는 작용을 하며, B는 파라토르몬(PTH)을 분비하여 혈액 중 칼슘이온의 농도를 높인다. 칼시토닌과 파라토르몬은 서로 길항적으로 작용하여 체내 칼슘 농도를 조절한다.

오답해설

ㄹ. 피부로부터 생성되거나 음식으로 흡수된 비타민 D는 간과 신장을 거치며, 효소의 작용으로 활성화된다. 이때, 신장에서 효소를 활성화하는 것은 PTH이다. 활성화된 비타민 D는 소장에서 Ca^{2+}과 PO_4^{3-}의 흡수를 촉진한다.

개념알기

갑상선과 부갑상선

갑상선은 티록신(thyroxine, T_4), 칼시토닌(calcitonin) 등을 분비한다. T_4는 4개의 요오드 원자가 티로글로불린 단백질의 티로신 잔기에 결합된 물질로, 갑상샘에서 주로 T_4 형태로 분비되며 표적세포에서 요오드 한 개가 제거되어 T_3가 만들어지면서 활성도가 높아져 물질대사, 심장박동수를 조절한다. 칼시토닌은 폴리펩티드 호르몬이며, 갑상선 세포에는 칼슘이온 수용체가 있어 농도가 높을 경우 칼시토닌을 분비하여 혈중 칼슘이온 농도를 감소시킨다. 과잉 칼슘이온은 혈액에서 배출되어 뼈에 저장되거나, 세뇨관에서 분비된다.

부갑상선에서는 펩티드계열 호르몬인 PTH가 분비된다. 이 호르몬은 뼈로부터 칼슘이온 방출, 세뇨관에서 칼슘이온의 재흡수 촉진, 소장에서 칼시트리올(비타민 D의 활성형태)의 도움으로 칼슘이온 흡수 증가 등의 작용을 하여 혈중 칼슘이온 농도를 증가시킨다.

129　정답 ④

자료해석

PTH는 뼈로부터 혈액으로 Ca^{2+}과 인산염의 용출을 증가시키고, 신장에 작용하여 Ca^{2+}의 재흡수는 촉진하며, 인산염의 재흡수는 감소시킨다.

정답해설

ㄴ. PTH는 신장에서 인산염의 재흡수를 억제하여 소변으로 더 많은 인산염이 배설되도록 한다.

ㄷ. PTH는 사구체여액에서 Ca^{2+}의 재흡수를 증가시킨다. PTH 수치가 높음에도 불구하고 소변의 Ca^{2+} 농도가 높은 것은 Ca^{2+}의 여과량이 재흡수량을 초과했기 때문이다.

오답해설

ㄱ. PTH는 뼈에서 혈액으로 유리되는 인산염을 증가시킨다.

130 정답 ⑤

자료해석

부갑상선호르몬은 뼈에서 용골세포가 광물화된 뼈의 기질을 분해하여 혈액으로 Ca^{2+}가 방출되도록 하며 신장 세뇨관을 통해 Ca^{2+}의 재흡수를 유도하여 혈중 Ca^{2+} 농도를 높인다. 또한 간접적으로 신장에서 비타민 D를 활성이 있는 호르몬 형태(칼시트리올, 1,25-dihydroxycholecalciferol)로 전환한다. 스테로이드에서 유도된 비타민 D는 음식 또는 피부에서 불활성 형태로 합성되어 얻어지는데, 활성화 과정은 간에서 1차적으로 활성화된 후 부갑상선호르몬에 의해 신장에서 완성된다.
비타민 D 활성체(칼시트리올, 1,25-dihydroxycholecalciferol)는 소장에 직접 작용하여 음식으로부터 Ca^{2+} 흡수를 증가시켜 부갑상선호르몬의 효과를 증가시킨다.
혈중 Ca^{2+}가 증가하면 음성피드백에 의해 부갑상선에서 더이상 부갑상선호르몬이 분비되지 못하도록 한다. 또한 혈중 Ca^{2+}가 지나치게 많아지면 갑상선에서 칼시토닌이 분비되어 뼈가 Ca^{2+}를 방출하는 것을 억제하고 신장에서 Ca^{2+}의 배출을 증가시켜 혈중 Ca^{2+} 농도를 낮춘다.
즉, (가)는 소장에서 Ca^{2+}을 흡수하도록 하여 혈중 Ca^{2+} 농도를 높이므로 비타민 D 활성체이고 (나)는 뼈로부터 혈액으로 Ca^{2+}가 방출되는 것을 억제하므로 칼시토닌이다. (다)는 신장으로부터 Ca^{2+} 흡수를 촉진하므로 부갑상선호르몬이다.

정답해설

ㄱ. 비타민 D 활성체(가)는 소장에서 Ca^{2+}와 PO_4^{3-}의 흡수를 촉진한다. 그러므로 혈액의 인산염 농도를 증가시킨다.
ㄴ. 칼시토닌(나)은 갑상선 호르몬이다.
ㄷ. 부갑상선호르몬(다)이 과량 분비되면 용골세포의 활성을 증가시키므로 뼈로부터 혈장으로 Ca^{2+}이 많이 유리되게 된다.

131 정답 ③

자료해석

(가) 정상인은 식사 후 2시간 이내에 혈당량이 정상으로 돌아오지만, 당뇨병 환자는 식사 후 혈당량 조절 능력이 부족하다.
(나) 당뇨병 환자는 인슐린 농도가 높아야 지방세포로 당을 유입함을 알 수 있다. 따라서 이 환자는 세포막에 인슐린 수용체가 적어 세포 내로 포도당 유입이 적게 일어나는 경우로, 인슐린에 대한 저항성이 있는 제2형 당뇨병(비인슐린 의존성 당뇨병)일 것이다.

정답해설

ㄴ. (가)에서 이 당뇨병 환자는 혈당량이 높으므로 오줌으로 포도당이 배출되며, 삼투 작용에 의한 오줌량 증가로 탈수 현상이 나타난다.
ㄷ. 인슐린은 세포 표면상의 수용체와 결합한 후 일련의 반응을 거쳐 포도당을 세포 내로 유입시키는데, 이 당뇨병 환자의 경우 세포막 인슐린 수용체가 적어 세포 내로 포도당을 잘 유입시키지 못한다. 즉 인슐린 저항성이 커져 포도당 유입이 감소한다.

오답해설

ㄱ. 혈액 내 지방산의 양이 감소하는 것은 제1형 당뇨병으로, 간에서 지방산을 이용하여 케톤체를 만든다. 제2형 당뇨병의 경우 대체로 인슐린이 존재하고, 인슐린 저항성이 증가하더라도 세포에서 어느 정도 포도당 물질대사가 가능하기 때문에 혈액 내 지방산의 이용이 적다.
ㄹ. 제1형 당뇨병은 소아성 당뇨병으로 인슐린이 결핍되어 발생하며, 인슐린 주사로 혈당을 낮출 수 있다.

개념알기

당뇨병

인슐린은 동화 호르몬으로, 포도당을 글리코겐으로 저장할 뿐 아니라 아미노산을 단백질로, 지방산을 중성지방으로 합성한다. 인슐린이 부족하면 간에서 지방산의 분해로부터 생성되는 케톤체가 증가하여 몸에 독성 성분을 증가시킬 수 있으며, 오줌으로 포도당이 배출되거나 탈수 현상을 일으키기도 한다. 당뇨병은 제1형과 제2형이 있는데, 제1형 당뇨병은 인슐린 의존적 당뇨병으로, 이자의 β 세포가 자가면역반응으로 파괴되어 인슐린 분비가 제한됨으로써 발병하며, 어린 나이부터 시작될 수 있다. 제2형 당뇨병은 인슐린 저항성의 증가로 발생하며, 약 90%의 당뇨병 환자가 여기에 포함된다.

132 정답 ⑤

자료해석

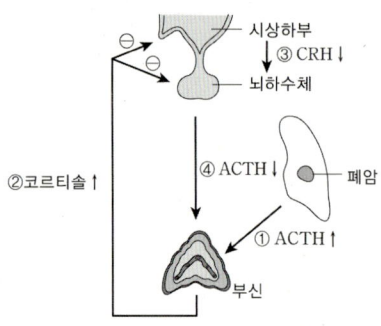

- 폐암 환자의 암세포에서 ACTH가 과다 분비되어 부신 피질에서 코르티솔의 분비가 증가한다.
- 이 환자의 시상하부와 뇌하수체의 기능은 정상이므로, 증가한 코르티솔에 의해 음성되먹임 작용이 일어나 시상하부에서 CRH와 뇌하수체 전엽에서 ACTH의 분비가 감소한다.

정답해설

ㄱ, ㄷ. 암세포에서 과다 분비되는 ACTH에 의해 부신 피질이 자극되어 코르티솔의 분비가 증가한다. 따라서 이 환자의 혈중 코르티솔 농도는 정상치보다 높다. 코르티솔은 간에서 포도당신합성(gluconeogenesis)을 촉진하여 혈중 포도당 농도를 증가시키므로, 혈중 포도당 농도 또한 정상치보다 높을 것이다.

오답해설

ㄴ. 뇌하수체의 기능은 정상이므로, 증가한 코르티솔에 의해 음성되먹임 작용이 정상적으로 일어나 ACTH 분비는 감소한다.

133 정답 ⑤

자료해석

스트레스 반응 도중 주요 호르몬의 변화

호르몬	변화	역할
에피네프린(아드레날린)/노르에피네프린	증가	• 혈당과 혈중 아미노산, 혈중 지방산 증가 • 혈압, 호흡률, 대사율 증가 • 소화 및 신장 활동 감소
CRH-ACTH-코르티솔	증가	• 단백질, 지방이 분해되어 포도당으로 전환 → 혈당, 혈중 아미노산, 혈중 지방산 증가 • 면역계 억제
글루카곤	증가	• 혈당의 증가와 혈중 지방산 증가에 협력 작용
인슐린	감소	
레닌-앤지오텐신-알도스테론	증가	• 염과 H_2O를 보존 → 혈장 부피의 급격한 손실에 대한 혈압 유지
바소프레신	증가	• 동맥 혈관을 수축 → 혈압 상승

정답해설

⑤ 이자 랑게르한스섬의 δ 세포에서 분비되는 소마토스타틴은 음식물의 소화 흡수에 대한 음성되먹임 조절을 통해 영양소의 혈중 농도가 과잉으로 증가하는 것을 막아주고, 이자호르몬(인슐린, 글루카곤)의 분비를 감소시킨다.

오답해설

①, ②, ③ 스트레스에 의해 활성화된 CRH-ACTH-코르티솔 체계는 대부분의 조직에서 포도당의 흡수를 억제하여 소비를 감소시키고, 지방과 단백질의 분해를 촉진하여 포도당 신생합성을 촉진시킨다. 포도당, 아미노산, 지방산의 농도 증가는 뇌에 영양소 공급을 유지하고 손상된 조직의 복구를 용이하게 해준다.

④ 교감의 흥분과 아드레날린의 분비 증가는 이자에서 인슐린의 분비를 감소시키고, 글루카곤의 분비를 증가시켜 혈당과 혈중 지방산의 농도를 증가시킨다.

134 정답 ④

자료해석
장기적인 스트레스를 받으면 부신피질에서 무기질코르티코이드인 알도스테론이나 글루코코르티코이드인 코티솔을 분비하여 신체 기능의 흥분된 상태를 유지한다. 장기적인 스트레스를 받아 몸이 지속적으로 스트레스성 호르몬에 노출된 결과 대장 원숭이의 수명이 짧아졌다.

정답해설
④ 알도스테론은 신장에서 Na^+과 물의 재흡수를 촉진하여 삼투압 유지와 혈압 상승을 유도한다.

오답해설
① 알도스테론은 신장에서 Na^+의 재흡수를 통해 삼투압을 유지하고, 혈액의 양을 증가시켜 혈압을 높인다.
② 장기적인 스트레스 상황에서는 부신피질 호르몬인 글루코코르티코이드가 분비된다.
③ 글루코코르티코이드는 면역반응 및 염증반응을 억제하여 상처로부터 회복을 느리게 한다.
⑤ 글루코코르티코이드는 단백질과 지방으로부터 포도당신생합성을 촉진하여 혈액 내 혈당량을 증가시킨다.

개념알기
코티솔
코티솔은 부신피질에서 분비되는 호르몬으로, 혈당량, 혈압, 인슐린 분비, 면역반응, 염증반응을 조절한다. 일반적으로 아침에 높은 농도로 분비되며, 저녁에는 농도가 낮아진다. 평상시에도 분비되는 호르몬이지만 스트레스호르몬이라 불리는 것은 신체의 스트레스와 관련이 있기 때문이다.

적은 양의 코티솔은 위급 시 빠른 에너지의 방출, 기억력 증강, 치유력 증강, 고통에 대한 인내력, 몸의 항상성 유지에 도움을 준다. 코티솔은 인체의 스트레스 상황에 대해 짧은 기간 긍정적 영향을 주지만, 이런 상태가 유지되면 오히려 역효과를 일으켜 인지능력 손상, 갑상선 기능의 억제, 고혈당, 골밀도 감소, 근육조직의 분해, 고혈압, 면역력 감소, 염증반응으로부터의 늦은 회복, 복부지방의 증가 등 만성질병을 유발한다.

135 정답 정답없음 : 답 ㄴ

정답해설
ㄴ. 멜라토닌은 주로 밤에 송과선에서 분비되는 호르몬으로, 일주기리듬(circadian rhythm)을 조절한다. 멜라토닌 분비가 적어 잠이 잘 안올 경우 멜라토닌을 복용하는 것이 도움이 될 수 있다.

오답해설
ㄱ. 술을 많이 마시면 알코올 성분이 뇌하수체 후엽에서 항이뇨호르몬의 분비를 억제하여 물의 재흡수가 잘 일어나지 않으므로 소변을 자주 보게 된다. 항이뇨호르몬은 시상하부에서 생성되고, 뇌하수체 후엽에 저장된다.
ㄷ. 비타민 D는 피부에서 자외선에 의해 콜레스테롤로부터 합성되어 간과 신장의 효소에 의해 활성화된다. 이 때 신장효소를 활성화하는 것은 부갑상선호르몬(PTH)이다. 활성화된 비타민 D는 소장에서 칼슘이온의 흡수를 촉진한다. 토코페롤은 비타민 E의 다른 명칭이며, 비타민 D는 칼시페롤이라고 불리기도 한다.
ㄹ. 운동선수들이 불법적으로 사용하는 아나볼릭 스테로이드는 남성호르몬인 테스토스테론과 유사한 역할을 하는 인공 합성 물질이다. 이 물질은 근육 합성을 유도하지만 콜레스테롤의 양을 증가시키므로 동맥경화증 등을 유발할 수 있다고 알려져 있으며, 비탄수화물성 대사(지방의 분해와 케톤체 합성)를 촉진하는 것으로 알려져 있다.

개념알기
멜라토닌과 송과선
송과선은 뇌의 밑에 존재하는 작은 구조물이며, 이곳에서 분비되는 멜라토닌은 생체시계인 시신경교차상핵(SCN)의 자극에 의해 분비되는 호르몬으로 트립토판 유도체이다. 멜라토닌의 합성과 방출은 어둠에 의해 촉진되고 빛에 의해 억제되므로 분비량이 일주기리듬(circadian rhythm)을 가지고 있다. 멜라토닌은 편안한 수면에 큰 영향을 주는 것으로 알려져 있다.

136 정답 ④

자료해석
A군의 뇌를 단층촬영한 결과를 보면 정상인에 비해 X 부위가 비대해진 것을 발견할 수 있다. X 부위는 뇌하수체이다.

정답해설
④ 뇌하수체는 호르몬을 생성·분비하는 전엽과 중추신경계(시상하부)가 분비한 호르몬을 저장했다 분비하는 후엽으로 구성된다.

오답해설
① 뇌하수체가 비대해진 경우이다. 시상하부는 그림으로 보았을 때 비대해졌다고 볼 수 없다.
② 옥시토신은 뇌하수체 후엽 호르몬으로 자궁의 민무늬근을 수축시키며, 젖의 분비를 촉진한다. 시야가 좁아지는 것은 비대해진 뇌하수체가 시신경 교차 부위를 압박하기 때문에 나타나는 증상으로, 시각피질의 이상과는 직접적인 연관이 없다.
③ 성장판은 장골의 양단, 즉 뼈 몸통 끝과 뼈 끝 사이에 위치해 있으며 수평적으로 정형화된 구조를 지닌 연골세포집단이다. 성장판 내에서 연골세포가 증식되고 비대해지면서 새로운 골이 지속적으로 형성되어 장골의 길이가 길어진다. 이는 키가 자라는 것과 직접적으로 관련이 있지만, A군은 25살로 성인이 되었으므로 성장판의 골화과정을 통해 더 이상 키가 자라지 않을 것이며, 뇌하수체호르몬의 과다생성으로 말단비대증을 나타낼 것이다.
⑤ 뇌하수체 비대증은 뇌하수체 전엽에서 비정상적인 성장호르몬의 과량분비에 의한 것이다.

137 정답 ④

자료해석
- (가)와 (나)에서 뇌하수체가 있을 경우 황산염 흡수율은 높으나, 뇌하수체를 제거하면 황산염 흡수율은 낮다. 이로부터 뇌하수체에서 성장과 관련된 호르몬을 분비함을 알 수 있다.
- (다)에서 뇌하수체를 제거한 쥐에 성장호르몬을 투여하였을 때는 황산염의 흡수가 적었으나, (마)에서 시간이 흐른 후 황산염 흡수가 증가한 것으로 보아 성장호르몬에 의해 다른 요인이 작용해야 황산염의 흡수율이 높아짐을 알 수 있다.
- (라) IGF-I의 경우 직접적으로 황산염 흡수율을 증가시켰다.

정답해설
ㄱ. (다), (라), (마)를 비교해 보면 IGF-I이 황산염 흡수와 직접적인 관계가 있음을 알 수 있다. (나)와 (다)의 황산염 흡수율이 낮은 것은 IGF-I의 양이 적기 때문이다.
ㄴ. (라)는 성장호르몬이 없는 상태에서 IGF-I을 첨가한 것이다. 즉, IGF-I은 성장호르몬과 관계 없이 황산염 흡수율을 증가시킬 수 있다.
ㄷ. (마)는 성장호르몬을 투여하고 12시간이 지난 후로, 혈장에는 성장호르몬에 의해 합성된 물질, 즉 IGF-I이 있었을 것이다. 그리고 이 물질로 인해 황산염의 흡수율이 증가했을 것이다.

오답해설
ㄹ. IGF-I은 단백질 계통의 신호전달 물질로, 세포막 수용체에 결합하여 신호를 전달한다.

138 [심화이해]   정답 ④

자료해석
이 문제는 인슐린 저항성에 대해 이해하고 있는지 확인하기 위한 적용형문제이다. 혈당은 혈액 속의 포도당의 농도를 의미하는데, 혈당이 정상 수치보다 높아지게 되면 이자의 β 세포로부터 인슐린이 분비되어 혈당을 감소시킨다. 그런데 주어진 그래프 (가)와 (나)를 살펴보면 어떤 사람 A는 정상인보다 많은 양의 인슐린이 분비되어 혈중 포도당의 농도가 조절됨을 알 수 있다. 문제에서 A의 경우 인슐린의 분비를 촉진시키는 역할을 하는 glucokinase의 활성이 정상인과 동일하다고 하였으므로 A는 인슐린 분비 과정에는 문제가 없는 것을 알 수 있다. 따라서 A는 인슐린 저항성을 가지고 있어서 높은 수준으로 분비되고 있음을 추정할 수 있다.

인슐린 저항성이란 인슐린의 작용이 생리적 농도에서 정상보다 저하된 상태를 뜻하며, 그로 인해 발생하는 고혈당 상태를 해소하기 위해 이자에서는 더 많은 양의 인슐린이 분비된다.

정답해설
ㄴ. 정상인보다 인슐린 분비량이 많으므로, 인슐린을 분비하는 이자의 β 세포량 정상보다 A가 더 크다.
ㄷ. 그래프 (가), (나)를 보면 인슐린 분비를 촉진하는 glucokinase의 활성이 정상인과 동일함에도 더 많은 양의 인슐린이 분비되어 혈당량이 조절되므로, A는 인슐린 저항성을 가지고 있음을 추론할 수 있다.

오답해설
ㄱ. 그래프 (나)를 살펴보면 A는 정상인 수준으로 혈당이 유지됨을 알 수 있다. 따라서 A는 당뇨병 환자가 아니다. 그러나 인슐린 저항성이 지속되면 당뇨병을 비롯한 비만, 대사증후군 등의 성인병에 이환될 확률이 높아진다.

139 [심화이해]   정답 ①

자료해석
문제의 고혈압 환자는 부신의 피질 부위(A 부위)의 종양으로 인하여 코르티코이드의 과다 분비가 일어났다. 부신 종양으로 과다 분비된 알도스테론(무기질 코르티코이드)은 Na^+의 재흡수와 K^+의 분비를 증가시키므로 수분의 재흡수가 촉진되고 고혈압이 유발된다.

정답해설
ㄱ. 종양에서 나오는 호르몬은 코르티코이드로, 콜레스테롤로부터 생합성되는 스테로이드 호르몬이다.

오답해설
ㄴ. 레닌은 방사구체세포(juxtaglomerular cell)에서 분비되며 신동맥의 혈압이 낮으면 이것을 감지하여 신장에서의 Na^+과 수분의 재흡수를 촉진시키는 알도스테론 분비를 증가시킨다. 이 환자는 혈장 Na^+ 농도가 높아져 있으므로 혈장 레닌의 농도는 감소하여 있을 것이다.
ㄷ. 이 환자는 소변의 H^+ 수치가 높으므로 대사성 산증이 아닌 대사성 알칼리증을 일으킬 것이다.

140 정답 ⑤

자료해석

(가) 부신피질호르몬들의 합성 경로가 나타나 있다. 경로에서 보듯이 21-hydroxylase가 결핍되면 미네랄코르티코이드와 글루코코르티코이드가 만들어지는 경로가 중간에서 중단되어 안드로겐이 만들어지는 경로가 더 활발해져 안드로겐이 많을 것이다. 안드로겐은 여아에서 남성화를 초래한다.

(나) 시상하부에서 분비되는 CRH는 뇌하수체를 자극해 ACTH의 분비를 증가시키고, ACTH는 부신에 작용해 코르티솔의 합성과 방출을 촉진한다. 코르티솔은 음성되먹임 신호로 작용하여 시상하부와 뇌하수체에 모두 작용해 CRH, ACTH 분비를 억제한다.

정답해설

ㄴ. 부신과형성 증후군을 가지고 태어난 여자 신생아는 남자 모양의 외부 생식기를 나타낸다. 이것은 태아기에 과도한 안드로겐에 노출되어 나타나며 내부 생식기인 난소는 존재하지만 외부 생식기는 남성의 것을 닮게 되기 때문이다.

ㄷ. 코르티솔을 투여하면 시상하부와 뇌하수체 전엽을 억제하여 ACTH의 분비가 억제된다. ACTH의 분비가 감소되면 부신피질의 과잉 자극이 중단되어 안드로겐 생성의 전구체인 DHEA의 분비가 현저하게 줄어들게 된다.

오답해설

ㄱ. 코르티솔 분비가 감소되면 시상하부와 뇌하수체 전엽에서 CRH와 ACTH의 분비가 증가된다.

141 정답 ③

자료해석

(가) : 리보솜
(나) : 미토콘드리아
(다) : 축삭말단
(라) : 미엘린수초

정답해설

ㄱ. 리보솜은 핵산의 지시에 따라 단백질이 합성되는 곳으로, rRNA를 비롯하여 mRNA, tRNA와 같은 핵산이 풍부하여 음전하를 띤다. 따라서 양전하를 띠는 염기성 염료에 쉽게 염색된다.

ㄴ. 축삭말단에 존재하는 다수의 미토콘드리아는 ATP를 공급한다. 이러한 ATP는 신경전달물질의 합성이나 세포외 유출, 능동수송 등에 사용된다.

ㄷ. 축삭말단 부위에서는 신경전달물질의 세포 외 유출뿐만 아니라, 세포 내 유입을 통한 시냅스에 남아 있는 신경전달물질의 재흡수도 일어난다.

오답해설

ㄹ. 미엘린수초는 뉴런이 아니라 신경아교세포의 세포막의 변형에 의해 형성된다. 중추신경계에서는 희소돌기세포, 말초신경계에서는 슈반세포에 의해 형성된다.

142

정답 ③

▌정답해설

- ㄴ. 휴지상태에 있을 때 Na^+-K^+ 펌프는 Na^+ 이온은 세포 밖으로, K^+ 이온은 세포 안으로 수송한다. 그 결과 막 안팎에 분포하는 Na^+ 이온과 K^+ 이온의 농도 차이가 생겨 막전위가 형성된다.
- ㄷ. 세포막 안쪽과 바깥쪽의 이온 불균등 분포 상태에서 바깥쪽에 많이 분포한 Na^+이온에 대해서는 투과성이 거의 없지만, 세포막 안쪽에 많이 분포한 K^+ 이온에 대해서는 어느 정도 투과성이 있다. 그 결과 밖으로 나가는 K^+ 이온 때문에 세포막 안쪽이 바깥쪽에 비해 (−) 전하를 띠게 된다.

▌오답해설

- ㄱ. Na^+ 이온과 K^+ 이온의 상호 반발력은 휴지전위를 유지하는 것과 관련이 없다.
- ㄹ. 미엘린 수초는 축삭돌기에서 Na^+ 이온과 K^+ 이온의 유출을 저지하여 도약전도가 일어나게 한다.

▌개념알기

휴지막전위

휴지상태의 축삭은 안쪽이 바깥쪽에 비해 음전하를 띠고 있는 상태로 평형을 이루며, 이러한 전위차는 전하를 띠는 이온들이 막을 중심으로 어느 쪽에 많이 있는가에 의해 생기는 것이다. 신경의 활동에 가장 중요한 이온은 Na^+ 이온과 K^+ 이온이다. 그리고 음전하를 띠고 있는 단백질 또한 중요하다. 휴지상태에서 Na^+ 이온 농도는 막을 중심으로 세포의 바깥쪽과 안쪽이 약 10 : 1로, 농도 기울기가 아주 가파르다. K^+ 이온은 이와 반대로 축삭 내부에 훨씬 많다. 이러한 분포가 이루어지는 이유 중의 하나는 축삭의 원형질막이 수많은 Na^+-K^+ 펌프를 가지고 있기 때문이다.

143

정답 ④

▌자료해석

이 문제는 동물세포에서 휴지막전위가 생성되는 기작에 대하여 이해하고 있는지 확인하기 위한 적용형문제이다.
<실험 과정> (나)에서 각 구획을 해당 수용액으로 채워주면, K^+이 농도 차에 의해서 이온통로를 통해 구획 Ⅰ에서 구획 Ⅱ로 이동한다. Na^+ 경우는 구획 간의 농도 차가 존재하지만, 이온통로의 부재로 인하여 구획 Ⅱ에서 구획 Ⅰ로 이동하지 못한다. 그 결과, 구획 Ⅰ에는 Cl^-이 과잉으로 존재하여 음(−) 전하를 띠게 되고, 구획 Ⅱ는 구획 Ⅰ로부터 유입된 K^+에 의하여 양(+)의 전하를 띠게 된다. 그 결과 구획 간에 전위차가 형성되어 K^+을 구획 Ⅱ에서 구획 Ⅰ의 방향으로도 이동하게 한다. 시간이 경과함에 따라 농도 차에 의한 구획 Ⅰ에서 구획 Ⅱ로의 K^+의 이동과 전위차에 의한 구획 Ⅱ에서 구획 Ⅰ로의 K^+의 이동이 같은 속도로 일어나는 동적평형 상태(K^+의 순이동량이 0임)에 도달하게 되는데, 이때의 막전위를 K^+의 평형전위라 한다.

▌정답해설

- ㄱ. K^+의 순이동량이 0이 되었을 때(평형에 도달하였을 때) 구획 Ⅱ는 구획 Ⅰ로부터 유입된 과잉의 K^+가 존재하게 되므로, 구획 Ⅱ에 비해서 구획 Ⅰ이 더 음전하를 띠게 된다. 따라서 '(다)에서 측정한 전압은 음(−)의 값을 갖는다'라는 설명은 옳다.
- ㄷ. 자료해석에서 살펴본 바와 같이, 문제에서 주어진 자료를 통해 구획 Ⅱ에서 구획 Ⅰ로의 K^+의 이동은 전위차에 의해 이루어진다는 것을 알 수 있다.

▌오답해설

- ㄴ. 세포막의 이온통로를 통하여 이동 가능한 이온은 오직 K^+이므로, 전위차는 NaCl이 아닌 KCl의 농도에 영향을 받는다. 따라서 '(다)에서 측정한 전압은 NaCl 농도에 영향을 받는다'라는 설명은 옳지 않다.

144

정답 ③

자료해석

활동전위는 휴지전위 → 탈분극 → 재분극 → 휴지전위의 순으로 일어난다. 막전위가 역치전위 이상으로 올라가면 전압 의존성 Na^+ 채널이 열리면서 Na^+가 세포 내로 밀려 들어와 막전위가 올라가고(탈분극), 그 후 전압 의존성 K^+ 채널이 열리면서 K^+가 세포 밖으로 유출되어 막전위가 내려간다(재분극). (가) 부분에서는 재분극이 일어나면서 막전위가 휴지전위 이하로 내려가는 과분극이 일어났다.

정답해설

③ 과분극은 휴지전위 때보다 세포 밖에 양이온이 더 많은 상태로, K^+ 채널이 완전히 닫히지 않아 생기는 현상이다. 이 때 Na^+ 채널은 닫혀 있다.

오답해설

① 활동전위 발생 시 Na^+ 채널이 닫힌 후, K^+ 채널이 닫힌다.
② Na^+ 채널과 K^+ 채널이 모두 닫히면 휴지전위 상태가 된다.
④ K^+의 세포 내 유입에 따라 막전위가 다시 $-70\,mV$ 정도까지 떨어지는 것은 활동전위의 정점에서 (가) 지점 전까지의 과정을 설명한 것이다.
⑤ 세포 내로 유입되는 K^+의 양보다 밖으로 유출되는 Na^+의 양이 많은 시기는 Na^+-K^+ 펌프의 작용으로 휴지전위가 형성되는 때이다.

145

정답 ③

자료해석

휴지 상태의 세포에 역치 이상의 자극이 주어지면 세포막의 Na^+이 유입되어 활동전위가 발생하며, 이후 K^+이 유출됨으로써 다시 휴지막전위를 회복한다.

정답해설

ㄷ. 자극이 주어졌을 때 전압개폐성 K^+ 채널은 느리게 반응하여 활동전위의 최고점에서 Na^+ 채널이 불활성되는 시점에 열린다. 이로 인해 K^+ 유출이 촉진되어 세포가 휴지막전위를 회복한다. 따라서 지점 b에서 K^+ 채널은 열려 있다.

오답해설

ㄱ. 역치전위가 $-50\,mV$이므로 가한 전기 자극의 크기가 $20\,mV$ 이상이어야 활동전위가 생성된다.
ㄴ. 활동전위는 전체 세포질 이온들의 극히 일부만이 불균등하게 분포하여 형성된다. 따라서 Na^+의 세포 내 유입으로 인해 활동전위가 형성되는 구간 a에서도 세포 안의 Na^+ 농도는 세포 밖의 Na^+ 농도보다 낮다.

146 정답 ②

▌자료해석
뉴런 외부의 Na^+ 농도를 변화시키면서 역치 이상의 전기 자극을 가했을 때 활동전위를 측정해보면, Na^+ 농도가 낮아질수록 단위시간당 세포막전위의 변화 정도와 최대 탈분극 정도가 줄어들었으며 탈분극 속도도 감소한 것을 알 수 있다.

▌정답해설
② 주어진 세 그래프를 비교해보면 뉴런 외부의 Na^+ 농도가 변해도 휴지막전위는 그대로 유지됨을 알 수 있다.

▌오답해설
① Na^+ 농도를 150 mM에서 100 mM로 감소시켰을 때 1 msec 동안 막전위의 변화 정도가 줄든 것을 알 수 있다. 이것은 뉴런 외부의 Na^+ 농도를 감소시키면 역치 이상의 자극을 주었을 때 세포 안으로 들어오는 Na^+의 양이 줄어든다는 것을 의미한다.
③ Na^+에 대한 전기적 구배 및 농도 구배가 같아지면 뉴런 안쪽으로 향하는 Na^+의 순이동은 일어나지 않게 되며 이 때의 전위를 평형전위라고 한다. 따라서 뉴런 외부의 Na^+ 농도가 줄어들면 Na^+의 평형전위가 변하여 전압의존성 Na^+ 통로가 열렸을 때 Na^+의 수송이 변하게 된다.
따라서 활동전위 양상이 변하게 되고 활동전위의 크기도 줄어들게 된다.
④ 주어진 그래프를 보면 뉴런 외부의 Na^+ 농도가 감소했을 때 탈분극이 일어나는 데 걸린 시간이 더 길어진 것을 알 수 있다. 즉, 뉴런 외부의 Na^+ 농도가 감소하면 탈분극 속도가 느려진다.
⑤ 주어진 그래프를 보면 뉴런 외부의 Na^+ 농도가 감소해도 재분극에 걸리는 시간은 변하지 않았다. 그러므로 뉴런 외부의 Na^+ 농도 감소는 활동전위의 재분극 속도에 영향을 주지 않는다.

147 정답 ②

▌자료해석
신경전달물질이 시냅스후뉴런의 수용체에 결합하면 항상 같은 투과성의 변화와 막전위의 변화가 일어난다. 즉 신경전달물질의 종류에 따라 수용체와의 결합으로 일어나는 반응은 일정하며, 각각의 시냅스는 항상 흥분성이거나 억제성이다. 글루탐산은 항상 흥분성시냅스후전위(EPSP)를 일으키고, 글리신과 γ-아미노뷰티르산(GABA)은 억제성시냅스후전위(IPSP)를 일으킨다.
(가)는 글루탐산성 신경세포이므로 말단에서 글루탐산을 분비하여 EPSP를 일으킨다. (나)는 GABA성 신경세포이므로 그 말단에서 GABA를 분비하여 IPSP를 일으킨다.

▌정답해설
(가)의 X에 역치보다 큰 전기 자극을 가하면 A에서는 활동전위가 발생하고, 그 말단에서는 글루탐산을 분비하여 B에서 Na^+와 같은 양이온이 세포 내로 들어가 막전위가 올라간다. 그러나 이 지점에서는 활동전위가 발생하지 않고 (나)의 축색기시부(axon hillock)인 C에서 활동전위가 생성된다. 활동전위는 도약전도에 의해 이동하기 때문에 D에서도 활동전위가 생성된다. 또한 한 뉴런(C와 D)에서 나타나는 활동전위의 크기는 일정하므로 ②가 정답이다.

148

정답 ②

자료해석

이 문제는 뉴런과 뉴런 사이의 신호 전달을 이해하고 있는지 확인하기 위한 이해형문제이다. 시냅스(synapse)는 신경전달경로에서 한 뉴런이 다른 뉴런에 신호를 전달하는 접합 부위로, 축삭돌기의 시냅스 쪽 말단 부위와 다른 뉴런 혹은 효과기 세포의 신호수용 부위(수상돌기나 세포체) 사이의 좁은 간격을 말한다. 시냅스 말단에서 분비된 신경전달물질은 시냅스 틈을 가로질러 다음 뉴런의 수상돌기나 효과기 세포로 신호를 전달한다. 시냅스는 다음 세포에 유도하는 전위 변화에 따라 흥분성 시냅스와 억제성 시냅스로 나눌 수 있다. 흥분성 시냅스는 시냅스후 세포에 흥분성 시냅스후전위(excitatory post synaptic potential, EPSP)를 유도하며, 억제성 시냅스는 시냅스 후 세포에 억제성 시냅스후전위(inhibitory postsynaptic potential, IPSP)를 유도한다.

이와 같이 시냅스를 통해서 유도된 전위가 EPSP일 경우 자극의 세기가 강할수록 시냅스후 세포의 단계적 전위(graded potential, 차등전위)는 더욱 탈분극되며, 활동전위(action potential)의 발생 빈도는 증가한다. 반대로 시냅스를 통해서 유도된 전위가 IPSP일 경우 자극의 세기가 강할수록 시냅스후 세포의 단계적 전위는 더욱 과분극되며, 활동전위의 발생 빈도는 감소한다.

문제에서 주어진 자료를 살펴보면, 뉴런 1에 전기 자극을 가했을 때 뉴런 1의 막전위가 변화하는 빈도는 자극을 주기 전보다 증가(탈분극)한 반면, 뉴런 2의 막전위 변화는 자극을 주기 전에는 존재하였으나 자극이 있는 동안은 존재하지 않았다(과분극). 그러므로 a는 억제성이다. 또한 뉴런 1에 전기 자극을 주었을 때 뉴런 2가 과분극되자 뉴런 3의 막전위가 변화하는 빈도는 전기 자극이 있기 전보다 증가하여(탈분극), 뉴런 2와 반대되는 효과가 나타났음을 알 수 있다. 그러므로 시냅스 b는 억제성이다.

정답해설

ㄴ. 자료해석에서 살펴본 바와 같이, 문제에서 주어진 자료를 통해 a는 억제성임을 알 수 있다.

오답해설

ㄱ. 문제에서 주어진 자료를 살펴보면, 뉴런 1에 전기 자극을 가했을 때 뉴런 1의 막전위가 변화하는 빈도는 자극을 주기 전보다 증가하였음을 알 수 있다. 그러므로 전기 자극은 뉴런 1을 과분극시키는 것이 아니라, 탈분극시킨다. 만약 전기 자극이 뉴런 1을 과분극시킨다면, 막전위의 변화가 나타나는 빈도는 감소하거나, 막전위의 변화가 나타나지 않아야 한다.

ㄷ. 자료해석에서 살펴본 바와 같이, 문제에서 주어진 자료를 통해 b도 억제성임을 알 수 있다. 따라서 b는 흥분성이다라는 설명은 옳지 않다.

149

정답 ⑤

▌자료해석

(가)는 사람의 중추신경에서 뉴런 A, 뉴런 B 두 개의 뉴런이 하나의 시냅스후 뉴런인 C로 통합되는 것을 나타낸 모식도이다. (나)는 뉴런 A를 자극하여 활동전위를 일으킨 후에 그 자극이 시냅스후 뉴런인 뉴런 C로 전달되었을 때 뉴런 C가 과분극(억제성 시냅스후 막전위, IPSP) 된 것을 나타낸 그래프이다. 그러므로 뉴런 A와 뉴런 C는 억제성 시냅스를 맺고 있다는 것을 추론할 수 있다. (다)는 뉴런 B를 자극하여 활동전위를 일으킨 후에 그 자극이 시냅스후 뉴런인 뉴런 C로 전달되었을 때 뉴런 C가 탈분극(흥분성 시냅스후 막전위, EPSP) 된 것을 나타낸 그래프이다. 그러므로 뉴런 B와 뉴런 C는 흥분성 시냅스를 맺고 있다는 것을 추론할 수 있다.

▌정답해설

ㄴ. (다)는 뉴런 B를 자극하여 활동전위를 일으킨 후에 그 자극이 시냅스후 뉴런인 뉴런 C로 전달되었을 때 뉴런 C가 탈분극(흥분성 시냅스후 막전위, EPSP) 된 것을 나타낸 그래프이다. 그러므로 뉴런 B와 뉴런 C는 흥분성 시냅스를 맺고 있다는 것을 추론할 수 있다.

ㄷ. 시냅스후 뉴런 C에 연결된 시냅스 전 뉴런 A와 뉴런 B를 동시에 자극하면 뉴런 C에서는 시냅스 통합이 일어난다. 즉, B에 의한 C에서의 EPSP가 A에 의한 C에서의 IPSP에 의해 억제된다.

▌오답해설

ㄱ. 니코틴성 아세틸콜린 수용체는 이온채널연결 수용체로 수용체 자신이 양이온 채널로 작용한다. 즉, 니코틴성 아세틸콜린 수용체가 활성화되면 양이온에 대한 투과성이 증가되는데, 그로 인해 주로 Na^+이 유입되어 시냅스후 세포가 탈분극 된다. A의 신호는 C에서 IPSP를 일으키므로 Cl^- 통로나 K^+ 통로를 통한 Cl^- 유입이나 K^+ 유출을 일으키는 방식으로 작용한다.

150

정답 ③

▌자료해석

세포 A를 자극하면 탈분극되고 이어서 활동전위가 발생하면서 절전섬유인 세포 A의 축삭말단에서 신경전달물질이 분비된다. 이 물질은 세포 B의 수상돌기에 있는 수용체에 결합해 탈분극을 일으켜 세포 B의 활동전위를 일으키게 된다. 활동전위는 전위의존적 Na^+ 채널이 한꺼번에 열리면서 Na^+가 쏟아져 들어와 일어나는데, 전위의존적 Na^+ 채널 억제제는 이 채널들을 억제하기 때문에 활동전위가 발생하지 않게 한다.

▌정답해설

전위의존적 Na^+ 채널 억제제를 사용하면 세포 A에서 활동전위가 발생할 수 없으므로 신경전달 물질이 분비되지 않을 것이다. 따라서 세포 B는 아무 변화 없이 휴지막 전위를 계속 유지할 것이다.

151 정답 ④

자료해석

막전위를 구하는 식과 세 가지 막전위에 대한 투과도가 주어져 있다. 표에 주어진 값을 막전위 식에 대입해 보면 세포막 외부와 내부 이온의 비율을 알 수 있다. 비율을 구한 뒤 문제에서 주어진 막전위 값을 넣으면 주어진 조건에서 $P_K : P_{Na}$를 구할 수 있다. 막전위에 대한 이론을 모르더라도 연립방정식을 풀 수 있다면 간단히 풀 수 있는 문제이다.

정답해설

표에 주어진 막전위와 P_K, P_{Na}의 값을 막전위 식에 대입해 보면 $[K^+]_{out} : [K^+]_{in} = 1 : 10$이며 $[Na^+]_{out} : [Na^+]_{in} = 10 : 1$이 된다.

문제 조건에서 $[K^+]_{out} = [Na^+]_{in}$, $[K^+]_{in} = [Na^+]_{out}$라고 했으므로 막전위 식을 다시 정리하면

막전위$(mV) = 60 \times \log \dfrac{P_K + 10 P_{Na}}{10 P_K + P_{Na}}$라고 할 수 있다.

막전위에 $+18\,mV$를 대입하면 $\log \dfrac{P_K + 10 P_{Na}}{10 P_K + P_{Na}} = 0.3$

문제에서 $\log 2 = 0.3$이라고 했으므로 $\dfrac{P_K + 10 P_{Na}}{10 P_K + P_{Na}} = 2$이고 이 식을 정리하면 $19 P_K = 8 P_{Na}$이므로 $P_K : P_{Na} = 8 : 19$이다.

152 정답 ④

자료해석

표에서 신경세포 A의 내부와 외부에 분포하는 각 이온의 농도를 보면 모두 불균등 분포를 보인다. 그러나 각 이온의 상대적 투과도를 보면 K^+이온의 투과도가 1로 가장 크고, 다른 이온의 투과도는 0이므로 막전위에 가장 큰 영향을 주는 이온은 K^+이다.

신경세포의 휴지막전위(V_m)는 여러 이온들의 세포 안팎에 걸친 차등적 분포와 각 이온들의 투과성 정도에 의해 결정되는데, 이러한 인자들을 고려하여 유도된 식인 Goldman-Hodgkin-Katz식을 이용하면 휴지막 전위를 계산할 수 있다.

$$V_m = \dfrac{RT}{F} \ln \dfrac{P_K [K]_o + P_{Na}[Na]_o + P_{Cl}[Cl]_o + P_{Ca}[Ca]_o}{P_K [K]_i + P_{Na}[Na]_i + P_{Cl}[Cl]_i + P_{Ca}[Ca]_i}$$

(i: 내부, o: 외부)

정답해설

Goldman식을 이용하여 신경세포 A의 휴지막 전위(V_m)를 계산하면, $V_m = (\dfrac{RT}{F}) \times \ln(\dfrac{15}{150}) = (\dfrac{RT}{F}) \times -2.3025$이다.

문제에서 $2.303 \times (\dfrac{RT}{F})$의 값이 60이라고 하였으므로, 신경세포 A의 휴지막전위는 $-60\,mV$인 것을 알 수 있다.

문제에서 신경세포 A는 총 10개의 다른 신경세포와 시냅스를 형성한다고 하였고, 외부자극 S가 왔을 때 이중 6개의 신경세포는 신경세포 A의 축삭둔덕의 유발영역에 각각 $4\,mV$의 흥분성 시냅스후 전위를 나머지 4개의 신경세포는 각각 $5\,mV$의 억제성 시냅스후 전위를 형성한다고 하였으므로, 자극 S가 가해졌을 때 신경세포 A의 축삭둔덕은 $4\,mV$의 탈분극만 유발된다. 문제에서 신경세포의 활동전위는 막전위가 휴지막 전위보다 $+20\,mV$ 이상 높을 때 발생한다라고 하였으므로, 자극 S에 의해 신경세포 A에서는 활동전위가 발생하지 않는다. 따라서 신경세포 A의 휴지막전위와 활동전위 생성 여부가 옳게 연결된 ④번이 정답이다.

153 [심화이해] 정답 ①

자료해석
신경세포가 자극을 받으면 활동전위가 발생하는데, 활동전위 그래프에서 재분극하는 데 걸리는 시간을 비교해 보면 돌연변이 초파리의 경우가 야생형에 비해 길다. 활동전위가 한 번 지나가면 얼마 동안은 자극을 주어도 활동전위가 발생하지 않는다. 이 기간을 불응기라고 하며, 아무리 강한 자극을 주어도 활동전위가 생성되지 않는 절대적 불응기와 더 큰 자극이 주어질 때 활동전위가 생성되는 상대적 불응기가 있다. 절대적 불응기는 활동 전위가 정점에 도달한 뒤 Na^+ 통로의 비활성 문이 닫혔다가 열리는 안정막 전위로 돌아갈 때 까지의 기간을 말한다. 돌연변이 초파리의 경우 재분극하는 데 걸리는 시간이 길어졌으므로 절대적 불응기가 길어졌음을 알 수 있다.

정답해설
① 돌연변이의 신경세포는 활동전위 발생 후 휴지전위로 돌아가는 시간이 길므로 절대적 불응기가 길어진 것이다.

오답해설
② 과분극이란 전위가 휴지전위보다 낮아지는 것을 말하며, 야생형의 경우 과분극이 나타나지만 돌연변이의 경우 과분극이 나타나지 않는다.
③ 야생형과 돌연변이의 휴지전위는 약 $-40\ mV$로 같다.
④ 주어진 그래프에서는 역치전위가 얼마인지 알 수 없다.
⑤ 야생형과 돌연변이 신경세포에서 탈분극 시 막전위가 증가하는 속도와 크기가 같으므로 탈분극 시 Na^+의 투과도는 같다고 볼 수 있다.

154 [심화이해] 정답 ①

자료해석
그림 (가), (나)를 통해 이온통로 단백질 ChR2는 약 400 nm~540 nm의 빛에서 활성화되어 세포 안으로 Na^+, Ca^{2+} 등의 양이온을 유입하며, 이온펌프 단백질 ArchT은 약 425 nm~670 nm의 빛에서 활성화되어 세포 밖으로 H^+을 유출시킴을 알 수 있다.
따라서 그림 (다)와 같이 청색광(470 nm)과 황색광(566 nm)을 순서대로 비추게 되면, 뉴런에서의 막전위 변화는 다음과 같이 일어나게 된다.

- 청색광 구간($t_1 \sim t_2$) : ChR2와 ArchT 모두 활성화되나, 각 단백질의 상대적 활성도는 ChR2가 더 높으므로, 세포 안으로의 양이온(Na^+와 Ca^{2+}) 유입이 유출보다 더 많으며, 그로 인해 탈분극이 일어나 활동전위가 발생할 것이다.
- 황색광 구간($t_2 \sim t_3$) : ArchT만 활성화되므로 세포 밖으로 양이온(H^+)이 유출되어 과분극이 일어날 것이다.
- 청색광+황색광 구간($t_3 \sim t_4$) : ChR2와 ArchT 단백질 모두 최대로 활성화된다. 따라서 황색광만 비춰줄 때($t_2 \sim t_3$)에는 일어나지 않던 양이온(Na^+와 Ca^{2+}) 유입이 일어나게 되므로, 막전위는 황색광만 비춰줄 때에 비해서 더 높을 것이다.

정답해설
자료해석에 제시한 막전위의 변화를 가장 적절하게 표현한 그래프는 ①이다.

155 정답 ③

자료해석

뉴런에서 Na^+ 채널은 축삭기시부(axon hillock)와 랑비에결절에 집중 분포하고 있으며, 활동전위가 발생하는 부분과 일치한다. (가)에 전기 자극을 주면 (나)에서도 활동전위가 나타나므로 도약전도가 일어남을 확인할 수 있다.
다발성경화증에 의해 수초가 손상된 부분(B)은 Na^+ 채널의 밀도가 매우 낮을 뿐만 아니라 수초에 의한 절연도 일어나지 않으므로 활동전위가 생성되지 않는다.

정답해설

(가) 지점에 자극을 주면 (나) 지점에서 활동전위가 나타나므로 도약전도에 의해 A 부분에서도 활동전위가 나타난다. 그러나 B 지점에는 Na^+ 채널의 밀도가 극히 낮으므로 막전위가 약간 상승하나 활동전위는 나타나지 않는다. C 지점에서는 전달되어 오는 활동전위가 없으므로 막전위의 변화가 나타나지 않는다.

156 정답 ④

자료해석

이 문제는 화학적 시냅스와 전기적 시냅스에 대해 이해하고 있는지 확인하기 위한 분석·종합·평가형문제이다.
시냅스에는 전기적 시냅스와 화학적 시냅스 두 유형이 있다. 전기적 시냅스의 경우 뉴런은 간극연접으로 연결되어 있으며, 이를 통해 한 뉴런에서 발생한 전기적 신호가 다른 뉴런으로 직접적으로 전달된다. 화학적 시냅스의 경우 뉴런의 축삭 말단에서 신경전달 물질이 분비되며 이 물질에 의해 시냅스후 뉴런에서 전기적 신호가 발생된다.
문제에서 제시한 자료를 살펴보면, A와 B의 경우 어느 한 뉴런에 과분극 신호를 주었을 때, 다른 뉴런에서도 똑같이 과분극 신호가 관찰되는 것을 볼 수 있다. 반면, C와 D의 경우 어느 한 뉴런에 가한 과분극 신호는 다른 뉴런으로 전달되지 않는 것을 확인할 수 있다. 이를 통해 A와 B가 전기적 시냅스로 연결되어 있고, C와 D는 화학적 시냅스로 연결되어 있음을 알 수 있다. 화학적 시냅스의 경우 탈분극 신호가 있을 때에만 화학전달물질을 분비하고 시냅스후 뉴런에 신호를 전달할 수 있기 때문에 과분극 신호에서는 시냅스후 뉴런에 신호를 전달할 수 없다.

정답해설

ㄴ. A와 B는 전기적 시냅스, C와 D는 화학적 시냅스이다. 간극연접으로 연결된 A와 B 사이가 C와 D 사이의 간극보다 좁다.

ㄷ. A와 B는 전기적 시냅스인 간극연접으로 연결되어 있기 때문에, 이를 저해하면 시냅스 전달이 저해된다.

오답해설

ㄱ. A와 B는 전기적 시냅스이므로 신경전달물질을 주고받지 않는다. 신경전달물질을 주고받는 경우는 화학적 시냅스인 C와 D이다.

157 [심화이해] 정답 ②

자료해석
<실험 과정>에서 막전위를 −80 mV에서 20 mV씩 증가시키며 +60 mV가 될 때까지 전류를 측정하였다. 그 결과 막전위가 증가할수록 세포 밖으로 나가는 양이온이 안으로 들어오는 양이온보다 많아진다(전류 크기의 상댓값이 음에서 양으로 점점 커짐).
Na^+는 주로 안으로 들어오고, K^+는 주로 밖으로 나가므로 막전위가 증가할수록 K^+는 밖으로 많이 나가고, Na^+가 들어오는 양은 줄어든다고 추론할 수 있다.

정답해설
ㄱ. 아세틸콜린을 처리하면 K^+는 밖으로 나가고, Na^+는 안으로 들어온다. 막전위가 0 mV에서 아세틸콜린을 처리하고 전류의 크기를 측정했을 때의 상대적 값이 0이므로 K^+와 Na^+의 이동량은 같다.

ㄷ. 막전위 −40 mV에서 아세틸콜린을 처리했을 때 전류 크기의 상댓값이 음이므로 세포 안으로 들어온 양이온이 밖으로 나간 양이온보다 많다. 따라서 양이온이 들어와 탈분극을 일으켰을 것이다.

오답해설
ㄴ. 아세틸콜린을 처리했을 때 아세틸콜린 수용체가 열리므로 이 수용체는 리간드가 결합하면 열리는 리간드의존성 이온 채널이다.

ㄹ. 세포 밖 K^+ 농도가 증가하면 K^+ 평형전위의 값이 증가하므로 K^+의 유출이 덜 일어나고 그래프는 오른쪽으로 평행 이동한다.

158 [심화이해] 정답 ⑤

자료해석
화학적 시냅스는 흥분성 시냅스와 억제성 시냅스로 구분되며, (나)에서 보면 A와 B는 흥분성 시냅스, C는 억제성 시냅스이다. A의 경우 PSP에 미치는 영향은 0.5이고, B는 +1, C는 −1이다. (다)에서 시냅스후 뉴런의 활동전위는 PSP가 +3 이상 되어야 발생한다.

정답해설
첫 번째 자극이 주어졌을 때 PSP=0.5×2+2×1−1=2이므로 활동전위는 발생하지 않는다. 두 번째 자극의 경우 PSP가 3.0이므로 활동전위가 발생하고, 세 번째 경우는 2.5이므로 발생하지 않는다. 네 번째 경우는 3.5이므로 활동전위가 발생한다.

개념알기
시냅스전 뉴런으로부터 시냅스후 뉴런으로 신경전달이 일어날 때 시냅스후 뉴런에서 항상 활동전위가 생성되는 것이 아니다. 흥분성 시냅스, 억제성 시냅스로부터 형성된 모든 시냅스후 전위의 합산에 의해 활동전위의 생성 여부가 결정된다.

159 정답 ④

자료해석
- 뉴런 A를 자극하면 뉴런 A와 B가 흥분하므로 뉴런 A의 말단은 흥분성이고, A는 B에 연접되어 있다.
- 뉴런 B를 자극하면 뉴런 B만 흥분하므로 뉴런 B의 말단은 다른 뉴런과 연접되어 있지 않다.
- 뉴런 D를 자극하면 뉴런 A, B, D가 흥분하므로 뉴런 D의 말단은 흥분성이고 뉴런 A에 연접되어 있다.
- 뉴런 C와 D를 동시에 자극하면 다른 뉴런이 흥분하지 않으므로 뉴런 C는 억제성이다. 뉴런 C와 D는 상호 작용을 하지 않으며 서로 연접되어 있지 않다.

이러한 실험 결과를 토대로 신경망을 구성하면 다음과 같다.

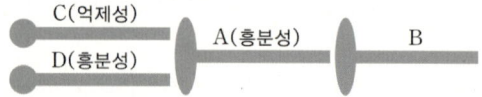

정답해설
④ 뉴런 B와 C를 동시에 자극하면 뉴런 B와 C에서는 활동전위가 나타나지만, 뉴런 C가 억제성이므로 뉴런 A에서는 활동전위가 나타나지 않을 것이다.

오답해설
① 뉴런 A를 자극하면 뉴런 B가 흥분하므로 A의 시냅스말단은 B와 연결되어 있다.
② 뉴런 A나 D를 자극하면 다른 뉴런에서 활동전위가 나타나므로 A와 D는 흥분성 시냅스말단을 가지고 있다.
③ 뉴런 B를 자극하면 다른 뉴런에서 활동전위가 생성되는지를 확인할 수 없으므로 B의 시냅스말단은 흥분성인지 억제성인지 알 수 없다.
⑤ 뉴런 C를 자극하면 C에서만 활동전위가 나타나고, 뉴런 D를 자극하면 A, B, D에서 활동전위가 나타나지만, C와 D를 동시에 자극하면 A와 B에서 활동전위가 생성되지 않으므로 뉴런 C의 시냅스말단은 억제성이다.

160 정답 ⑤

자료해석
중추신경계의 신경아교세포

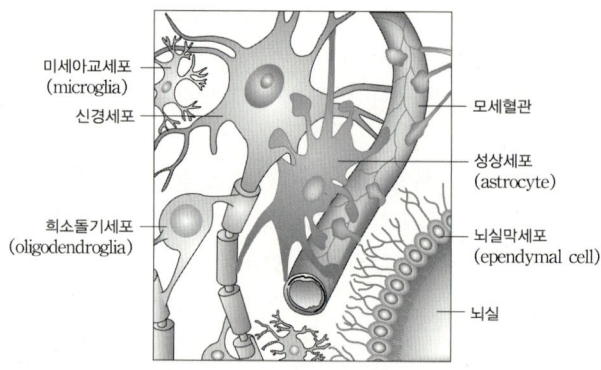

A는 성상세포(astrocyte)로, 매우 다양한 기능을 수행한다.
- 중추신경계에 가장 많이 존재하여 물리적으로 뉴런을 지지한다.
- 뇌-혈관 장벽을 형성하여 혈액의 해로운 화학물질이 뇌로 유입되는 것을 차단한다.
- 뇌 손상을 치유하거나 신경 흉터조직을 형성한다.
- 신경전달물질의 활동에도 관여하여 시냅스에서의 정보 전달을 원활하게 한다.
- 활동전위의 활동이 너무 높아 뇌의 세포외액에 K^+이 과량으로 존재할 경우, 이를 흡수함으로써 세포외액의 항상성을 유지한다.

정답해설
ㄱ. 성상세포는 세포외액에 존재하는 과량의 K^+ 이온을 흡수함으로써 세포외액의 이온 조성이 항상성을 유지하도록 돕는다.
ㄷ. 성상세포는 뇌-혈관 장벽을 형성하는 역할을 한다.

오답해설
ㄴ. 활동전위의 전도속도는 희소돌기세포에 의해 형성되는 수초의 유무에 영향을 받는다.

161 정답 ③

자료해석

포유류 초기 신경관은 직선 구조로 관의 뒤쪽 부분이 만들어지기도 전에 관의 앞부분은 먼저 뚜렷한 변화를 시작한다. 이 부위에서 신경관은 부풀어 올라 다음 그림과 같이 세 개의 일차소포, 즉 전뇌, 중뇌, 능뇌로 된다. 전뇌에서 종뇌와 간뇌가 유래하고, 중뇌는 세분화되지 않고 유지되며, 능뇌에서 후뇌와 수뇌가 유래한다.

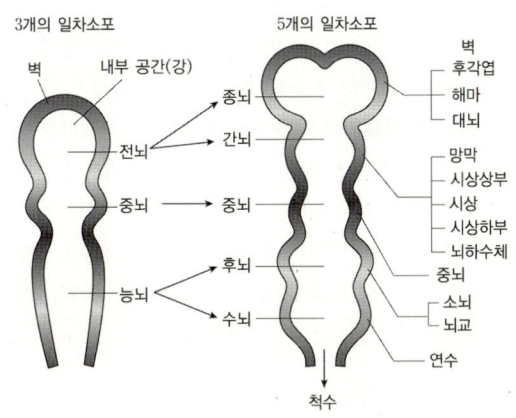

X는 전뇌, Y는 중뇌, Z는 능뇌이다.
A는 종뇌, B는 간뇌, C는 중뇌, D는 후뇌, E는 수뇌이다.

정답해설

③ C는 중뇌로, 중뇌는 Y에서 분화된다.

오답해설

① 대뇌는 A(종뇌)에서 유래하며, 종뇌에서 유래하는 다른 기관으로 해마와 후각엽이 있다.
② 시상하부는 B(간뇌)에서 유래하며, 간뇌에서 유래하는 다른 기관은 망막, 시상상부, 시상, 뇌하수체가 있다.
④ D(후뇌)에서는 소뇌와 뇌교가 유래한다. 소뇌는 평형감각의 중추로 수의적인 움직임을 조절하며, 뇌교는 연수와 협동하여 호흡을 조절한다.
⑤ E(수뇌)에서는 연수가 유래하며, 연수는 호흡, 순환, 소화 중추이자 하품, 재채기 등의 반사 중추이다.

162 정답 ③

자료해석

해마를 제거한 수술 환자의 증상을 통해 해마의 기능을 확인하는 문제이다. 뇌의 역할은 특정 부위가 손상된 사람의 증상을 확인하여 알아볼 수 있다. 해마가 손상된 경우 단기기억 또는 손상 전의 장기기억, 운동을 배우는 기능 등은 모두 정상이나 단기기억에서 장기기억으로의 전환에 문제가 있다.

정답해설

ㄷ. 수술 후 처음 본 사람을 잠시 후에는 기억했지만 며칠 후 기억하지 못하는 것으로부터 해마는 서술기억(declarative memory)이 단기기억에서 장기기억으로 전환되는 부위임을 알 수 있다.

오답해설

ㄱ. 자전거 타는 법을 배워 탈 수 있는 것으로 보아 절차기억(procedural memory)에는 문제가 없다. 따라서 해마가 절차기억을 형성하는 부위는 아니다.
ㄴ. 수술 이전에 알던 사람들은 모두 기억했으므로 해마는 장기기억으로 전환된 서술기억이 저장되는 부위가 아니다.

개념알기

기억의 종류
① 즉각기억(immediate memory) : 지금 일어나는 일에 대한 기억으로 몇 초간 유지된다.
② 단기기억(short-term memory) : 10~15분 정도 유지되는 기억으로 적은 정보량을 담는다.
③ 장기기억(long-term memory) : 집중, 반복 사용 등에 의해 몇 달, 몇 년까지 지속되는 기억이다. 단기기억으로부터 전이되며, 이 과정에 해마가 관여한다.
④ 서술기억(declarative memory) : 사람, 장소, 사건, 사물 등에 대한 기억
⑤ 절차기억(procedural memory) : 운동 작업을 수행하는 방법에 대한 기억으로, 스키, 자전거 타기, 컴퓨터 키보드 사용법을 학습하면 절차기억이 된다.

Ⅲ. 동물생리학

163 정답 ④

자료해석
대뇌 피질의 좌측반구에는 뇌의 언어영역에서 처리된 정보로 말을 만들도록 통제하는 '브로카 영역'과 언어의 이해를 담당하는 '베르니케 영역'이 자리하고 있다.
주어진 그림에서 1영역은 청각중추, 2영역은 베르니케 영역, 3영역은 브로카 영역, 4영역은 운동피질, 5영역은 시각중추이다.

정답해설
④ 4영역은 운동피질로 이 부분이 손상되면 듣는 언어는 이해할 수 있지만 말은 할 수 없다.

오답해설
① 단어를 듣고 따라 말할 때 처음 활동하는 1영역은 청각 피질이다.
② 2영역은 베르니케 영역으로 언어의 이해를 담당한다. 따라서 이 영역이 손상되면 듣는 언어와 읽는 언어를 모두 이해하지 못한다.
③ 3영역은 브로카 영역으로 베르니케 영역에서 온 정보를 분석하여 말을 만들도록 통제한다. 따라서 이 영역이 손상되면 말이 끊기고 발음이 뚜렷하지 못하거나, 심하면 아예 말을 할 수 없게 된다.
⑤ 단어를 보면서 말할 때 처음 활동하는 5영역은 시각 피질이다.

164 정답 ③

자료해석
AchE 억제제가 중추신경계나 자율신경절에서 분비되는 Ach에는 작용하지 않으므로, 자율신경(대체로 부교감신경)과 체성운동신경의 말단에서 분비되는 Ach에만 영향을 미칠 것이다.
대부분의 신경절후 교감신경은 NE를 분비하나, 예외적으로 땀샘과 같은 소수 교감신경은 Ach를 분비한다.

정답해설
ㄴ, ㄷ. 아세틸콜린에스테라아제는 아세틸콜린을 콜린과 아세트산으로 분해하는 효소로, 이 효소의 억제제가 있다면 아세틸콜린은 분해되지 않을 것이다. 따라서 아세틸콜린이 지속적으로 다른 신경섬유나 근육을 흥분시키므로 아세틸콜린 분비 시 나타나는 반응이 계속 일어날 것이다. 부교감신경 말단에서 분비되는 아세틸콜린은 소화기관을 활성화시키므로 타액의 분비와 위장의 연동운동은 증가할 것이다.

오답해설
ㄱ. 아세틸콜린은 심근의 무스카린성 수용체에 결합하여 심근의 흥분을 억제하므로 심장박동이 느려진다.
ㄹ. 부교감신경 말단에서 분비되는 아세틸콜린에 의해서는 동공이 수축한다.

개념알기
아세틸콜린(acetylcholine)
아세틸콜린은 부교감신경 말단에서 분비되는 신경전달물질이다. 콜린아세틸라아제(cholineacetylase)에 의해 체내로 흡수된 콜린(choline)과 미토콘드리아에서 합성한 아세틸-CoA에 의해 합성되며, 아세틸콜린에스테라아제(acetylcholinesterase)에 의해 아세트산과 콜린으로 분해된다. 아세틸콜린의 수용체는 니코틴성과 무스카린(muscarine)성, 두 종류가 있다.
골격근에는 니코틴성 아세틸콜린 수용체(nicotinic acetylcholine receptor)가 있으며, 아세틸콜린에 의해 흥분되어 근 수축을 일으킨다. 이 외에도 아세틸콜린 수용체는 중추신경, 면역세포 등 많은 조직에 분포한다. 반면 부교감신경 말단에서 분비된 아세틸콜린은 심근 쪽 무스카린성 수용체에 결합하여 심근의 흥분을 억제하나, 소화기관의 무스카린성 수용체와 결합하면 평활근을 흥분, 수축시켜 소화를 활발하게 한다. 혈관내피에는 골격근에 존재하는 니코틴성 수용체는 없으며, 무스카린성 수용체가 존재하여 아세틸콜린에 반응한다.

165 정답 ①

자료해석

본 문항은 모리스의 수중 미로 장치를 이용하여 기억형성에 있어서 GABA가 미치는 영향을 알고 있는지 알아보고자 하는 문제이다. 학습과 기억은 반복적인 자극으로 인해 시냅스가 강화되는 현상이다. 시냅스가 강화되면 작은 자극으로도 큰 EPSP를 만들어낸다. 이러한 시냅스 강화가 세포 수준에서 관찰할 수 있는 학습과 기억의 형태이며 한 번 강화된 시냅스는 꽤 오랜 시간 동안 지속되게 된다.

정답해설

A의 경우 해마에 생리식염수를 주입한 대조군이므로 자료에서 주어진 것처럼 반복된 훈련을 통해 물에 잠긴 도피대를 쉽게 찾아갈 수 있다. 반면, B는 해마에만 특이적으로 작용하는 GABA 수용체의 작용제를 넣어주었으므로 시냅스 강화 현상이 잘 일어나지 않게 된다. 왜냐하면 GABA는 억제성 신경전달물질 중의 하나이므로 GABA 수용체의 작용제를 넣어주면 해마가 억제될 것이기 때문이다. 그러므로 반복된 훈련을 했음에도 불구하고 여전히 물에 잠긴 도피대를 쉽게 찾아갈 수 없다. C와 D의 경우 실험 Ⅱ의 (가)~(나) 과정을 통해 도피대가 어느 곳에 있는지에 대한 단기기억이 해마에 의해 장기기억으로 전환되어 대뇌 피질에 저장되었을 것이다.
따라서 (다) 과정에서 해마에만 특이적으로 작용하는 GABA 수용체의 작용제를 넣어주었다고 하더라도(D), 쥐는 대뇌 피질에 저장된 기억을 더듬어 물에 잠긴 도피대를 쉽게 찾아갈 수 있을 것이다.
이상의 설명에 가장 부합하는 A~D의 이동 경로들을 연결해 놓은 정답은 ①이다.

166 정답 ④

자료해석

흥분성 신경전달물질인 글루탐산 수용체에는 몇 종류가 있는데, 이온성 글루탐산 수용체의 한 종류는 NMDA라는 물질에 의해 활성화되는 NMDA 수용체이고 다른 이온성 수용체의 종류는 AMPA라는 물질에 활성화되는 AMPA 수용체이다. AMPA 수용체는 Na^+ 통로이고, NMDA 수용체는 Na^+과 Ca^{2+} 통과시키는 양이온 채널이다. 정상적인 휴지전위에서 NMDA 수용체는 Mg^{2+}(ⓐ)에 의해 억제된다(A 상태). AMPA 수용체의 활성화와 같은 다른 입력에 의해 뉴런에서 강한 탈분극이 일어나면 Mg^{2+} 이온이 NMDA 수용체에서 떨어져 나가고, 곧 이 수용체가 글루탐산에 의해 활성화되면(C 상태) Na^+와 Ca^{2+}의 세포 내 유입이 일어난다.
시냅스전 뉴런이 낮은 빈도로 자극되었을 때, 시냅스전 세포에서 분비되는 적은 양의 신경전달물질(글루탐산)은 시냅스후 세포의 AMPA 수용체를 자극하고(이 경우 NMDA 수용체는 B 상태임), 그 결과 시냅스후 막은 Na^+의 유입으로 단순히 작은 크기의 시냅스후 전위가 발생한다.
그러나 시냅스전 뉴런이 높은 빈도로 자극되었을 경우는, 시냅스전 세포에서 분비되는 많은 양의 신경전달물질(글루탐산)은 시냅스후 세포의 AMPA 수용체를 크게 자극하고, 그 결과 시냅스후 막은 큰 크기의 시냅스후 전위가 발생하여 NMDA 수용체도 활성화 된다(C 상태). 그 결과 Na^+와 Ca^{2+}이 유입되는데, Ca^{2+}은 시냅스후 막에 장기적인 변화를 유도하여 시냅스 입력에 더 민감해지게 된다.

정답해설

ㄴ. B 상태에서 C 상태로 전환되기 위해서는 시냅스후 뉴런 세포에 존재하는 다른 수용체에 의한 시냅스후 뉴런 세포막의 탈분극이 필요한데, 그 대표적인 예가 AMPA 수용체이다. AMPA 수용체에 시냅스전 뉴런에서 분비되는 글루탐산이 결합하면 Na^+이 유입되어 탈분극되며, 이러한 탈분극은 NMDA 수용체로부터 Mg^{2+}을 제거하여 NMDA 수용체를 활성화시킨다.

ㄷ. 양이온 채널인 NMDA 수용체가 활성화되면(C 상태), Ca^{2+}과 Na^+ 등이 채널을 통해 유입된다.

오답해설

ㄱ. A와 B에서 채널을 막고 있는 ⓐ는 Mg^{2+}이다.

167 심화이해

정답 ⑤

자료해석

주어진 자료는 뇌절편의 장기강화에 대한 실험이다. 장기강화의 과정은 다음의 세 과정으로 이루어진다.

첫 과정은 장기강화가 일어나기 전의 시냅스이다. 이때는 NMDA 글루탐산 수용체가 글루탐산에 의하여 열리지만 Mg^{2+}에 의해서는 저해되므로 이온의 이동은 일어나지 않는다. 따라서 초기의 시냅스에서는 AMPA 수용체에 의한 탈분극이 일어나며 이것은 문항에서 해마 CA3에 자극 Ⅰ(약한 자극 : 0.03 Hz)을 주는 상황이다. 이 때 t_1에서 시냅스 후 CA1의 막전위는 5 mV 정도 약간 상승(작은 탈분극)하는 것을 확인할 수 있다.

두 번째 과정은 장기강화가 생성되는 과정이다. 시냅스의 활성이 증가하여 시냅스후 막에서 큰 탈분극이 일어나고 Mg^{2+}에 의한 저해가 풀린 시냅스후 뉴런의 NMDA 수용체는 완전히 열려서 Ca^{2+}이 세포 안으로 유입된다. Ca^{2+}의 유입은 시냅스후 뉴런의 AMPA 수용체가 시냅스후 막으로 이동하는 것을 증가시킨다. 이것은 문항에서 해마 CA3에 비교적 짧은 기간인 1초 동안 강축자극 Ⅱ(강한 자극: 100 Hz)를 준 이후에 일어나는 일들이다. 이 때 t_2에서 시냅스후 막전위는 10 mV 정도로 큰 폭 상승(큰 탈분극)하는 것을 확인할 수 있다.

세 번째 과정은 장기강화가 일어난 후의 시냅스이다. 이때 시냅스전 뉴런에서 글루탐산의 방출은 AMPA 수용체를 활성화시켜 막전위의 탈분극을 유도한다. 이때 탈분극에 의해서 NMDA 수용체가 열린다. AMPA와 NMDA 수용체는 다른 시냅스의 도움 없이 큰 시냅스후 막전위를 유도한다. 이것은 문항에서 해마 CA3에 60분 동안 자극 Ⅲ(약한자극 : 0.03 Hz)을 주는 상황이다. 이 자극의 크기는 자극 Ⅰ과 같은 크기이다. 그러나 이때 t_3에서 시냅스후 막전위는 10 mV 정도의 큰 폭으로 상승(큰 탈분극)하는 것을 확인할 수 있다.

정답해설

ㄱ. 자료해석에서 설명한 바와 같이 Ⅱ의 강축자극(강한 자극 : 100 Hz)에 의해 큰 탈분극이 발생하여 Mg^{2+}이 제거되므로 NMDA 수용체가 활성화된다.

ㄴ. Ⅱ의 강축자극은 장기강화가 생성되도록 하며, 이 때 시냅스후 세포의 수상돌기의 NMDA 수용체에 Mg^{2+}에 의한 저해가 풀린다. 즉, 강축자극에 의해 시냅스후 뉴런의 막이 탈분극되고 Mg^{2+}에 의한 저해가 풀린 NMDA 수용체는 열려서 Ca^{2+}이 세포 안으로 유입된다.

ㄷ. 자료해석에서 설명한 바와 같이 t_1은 장기강화가 일어나기 전이고, t_3는 장기강화가 일어난 후이다. 장기강화가 일어난 후에 시냅스후 세포막에 AMPA 수용체가 증가하므로 t_1보다 t_3에서 시냅스후 세포막에 글루탐산 수용체가 많다는 설명은 옳다.

168 정답 ④

자료해석

알츠하이머병(Alzheimer's disease)
- 대뇌피질을 포함한 뇌의 대부분의 부위에서 신경세포가 사멸하여 뇌 조직이 심하게 위축되고, 뇌실의 크기가 커진다.
- β-아밀로이드의 응집체인 노인성 신경반(senile plaque)이 관찰된다. β-아밀로이드는 정상 상태에서 신경세포 막에 존재하던 단백질이 세크레타아제(secretase)에 의해 절단됨으로써 생성된 불용성 펩티드이다. 이 응집체가 주변 신경세포의 사멸을 유도하는 것으로 추측되어 세크레타아제의 작용을 억제하는 약물로 알츠하이머병의 진행을 차단한다.
- 신경섬유 응집체(neurofibrillar tangle)는 주로 타우(Tau) 단백질로 구성되어 있다. 정상적인 타우 단백질은 신경세포의 미세소관과 결합하여 영양물질의 공급을 조절하나, 알츠하이머병의 타우 단백질은 구조적으로 변형되어 타우 단백질들끼리 결합함으로써 신경섬유 응집체를 형성한다.

정답해설

ㄴ. 대뇌피질은 주어진 모식도에서 테두리의 짙은 회색 부분으로, 환자의 대뇌피질이 정상인에 비해 위축되어 주름 및 전체 면적이 감소한 것을 확인할 수 있다.
ㄷ. 대뇌피질에 β-아밀로이드가 침착되는 것은 다른 형태의 치매와 구분되는 알츠하이머병의 특징이다.

오답해설

ㄱ. 뇌실은 주어진 모식도에서 가운데 흰색 부분으로, 환자의 뇌실이 정상인에 비해 커진 것을 확인할 수 있다.

169 정답 ①

자료해석

- 신체의 오른쪽에서 유래하는 대부분의 감각정보는 연수나 척수에서 교차되어 이 정보를 분석하는 뇌의 왼쪽 부위에 도달한다. 마찬가지로, 신체의 왼쪽에서 오는 정보는 뇌의 오른쪽에 의해 분석된다.
- 온도 감각과 통각은 척수에서 교차되고, 촉각은 척수를 통해 이동하다가 연수에서 교차되어 뇌로 전달된다.
- 문제의 Brown-Séquard 증후군 환자는 왼쪽 절반의 척수가 손상되었으므로, 오른쪽 감각 중 온도 감각과 통각은 척수에서 교차되어 왼쪽 척수를 통해 이동하므로 소실될 것이다. 또한 왼쪽 감각 중 촉각도 왼쪽 척수를 통해 이동하다가 연수에서 교차되므로 소실될 것이다.

정답해설

ㄱ. 오른발 온도 감각은 척수에서 교차되어 왼쪽 척수를 통해 대뇌피질로 전달되므로, 왼쪽 절반 척수가 손상된 환자의 경우 감각을 느끼지 못한다.

오답해설

ㄴ. 오른발 촉각은 오른쪽 척수를 통해 올라오다가 연수에서 교차되어 대뇌피질로 전달되므로 정상적으로 느껴진다.
ㄷ. 왼발 통각은 척수에서 교차되어 오른쪽 척수를 통해 대뇌피질로 전달되므로 정상적으로 느껴진다.

170　정답 ②

자료해석

외부 자극에 대해 나도 모르게 반응하는 것을 반사라고 한다. 압정을 밟았을 때 다리를 올리는 반응은 척수에서 명령을 내리므로 척수반사에 속한다. 감각신경으로부터 온 자극은 후근을 통해 척수로 들어가며, 척수의 명령이 시냅스를 거쳐 좌우 모든 운동신경에 전달되므로 양쪽 다리가 모두 움직이게 된다.

정답해설

왼쪽 발로 압정을 밟을 경우 왼쪽 다리가 올라가므로 굴근이 수축해야 한다. 반대로 오른쪽 다리는 굽어지면 안되므로 신근이 수축해야 한다. 활동전위 발생빈도가 높을 때 근육이 수축하므로 B와 D 신경에서의 빈도는 높아야 하고, C와 E 신경에서의 빈도는 낮아야 한다.

171　정답 ③

자료해석

자극에 의한 수용기세포의 흥분이 뉴런을 통해 뇌로 전달되어야 자극이 가해졌는지를 알게 된다. 우리가 자극의 세기를 구분할 수 있는 것은 자극의 세기가 더 커질 때 수용기 세포의 막전위 변화가 더 커지고, 이에 따라 흥분 발사 빈도가 증가하기 때문이다. 뉴런에서 활동전위 크기는 변함이 없으나 자극이 커지면 활동전위의 발생빈도(흥분 발사 빈도)가 더 커진다.

정답해설

10 cm 높이에서 추를 떨어뜨린 경우보다 20 cm 높이에서 추를 떨어뜨리면 더 강한 자극이 주어지므로 촉각수용체의 막전위는 더 커진다. 그러나 뉴런의 축삭돌기에서는 막전위의 크기가 변하지 않고 흥분 발사 빈도가 증가한다. 이런 내용이 반영된 것은 ③이다.

개념알기

자극의 세기가 커짐에 따라 뉴런의 축삭돌기에서 막전위의 크기가 커지는 것으로 생각하기 쉽다. 그러나 자극의 세기가 커질 때 활동전위의 크기는 변함이 없고, 대신 활동전위가 더 빈번하게 생성된다.

172
정답 ①

자료해석
이 문제는 포유동물의 미각 수용 원리를 이해하고 있는지 확인하기 위한 분석·종합·평가형문제이다. 미각 수용기 세포의 수용체에 맛을 느끼게 하는 물질이 결합하면, 그 신호가 뇌로 전달되어 맛을 인식하고 구분하게 된다. 따라서 미각의 성립에는 수용체의 발현 유무 및 맛을 느끼게 하는 물질과의 결합, 그리고 미각 신호의 전달 경로 등이 중요한 영향을 미친다.

정답해설
문제에서 제시된 <자료>와 <실험>을 살펴보면, 생쥐 A는 단맛 미각세포에 PBDG 수용체를 발현시켰으므로 PBDG를 단맛으로 느낄 것이다. 반면에 쓴맛 미각세포에 PBDG 수용체를 발현시킨 생쥐 B는 PBDG를 쓴맛으로 느낄 것이고, PBDG 수용체 없는 야생형 생쥐는 PBDG에 대해 아무런 맛도 느끼지 못할 것이다.
따라서 단맛을 선호하고 쓴맛은 거부하는 생쥐의 특성으로 미루어 보아 생쥐 A는 PBDG 농도가 높을수록 다른 생쥐들에 비해 상대적으로 더 많은 양의 물을 섭취할 것(㉠)이고, 생쥐 B는 PBDG 농도가 높을수록 더 적은 양의 물을 섭취할 것(㉢)이다. 그리고 야생형 쥐는 PBDG에 대해 아무런 맛을 느끼지 못하므로 PBDG 농도와 관계없이 물 섭취량이 일정할 것(㉡)이다. 따라서 위와 같이 각 생쥐의 물 섭취량 그래프가 연결되어 있는 ①번이 정답이다.

173
정답 ⑤

자료해석
미각은 원통 모양의 미뢰로 구성된 미각수용기에 의해 일어난다. 미뢰를 구성하고 있는 감각상피세포가 적절한 자극을 받으면 탈분극되어 활동전위가 생성되고, 신경전달물질을 방출하여 미뢰와 연결된 감각뉴런을 자극한다. 물질 A에 의해 단맛을 느끼는 경로는 다음과 같다.
물질 A와 수용체의 결합 → 수용체 활성화 → G단백질 활성화 → cAMP 생성 → K^+ 채널 닫힘 → K^+ 유출 감소 → 수용기세포 탈분극 → 전위의존성 Ca^{2+} 채널 열림 → Ca^{2+} 농도 증가 → 신경전달물질 방출 → 미신경 흥분

정답해설
⑤ 처리한 A의 농도에 비례하여 신경전달물질의 분비량은 증가하지만, 신경전달물질의 분비량이 증가해도 활동전위의 크기는 변함이 없고 활동전위의 빈도만 증가한다.

오답해설
① (다)로부터 미각수용기세포에서 분비되는 신경전달물질이 미각신경에서 활동전위를 발생시키므로 흥분성임을 알 수 있다.
② 미각수용기세포에서 신경전달물질이 방출되기 위해서는 미각수용기세포의 세포막이 탈분극되어야 하므로 옳은 해석이다.
③ 미각수용기세포에서 분비된 신경전달물질이 미각신경을 흥분시키므로 미각신경은 신경전달물질에 대한 수용체를 지니고 있다.
④ 세포질 내 Ca^{2+} 농도가 증가해야 신경전달물질이 방출되므로 A는 미각수용기세포의 Ca^{2+} 농도를 증가시킨다고 추론할 수 있다.

174 정답 ④

정답해설

ㄱ, ㄷ. 냄새 수용체(olfactory receptor)는 G단백질 연결수용체로, 냄새 분자가 결합되면 G단백질을 활성화시켜 세포 내 반응을 이끈다. 각각의 냄새 수용체는 몇 개의 아미노산만 다를 뿐 아주 유사한 구조를 가지고 있어, 한 종류의 냄새 분자가 여러 수용체에 결합할 수 있으며 이들 정보가 조합을 이루어 냄새를 인식한다. 역으로 한 종류의 냄새 수용체 역시 여러 종류의 냄새 분자와 결합이 가능하다.

ㄴ. 각각의 냄새 분자는 종류에 따라 역치 농도가 다르다. 따라서 같은 농도라도 냄새 분자에 따라 활동전위 발생 패턴이 다르게 나타난다.

오답해설

ㄹ. 사람의 경우 약 3,000~30,000가지 냄새를 구별할 수 있다고 알려져 있다. 이는 유전자 재조합을 통해 다양한 후각 수용체 분자를 발현하였기 때문이 아니라 냄새 분자와 수용체의 다양한 결합과 정보전달과정에서의 정보 조합으로 인한 것이다. 후각 수용체 분자를 암호화하는 유전자는 1,000여 개로, 이 유전자에 의해 발현되는 수용체는 약 1,000개이다.

개념알기

후각의 성립

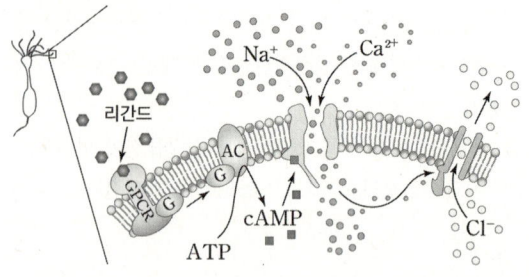

냄새 분자의 결합으로 활성화된 G단백질은 아데닐 사이클라아제를 활성화시켜 세포 내 cAMP양을 증가시킨다. 증가한 cAMP는 나트륨, 칼슘이온 채널을 열어 양이온이 유입되게 한다. 이로 인해 세포 내의 칼슘이온 농도가 증가하고, 이는 칼슘이온 의존적 염화이온 채널을 열어 염화이온을 유출시킨다. 이런 작용으로 인해 수용체를 가진 후각신경이 탈분극된다. 또 증가한 칼슘이온은 양이온 채널을 닫게 하므로 냄새에 대해 쉽게 순응할 수 있도록 한다.

175 정답 ①

자료해석

- (가) : 음파의 주기가 나와 있으므로 진동수 $=\dfrac{1}{주기}$ 의 식에 넣어 진동수를 구할 수 있다.
- (나) : 1000 Hz까지는 진동수가 커질수록 활동전위 빈도도 커지며, 그 이상에서는 진동수가 커질수록 활동전위 빈도가 감소한다.
- (다) : 어떤 진동수에서 청각 역치의 소리 레벨이 작다는 것은 그 진동수에서 더 작은 소리를 들을 수 있다는 것이므로 그 진동수의 소리에 민감하다고 해석할 수 있다.

정답해설

ㄱ. (가)의 음파의 주기는 10^{-3}초이므로 진동수는 1000 Hz이다.
소리 레벨은 $10 \times \log \dfrac{10^{-10}}{10^{-12}} = 20 \text{(dB)}$이다.
(다) 그래프에서 진동수가 1000 Hz일 때 소리 레벨 20 dB은 청각 역치 이상이므로 가청 범위에 속한다.

오답해설

ㄴ. 음파의 세기가 커지는 것은 음파에서 진폭이 커지는 것이다. 진폭이 커지는 것과 진동수는 관계가 없다.

ㄷ. I가 I_0보다 작으면 소리 레벨이 0 dB보다 작다. (다)에서 진동수가 5000 Hz일 때의 청각 역치는 0 dB보다 크므로 I가 I_0보다 작은 소리는 들리지 않는다.

176 [심화이해]   정답 ②

자료해석

(가) 수용체-리간드는 G단백질을 활성화하여 GTP가 결합하게 한다. 활성 G단백질-GTP는 세포 내 다른 단백질(G단백질-GTP-효과기단백질)을 활성화시켜 반응을 일으킨다. 한편, GAP(GTP가수분해효소 활성화단백질)는 GTP를 GDP로 가수분해하여 활성화된 G단백질-GTP를 G단백질-GDP로 불활성화시킨다.

(나) 광자 1개가 유입될 때 전류가 급작스럽게 발생하나, 이내 작아진다.

정답해설

② GAP는 GTP가수분해효소 활성화 단백질로, 이 단백질이 결핍된 돌연변이는 GTP가수분해효소를 활성화하지 못한다. 따라서 급작스런 전류 발생 후, 자발적인 GTP의 가수분해가 서서히 일어나 전류가 서서히 감소한다.

개념알기

간상세포에서의 신호전달 과정

막 단백질인 로돕신은 신호 결합에 의한 일련의 전달 과정에 의해 빛을 인지할 수 있다. 빛 자극이 없을 때에는 구아닐릴 사이클라제(guanylyl cyclase)에 의해 cGMP가 만들어지고, 이것이 나트륨채널에 결합하여 나트륨 이온이 통과할 수 있게 한다. 빛 자극이 주어지면 트랜스듀신이라는 G단백질에 의해 포스포디에스테라아제(PDE)가 활성화되고, 이 효소는 cGMP를 GMP로 전환시켜 cGMP의 농도를 낮추므로 나트륨채널이 닫히게 된다. 이로 인해 과분극이 일어나고, 이 신호가 신경으로 전달된다. 빛이 사라지면 PDE와 결합했던 G단백질의 GTP가 가수분해되어 PDE가 불활성화된다.

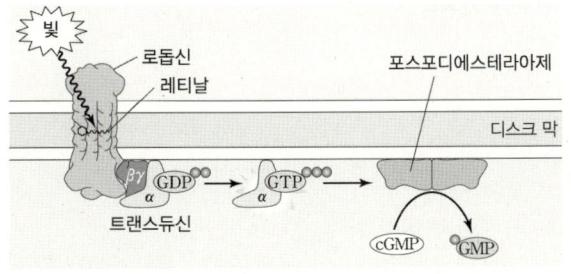

177 [심화이해]   정답 ③

자료해석

이 문제는 망막에서 시각정보 처리 과정에서 일어나는 측면억제(lateral inhibition)에 대해 이해하고 있는지 확인하기 위한 분석·종합·평가형문제이다.

ON-중심 신경절 세포의 경우는 수용영역(receptive field)의 중심부위에 빛 자극을 받게 되면 활성화되어 활동전위 발생빈도가 증가한다. 반면 주변부위의 빛 자극은 신경절 세포의 활성을 억제한다. 이러한 반응은 중심부위와 주변부위의 간상세포 혹은 원추세포 간의 신호를 수평세포가 매개하기 때문에 나타난다. 이러한 측면억제 효과를 통해서 사람의 눈은 경계부위를 좀 더 명확하게 구분해낼 수 있다.

문제에서 주어진 자료를 살펴보면, 망막에 있는 신경세포 중 신경절 세포만 활동전위를 발생시킬 수 있으므로, (다)의 ㉣은 신경절 세포(D)의 결과이다. 또한 신경절 세포(D)의 활동전위 빈도가 증가한 $t_1 \sim t_2$ 시간 동안에 탈분극이 일어난 (다)의 ㉢은 쌍극세포(C)의 결과일 것이다.

시각수용기 세포는 빛 자극에 의해 과분극(수용기 전위)이 일어나는데, (다)의 ㉠을 살펴보면 ON-중심 신경절 세포 수용영역의 중심부에만 빛을 비추는 $t_1 \sim t_2$ 시간 동안에만 과분극이 일어났으므로, ㉠이 A(수용기 세포, 원추세포)의 결과임을 알 수 있다. 따라서 (다)의 ㉡은 쌍극세포(C)의 결과이다. 이러한 사실을 바탕으로 각 세포들 간의 시냅스 유형을 살펴보면 다음과 같다.

ON-중심 신경절 세포 수용영역의 중심부에만 빛을 비추는 $t_1 \sim t_2$ 시간 동안에 A(원추세포)는 과분극이 일어났지만 이와 시냅스를 맺고 있는 C(쌍극세포)는 탈분극되었고 D(신경절 세포)에서는 활동전위 빈도가 증가된 것을 확인할 수 있는데, 이러한 결과는 A와 C는 억제성 시냅스를 맺고 있지만 C와 D는 흥분성 시냅스를 맺고 있다는 것을 말해준다. ON-중심 신경절 세포 수용영역의 전체에 빛을 비추는 $t_2 \sim t_3$ 시간 동안에 B(수평세포)는 과분극이 일어났지만 이와 시냅스를 맺고 있는 A(원추세포)는 막전위 상승(탈분극)이 일어났고, A와 시냅스를 맺고 있는 C는 막전위 하강(과분극)이 일어났으며 D(신경절 세포)에서는 활동전위 빈도는 다소 감소한 것을 확인할 수 있다. 이러한 결과는 B와 A는 억제성 시냅스를 맺고 있다는 것을 말해준다. 이들 망막세포 간의 관계는 다음 그림과 같다.

III. 동물생리학

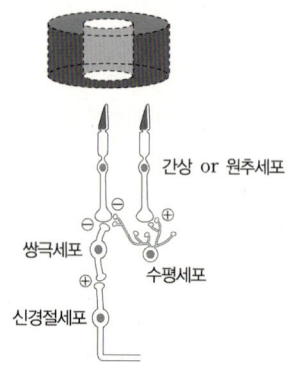

정답해설

ㄱ. ㉠은 원추세포의 막전위 변화를 나타낸 것이고 ㉡은 수평세포의 막전위 변화를 나타낸 것이다. 수평세포의 과분극에 의해 억제성 신경전달물질의 분비가 감소하면 간상 혹은 원추세포의 말단에서 탈분극 정도가 증가하게 된다.

ㄴ. 자료해석에서 살펴본 바와 같이, 문제에서 주어진 자료를 통해, ㉡은 B의 막전위 변화를 나타낸 것이고 ㉢은 C의 막전위 변화를 나타낸 것임을 알 수 있다.

오답해설

ㄷ. 수평세포(B)는 자기와 시냅스를 맺고 있는 시각수용기 세포(A)로 억제성 신경전달물질인 GABA를 분비한다.

178 심화이해   정답 ②

자료해석

오른쪽 눈으로부터 들어오는 시신경의 일부는 교차되어 왼쪽 시각 피질로 들어가고, 나머지는 교차 없이 오른쪽 시각 피질로 들어간다. 오른쪽 시신경이 절단되면 왼쪽 시신경으로부터 오는 정보만으로 물체를 보게 되므로 왼쪽 눈 시야인 A, B, C만 보이고 D는 보이지 않는다. 왼쪽 시각로(㉢)가 절단되면 오른쪽 시각 피질로 정보가 전달되지 못하므로 C와 D가 보이지 않게 된다. 이를 그림으로 나타내면 다음과 같다.

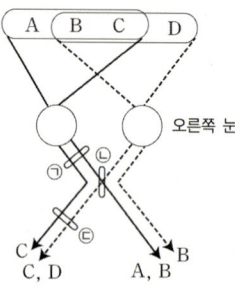

정답해설

② ㉡ 부위가 절단되면 시신경교차가 일어나지 못하므로 A와 D는 보지 못하고 B와 C 영역만 볼 수 있다.

오답해설

① ㉠ 부위가 절단되면 오른쪽 눈 시야만 볼 수 있으므로 A가 보이지 않는다.
③ 왼쪽 시각로인 ㉢ 부위가 절단되면 C와 D가 보이지 않는다.
④ 왼쪽 시각로는 왼쪽 눈에서 나온 정보의 일부를 지니고 있다. 즉 교차되지 않은 신경섬유 다발이 포함되어 있다.
⑤ 오른쪽 시신경의 일부(C, D)는 시신경교차에서 왼쪽 뇌반구로 교차된다.

179　정답 ①

자료해석

운동뉴런의 활동전위가 축삭 말단에 도착하면 Na^+ 채널이 열려 탈분극되고 전압 개폐성 Ca^{2+} 채널이 열린다. Ca^{2+}가 세포로 유입되면 아세틸콜린 소포가 시냅스전 세포막에 융합되어 아세틸콜린이 시냅스 틈으로 방출된다. 니코틴성 아세틸콜린 수용체는 뇌, 자율신경절, 골격근 섬유 등에서 발견된다.

정답해설

① (가)는 Ca^{2+}이며, (나)는 Na^+와 K^+가 통과할 수 있는 니코틴성 아세틸콜린 수용체이다.

180　정답 ②

자료해석

A : 근육에 저장된 ATP, B : 인산 크레아틴,
C : 혐기성 해당작용, D : 세포호흡

정답해설 및 오답해설

운동을 위한 근수축을 위해서는 ATP의 공급이 필수적이다.

A : ATP(ㄱ)는 근육에 매우 적은 양이 저장되어 즉시 사용에 필요한 최소한의 ATP만을 제공하고 금방 고갈된다.

B : 곧바로 인산 크레아틴(ㄹ)이 ADP로 인산기를 전이시켜 근수축에 필요한 ATP를 생성하는데, 이렇게 생성된 ATP는 운동 초기의 매우 짧은 시간 동안만 사용된다. 근육에 저장되어 있는 ATP와 인산 크레아틴의 총 에너지는 10 Kcal 정도로 매우 적은 양이나, 즉시 사용이 가능하며 빠른 연축섬유가 큰 힘을 재빨리 만들어 내도록 한다.

C : 근육활동이 시작되면서 곧 바닥나는 ATP는 혐기적 해당작용(ㄷ)에 의해 보충된다. 해당작용의 효소들은 근섬유의 세포질에 위치하므로, 해당에 의해 만들어지는 ATP는 곧바로 미오신 섬유에서 이용할 수 있다. 그러나 해당작용을 통해 생성되는 피루브산은 젖산으로 전환되고 축적되어 해당과정이 느려지게 되며, 근피로의 원인이 된다.

D : 세포호흡(ㄴ)은 탄수화물과 지방을 완전히 대사시킬 수 있으므로 상대적으로 많은 양의 ATP를 생산한다. 그러나 이 과정은 많은 반응들이 요구되고, 산소와 기질이 미토콘드리아 내로 확산되어 들어가는 것뿐만 아니라, 생산된 ATP가 미토콘드리아로부터 미오신 섬유로 전달되어야 하므로 다른 공급원에 비해 ATP를 공급하는 속도가 느리다.

따라서 1분 이내에 이루어지는 근육의 활동에 필요한 대부분 에너지는 근육에 저장된 ATP, 인산 크레아틴, 혐기성 해당작용에 의해 공급되고, 약 1분 후에는 세포호흡에 의해 ATP가 공급된다.

181 정답 ④

자료해석

그림에서 A는 미토콘드리아가 많이 존재하므로 산화 의존적 섬유이고 B는 미토콘드리아가 적게 존재하므로 해당과정 의존적 섬유이다. 두 근육의 특징을 비교하면 다음 표와 같다.

	적색근 (느린 연축섬유)	백색근 (빠른 연축섬유)
미오신-ATPase 활성	낮다	높다
미오글로빈 함량	높다	낮다
모세혈관 분포	많다	거의 없다
미토콘드리아	많다	거의 없다
섬유의 색	적색	백색
수축 속도	느리다	빠르다
피로에 대한 저항	높다	낮다
에너지 생성 방식	산화적 인산화	해당과정 의존적
글리코겐 함량	낮다	높다

정답해설

④ 피로에 대한 저항은 근섬유 B가 더 낮아 근섬유 B에서는 근섬유 A보다 지속되는 운동에 따른 피로 현상이 더 빨리 발생한다.

오답해설

① 근섬유 A는 미오글로빈을 많이 함유하여 붉은색을 띤다.
② 빠른 연축섬유는 고농도의 글리코겐과 해당효소에 의해 혐기성 호흡에 적응되어 있다.
③,⑤ 느린 연축섬유는 미토콘드리아를 많이 가지고, 근섬유에 산소를 충분히 공급하기 위해 모세혈관이 많이 분포되어 있어 산화적 인산화에 의한 ATP를 획득하는 데 유리하다.

182 정답 ⑤

자료해석

연축 가중은 활동 전위의 지속 시간이 연축의 지속 시간보다 짧기 때문에 가능하다. 활동전위가 생성되면 그 뒤 불응기가 있어 활동전위의 합은 불가능하지만, 활동전위와 불응기가 연축이 완성되기 전에 끝나고 수축을 위한 근육의 활성이 남아 있다면 기계적인 반응이 합쳐질 수 있다. 비융합강축에서 근섬유의 자극 빈도는 상대적으로 낮아 자극 사이에서 서서히 이완하지만, 단일 연축 때보다 장력은 증가한다. 융합강축 시에는 자극 빈도가 너무 높아 근섬유가 이완될 시간을 가지지 못하는 대신 최대 장력에 도달하며 지속적으로 장력을 유지한다.

정답해설

ㄴ. 신경의 자극 빈도를 증가시키면 강축이 일어나 근 수축력이 증가한다. (나)에서 비융합강축보다 융합강축의 장력이 큰 것을 확인할 수 있다.
ㄷ. 근소포체에서 Ca^{2+}가 세포질로 방출되면 근수축이 일어나고, 국지적인 전기적 활성이 없어지면 Ca^{2+}가 다시 근소포체로 흡수되며 근이완이 일어난다. 비융합강축은 근육이 완전히 이완되기 전에 다시 연축이 일어나 세포질 내에 Ca^{2+}가 축적되어 나타난다.

오답해설

ㄱ. (가)에서 연축이 완전히 끝난 후 동일 자극을 주어도 연축의 크기는 변화하지 않는다.

183

정답 ④

자료해석
평활근이 이완하는 과정은 Ca^{2+} 이온 통로가 닫힘 → 세포질의 Ca^{2+}농도 감소 → 칼모듈린 불활성화로 MLCK(미오신 경사슬 키나아제)로부터 분리 → MLCK 불활성화 → 미오신 포스파타아제에 의해 미오신에 첨가된 인산기 제거 → 미오신 가교가 액틴에 결합하는 것을 억제 → 근육 이완이다.

정답해설
ㄱ. 세포막에 존재하는 Na^+-Ca^{2+} 교환수송체는 Na^+를 세포 안으로 들여보내고, Ca^{2+}를 세포 밖으로 내보내는 역할을 하므로 이 수송체가 활성화되어야 세포 내 Ca^{2+} 농도가 감소하여 근육이 이완된다.

ㄴ. 근세포막과 근소포체막에 존재하는 Ca^{2+}-ATPase(칼슘펌프)는 Ca^{2+}를 근소포체 안으로 수송하므로 근육이 이완되기 위해서는 활성화되어야 된다.

오답해설
ㄷ. 세포내 2차 전달자인 이노시톨-삼인산(IP_3)이 근소포체막에 존재하는 IP_3 수용체와 결합하면 세포 내 Ca^{2+} 농도를 증가시키므로 근육이 이완되기 위해서 IP_3가 수용체와 떨어져야 한다.

184

정답 ②

자료해석
- 관절(joint)
  두 개 또는 그 이상의 뼈들이 만나는 곳. 다른 종류의 관절은 다른 방향에서의 움직임을 가능하게 한다.
- A : 중쇠관절(pivot joint)
  팔꿈치나 무릎, 목에서 형성되는 관절로, 팔꿈치(무릎)를 중심으로 아래팔(종아리)을 돌리거나 목을 좌우로 움직일 수 있게 한다.
- B : 경첩관절(hinge joint)
  팔꿈치나 무릎에서 형성되는 관절로, 굽히고 펴는 한 방향의 움직임만 가능하게 한다.
- C : 절구관절(ball-and-socket joint)
  어깨나 골반에서 형성되는 관절로, 팔, 다리를 여러 방향으로 움직일 수 있게 해준다.

정답해설
ㄴ. 팔꿈은 굽히고 펴는 동작을 할 수 있으므로 B 모양의 관절이 있을 것이다.

오답해설
ㄱ. 손목은 팔뼈와 독립적으로 좌우로 움직일 수 없으므로 A 모양의 관절이 존재하지 않는다.

ㄷ. C 모양의 관절은 여러 방향으로 움직임을 가능하게 하므로 어깨나 골반에 존재할 것이다. 무릎은 굽히고 펴는 동작만이 가능하므로 B 모양의 관절이 있을 것이다.

185 심화이해   정답 ②

자료해석

니코틴성 아세틸콜린 수용체는 대표적인 Ligand-Gated Ion-Channel(LGIC)로, 신경전달 물질에 의해 개폐되어 Na^+ 등 양이온 수송을 조절한다. 아세틸콜린과 결합하여 생긴 구조적 변화가 어떻게 이온을 통과시키는가 알아보기 위해 일부 아미노산을 다른 아미노산으로 치환시킨 후 이온전도도를 측정하였다. 그 결과 치환된 아미노산의 수가 증가할수록 이온 전도성이 감소하는 것으로 나타났다. 이를 통해 아미노산 X는 양이온의 통과를 촉진하는 아미노산으로 생각할 수 있다.

정답해설

② 치환된 아미노산 X'의 수가 증가할수록 이온전도도를 감소시켜 이온채널의 역할을 잘 못하게 된다. 아미노산 X는 양이온을 이끌어 막 안팎으로 이온을 통과시킬 수 있어야 하므로 (-)전하를 띤 아미노산이어야 한다.

오답해설

① 아르기닌(+), 리신(+)
③ 티로신(친수성), 페닐알라닌(소수성)
④ 시스테인(극성), 알라닌(소수성)
⑤ 프롤린(소수성), 이소류신(소수성)

개념알기

아세틸콜린 수용체

신경근육접합부에 존재하는 니코틴성 아세틸콜린 수용체는 5개의 단위체로 구성되고, 각 단위체는 4개의 세포막투과 부위를 갖고 있다. 아세틸콜린이 결합하지 않았을 때는 류신과 같은 소수성 아미노산이 gate를 막는 역할을 하고, 아세틸콜린이 2개의 α소단위체에 결합하여 구조를 변형시키면 양이온 선택적 채널이 열린다. 이온이 통과하는 채널은 이온의 수송에 영향을 미치는 음이온을 띤 3개의 원형구조를 가져 양이온 투과를 용이하게 한다.

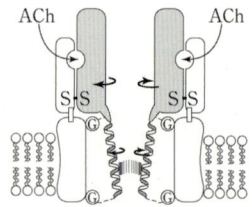

186 심화이해   정답 ①

자료해석

가는 필라멘트가 들어 있는 용액에 Ca^{2+}만을 첨가할 경우 가는 필라멘트가 굵은 필라멘트에 결합하므로 Ca^{2+}은 두 필라멘트의 결합에 관여함을 알 수 있다. 그러나 네 번째 실험으로부터 가는 필라멘트가 이동하기 위해서는 ATP가 필요하며, ATP 유사체 처리 실험으로부터 ATP가 가수분해되어야 이동할 수 있음을 알 수 있다.

정답해설

① Ca^{2+}은 '가는 필라멘트'와 '굵은 필라멘트'의 결합에 관여한다. Ca^{2+} 선처리 후 ATP 유사체를 처리하면 이동이 일어나지 않고, 필라멘트의 결합이 떨어지는 것으로 보아 ATP가 이동과 필라멘트가 서로 떨어지는데 관여함을 알 수 있다.

오답해설

② Ca^{2+}만 처리해도 두 필라멘트가 결합할 수 있다.
③ 가수분해되지 않는 ATP 유사체를 처리할 경우 '가는 필라멘트'가 이동하지 못하는 것으로부터 이동하기 위해서는 ATP가 가수분해되어야 함을 알 수 있다.
④ ATP가 가수분해되어야 두 필라멘트가 떨어지므로 ATP가 고갈되면 두 필라멘트는 떨어지지 않는다. 이 현상이 사후강직 현상이다.
⑤ Ca^{2+}이 제거되면 두 필라멘트가 결합하지 못하므로 '가는 필라멘트'가 '굵은 필라멘트' 위를 계속해서 이동할 수 없다.

187 정답 ①

자료해석

(가) 핵자기공명(NMR) 스펙트럼 측정법은 자장 안에 놓여진 물질의 구성원자핵이 그 핵 고유 주파수의 라디오파에 공명하여 저에너지의 핵스핀 상태로부터 고에너지의 핵스핀 상태로 천이함에 따라 라디오파를 흡수하는 현상을 이용한 스펙트럼 측정법이다. 운동 전에는 크레아틴인산이 가장 큰 피크를 나타낸 데 비해 20분 운동 후에는 크레아틴인산의 피크는 줄어들고 대신 P_i의 피크가 크게 증가하였다. 따라서 운동을 하면 크레아틴인산이 분해되어 사용됨을 알 수 있다.

(나) 단백질, 지방, 또는 탄수화물 위주의 식사를 하고 근육 내 글리코겐의 함량을 측정한 그래프에서는 글리코겐의 생성에 가장 크게 기여하는 영양소의 종류를 확인할 수 있다.

정답해설

ㄱ. ATP가 ADP와 P_i로 가수분해될 때의 표준자유에너지 변화는 7.3 kcal/mole이고, 크레아틴인산이 크레아틴과 P_i로 가수분해될 때의 표준자유에너지의 변화는 10.3 kcal/mole이다. 크레아틴인산은 ATP보다 더 큰 고에너지결합을 하고 있기 때문에 크레아틴키나아제(creatine kinase)의 작용으로 ADP에 인산을 전달하여 ATP를 생성한다.

오답해설

ㄴ. (가)의 A는 화학적 이동으로 크레아틴인산이 ATP로 전환된 후 ATP가 분해되어 생긴 P_i의 피크(peak)이다.

ㄷ. 글리코겐은 포도당의 결합으로 생성되므로 (나)의 B는 탄수화물 위주의 식사를 했을 때 나타나는 근육 내 글리코겐의 함량 변화이다.

개념알기

ATP-PC 시스템

근육에서 ATP를 합성하는데 일차적으로 이용되는 저장연료가 크레아틴인산(PC)인데, 근수축 활동 중 ATP가 ADP와 P_i로 분해되는 것과 거의 동시에 크레아틴인산이 분해된다. 크레아틴인산이 분해되면서 방출되는 에너지는 다시 ADP와 P_i를 결합시켜 ATP를 합성하는 데 이용된다.

또한, P_i와 크레아틴으로부터 크레아틴인산을 재합성하는 과정은 ATP를 분해하여 얻는 에너지에 의해 이루어진다.

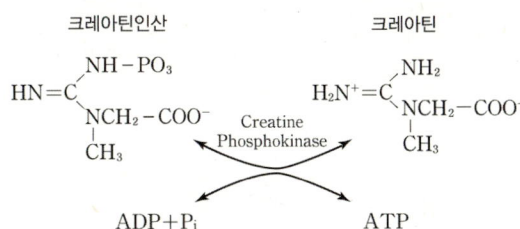

188 [심화이해] 정답 ②

▌자료해석
그래프는 근절의 길이를 다르게 고정한 후 자극을 주어 수축시켰을 때 상대적 장력을 측정한 결과이다. 액틴 필라멘트와 미오신 필라멘트가 겹치는 거리가 길수록 장력이 증가하는 것으로부터 미오신 머리가 액틴과 많이 연결되어 있을수록 장력이 커짐을 알 수 있다.

▌정답해설
② 근육이 수축하면 근절의 길이가 짧아지고 장력이 증가한다. 하지만 근절의 길이를 물리적으로 지나치게 짧게 하면 오히려 장력은 감소하여 근절의 길이가 1.25 μm 일 때 장력은 0이다.

▌오답해설
① 액틴과 미오신 필라멘트가 최대로 겹칠 때(1.85~2.05 μm)에서 장력은 최댓값(1.0)을 나타낸다.
③,④ 액틴 필라멘트와 미오신 필라멘트가 겹치는 거리가 길어져 액틴 필라멘트에 작용하는 미오신 가교(cross-bridge)의 수가 증가하면 근절의 전체 장력이 커진다.
⑤ 근절이 완전히 이완되어 액틴 필라멘트와 미오신 필라멘트가 겹치지 못하는 근절의 길이(3.65 μm)에서 장력은 0이다.

189 [심화이해] 정답 ①

▌자료해석
- 근육의 능동장력은 일정 구간까지는 근육의 길이에 비례하여 증가하고, 이후 피동장력에 의해 감소한다.
- 근육의 피동장력은 근육에 포함된 결합조직, 근세포막, 혈관 그리고 신경 등의 탄력성에 기인하는 것으로, 능동장력에 의한 길항근의 과다 신장을 방지하는 역할을 한다.
- A → B 구간: 근육 길이가 일정한 상태로 장력만 증가하므로, 등척수축이 일어나는 구간이다. 팔의 구부림 없이 놓여 있던 아령을 들어올리는 상태이다.
- B → C 구간: 장력이 일정한 상태로 근육 길이만 감소하므로, 등장수축이 일어나는 구간이다. 팔을 구부리면서 아령을 들어올리는 상태이다.

▌정답해설
ㄱ. B → C 구간은 장력이 일정하므로 등장수축이 일어남을 알 수 있다.

▌오답해설
ㄴ. 문제에서 사용한 아령보다 더 무거운 아령을 들어 올리는 경우, B보다 큰 장력(B′)이 필요하다. 이후 수축을 하면 B~C 구간보다 근육 단축이 짧게 나타난다(B′~C′). 즉, 근육이 단축되는 길이는 아령 무게에 반비례한다.

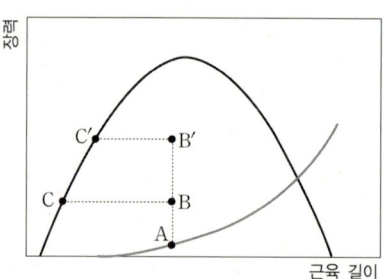

ㄷ. 근육이 단축되는 속도는 아령 무게가 0일 때 최대가 되고, 무게가 증가할수록 점진적으로 감소하므로 아령 무게에 반비례한다.

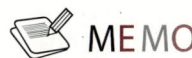

001

정답 ③

자료해석

세정관은 정자가 형성되는 장소로, 생식상피에서 안쪽으로 들어가면서 감수분열과 분화과정을 진행하여 정자를 형성한다. 그림에서 A는 정원세포, B는 정세포, C는 정자, D는 세르톨리 세포이다.

정답해설

ㄱ. 기저막에 붙어 있는 A(정원세포) 중에는 줄기세포가 있어 유사분열을 하여 많은 정원세포를 만든다.

ㄹ. D(세르톨리 세포)는 남성호르몬결합단백질(androgen-binding protein)을 분비하고, 이 단백질은 테스토스테론과 결합하여 세정관 내강에 높은 농도로 테스토스테론이 존재하도록 한다. 또 세르톨리 세포는 테스토스테론과 여포자극호르몬에 의한 정자 생성을 조절하는 장소이다. 따라서 이들 호르몬의 작용을 받기 위해 수용체를 발현한다.

오답해설

ㄴ. 정자 형태형성과정(spermiogenesis)에서 머리 부분이 될 핵은 응축하고 세포질은 없어지므로 전사 활성이 감소할 것이다.

ㄷ. 정소에서 만들어진 정자는 운동성과 수정 능력을 갖고 있지 못한 상태이며, 부정소를 지나면서 운동성과 수정 능력을 갖게 된다.

개념알기

정소에서 만들어진 정자는 운동성과 수정 능력이 없다. 따라서 정소에서 채취한 정자는 난자와 수정시킬 수 없다. 정자는 부정소에서 운동성과 수정 능력을 갖게 되며, 여성 생식기에 노출 시 더 향상되는데 이를 수정능획득(capacitation)이라고 한다.

002

정답 ④

자료해석

사람 세정관의 세르톨리 세포(Sertoli cell)는 여포자극호르몬(FSH) 자극에 의해 인히빈을 분비하여 되먹임 작용으로 FSH의 분비를 억제한다. 레디히 세포는 황체형성호르몬(LH) 자극에 의해 테스토스테론의 분비를 촉진한다.

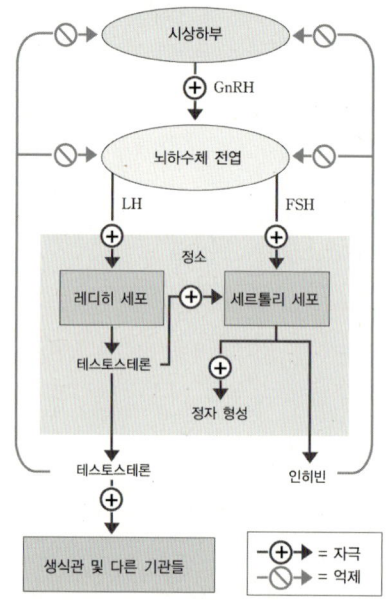

정답해설

ㄱ. 세르톨리 세포는 여포자극호르몬에 대한 수용체를 지니며, 여포자극호르몬의 자극에 의해 정원세포의 유사분열 촉진과 인히빈, 안드로겐결합 단백질을 분비한다.

ㄷ. 레디히 세포에서 분비되는 테스토스테론은 세정관에 작용하여 정자형성을 촉진시킨다. 정자형성과정에서 정자로 분화하기 전에 2번의 감수분열을 거친 반수체 세포를 정세포라고 한다.

오답해설

ㄴ. 정원세포는 줄기세포로 유사분열을 하며, 제1정모세포는 제1감수분열이 일어나기 전의 배수체 세포이다.

003　　정답 ⑤

자료해석
임신 5개월까지 태아의 난소에서는 세포분열을 통해 미분화된 난자가 약 6~7백만 개로 증식한다. 모든 난원세포는 46개의 염색체를 가진 1차 난자(제1난모세포)로 전환되며, 배란되기 전까지 감수 제1분열 전기에 멈춘 상태로 존재한다. 출생 전에 난자는 과립세포로 둘러싸인 여포를 형성하는데 출산 때 약 2백만 개의 여포를 가지고 태어나며, 사춘기 때 40만 개만 남고 나머지는 모두 자연 도태된다. 이 중 배란에 참여하는 것은 400여개이다.
난자 성숙 과정에서 제1난모세포는 FSH에 의해 자극되어 감수 제1분열을 마무리하고 LH의 작용에 의해 배란이 촉진된다. 배란 시 난자는 감수 제2분열 중기 상태이며, 수정이 일어나야 감수분열이 완성된다.

정답해설
⑤ XY 염색체는 모양과 크기는 다르지만 정자 형성 과정에서 감수분열 시 쌍을 이루어 상동염색체가 분리되는 것과 같은 형태로 분리된다.

오답해설
① A는 제1난모세포로, 감수 제1분열 전기에 멈춰 있다. 감수 제1분열이 완성되기 위해서는 FSH의 자극을 받아야 한다.
② 배란 시 난자는 감수 제2분열 중기 상태에 있으며, 수정 직 후 제2극체를 방출하며 감수분열을 완성한다.
③ 정원세포는 생식 가능한 동안 계속 분열하여 제1정모세포로 된 후 감수분열을 거쳐 정자로 된다.
④ 난포자극호르몬(FSH)은 정소의 세르톨리세포(Sertoli cell)를 자극하고, 황체형성호르몬(LH)은 레이디히세포(Leydig cell)를 자극하는 등 정자형성 과정을 조절한다.

개념알기
여성의 생식주기를 조절하는 FSH와 LH는 남자에게서도 분비되어 정자형성 과정을 조절한다. 정자형성 과정은 65~75일 정도 소요되며, 정원세포에서 유사분열로 하루에 약 300만 개의 제1정모세포를 형성한다.

004　　정답 ②

자료해석
사람의 난자 형성과정
① 제1난모세포의 형성
　두 달된 여자 태아의 경우 수천 개 남짓한 난원세포는 빠르게 증식하여 임신 7개월 무렵에는 약 700만 개에 도달한다. 하지만 이후 생식세포의 수는 급격히 감소하며, 남아 있는 난원세포는 거의 동시에 제1감수분열에 들어간다. 이를 제1난모세포라 하며 제1감수분열 전기의 복사기까지 진행한 후 감수분열이 멈추어 있다.
② 제1감수분열의 재개
　사춘기가 시작되면 일부 난자에서 주기적으로 뇌하수체 전엽에서 분비되는 FSH와 LH의 자극에 의해 감수분열이 재개된다. 따라서 사람의 경우 제1감수분열의 전반부는 태아기부터 시작하여 12년을 넘게 기다려야 감수분열 재개신호를 받게 된다.
③ 제2난모세포의 형성
　제1난모세포가 분열하면, 핵막은 붕괴되고 중기의 방추사는 난자의 가장자리로 이동한다. 말기의 두 딸세포 중 하나는 거의 세포질을 가지지 못하는 제1극체가 되며, 다른 하나는 세포질 구성물의 전부를 가지는 제2난모세포가 된다.
④ 제2감수분열의 정지와 완성
　제2난모세포의 감수분열은 제2감수분열 중기에 멈춘다. 이 시기에 LH의 자극에 의해 배란되고, 수정에 의해서만 제2감수분열은 재개되어 완성될 수 있다.

정답해설 및 오답해설
사춘기 전의 여자아이 난소에 있는 난모세포는 제1난모세포로 감수분열 Ⅰ 전기의 복사기까지 진행한 후 감수분열이 멈추어 있다.

005 정답 ④

자료해석

이 문제는 여성의 생리주기 동안 분비되는 호르몬들의 농도변화와 각각의 기능에 대해 이해하고 있는지 확인하기 위한 이해형 문제이다. (가)는 여성의 생리주기 동안 뇌하수체 전엽에서 분비되는 난포 자극호르몬(FSH)과 황체 형성호르몬(LH)의 농도변화를 나타낸 것으로, 배란 시 농도가 급격히 증가하는 ⓒ은 LH이고 ㉠은 FSH이다. (다)는 여성의 생리주기 동안 난소에서 분비되는 호르몬인 에스트로겐과 프로게스테론의 농도변화를 나타낸 것으로, 배란 전기 초기부터 농도가 서서히 증가하다가 배란 직전에 농도가 급격히 증가하는 ㉢은 에스트로겐이다. 배란 이후에 비로소 농도가 급격히 증가하여 고농도로 유지되었다가 생리주기 말에 급격히 감소하는 ㉣은 프로게스테론이다.

정답해설

④ ㉣은 프로게스테론으로 여성의 생리주기에서 비후화된 자궁내막을 유지시키고, GnRH, FSH, LH의 분비를 억제하는 등의 작용을 한다. 자궁근층의 수축력을 증가시키는 호르몬으로는 뇌하수체 후엽에서 분비되는 옥시토신 등이 있다.

오답해설

① ㉠은 난포 자극호르몬(FSH)으로 난포의 발달을 유도한다.
② ㉡은 황체 형성호르몬(LH)으로 배란을 촉진함으로써, 황체를 형성토록 한다.
③ ㉢은 에스트로겐으로 자궁내막의 증식을 유도하여 비후화시키며, 난포의 발달에도 작용한다.
⑤ ㉣은 프로게스테론으로 임신이 될 경우, 초기에는 황체에서 고농도로 분비되지만, 황체가 퇴화된 이후에는 태반으로부터 직접 분비된다.

006 정답 ④

자료해석

호르몬 (가)는 에스트로겐으로, 자궁벽의 발달을 촉진하고 자궁 내 옥시토신 수용체를 유도한다. 호르몬 (나)는 프로스타글란딘(prostaglandin)으로, 많은 세포에서 분비되며 자궁 수축을 촉진하고 통증과 염증을 유발하는 물질로 전환되기도 한다. 분만 시 자궁 수축은 양성 되먹임으로 조절된다. 뇌하수체 후엽에서 분비되는 옥시토신과 태반에서 분비되는 프로스타글란딘은 자궁 수축을 촉진하고, 자궁의 수축은 옥시토신과 프로스타글란딘의 분비를 촉진시켜 자궁을 더욱 수축시키게 된다.

정답해설

ㄱ. 에스트로겐은 여성의 2차 성징 발현에 관여하며, 폐경기 이후 분비량이 감소하면서 골다공증등의 갱년기 질환을 일으키는 것으로 확인되고 있다.
ㄷ. 프로스타글란딘은 대부분의 세포에서 분비되며, 통증, 발열, 염증과정 등을 촉진한다.
ㄹ. 프로스타글란딘은 20개의 탄소를 갖는 지방산 유도체로, 생물학적으로 활성이 강하고 다양한 조직에서 신호전달물질로 작용한다.

오답해설

ㄴ. 에스트로겐은 FSH 분비 억제, 자궁 내벽 발달 촉진 등 배란주기 조절에 관여하며, 배란 직전 최대치에 이르고 배란 이후 감소하였다가 황체가 형성되면서 다시 분비량이 증가한다.

007 정답 ⑤

자료해석

(가) : 추가되는 X 염색체가 아버지에서 유래된 경우, XY 정자가 만들어지기 위해서 제1감수분열 시기에 비분리가 일어나야 한다.

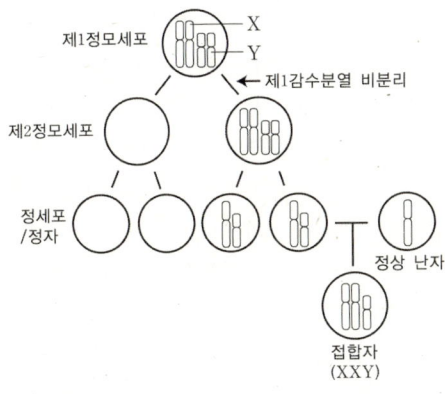

(나) : 클라인펠터증후군은 47+XXY의 핵형으로 인해 정소의 테스토스테론 분비 기작에 문제가 발생한 남성이다. 따라서 비정상적인 테스토스테론 분비에 의한 음성되먹임 기작의 문제로 인해 시상하부에서 GnRH와 뇌하수체 전엽에서 LH 및 FSH의 분비에도 이상이 생길 것이다.

정답해설

ㄴ. 시상하부와 뇌하수체는 정상이므로, 정상치보다 낮은 혈중 테스토스테론 농도에 의해 음성되먹임 작용이 정상적으로 일어나 LH와 FSH의 분비가 증가한다. 따라서 이 남성의 혈중 FSH 농도는 정상치보다 높다.

ㄷ. 정상 남성에서 세르톨리세포에서 분비되는 호르몬인 인히빈은 뇌하수체 전엽의 FSH 생성과 분비에 음성되먹임을 나타낸다.

오답해설

ㄱ. (가)에서 제2감수분열 시기에 염색체 비분리가 일어날 경우, XX 또는 YY의 동일한 성염색체를 두 개 갖는 정자와 성염색체가 하나도 없는 정자가 만들어진다.

008 정답 ⑤

자료해석

주어진 실험에서 성선자극호르몬방출호르몬 억제제(GnRH antagonist)를 투여하거나 난소를 제거할 경우 종양이 작아지고 IGF-1 mRNA 발현량이 크게 감소하였다. 난소를 제거한 후 에스트로겐을 투여할 경우 종양이 커지고 IGF-1 mRNA의 발현량이 증가하였다. 결국 난소에서 분비되는 에스트로겐이 자궁근종의 발달에 직접적인 영향을 미친다고 결론지을 수 있다. 그러나 에스트로겐 억제제를 투여할 경우 IGF-1 mRNA 발현량은 크게 감소하였지만 종양의 크기가 35인 것으로 보아 또 다른 물질이 관여함을 알 수 있다.

정답해설

ㄷ. 실험에서 에스트로겐 분비를 억제하는 처리를 할 경우 IGF-1 유전자의 발현이 크게 감소하므로 옳은 해석이다.

ㄹ. 에스트로겐 억제제를 투여하여 에스트로겐의 작용을 억제할 경우 IGF-1 mRNA발현량은 크게 감소하였지만 종양의 크기는 최소가 아니므로 난소에서는 에스트로겐 외에 자궁근종의 성장에 영향을 미치는 물질이 생산된다고 볼 수 있다.

오답해설

ㄱ. 성선자극호르몬방출호르몬은 황체형성호르몬(LH)의 분비를 촉진하고 LH는 난소에 작용하므로, 황체형성호르몬(LH)은 자궁근에서 유래하는 종양의 크기에 간접적으로 영향을 미친다.

ㄴ. 난포자극호르몬(FSH)은 에스트로겐 분비를 촉진하므로 IGF-1 유전자 발현에 간접적으로 영향을 미친다.

개념알기

에스트로겐

에스트로겐은 배란 직전 분비량이 최고조에 달하며 뇌하수체 전엽에서 황체형성호르몬(LH)의 분비를 촉진하여 배란을 유도한다. 배란 이후 황체가 형성되면 황체에서도 에스트로겐이 분비되어 FSH와 LH의 분비를 억제하게 된다.

009 정답 ①

자료해석

정자와 난자가 접촉하면 Na^+가 세포 안으로 유입되어 탈분극이 일어난다. 정자는 난자 원형질막의 전위가 강한 음성을 나타낼 때 잘 접촉하여 융합할 수 있으므로 탈분극이 일어나면 다른 정자가 들어오지 못한다. 이를 다수정(polyspermy) 방지 중 '빠른 차단(fast block)'이라고 한다.

그 후 포스포리파아제가 활성화되어 세포 내 Ca^{2+} 농도가 증가하면서 피층반응이 일어나 수정막이 형성되는데, 이는 영구적인 다수정 방지로 '느린 차단(slow block)'이라고 한다. 이어서 H^+가 세포 밖으로 유출되면서 단백질 합성, DNA 복제 등의 반응이 일어나게 된다.

정답해설

ㄱ. 난자의 막은 $-70\,mV$의 막전위를 띠고 있는데, 수정 직후 Na^+가 유입되면서 세포막 전위를 탈분극시켜 새로운 정자의 침입을 막는 빠른 차단(fast block)이 일어난다.

ㄷ. 다수정 방지 과정에서 '느린 차단(slow block)'은 Ca^{2+}의 증가에 따라 피층반응이 일어나 세포막과 난황막 사이에 효소 등의 물질들이 방출되면서 수정막을 형성하는 과정이다.

오답해설

ㄴ. Ca^{2+}의 증가는 소포체의 리간드의존성 Ca^{2+} 이온 통로가 개방되어 나타난다.

ㄹ. 첫 번째 난할은 유전자의 전사 없이 수정란의 mRNA 번역에 의해서 일어난다.

010 정답 ④

자료해석

이 문제는 성게의 수정에 대해 이해하기 위해 수행한 실험을 분석 및 종합한 후 보기의 설명이 옳은지 평가하는 분석·종합·평가형 문제이다.

성게의 정자는 주화성을 가지고 있어 난자가 분비하는 화학유도물질(수정소, 리색트 등)에 의해 난자 쪽으로 이동해간다. 수정소는 종 특이성이 낮은 반면, 리색트는 종 특이성이 커서 같은 종의 정자만을 유도할 수 있으며, 정자의 세포호흡을 활성화시키는 역할도 가지고 있다. 난자에 의해 유인된 정자가 난자의 젤리층에 접촉하면 첨체 반응이 일어나 첨체로부터 단백질 가수분해효소가 분비되어 젤리층에 구멍을 만들고, 정자 머리에 첨체 돌기가 만들어진다.

정자 머리가 젤리층을 통과하여 난황막에 도달하면 첨체 돌기 표면의 빈딘이 난자의 난황막에 있는 빈딘 수용체와 결합한다. 이들 간의 인식과 결합은 종 특이적이므로 서로 다른 종의 정자와 난자는 서로 인식 및 결합을 할 수 없다. 빈딘과 빈딘 수용체 사이의 특이적 결합이 일어난 후, 난황막이 분해되어 구멍이 형성되면, 정자와 난자의 원형질막이 융합한다.

이때 Na^+이 급속도로 난자 속으로 유입되어 막의 탈분극이 일어나는데, 이러한 탈분극은 수정막이 형성될 때까지 다른 정자의 침입을 차단함으로써 다수정을 방지한다(다수정 급속방지). 또한 정자와 난자의 원형질막의 융합은 난자 세포기질(cytosol)의 Ca^{2+}의 농도를 증가시켜 난자의 원형질막과 피층과립이 융합하도록 한다. 그 결과 피층과립 속 물질들이 분비되어 빈딘 수용체를 파괴하고, 수정막을 형성하여 다른 정자의 침입을 차단한다(다수정 완만방지). 정자와 난자의 원형질막의 융합으로 난자의 세포질 내로 들어간 정자의 핵은 난핵과 융합되어 이배체 핵을 형성한다.

주어진 자료를 살펴보면, 실험 ㉠과 ㉢을 통해 첨체 반응이 종 특이적으로 일어남을 알 수 있다. 그리고 실험 ㉡을 통해서는 다정자 수정을 방지하기 위해서는 난자 주변 환경에 Na^+ 농도가 높아야 함을 알 수 있다. 즉, 실험 ㉡에서의 다정자수정은 첨체 반응 이후 정자와 난자의 원형질막이 융합하였을 때, 바닷물에 비해 Na^+ 농도가 낮은 민물에서는 Na^+ 유입에 의한 막의 탈분극이 제대로 이루어지지 못한 결과인 것이다. 또한 실험 ㉣에서 첨체 반응이 나타나지 않았는데, 이러한 결과는 정자 전처리 과정에서 A의 정자가 동종(A종)의 난자 젤리층에 존재하는 빈딘 수용체와 결합해버려 이후에 동종(A종)의 난자를 처리해도 난자 난황막의 빈딘 수용체와 결합할 수 없었기 때문에 나타났다.

정답해설
ㄱ. 자료해석에서 살펴본 바와 같이 성게에서 종 특이적인 인식에 관여하는 빈딘 수용체는 난자의 난황막에 존재한다. 따라서 난황막 바깥에 존재하는 젤리층을 완전히 제거한다고 하더라도 종 특이적인 수정과 그에 따른 수정막 형성이 정상적으로 일어날 것이므로 다정자수정은 일어나지 않는다.
ㄴ. 자료해석에서 살펴본 바와 같이 바닷물에 비해 Na^+ 농도가 낮은 민물에서는 Na^+ 유입에 의한 막의 탈분극이 제대로 이루어지지 못하여 다정자수정이 일어났다. 즉, ⓒ에서는 난자 세포막의 탈분극이 일어나지 못했다.

오답해설
ㄷ. ⓔ에서는 A의 정자에 다른 종의 난자 젤리층이 포함된 완충용액으로 전처리하였으므로, 전처리 과정에서 동종의 난자 젤리층에 존재하는 빈딘 수용체에 의한 수정 방해는 일어나지 않아 정상적인 종특이적 인식과 정자와 난자의 세포막 융합이 일어났을 것이다. 하지만 민물의 수정환경에서는 Na^+ 유입에 의한 난자 세포막의 탈분극이 제대로 이루어지지 못하므로 다정자 수정이 일어났을 것이다.

011 정답 ⑤

정답해설
ㄴ. 경할은 세포질 분열면이 동·식물극 축과 수평을 이루며, 위할은 경할의 수직 방향으로 일어난다.
ㄷ. 난할은 세포의 생장 없이 계속 일어나는 체세포분열이므로 분열이 거듭될수록 핵에 대한 세포질의 부피 비율이 점차 감소한다. 그 결과 할구의 크기가 점차 작아진다.
ㄹ. 난황이 많은 곳에서는 세포질 분열이 억제된다. 따라서 난황의 양과 분포는 난할 유형을 결정짓는 중요한 요인이다. 조류의 난자는 난황을 많이 포함하고 있는 단황란으로 불완전한 세포질 분열을 한다.

오답해설
ㄱ. 난할면과 방추사의 형성 방향은 서로 수직이므로 경할을 할 때 방추사는 동·식물극 축의 수직으로 형성된다.

개념알기
난황의 분포와 난할의 종류
- 난황이 거의 없거나 매우 적을 경우 난할구 형성에 방해를 받지 않으므로 모든 딸세포들이 같은 크기로 나누어진다(성게).
- 난황의 양이 많을 경우 난할구 형성이 방해를 받기 때문에 난황이 적은 동물반구에서는 난황이 농축되어 있는 식물반구에 비해 난할이 빠르게 진행된다(양서류).
- 조류의 경우 난황이 너무 많기 때문에 난할구가 난황 속으로 침투할 수 없어 난할이 불완전하게 일어나고, 배는 난황 위에 있는 배반에 만들어진다.
- 초파리의 경우 난황이 난자의 중앙에 있어 세포 안쪽에서는 세포질 분열이 일어나지 않고 표면 쪽에서만 일어나는 표할을 하게 된다.

012

정답 ①

자료해석

이 문제는 동물 난할의 유형에 대해 이해하고 있는지 확인하기 위한 이해형문제이다. 수정 후, 수정란은 개체로의 발생을 위해 난할을 실시하며, 난황의 양과 분포에 따라 난할의 유형이 결정된다.

(가)는 많은 양의 난황(난황덩어리)이 알 대부분을 차지하고 있어 동물극의 일부에서만 난할이 일어나는 불완전난할(incomplete cleavage)에 의해 형성된 배아로, 척추동물 중 제브라피시와 같은 어류, 파충류, 그리고 조류 등에게서 나타난다. 반면에 (나)는 회전형 난할에 의해 형성된 배아로 척추동물 중 포유류에게서 나타나며, (다)는 완전난할(complete cleavage) 중 부등할에 의해 형성된 배아로, 식물극보다 난황의 양이 적은 동물극 쪽에서 난할이 더 빨리 일어나 동물극 쪽의 할구가 식물극 쪽의 할구보다 크기가 작으며, 척추동물 중 양서류에게서 나타난다.

정답해설

ㄱ. 난황은 난할에 의한 할구의 형성을 방해하므로 수정란의 동물극의 일부에서만 난할이 일어나는 (가)가 배아 부피당 난황의 양이 가장 많음을 추정할 수 있다.

오답해설

ㄴ. (나)는 포유류의 8세포기 배아로, 포유류는 변태를 거쳐 발생하지 않는다.

ㄷ. (다)는 부등할을 하는 양서류의 8세포기 배아로, A는 제1난할면이 아니라 제3난할면에 해당한다.

013

정답 ⑤

자료해석

그림은 신경관이 형성되는 과정으로 구부러지는 지점의 세포의 길이가 길어져 쐐기 모양이 된다. 세포의 쐐기화에는 미세소관과 미세섬유가 관여한다. 미세섬유는 세포의 꼭대기 수축을 일으키고 미세소관은 세포가 길어지는 데 필요하다. 따라서 그림에서 A는 미세섬유이며 B는 미세소관에 해당한다. 콜히친을 처리하면 이 세포의 길어짐을 억제하고, 사이토칼라신 B는 미세섬유의 형성을 억제해 세포의 꼭대기 수축을 방해하여 쐐기 형성을 저해한다.

정답해설

ㄴ. 미세소관 중합 억제제인 콜히친을 처리하면 B의 형성을 저해해 세포가 길어지는 것을 방해한다.

ㄷ. 세포의 꼭대기 부분(구부러지는 안쪽 부분)의 수축에는 액틴필라멘트와 미오신필라멘트가 관여한다.

오답해설

ㄱ. 미세섬유(A)는 직경이 7 nm정도이고 미세소관(B)은 직경이 25 nm 정도이므로 A의 직경이 B의 직경보다 작다.

014

정답 ③

자료해석
A : 축엽중배엽, B : 신경관, C : 척삭중배엽, D : 신경제 세포

정답해설
③ 척삭중배엽은 신경관 형성과 앞-뒤 체축을 확립하는 임시 기관인 척삭을 형성한다. 척삭은 이후 퇴화된다.

오답해설
① 축엽중배엽은 신경관 양쪽에 있는 중배엽성 세포 덩어리인 체절을 형성하며 체절은 등의 결합조직인 뼈, 근육, 연골, 진피를 생성한다.
② 등쪽 외배엽으로부터 유래된 신경관은 중추신경(뇌와 척수), 뇌하수체 후엽, 운동신경, 망막 등으로 분화한다.
④ 신경제 세포는 외배엽에서 유래한 세포로 표피와 신경관을 연결하는 부위에서 형성되며, 말초신경계와 신경교세포, 슈반세포, 부신수질, 피부의 색소세포(멜라닌세포), 안면연골과 치아의 상아질 등 다양한 종류의 세포로 분화한다.
⑤ 척삭중배엽으로부터 생성되는 척삭은 바로 위쪽의 등쪽 외배엽을 신경관으로 분화하도록 유도하고, 축엽중배엽의 체절 형성 및 분화에도 영향을 준다.

015

정답 ⑤

자료해석
동물반구 세포에 액티빈을 처리하지 않을 경우에는 외배엽에 해당하는 표피세포가 되지만, 액티빈을 다양한 농도로 처리할 경우 동물반구 세포는 중배엽성 기관의 특징을 갖는 세포로 분화한다.

정답해설
ㄴ. 액티빈을 처리하지 않을 경우 동물반구 꼭대기의 할구들은 불규칙한 표피세포가 되므로 이들은 외배엽으로 분화할 운명을 갖고 있다.
ㄷ. 액티빈 농도를 달리하여 처리할 경우 동물반구 세포의 운명이 중배엽성 세포로 바뀌었으므로 중배엽 조직의 분화는 액티빈의 농도구배를 따라 일어날 것으로 추론할 수 있다.

오답해설
ㄱ. 액티빈이 동물반구 쪽에서 합성된다면 동물반구의 세포는 중배엽성 기관이 되어야 한다. 그러나 액티빈을 처리하지 않은 실험에서 외배엽성 조직이 되었으므로 액티빈은 동물반구가 아닌 다른 장소에서 생성된다.

개념알기
액티빈의 작용
액티빈은 전구체 단백질로 분비되어 세포 외에서 활성화된다. FSH의 분비억제자인 인히빈-β 사슬의 이황화결합으로 이루어진 이량체 구조를 띠고 있으며, 중배엽 유도작용을 하는 인자로 확인되었다.

016

정답 ②

자료해석

Na^+ 펌프 저해제는 Na^+ 능동수송을 억제하며, 포스포디에스테라아제 저해제는 cyclic AMP의 농도를 유지시켜 cyclic AMP-의존성 단백질 인산화 효소에 의한 막수송 단백질을 활성화시킨다. 밀착결합 단백질 간 결합부위와 경쟁하는 구조의 합성펩티드는 밀착연접을 방해하므로 포배강 형성을 방해한다.

정답해설

ㄱ. Na^+ 펌프 저해제는 (가)의 Na^+ 능동수송을 억제하므로 포배강 형성을 억제한다.
ㄴ. 포스포디에스테라아제 저해제는 (라)의 cAMP의 농도를 유지시켜 포배강 형성을 촉진한다.
ㄷ. 밀착결합 단백질 간 결합부위와 경쟁하는 구조의 합성펩티드는 (다)의 밀착연접을 방해하여 포배강 형성을 억제한다.

017

정답 ②

자료해석

A : 장막, B : 양막, C : 요막, D : 난황막

정답해설

ㄴ. B는 양막으로, 배아를 물리적 충격이나 온도 변화로부터 보호하며, 중배엽과 외배엽으로부터 만들어진다.

오답해설

ㄱ. 대사 노폐물의 저장은 C에 대한 설명이다.
ㄷ. C는 요막으로, 배아의 물질대사로 생긴 노폐물을 처리하는 주머니로 작용한다. 융모막과 함께 작용하여 호흡계의 기능도 수행한다. 내배엽과 중배엽으로부터 형성된다.
ㄹ. D는 난황막으로, 사람의 경우에 요막과 합쳐져서 탯줄을 이루고 초기 혈구를 형성한다. 난황막은 내배엽과 중배엽으로부터 형성된다.

018

정답 ⑤

자료해석

(가)는 형성체인 척삭에 의해 신경관이 형성되고 신경관이 되지 못한 신경판 세포들이 외배엽(표피 외배엽)과 신경관 사이에서 신경능선세포가 된 모습이다. (나)는 척수신경이 형성된 직후의 척수 단면으로, 감각기관으로부터 중추신경계로 들어오는 감각신경(등쪽 신경)과 중추신경계로부터 운동기관으로 나가는 운동신경(배쪽 신경)이 분포한 모습이다.
척수신경에는 감각신경과 운동신경이 함께 존재하며, 척수신경은 뇌신경과 함께 체성신경계를 이룬다. 또한 체성신경계는 자율신경계와 함께 말초신경계에 속한다.

정답해설

ㄱ. 등쪽 중배엽 세포들이 모여서 척삭을 형성하는데 척삭은 형성체 기능을 가진다. 척삭중배엽은 바로 위에 있는 외배엽을 신경외배엽으로 전환시키며 신경외배엽은 편평하고 두꺼워지면서 신경판을 형성하게 된다. 신경판의 가장자리는 계속 두꺼워져서 주름을 형성하고 이것이 둥글게 접혀 수렴하면서 원통 모양의 신경관이 형성된다. 그리고 그 위에 덮인 층은 표피 외배엽이 된다.
척삭에서 Sonic hedgehog 단백질(Shh)이 분비되면 그 농도구배에 따라 특정 뉴런이 생성된다. 운동뉴런이 유도되기 위해서는 Shh 신호가 두 번 필요한데, 첫 번째 Shh 신호는 배쪽 측면 가장자리 세포에서 배쪽 신경세포가 될 것을 지시하고, 두 번째 Shh 신호는 배쪽 신경세포가 운동뉴런이 되도록 한다. 따라서 (가) 단계에서 척삭을 제거하면 (나) 단계에서 운동뉴런이 정상적으로 형성되지 못한다.

ㄴ. 신경능선세포(neural crest cell)는 신경관이 외배엽으로부터 떨어져 나오는 경계면을 따라 형성되는 세포띠로 배의 여러 부위로 이동하여 말초신경, 치아, 머리뼈 등 여러 종류의 세포를 만든다. 감각뉴런은 중추신경계(뇌와 척수)와 몸 부위 사이를 이어주는 말초신경이므로 신경능선세포에서 기원한 것이다.

ㄷ. 등쪽 신경절은 감각뉴런이 되며, 배쪽 신경절은 운동뉴런이 된다.

019

정답 ③

자료해석

(가) 난자에서 *bicoid* mRNA는 앞쪽에, *nanos* mRNA는 뒤쪽에 편재해 있는 데 비해 *hunchback* mRNA와 *caudal* mRNA는 전체에 골고루 분포되어 있다.

(나) 초기 난할 배아에서 각 mRNA로부터 번역이 일어나 단백질이 합성되는데, 난자에서와 달리 Hunchback 단백질은 앞쪽에, Caudal 단백질은 뒤쪽에 편재하는 변화를 보인다.

(다) 후기 난할 배아에서 Hunchback 단백질은 모계적으로도 일부 만들어지고, 수정 후에 Bicoid 단백질이 Hunchback 단백질의 발현을 촉진하기 때문에 전체 Hunchback 단백질이 모계 Hunchback 단백질보다 더 많아진다.

정답해설

ㄱ. 초기 난할 배아에서 Nanos 단백질의 농도가 높을수록 Hunchback 단백질의 농도가 낮아지므로, Nanos 단백질은 *hunchback* mRNA의 번역을 억제할 것이다.

ㄴ. 난할이 진행되면서 Bicoid 단백질의 농도가 높은 쪽에서 접합자 Hunchback 단백질의 농도가 높으므로 Bicoid 단백질이 핵 내 *hunchback* 유전자의 전사를 촉진함을 알 수 있다.

오답해설

ㄷ. *nanos* mRNA의 불균등 분포가 더 먼저 나타나므로, 수정 후 Nanos 단백질이 *caudal* mRNA의 번역을 촉진하여 뒤쪽 구조의 형성을 시작하게 할 것이다.

IV. 생식과 발생

020   정답 ④

자료해석

실험 Ⅰ, Ⅱ, Ⅲ의 결과를 보면 수정란의 유전자형에 관계 없이 암컷에서 유전자 A가 발현되면 수정란이 정상 발생하고, 유전자 A가 발현되지 못하면 발생이 중단된다.

정답해설

ㄱ. (가)와 (나)는 모두 유전자형이 Aa형인 암컷 초파리의 자손이므로 정상 발생한다.

ㄷ. 실험 Ⅲ에서 유전자형이 aa인 수정란이 정상 발생한 것으로부터 수정 전 암컷에서 발현된 유전자 A의 발현 산물이 난자에 축적되어야 수정 후 정상 발생할 수 있음을 알 수 있다.

오답해설

ㄴ. 실험 Ⅱ에서는 수정란이 발생 중단되었지만, 실험 Ⅲ에서는 정상 발생하므로 수컷에서 유래한 유전자 A는 수정란의 발생을 중단시키지 않는다.

021 심화이해   정답 ③

자료해석

생쥐의 정자와 난자가 들어 있는 용액에 ZP-1, ZP-2, ZP-3을 각각 첨가하면 ZP-3만이 정자가 투명대에 부착하는 것을 억제한다. 그 원인은 정자와 ZP-3의 결합이 먼저 일어나 정자가 더 이상 투명대에 부착할 수 없기 때문이다.

정답해설

③ 단백질 A와 B는 정자와 난자의 결합 능력에 영향을 미치지 않으므로 정자가 처음으로 결합하는 단백질이 아니라고 추측할 수 있다.

오답해설

① 단백질 A는 정자와 난자의 결합에 관여하지 않으므로 첨체 반응을 유도할 수 없다.

② 단백질 C가 정자와 난자의 결합에 관여하므로 이 단백질에 대한 항체를 난자에 처리하면 정자가 결합하지 못하여 난자는 불임이 된다.

④,⑤ 단백질 A나 B의 처리는 정자와 난자의 결합을 억제하지 못하며, 두 가지를 함께 처리해도 그 결과는 같을 것이다.

022 심화이해 정답 ②

자료해석

이 문제는 전핵 치환실험을 통해 유전자의 각인(imprinting)에 대해 이해하고 있는지 확인하기 위한 분석·종합·평가형 문제이다. 유성생식을 하는 이배체인 동물의 경우 한 벌의 유전체는 부계로부터, 한 벌의 유전체는 모계로부터 물려받는다. 대부분의 유전자는 부모 양쪽으로부터 물려받은 유전자 모두 발현되나, 몇몇 유전자의 경우에는 한 쪽 부모에서 물려받은 유전자만이 발현되기도 한다. 이러한 현상을 유전자의 각인이라고 하는데, 이러한 유전자의 각인은 생식세포를 생성하는 세포에서 모두 지워진 후 생식세포 성숙 과정에서 자신의 성별에 따라 다시 새로운 각인이 형성된다. 유전자의 각인과 관련된 대표적인 유전 질환으로는 프레더-윌리 증후군과 엥겔만 증후군이 있다.

문제에서 주어진 자료를 살펴보면, 실험 I 에서 난자의 전핵과 정자의 전핵을 융합시켰을 때에는 태어난(정상적으로) 개체가 존재하였으나, 난자 전핵끼리, 혹은 정자 전핵끼리 융합시켰을 때에는 개체가 태어나지 못했음을 확인할 수 있다. 이는 난자 전핵끼리 융합시켰을 경우 특정 유전자에 대해 각인된 모계유전자만을 지니고 있기 때문에 해당 유전자가 정상적으로 발현이 이루어지지 못했기 때문이다. 마찬가지로 정자 전핵끼리 융합시켰을 경우 특정 유전자에 대해 각인된 부계유전자만을 지니고 있기 때문에 해당 유전자가 정상적으로 발현이 이루어지지 못했기 때문이다. 그러므로 정상적인 발생을 위해서는 정자와 난자 각각에서 유래된 유전체가 모두 필요하다는 것을 알 수 있다.

정답해설

ㄴ. 실험 I 에서 난자 전핵끼리, 혹은 정자 전핵끼리 조합을 하였을 때, 태어난 개체가 없다. 이는 발생에 필요한 유전자의 각인이 정자와 난자에서 서로 다르게 형성되어 있기 때문이다. 이는 단성생식을 통해 새로운 개체가 태어나는 것을 방지하고, 정자와 난자의 융합을 통해서만 개체 발생이 일어나게 하는 역할을 한다.

오답해설

ㄱ. 기존의 유전자의 각인이 없어지는 것은(지워지는 것은) 생식세포를 형성하는 세포에서 일어난다. 생식세포의 성숙 과정 중에는 자신의 성별에 따라 새로운 유전자의 각인이 형성된다.

ㄷ. 각인 유전자는 발생하는 동안 세포분열 시 유전된다. 따라서 수정란의 정상 발생에 필요한 유전자의 각인이 체세포의 유전체에서 모두 없어진다는 설명은 옳지 않다.

023 심화이해 정답 ③

자료해석
내배엽 전구세포에서 분비되는 FGF 신호를 강하게 받는 앞쪽 세포는 척삭 전구세포, 약하게 받는 세포는 신경삭 전구세포로 분화한다. 그러나 세포질결정인자 C와의 상호작용에 의해 뒤쪽은 다른 운명을 갖는데, 세포질결정인자 C의 활성이 있는 상태에서 FGF 신호를 강하게 받으면 간충직(mesenchyme), 약하게 받으면 근육 전구세포로 분화한다.

정답해설
정상 32세포기 배아의 세포 A에서 세포질 결정인자 C를 발현시키면 뒤쪽(세포 B)과 같은 상호작용이 일어나므로 ③과 같은 결과가 나오게 된다.

024 심화이해 정답 ④

자료해석
예쁜꼬마선충의 A 세포가 정상적으로 분열하면 근육세포 운명을 갖는 MS 세포와 장세포 운명을 갖는 E 세포를 형성한다. 4세포기 초기와 후기 배아에서 A 세포를 분리하는 실험 결과가 달라지는 것으로부터 A 세포 내에서 극성화가 일어남을 추론해야 한다.

정답해설
ㄱ. 4세포기 배아의 초기에서 후기로 감에 따라 세포질의 분포에 변화가 생겨 E 세포 형성 여부가 결정되므로 이 시기에 극성화(polarization)가 일어남을 알 수 있다.
ㄴ. 4세포기 초기, 다른 세포로부터 영향을 받지 않고 A 세포로만 분리하여 분화를 시켰을 때에는 MS 세포만 형성되지만 4세포기 후기, 다른 세포로부터 영향을 충분히 받은 후 A 세포를 분리·분화를 시켰을 때 대조군과 같은 MS 세포와 E 세포를 형성하는 것으로 미루어 보아 'E 세포가 형성되려면 세포 간 상호작용이 필요하다'라고 추론할 수 있다.

오답해설
ㄷ. 할구 분리 실험에서 4세포기 배아가 초기냐 후기냐에 따라 세포의 운명이 달라지므로 A 세포는 분열하기 전에 부위에 따라 MS 세포와 E 세포로의 운명이 예정된다.

025 [심화이해]   정답 ①

자료해석
난자에서 $Vg1$ mRNA는 식물극 쪽에 분포하여 중배엽 유도의 신호물질로 작용한다. 이 실험은 $Vg1$ mRNA의 분포가 어떻게 일어나는지를 확인하기 위한 것이다. 성숙 중인 난자에서는 미세소관이 미세섬유보다 $Vg1$ mRNA의 이동에 크게 관여하며, 난자가 성숙하면 미세섬유가 이 물질의 분포를 결정한다.

정답해설
① ㄱ으로부터 성숙 중인 난자에서 합성된 $Vg1$ mRNA는 미세소관에 의해 식물극 쪽에 분포함을 알 수 있다.

오답해설
② ㄷ에서 성숙한 난자에서 미세소관을 파괴해도 $Vg1$ mRNA의 분포에 영향을 미치지 못하므로 틀린 설명이다.
③ 성숙한 난자에 노코다졸과 시토칼라신 B를 동시에 처리하면 시토칼라신 B만 처리한 효과가 나타나므로 $Vg1$ mRNA는 (다)처럼 분포하게 될 것이다.
④ 성숙 중인 난자에 노코다졸과 시토칼라신 B를 동시에 처리하면 $Vg1$ mRNA는 미세소관이 파괴되어 이동하지 못하므로 (나)처럼 분포하게 될 것이다.
⑤ 성숙한 난자에서 나타나는 $Vg1$ mRNA의 불균등 분포는 물질의 이동 때문으로 해석하는 것이 타당하다.

026 [심화이해]   정답 ①

자료해석
양서류에서 발생 운명은 낭배 초기와 후기 사이에서 결정되므로 낭배 초기에 이식된 조직은 이식되는 부위의 운명을 따르게 된다.

정답해설
① 이식된 조직은 이식되는 부분의 운명을 따르므로 입이 되지만, 빨판 또는 이빨이 되는 것은 도롱뇽의 유전자가 결정하므로 이빨을 가진 유생으로 발생한다.

오답해설
③ 낭배 초기에 복부로 발생할 부위를 이식하였으므로 이식된 조직은 축형성을 유도하지 않는다.
④ 이식되는 부분의 운명을 따르므로 틀린 설명이다.
⑤ 도롱뇽 복부의 운명이나 개구리의 입 특징은 갖지 않는다.

개념알기
이식 시기에 따른 배의 발생
한 도롱뇽 배아의 예정 신경 외배엽을 정상적으로 표피가 될 다른 배아의 부위에 이식하였다.
(A) 낭배형성 초기에 이식하면 예정 신경 외배엽조직은 표피로 발달하고 오직 하나의 신경판이 관찰된다.
(B) 같은 이식을 후기 낭배에서 하면 예정 신경 외배엽은 신경조직이 되어 2개의 신경판이 형성된다.
따라서 초기 도롱뇽의 낭배세포는 아직 특정 운명으로 예정되지 않은 상태이다. 이 세포는 최종 운명이 배아내 위치에 따라 결정되기 때문에 조절 발생, 즉 조건부 혹은 의존적 발생을 보여준다. 하지만 비슷한 이식실험을 낭배 후기에 행하면 결과는 완전히 달라진다. 이식된 조직은 새로운 위치에 따라 분화하기보다는 자동적 발생, 즉 독립적 혹은 모자이크 발생을 나타낸다.

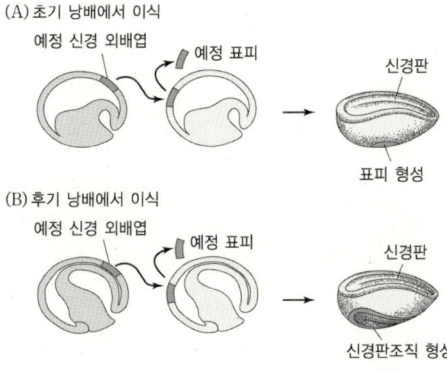

027 정답 ④

자료해석

본 문항은 개구리와 도롱뇽의 배아 세포의 운명 결정에 관한 복합추론형문제이다. 개구리와 도롱뇽의 경우 배아 세포의 운명이 결정되는 시기는 낭배 초기와 후기 사이이며, 후기 낭배의 세포는 이미 운명이 결정되어 있다. 따라서 후기 낭배 이후 단계에는 외부의 어떠한 자극을 주어도 배아 세포의 운명이 바뀌지 않는다.

반면 후기 낭배 이전 단계에서는 배아 세포의 운명은 예정된 단계이며, 적절한 외부 자극을 통해서 운명이 바뀔 수 있다.

정답해설

실험군 Ⅰ의 경우 도롱뇽 초기 낭배에서 표피로 분화될 외배엽 부위를 도롱뇽 초기 낭배의 평형체로 분화될 외배엽 부위로 이식하게 되면, 공여자의 세포는 바뀐 주위의 환경에 따라서 운명이 바뀌게 된다. 즉, 수여자의 위치에 맞게 평형체로 분화하게 된다.

실험군 Ⅱ에서 신경배는 낭배기가 끝난 다음이므로 이 시기에 배아 세포는 이미 운명이 결정되어 있다. 그러므로 개구리 신경배에서 분리한 신경판을 도롱뇽 초기 낭배의 평형체로 분화될 외배엽부위로 이식하여도 운명이 바뀌지 않아 그대로 신경계로 발생하게 된다. 즉, 개구리의 신경세포가 형성될 것이다.

실험군 Ⅲ에서는 개구리의 초기 낭배에서 표피로 분화될 외배엽 부위를 도롱뇽 초기 낭배의 평형체로 분화될 외배엽 부위로 이식하였다. 초기 낭배의 세포를 이식하였으므로 운명이 바뀌어 이식된 자리에 맞는 적절한 기관으로 발생하게 된다. 이식한 세포가 실험군 Ⅰ처럼 도롱뇽의 것이었다면 평형체로 발생하게 되지만, 이식한 세포가 개구리의 것이므로 평형체가 아닌 흡착판(개구리의 경우 같은 위치에서 흡착판이 형성됨)이 발생하게 된다.

028 정답 ③

자료해석

이 문제는 눈소포에 의한 유도와 반응성에 대한 실험을 분석 및 종합한 후 주어진 보기가 옳은지 평가하는 분석·종합·평가형문제이다. 유도는 한 세포집단이 가까운 범위의 상호작용(유도자 분비, 접촉 등)에 의해 이웃한 세포의 발달에 영향을 주는 현상을 의미한다. 유도에는 2가지 구성요소가 존재하는데, 하나는 유도자(inducer)로 다른 조직의 세포행동을 변화시키는 신호를 생성하는 조직을 의미한다. 다른 하나는 응답자(responder)로 유도되는 조직을 의미한다. 눈소포는 신경외배엽에서 기원하며, 이는 바로 위에 존재하는 외배엽을 수정체로 발생시키는 능력을 지니고 있다. 눈소포는 추후에 수정체의 유도에 의해 망막으로 발생한다.

문제에서 주어진 실험을 살펴보면 눈소포를 제거한 배아는 수정체 발생이 전혀 이루어지지 않은 것을 확인할 수 있는데, 이를 통해 수정체 발생에는 눈소포가 필요함을 알 수 있다. 또한, 눈소포를 머리의 다른 부분에 이식했을 때에는 수정체 발생을 유도하였으나 몸통에 이식했을 때에는 유도하지 못한 것으로 보아, 눈소포의 유도에 의해 수정체로 발생하는 외배엽의 반응 능력을 머리의 외배엽은 가지고 있지만 몸통의 외배엽은 가지고 있지 못하다는 것을 알 수 있다.

정답해설

ㄱ. 눈소포를 제거했을 때 수정체 발생이 안 된 것으로 보아 수정체 발생에는 눈소포가 필요함을 알 수 있다.

ㄴ. 자료해석에서 살펴본 바와 같이, 눈소포를 머리의 다른 부위에 이식했을 때 수정체 발생이 일어났지만 눈소포를 몸통에 이식했을 때 수정체 발생이 안 된 것으로 보아 머리 부위의 외배엽에서만 수정체가 발생할 수 있음을 알 수 있다.

오답해설

ㄷ. 눈소포를 머리의 다른 부위에 이식했을 때, 그 부위에서 수정체가 발생한 것으로 보아 수정체 기원판의 신호가 아닌 눈소포가 해당 부위의 외배엽을 수정체로 발생시킴을 알 수 있다. 눈소포는 향후 수정체가 아닌 망막으로 발생한다.

029 정답 ①

자료해석
배반포 시기에 밖에 위치한 세포들은 영양막(trophoblasts)으로 되며, 안쪽에 위치한 세포들은 안세포덩어리(ICM)를 형성한다. 안세포덩어리는 영양막으로부터 분리된 후 배로 자라 여러 조직과 기관을 형성하는 반면, 영양막은 태반으로 변하여 배에 필요한 산소와 영양분을 공급한다.
(가)에서 2세포기 때 할구가 분리되면 일란성 쌍둥이가 된다.
(나)에서 두 배아를 융합하면 한 개체의 키메라가 만들어진다.

정답해설
ㄱ. (가)와 (나)에서 1개의 수정란이 2개로 나누어지거나 두 배아의 할구가 융합되어도 각 안세포덩어리는 한 개체를 만들므로 개체 발생능력은 동등하다.
ㄴ. 할구가 포배기 이전에 나누어지면 각 할구가 완전한 개체로 발생하여 일란성 쌍둥이가 태어나게 된다.

오답해설
ㄷ. 할구의 운명은 8세포기 초기 이전에 안세포덩어리와 영양막으로 결정되어 있는 것이 아니라 세포의 위치에 따라 달라진다.
ㄹ. 샴쌍둥이는 1개의 배아에서 안세포덩어리 사이에 분리가 일부 일어나 생긴다.

030 정답 ⑤

자료해석
(가) 신경관
(나) 축엽 중배엽
(다) 척삭
(라) 중간 중배엽
(마) 난황낭

정답해설
⑤ 난황낭이 아닌 측판 중배엽으로부터 내장의 근육과 체강, 배외막이 형성된다.

오답해설
① 신경관으로부터 뇌와 척수가 형성된다.
② 축엽 중배엽으로부터 머리와 체절이 형성된다.
③ 척삭은 중배엽으로부터 유래되어 척추동물에서는 퇴화하나 추간판의 일부(수핵)로 잔존한다.
④ 중간 중배엽으로부터 신장과 생식소가 형성된다.

031 심화이해   정답 ③

자료해석

주어진 그림에 의하면 닭과 생쥐는 같은 수의 척추를 가지지만 할당되는 뼈의 종류가 다르다. 실제로 닭은 14개의 목뼈, 7개의 등뼈, 12~13개의 허리뼈와 엉치뼈, 다양한 수의 꼬리뼈를 갖는다. 생쥐는 7개의 목뼈, 13개의 등뼈, 6개의 허리뼈, 4개의 엉치뼈, 다양한 수의 꼬리뼈를 갖는다. Hox 유전자는 척추동물에서 세포군의 발생 운명을 조절함으로써 몸 체제의 위치와 공간적 구조를 조절하는 주된 조절유전자 중의 하나이다. 이 유전자는 오랜 세월 동안 진화과정을 거치면서도 그 서열과 기능이 잘 보존되어 있다.

앞-뒤축을 따라서 일어나는 Hox 유전자들의 선택적인 발현 조합이 동물의 배아형성을 결정한다. 즉, 닭과 생쥐에서 형성되는 뼈의 종류와 그 상대적 위치는 발현되는 Hox 유전자의 구성에 의해 결정된다.

생쥐의 경우 목뼈에서 등뼈로의 전환은 $Hox5$와 $Hox6$의 발현 경계부에서 일어난다. Hox 유전자의 서열과 기능은 고도로 보존되어 있으므로 이 기능은 닭에도 적용된다. 그러므로 닭 배아에서도 목뼈와 등뼈의 경계 부위가 $Hox5$와 $Hox6$의 발현 경계이다.

또한 Hox 유전자의 돌연변이 연구에서 앞-뒤축에 따른 몸의 각 부위는 해당 부위에서 작용하는 가장 뒤쪽의 Hox 유전자에 의해서 결정되는 것으로 추정된다.

정답해설

ㄱ. 생쥐의 경우 목뼈에서 등뼈로의 전환은 $Hox5$와 $Hox6$의 발현 경계부에서 일어난다.

Hox 유전자의 서열과 기능은 고도로 보존되어 있으므로 이 기능은 닭에도 적용된다. 그러므로 닭 배아에서도 목뼈와 등뼈의 경계 부위가 $Hox5$와 $Hox6$의 발현 경계이다.

ㄴ. Hox 유전자의 돌연변이 연구에서 앞-뒤축에 따른 몸의 각 부위는 해당 부위에서 작용하는 가장 뒤쪽의 Hox 유전자에 의해서 결정되는 것으로 추정된다. 자료의 그림에서 생쥐의 $Hox9$ 유전자는 등뼈를 발현한다. 그러므로 이 유전자가 모든 체절에 발현된 형질전환 생쥐 배아는 목뼈가 형성되어야 하는 부위에 등뼈를 발현하는 $Hox9$ 유전자가 뒤쪽에 발현되므로 목뼈에 해당하는 부위에 등뼈의 특징이 나타난다.

오답해설

ㄷ. $Hox10$ 유전자가 결손된 생쥐 배아는 해당 부분에 $Hox10$ 유전자가 발현되지 않으므로 앞쪽 유전자인 $Hox9$ 유전자가 해당 부분까지 발현된다. 그러므로 $Hox10$ 유전자가 결손된 생쥐 배아는 허리뼈에 해당하는 부위에 등뼈가 생긴다.

032 정답 ④

자료해석
날개싹의 사지판을 오려 낸 후 실험군 Ⅰ은 원상태로 봉합하고 (대조군), 실험군 Ⅱ는 A-P 축과 D-V 축이 모두 반대로 위치하게 하여 봉합(실험군)하였다. 발생 단계 29에서는 실험군 Ⅱ의 A-P 축의 순서는 반대가 되었지만 반대로 붙였음에도 불구하고 여전히 등쪽이 보이게 발현되었다. 발생 단계 35에서는 A-P 축의 순서와 D-V 축 모두 원래 발생 형태와 반대가 되도록 발생하였다. 따라서 A-P 축은 발생 단계 29 이전에, D-V 축은 발생단계 29와 35 사이에 결정된다는 것을 알 수 있다.

정답해설
ㄱ. 발생단계 29에서 A-P 축을 180° 돌려 봉합한 결과 원래 A-P축과 반대로 발생한 것을 실험결과에서 확인할 수 있다. 따라서 A-P 축은 발생단계 29에 이미 결정되어 있다.
ㄴ. 발생단계 29에서 D-V 축을 180° 돌려 봉합하면 새로 봉합한 방향에 적응하여 D-V축이 정해져 실험결과에서 등쪽면이 보인다. 그러나 발생단계 35에서 같은 실험을 하면 운명이 바뀌지 않고 절단 전의 방향대로 발생해 배쪽이 보이는 것을 볼 수 있다. 따라서 D-V축은 발생단계 29와 35 사이에서 결정된다는 것을 알 수 있다.

오답해설
ㄷ. 발생단계 29 실험에서는 A-P 축이 변하지 않았고, 발생단계 35 실험에서는 A-P 축과 D-V 축이 모두 변하지 않았으므로 닭 날개의 발생에서 이미 형성된 축은 주변 세포의 유도 작용에 의해 변하지 않는다.

033 정답 ⑤

자료해석
주어진 자료는 초파리의 난방에서 배아의 앞-뒤축이 결정되는 과정을 나타낸 것이다.
bicoid mRNA는 초파리의 앞쪽을 결정한다. 그러므로 *bicoid* mRNA는 운동단백질 A에 결합하여 앞쪽으로 이동되어야 한다. 실제로 운동단백질 A의 이름은 디네인이다. 디네인은 음성 말단으로 이동하는 운동단백질이다.
nanos mRNA는 초파리의 뒤쪽을 결정한다. 그러므로 *nanos* mRNA는 운동단백질 B에 결합하여 뒤쪽으로 이동되어야 한다. 실제로 운동단백질 B의 이름은 키네신이다. 키네신은 양성 말단으로 이동하는 운동단백질이다.

정답해설
ㄴ. *nanos* mRNA는 난자의 뒤쪽을 결정한다. *nanos* mRNA는 모계 mRNA이다. 즉, 이 mRNA는 모체의 영양세포에서 전사되어 난자에 공급된다.
ㄷ. 자료에서 *bicoid* mRNA의 3′UTR 부분이 초파리의 앞뒤 결정에 중요하다는 정보가 주어져 있다. 이것은 *bicoid* mRNA의 3′UTR 부분이 운동단백질 A와 상호작용하여 *bicoid* mRNA가 앞쪽으로 운반된다는 것을 의미한다. 만약 *bicoid* mRNA의 3′UTR 부분만 있는 RNA 조각을 난모세포에 주입하면 *bicoid* mRNA와 상호작용하던 운동단백질 A부위가 3′UTR 조각과 상호작용하게 된다. 그러므로 운동단백질 A는 *bicoid* mRNA를 앞쪽으로 운반할 수 없게 된다. 즉, 난모세포에 주입한 *bicoid*의 3′UTR과 *bicoid* mRNA가 운동단백질 A를 상대로 경쟁하므로 *bicoid* mRNA의 비대칭 축적이 억제된다.

오답해설
ㄱ. *bicoid* mRNA는 초파리의 앞쪽을 결정하므로 운동단백질 A에 결합하여 이동된다.

034　정답 ⑤

자료해석

초파리의 체절 형성은 모계영향 유전자의 발현에 의해 세팅이 시작된다. 모계영향 유전자 중 *bicoid* mRNA가 앞쪽에, *nanos* mRNA가 뒤쪽에 축적이 되며, 수정이 되면 이들로부터 합성된 단백질이 다른 쪽으로 확산된다. 따라서 확산되는 두 신호물질(패턴 형성인자)의 작용에 의해 가운데 부분의 구조가 결정된다.

- 실험 (나) : 초기 배아의 중간을 묶으면 두 패턴 형성인자의 확산이 일어나지 않아 중간 패턴이 나타나지 않게 된다.
- 실험 (다) : 뒤쪽의 세포질을 이식하면 묶은 부분 앞쪽에서는 모든 패턴이 나타나지만 뒤쪽에서는 앞쪽 패턴 형성인자가 작용하지 못하므로 뒤쪽 패턴만 나타나게 된다.
- 실험 (라) : 뒤쪽 세포질을 묶은 부분 아래에 이식하면 패턴 형성인자가 그 부분에서 뒤쪽 끝으로 확산되므로 패턴이 역전된다.

정답해설

ㄱ. 실험 (나)에서 초기 배아의 중간을 묶으면 묶은 뒤쪽에서는 앞쪽 패턴이 나타나지 않으므로 앞쪽 패턴 형성인자는 묶은 부위의 앞쪽에 존재한다.
ㄴ. 중간 부분을 묶으면 중간 체절이 결실되는 것은 두 패턴 형성인자의 확산이 차단된 결과이므로 중간 부위의 패턴 형성은 앞·뒤 패턴 형성인자 사이의 상호작용에 의해 이루어짐을 알 수 있다.
ㄷ. (라) 실험에서 앞쪽에는 모든 패턴이 형성되므로 정상적인 배아가 나타난다. 뒤쪽에는 체절이 역전되고 뒤쪽 패턴 일부만 형성되므로 앞·뒤가 역전된 부분 배아가 생길 수 있을 것이다.

035　정답 ⑤

자료해석

이 문제는 초파리 초기 배아의 등·배축 형성 과정에 관한 자료를 분석 및 종합한 후 보기의 설명이 옳은지 평가하는 분석·종합·평가형문제이다.

초파리에서 등·배 극성은 전사인자인 Dorsal 단백질의 농도 구배에 의해 형성된다. Dorsal 단백질의 농도 구배는 다핵성 배아에서 세포 간 신호전달의 결과에 의해 형성된다. 초기 배아의 다핵성 배반엽에서는 Dorsal 단백질이 골고루 분포하다가 곧이어 배아의 배쪽의 핵으로만 이동한다. 배쪽 핵에서 Dorsal 단백질은 다른 유전자 발현을 조절하는데, 만일 Dorsal 단백질이 배쪽 핵에 들어가지 못하면, 배쪽의 세포 형태를 결정하는 유전자들(*snail*, *twist*와 *rhomboid*)이 발현되지 못하기 때문에 등쪽의 세포 형태를 결정하는 유전자들(*decapentaplegic*과 *zerknullt*)의 발현을 억제하지 못하게 된다. 이로 인해 배아의 모든 세포가 등쪽 세포 형태로 발달하게 된다.

문제에서 Dorsal 단백질은 *snail* 및 *rhomboid* 유전자의 발현을 유도하고, Snail 단백질은 *rhomboid* 유전자의 발현을 억제한다고 하였다.

또한, 문제에서 주어진 그림 (가)를 살펴보면 초파리 배아에서 Dorsal 단백질은 배쪽에만 분포하며 배쪽에서 등쪽으로 갈수록 농도가 점점 감소하는 것을 확인할 수 있다. 그림 (나)를 살펴보면, Dorsal 단백질의 농도가 높은 배쪽 극쪽 부위에서는 *snail* 유전자만 발현되고 있고 Dorsal 단백질의 농도가 낮은 곳에서는 *rhomboid* 유전자가 발현되고 있는 것을 확인할 수 있는데, 이러한 결과는 *snail* 유전자 인헨서와 *rhomboid* 유전자 인헨서의 친화도가 서로 다르기 때문에 나타난 현상이라는 것을 추론할 수 있다. 즉, *snail* 유전자 인헨서는 Dorsal 단백질과 친화도가 낮아 Dorsal 단백질의 농도가 높은 극쪽 부위에서만 발현될 수 있고, 그곳에서 *rhomboid* 유전자의 발현을 억제할 것이다. 반면에, *rhomboid* 유전자 인헨서는 Dorsal 단백질과 친화도가 높기 때문에 *snail* 유전자가 발현될 수 없는, 그래서 Snail 단백질의 발현억제를 받지 않는 낮은 Dorsal 단백질 농도에서만 발현될 수 있다.

정답해설

ㄱ. *snail* 발현은 높은 농도의 Dorsal 단백질에 의해서만 발현이 유도되므로, Dorsal 단백질을 과발현시키면 *snail* 유전자의 발현부위가 더 넓어질 것이다.
ㄴ. 자료해석에서 살펴본 바와 같이, Dorsal 단백질이 없으면

배쪽이 될 부위가 등쪽화한다.

ㄷ. 자료해석에서 살펴본 바와 같이, 문제에서 주어진 자료를 통해 Dorsal 단백질은 *snail*의 인헨서보다 *rhomboid*의 인헨서에 대한 친화력이 크다는 것을 알 수 있다.

036 정답 ③

자료해석

초기 낭배기 배아의 A와 B영역에서 세포를 분리하여 각각 배양접시에서 키운 결과, A로부터 온 세포의 95% 정도가 상피세포로, B로부터 온 세포의 95% 정도가 신경세포로 분화되는 것으로 보아 A는 표피예정역, B는 신경예정역임을 알 수 있다. 그러나 아직 운명의 결정은 일어나지 않았기 때문에 이식 실험에 따라 결과가 달라진다.

정답해설

ㄱ. A영역에서 B영역으로 이식된 세포의 31%가 신경세포가 된 것으로부터 이식된 세포가 B영역에 적응한 결과로 해석할 수 있다.

ㄷ. B영역의 세포를 C영역에 이식하면 93%가 신경세포로 되는 데 비해 A영역에 이식하면 40%만 신경세포로 되었다. 따라서 B영역의 세포는 C영역에서보다 A영역에서 신경세포로의 분화가 더 강하게 억제된다.

오답해설

ㄴ. A영역에 있는 세포를 같은 영역(A)으로 이식하면 77%가 상피세포로 분화하지만, B영역으로 이식하면 69%만 상피세포로 분화되고, 31%는 신경세포로 분화한다. 따라서 같은 영역에 있는 주변 세포에 의해 영향을 받음을 알 수 있다.

… Ⅴ. 식물생리학

001
정답 ⑤

자료해석
이 문제는 C_3 식물의 잎의 구조와 건조 스트레스에 대한 반응에 대해 이해하고 있는지 확인하기 위한 이해형문제이다. C_3 식물에서 광합성은 엽육세포(ⓐ)의 엽록체를 통해 이루어지며 C_4 식물과는 달리 유관속초세포(ⓑ)가 잘 발달되어 있지 못하고, 존재하더라도 엽록체가 없다. C_3 식물이 가지는 엽육세포의 엽록체에는 루비스코(rubisco)가 있으며, 대기의 CO_2가 기공을 통해 캘빈회로로 유입되어 3탄소 화합물로 고정된다. 또한 열려진 기공을 통해서 증산작용에 의해 물(H_2O)이 방출되는데, 식물이 건조 스트레스(수분 스트레스)를 받게 되면 기공이 닫혀 CO_2 및 H_2O의 이동이 차단된다.

정답해설
ㄱ. C_3 식물의 광합성은 엽육세포(ⓐ)에 존재하는 엽록체에서 이루어지며, 유관속초세포(ⓑ)는 잘 발달되어 있지 않거나, 존재하더라도 엽록체가 없다. 따라서 CO_2는 유관속초세포(ⓑ)보다 엽육세포(ⓐ)로 더 많이 유입될 것임을 추론할 수 있다.

ㄴ. 광합성에 의해 고정되는 CO_2 1분자당 400개의 H_2O 분자가 유출된다고 하였으므로, 기공을 통한 물질의 확산 정도는 CO_2보다 H_2O이 더 많음을 알 수 있다. 따라서 잎 내부와 대기 사이의 농도 기울기 역시 H_2O가 CO_2보다 높다고 추론할 수 있다.

ㄷ. 잎에 건조 스트레스가 주어지면 앱시스산(abscisic acid)의 분비가 증가하여 기공이 닫히게 된다. 그 결과, CO_2의 유입이 저해되므로 잎 내부와 대기 사이의 CO_2 농도 기울기는 커지게 된다.

002
정답 ②

자료해석
호메오틱 유전자는 세포의 정체성을 결정하는 유전자로, 이 유전자에 돌연변이가 생기면 한 구조가 다른 구조로 바뀌게 된다. A 유전자 산물은 C 유전자가 발현되는 것을 억제하고, C 유전자 산물은 A 유전자가 발현되는 것을 억제한다. B 유전자가 발현되는 Ⅱ위치에서 꽃잎이, Ⅲ 위치에서 수술이 만들어진다. B 유전자가 없는 Ⅰ 위치에서는 꽃받침이, Ⅳ 위치에서는 암술이 만들어진다.

정답해설
② A 유전자의 돌연변이체는 Ⅱ 위치에서 C의 작용을 억제하지 못하므로 B와 C의 상호작용이 일어나 수술이 생긴다.

오답해설
① A 유전자의 돌연변이체는 Ⅰ 위치에서 C 유전자의 작용을 억제하지 못하므로 암술이 만들어진다.
③ B 유전자의 돌연변이체는 Ⅰ, Ⅱ 위치에 A 유전자만 작용하므로 꽃받침이 생긴다.
④ B 유전자의 돌연변이체는 Ⅲ, Ⅳ 위치에 C 유전자만 작용하므로 암술이 생긴다.
⑤ C 유전자의 돌연변이체는 Ⅳ 위치에서 A 유전자의 작용을 억제하지 못하므로 꽃받침이 만들어진다.

003 심화이해

정답 ①

자료해석
Hyg 저항성 유전자가 도입된 벼의 특징을 추론하는 문제이다. 벼 X는 반접합성이므로 한 쪽 염색체에만 유전자 H가 삽입되어 있다. 벼를 자가수분하여 종자를 형성하면 중복수정이 일어나 배는 정세포와 난세포, 배젖은 2개의 극핵과 정세포가 만나 형성된다. 그러므로 배와 배젖을 따로 생각해야 한다. 또한 유전자 H가 1번과 3번 염색체에 있으므로 두 H copy는 독립유전의 양상을 보인다.

정답해설
① 벼 X는 반접합성이라고 했으므로 유전자 H는 아래 그림과 같이 서로 다른 염색체에 하나씩 최대 2개가 있다.

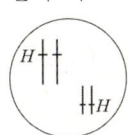

이것이 감수분열을 하면 딸세포에는 0개에서 최대 2개까지 H 유전자가 들어갈 수 있다. 극핵은 이러한 딸세포가 2개 있는 경우이고, 배젖세포는 2개의 극핵과 1개의 정세포가 만나 형성된다. 극핵끼리는 같은 핵형을 갖는다. 그러므로 가능한 경우의 수를 생각해 보면 아래 표와 같다. (없는 것은 0, 있는 것은 H의 수로 나타내었다)

		정세포		
		0	H	HH
난세포	0	0	H	HH
	H	H	HH	HHH
	HH	HH	HHH	HHHH
극핵	0	0	H	HH
	HH	HH	HHH	HHHH
	HHHH	HHHH	HHHHH	HHHHHH

위 표에서 아래 세 칸이 배젖세포이다. 그러므로 배젖은 유전자 H copy 수가 0~6개이다.

오답해설
② Hyg 저항성 유전자는 항생제 Hyg에 대한 내성을 보이는 것이지, Hyg를 합성하는 유전자는 아니다.
③ Hyg 저항성을 보이지 않은 경우는 난세포와 정세포가 모두 유전자 H를 가지지 않을 경우이다. 각각 $\frac{1}{4}$의 확률이므로 곱하면 $\frac{1}{16}$이 된다. 그러므로 저항성을 보이는 종자는 전체 종자의 $\frac{15}{16}$이다.
④ 벼 X를 야생형 벼와 교배하면 야생형 벼가 열성이므로 Hyg 저항성 종자가 $\frac{3}{4}$의 확률로 형성된다.
⑤ 저항성을 보이는 종자는 전체 종자의 $\frac{15}{16}$이므로, Hyg 배지에서 발아되는 것과 발아되지 않는 종자의 비율은 15 : 1이다.

개념알기
식물의 중복수정
암술머리에 옮겨진 수분의 화분에서 화분관이 나오면서 핵이 분열하여 화분관핵과 생식핵이 만들어지는데, 화분관핵은 화분관을 자라게 하고, 생식핵은 분열하여 두 개의 정핵으로 된다. 화분관이 밑씨가 있는 아래쪽으로 자라 내려가서 밑씨에 도달하면 화분관에서 두 개의 정핵이 빠져 나온다. 씨방 속에서는 감수분열이 일어난 후, 핵분열을 하여 1개의 난세포와 2개의 극핵이 들어 있는 배낭이 만들어진다.
화분관에서 빠져 나온 정핵 중의 하나와 밑씨의 난세포가 결합하여 배가 만들어지는데, 이것은 장차 어린 식물체로 자란다. 화분관에서 빠져 나온 정핵 중의 하나와 밑씨의 극핵이 결합하여 배젖을 만들고, 이것은 배가 자라는 데 필요한 양분이 된다.

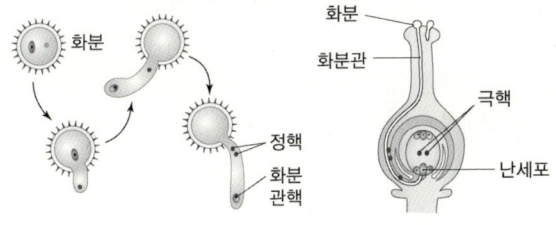

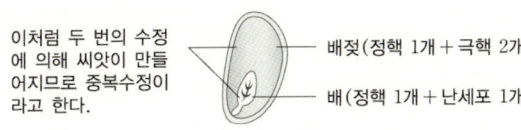

이처럼 두 번의 수정에 의해 씨앗이 만들어지므로 중복수정이라고 한다.

004 심화이해   정답 ②

자료해석

<실험 결과>에서 co 돌연변이체에 pSUC2-CO를 넣으면 꽃이 피지만, pKNAT1-CO를 넣으면 개화되지 않았다. pSUC2는 잎에서만, pKNAT1는 정단에서만 발현하는 프로모터이므로 CO 유전자는 잎에서 발현하여 개화에 영향을 주었다고 볼 수 있다. 또한 co 돌연변이체에 pSUC2-FT를 넣으면 개화가 된 것으로 보아 co 돌연변이가 있어도 FT는 잎에서 발현하여 개화를 유도한다고 볼 수 있다. 문제에서 CO 유전자와 FT 유전자는 잎 또는 정단 부위 중 한 부위에서만 발현된다고 주어졌으므로 이를 통해 CO 유전자와 FT 유전자는 잎에서만 발현되며, CO 단백질이 FT 단백질을 유도하여 FT 단백질이 개화를 유도한다고 추론할 수 있다. 또한 co 돌연변이체에 pKNAT1-FT를 넣으면 개화되었는데 이는 정단 부위에서 FT 유전자가 발현되어 개화를 유도했기 때문이다. FT 유전자는 원래 잎에서만 발현되지만, 정단 부위에서 표적 유전자를 발현시킬 수 있는 pKNAT1에 의해 정단에서 발현되어 개화를 유도한 것이다. ft 돌연변이체에 pSUC2-FT를 넣으면 개화한 것으로 보아 FT는 잎에서 발현하여 개화를 유도한다고 볼 수 있다. ft 돌연변이체에 pKNAT1-FT를 넣으면 개화되었는데 이는 정단 부위에서 FT 유전자가 발현되었기 때문이다. ft 돌연변이체에 pKNAT1-CO를 넣으면 개화되지 않은 것으로 보아 CO 유전자는 정단에서 발현되지 않는다.
<실험 결과>를 종합해보면, 장일 조건일 때 CO 유전자는 잎에서 발현되어 CO 단백질이 합성되고, 이것은 FT 유전자가 잎에서 발현되도록 유도한다. 발현된 FT 단백질은 정단으로 이동하여 개화를 유도한다.
<실험 결과> Ⅰ에서 ft 돌연변이체에 pSUC2-CO를 넣으면 CO 유전자는 잎에서 발현되지만 ft 유전자에 돌연변이가 있으므로 FT 단백질을 합성할 수 없다. 따라서 Ⅰ에서는 꽃이 피지 못한다.

정답해설

ㄴ. 장일 조건일 때 CO 유전자는 잎에서 발현되어 CO 단백질이 되고, 이것은 FT 유전자가 잎에서 발현되도록 유도한다. 발현된 FT 단백질은 정단으로 이동하여 개화를 유도한다. 따라서 야생형 식물에서 FT 유전자는 잎에서 발현된다.

오답해설

ㄱ. 식물 Ⅰ에서 ft 돌연변이체에 pSUC2-CO를 넣으면 CO 유전자는 잎에서 발현되지만 ft 유전자에 돌연변이가 있으므로 FT 단백질을 합성할 수 없다. 따라서 식물 Ⅰ은 꽃이 피지 못한다.

ㄷ. 화성소는 잎에서 생성되어 정단으로 수송되는 개화 촉진 단백질이다. CO 단백질은 FT 단백질이 발현되게 하는 촉진인자로 작용하며, CO 단백질에 의해 잎에서 발현된 FT 단백질이 정단으로 수송되어 개화를 촉진하므로 FT 단백질이 화성소이다.

005 [심화이해] 정답 ③

■ 자료해석

열매 사진을 보면 분산 방식을 예상할 수 있다. 도꼬마리는 갈고리 모양이 있는 것으로 보아 동물의 몸에 붙어서 분산될 것이고, 민들레와 박주가리는 솜털 같은 것이 달려있는 것으로 보아 바람에 날릴 것이며, 머루는 과육이 있는 열매로 보아 동물이 먹어서 분산될 것이라는 것을 예상할 수 있다.

■ 정답해설

ㄴ. 민들레 종자는 바람에 날려 분산된다.
ㄷ. 머루의 종자는 동물이 먹고 씨를 배설함으로써 분산된다.

■ 오답해설

ㄱ. 도꼬마리의 종자는 갈고리 모양의 가시가 있어서 동물의 몸에 붙어서 분산된다.
ㄹ. 박주가리는 열매가 익으면 봉선 부분이 갈라져 흰색 털이 난 종자가 나와 바람에 의해 분산된다.

006 [심화이해] 정답 ①

■ 자료해석

시간의 흐름에 따라 공변세포 내의 용질의 농도와 기공 크기 변화를 측정한 자료이다. 오전 시간대를 보면 K^+ 농도가 증가하면서 기공의 크기도 함께 증가하는 것을 볼 수 있다. 광합성이 일어나는 동안 이산화탄소 농도는 감소하고 설탕 농도는 증가할 것이다.

■ 정답해설

ㄱ. 오전에는 공변세포 내 K^+ 농도가 증가하면서 수분퍼텐셜이 감소하여 기공이 열린다. 11시 이후 K^+ 농도가 감소하는데도 기공이 열린 상태를 유지하는 것은 설탕의 농도가 증가하기 때문이다.

■ 오답해설

ㄴ. 이른 오전에 공변세포 내 설탕의 농도가 증가할 때, 즉 CO_2 농도가 감소할 때도 K^+ 농도는 증가하였다.
ㄷ. 광합성으로 생성된 설탕이 H^+ 펌프를 활성화시켜 K^+ 농도가 감소된다면 오전 시간대 설탕 농도 증가와 K^+ 농도 증가를 설명할 수 없다.

V. 식물생리학

007 정답 ③

▮ 자료해석
대표적인 식물호르몬인 옥신의 기능을 알고 있는지 묻는 문항이다. 옥신은 빛에 대해서는 반대 방향으로 이동하며, 줄기의 생장을 촉진한다.

▮ 정답해설
③ (나) 부위는 세포 수가 늘어난 것이 아니라 세포의 길이가 신장된 것이다. 그러므로 (가)는 (나) 부위보다 단위길이당 세포 수가 많다.

▮ 오답해설
① 옥신은 빛의 반대 방향으로 이동하므로 (가)보다 (나) 부위의 옥신 농도가 더 높다.
② (가)와 (나) 부위의 옥신에 대한 감수성은 같다.
④ (가)는 (나) 부위보다 옥신 수용체가 많이 분포한다고 할 수 없다.
⑤ 식물이 빛을 감지하는 광수용체 역할을 하는 것은 옥신이 아니라, 청색광 수용체이다.

008 정답 ①

▮ 자료해석
옥신의 농도에 따라 뿌리와 줄기의 길이 증가율이 달라진다. 옥신 농도가 1 ppm인 줄기에서는 빛 쪽으로 줄기가 굽는 굴광성이 나타나며, 옥신 농도가 10^{-3} ppm인 뿌리에서는 Ca^{2+} 쪽으로 뿌리가 휘었다.

▮ 정답해설
ㄱ. 정단 부위의 옥신은 그늘진 쪽으로 측면 이동을 하므로 빛을 받는 부위에 비해 그늘진 쪽의 세포가 더 빠른 생장을 하게 된다.

▮ 오답해설
ㄴ. 뿌리에서의 옥신 농도는 10^{-3} ppm이다. 문제의 그래프를 보면 옥신 농도가 10^{-3} ppm을 기준으로 이보다 더 낮아지면 뿌리의 길이 증가율이 양의 값이며, 옥신 농도가 더 높아지면 뿌리의 길이 증가율이 음의 값이다. 즉, 뿌리에선 옥신의 농도가 감소하여야 뿌리의 길이가 증가한다. 그러므로 Ca^{2+}을 함유한 한천 조각을 처리한 쪽에서 신장이 덜 되었기 때문에 이 부분에 옥신의 농도가 더 높음을 알 수 있다.
ㄷ. 뿌리에선 옥신의 농도가 감소된 쪽이 반대쪽보다 더 많이 신장된다.

009 정답 ③

자료해석
식물에서 수분이 부족해지면 기공에서는 수분 손실을 방지하기 위한 기작이 진행된다. 앱시스산은 공변세포의 세포막에 결합하여 IP_3의 생성을 촉진하고, IP_3은 액포에 작용하여 Ca^{2+}의 유출을 돕는다. 세포질에 Ca^{2+}의 농도가 증가하면 K^+의 유입이 감소되고, H^+와 Cl^-의 유출은 증가한다. 따라서 세포질의 pH는 증가하고 세포질의 팽압이 감소하여 물이 유출되므로 기공은 닫힌다.

정답해설
③ 앱시스산에 의해 공변세포의 IP_3의 농도가 증가하고, 액포 내부의 Ca^{2+}이 외부로 나가므로 액포 내부로 수분 유입이 감소할 것이다.

오답해설
① 수분 부족 시 공변세포의 H^+이 세포 외부로 유출되면서 세포질 내 pH는 올라가고, K^+의 유입이 억제되므로 K^+ 농도는 감소할 것이다.
② ABA는 K^+의 유입을 감소시키고 H^+와 Cl^-의 유출을 증가시키므로 전반적으로 공변세포의 세포질 내 이온의 양을 감소시켜 팽압을 낮출 것이다.
④ 공변세포의 신호전달 과정에서 Ca^{2+}은 ABA 수용체의 신호를 받은 IP_3에 이어 2차 전달자(second messenger)로 작용하였다.
⑤ ABA는 IP_3의 생성을 유도하여 세포 내외의 이온 농도 차이를 유발한다. 이온 농도 차이는 결국 세포막 전위의 변화를 가져온다.

010 정답 ⑤

자료해석
광주기가 식물의 생육에 미치는 영향에 대한 문항이다. (가)에서는 휴면하였지만 밤의 길이가 짧은 (나)와 (다)의 경우 성장한 것을 볼 수 있다. 그러므로 전나무는 밤의 길이가 짧아야 성장할 수 있으며, 낮의 길이가 방해받는 것은 생장에 영향을 주지 않는다.

정답해설
⑤ 전나무의 생장에 영향을 미치는 것은 밤의 길이이므로 (다)의 경우 낮 시간 중 'D'만큼 빛을 차단하여도 휴면하지 않는다.

오답해설
① 식물체의 광수용체는 피토크롬으로 P_r형과 P_{fr}형이 있다. P_r형은 적색광에 의해 P_{fr}이 되며, P_{fr}형은 근적외선에 의해 P_r이 된다. 이 P_{fr}형은 밤 사이 P_r형으로 전환되므로 밤의 길이가 길수록 P_{fr}형이 차지하는 비율이 작아진다. 따라서 (가)는 (나), (다)에 비해 P_{fr}/P_{total} 비율이 낮을 것이다.
② 식물에서 호르몬 에틸렌은 식물의 모든 부위(절간, 어린 잎, 성숙한 과일, 노쇠된 조직 등)에서 생성되는데, 따라서 휴면 상태에 있는 (가)는 그렇지 않은 식물에 비해 에틸렌 생산 능력이 떨어질 것이다. 따라서 '(가)는 (나), (다)에 비해 에틸렌 생성률이 높다'라는 설명은 옳지 않다.
③ 앱시스산은 휴면에 영향을 주는 호르몬이다. (나)는 활동적이므로 휴면상태인 (가)에 비해 앱시스산(ABA) 축적률이 낮을 것이다.
④ (나)는 밤에 백색광 대신 적색광을 비추어 주어도 P_{fr}형이 많아져 휴면이 되지 않을 것이다.

011 심화이해   정답 ①

자료해석
옥수수 자엽초에 대한 옥신의 효과에 대한 문항이다.
- A는 옥신을 처리하지 않은 자엽초로, 옥신 투여 이후 생장률이 높아진 것을 볼 수 있다.
- B는 옥신을 제거한 이후 생장률이 낮아진 것으로 보아 지속적인 성장에는 옥신이 필요함을 알 수 있다.
- C는 1 mM KCN(청산가리)을 첨가한 것으로, 생장률이 급격하게 감소하였다. KCN에서 발생하는 CN^-은 호흡과정의 전자전달계에서 전자가 최종 전자수용체인 산소에 전달되는 단계를 차단한다.
- D에서는 cycloheximide를 첨가하자 생장률이 감소하였다. cycloheximide는 단백질 합성을 막는 약물이다.

정답해설
① 뿌리는 옥신에 매우 민감하여 매우 낮은 농도의 옥신에서 생장이 촉진되고, 자엽초의 성장을 촉진하는 고농도에서는 오히려 생장이 억제된다. 따라서 (가)에서 자엽초 대신 어린 뿌리를 사용하면 어린 뿌리의 성장이 억제되는 결과를 가져올 것이다.

오답해설
② B 그래프를 볼 때, 자엽초의 생장에 IAA가 지속적으로 필요하다.
③ KCN을 처리했을 때 생장률이 감소하였다. 즉 물질대사과정에서 ATP 합성이 차단되어 원형질막의 양성자 펌프가 저해되면 생장이 저해된다.
④ D에서 단백질 합성이 저해되자 생장률이 감소한 것으로 보아, 자엽초 생장 반응에 새로 합성되는 단백질이 필요하다.
⑤ C에서 KCN을 첨가하면 세포막의 양성자펌프(H^+-ATPase)가 차단되어 익스팬신이 활성화되지 못하므로 생장률이 감소된다.

012 심화이해   정답 ①

자료해석
(가) 유입단백질 X는 줄기 쪽에서 오는 옥신의 유입에 관여한다는 것을 암시한다.
(나) 유출단백질 P는 뿌리 쪽으로의 옥신 이동에 관여한다는 것을 암시한다.
(다) 유출단백질 P는 수송소낭의 막에 위치하도록 합성된 후 외포작용의 형태로 세포막에 결합한다는 것을 의미한다.
(마) 시토칼라신 D는 액틴의 중합을 방해한다. 그러므로 유출단백질 P가 여전히 수송소낭에 존재한다는 것은 액틴의 작용이 수송소낭의 외포작용에 필요하다는 것을 의미한다.
(바) 옥신의 수송에는 수소 이온의 농도가 중요함을 알 수 있다.

정답해설
ㄱ. (마)에서 보면 단백질 P의 세포질 내 이동은 미세섬유의 일종인 액틴이 매개한다.

오답해설
ㄴ. 세포벽의 pH가 낮아야 IAA^-가 IAAH가 되면서 수동적 수송이 증가한다. pH를 중성으로 만들면 pH 7인 액포와 차이가 없으므로 수동수송이 감소하게 된다.
ㄷ. 단백질 X는 유입을 촉진하는 것으로, P보다 많다고 해서 옥신을 줄기 쪽으로 이동시키지는 않는다. 이런 현상을 극성수송이라고 한다.

개념알기
시토칼라신 D
시토칼라신 D는 세포를 통과할 수 있으며, 액틴 중합반응의 저해제로 사용된다. 시토칼라신 D는 액틴의 신장을 방해하고, p53 의존적인 경로를 활성화하여 세포를 G_1-S 경계에서 중지시킨다.

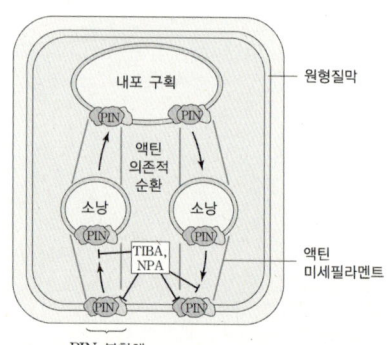

소낭의 순환과 액틴의 역할

013 심화이해   정답 ②

자료해석

야생형 식물에 GA_{19}와 억제제 X를 처리했을 때 정상 표현형이 나타난 것으로 보아, 억제제 X는 GGPP로부터 GA_{19}가 합성되는 단계 (가)를 억제하는 것으로 추론할 수 있다. 야생형 식물에 GA_{20}과 억제제 Y를 처리하였을 때 왜소 표현형이 나타난 것으로 보아, 억제제 Y는 (다) 과정을 억제한다는 것을 알 수 있다. 돌연변이체 M에 GA_1을 처리하였을 때 정상 표현형을 보인 것으로 보아, 돌연변이체 M의 지베렐린 수용체는 정상적으로 기능한다.
그러나 GA_{20}을 처리하였을 때 왜소 표현형을 나타낸 것으로 보아, 돌연변이체 M은 효소 B에 돌연변이가 일어난 것을 알 수 있다.

정답해설

ㄴ. 돌연변이체 M의 지베렐린 수용체는 정상적으로 작용하지만 효소 B의 기능이 소실되어 GA_{20}으로부터 기능하는 GA_1을 합성하지 못하여 왜소 표현형이 나타난다.

오답해설

ㄱ. Y는 (다) 과정의 효소 B를 억제하는 억제제이다.
ㄷ. 억제제 X는 GA_{19} 합성 전의 단계 (가)를 억제한다. 돌연변이체 M은 효소 B의 기능이 상실되어 GA_{20}을 처리해 주어도 GA_1을 합성할 수 없어 왜소 표현형이 나타난다.

014 심화이해   정답 ④

자료해석

종자 형성 초기에는 시토키닌의 활성이 높으며, 중기에서 말기로 가면서 옥신과 지베렐린의 활성이 높다. 그리고 앱시스산이 활동하면서 휴면기에 접어들며, 휴면기가 끝나면 지베렐린의 활성이 다시 높아지고 발아 직후에는 옥신의 활성이 높다.

정답해설

④ 종자 발아 초기에 지베렐린의 활성이 높아지는 것은 종자가 발아개시를 할 수 있도록 하기 위함이다.

오답해설

① 종자 형성 초기는 배 형성을 위한 세포분열이 왕성한 시기이다. 이 시기에 시토키닌(CK) 활성이 높은 것은 접합자와 배젖세포의 분열을 위해서이다.
② 종자 형성 중기는 종자의 크기가 커지고 있는 시기이다. 이 시기에 IAA와 지베렐린(GA)의 활성이 높아지는 것은 종자 세포의 신장을 위해서이다.
③ 앱시스산(ABA)은 종자의 조기 발아와 모체 발아를 방지하는 기능이 있다.
⑤ 종자 발아 시작 후 IAA의 활성이 높아지는 것은 유식물체(seedling)의 세포 신장을 위해서이다.

015 심화이해

정답 ④

자료해석

에틸렌은 가뭄, 침수, 기계적 자극, 상처, 감염 등의 자극에 대해 식물에서 합성되며 삼중반응과 예정세포사, 잎의 탈리, 과일 성숙에 영향을 준다. 에틸렌이 작용되는 신호전환경로를 보면, 다음과 같다.

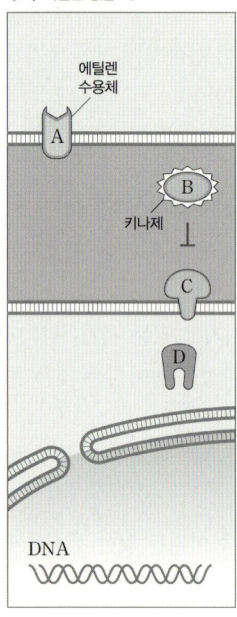 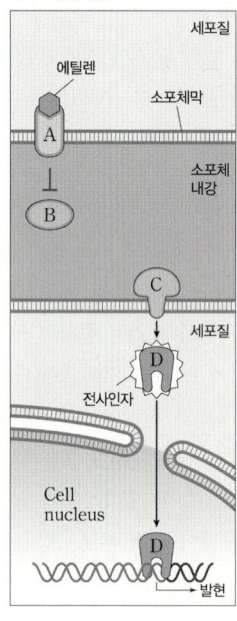

(A) 에틸렌이 없으면 에틸렌 수용체는 불활성 상태로 남아 키나제 B를 억제하지 못해 활성 상태로 있게 한다. 활성 상태인 키나제 B는 막단백질 C를 불활성 상태로 유지하여 전사인자 D 또한 불활성 상태로 남게 하므로 DNA가 발현되지 않아 에틸렌 반응이 일어나지 않는다.

(B) 에틸렌이 있으면 에틸렌 수용체에 결합하여 키나제 B를 불활성화시킨다. 따라서 키나제 B로 인해 불활성화 상태로 있던 막단백질 C가 활성화되고 전사인자 D를 활성화시킨다. 전사인자 D의 활성화는 DNA를 전사, 발현하게 되어 에틸렌 반응이 일어나게 된다. 즉, 키나제 B는 에틸렌 신호경로에서 음성조절자로 작용하며, 막단백질 C와 전사인자 D는 양성조절자로 작용한다.

주어진 실험을 보면, 애기장대 유식물에 스트레스를 주었을 때 에틸렌이 합성되고 이것이 유식물에 작용하여 야생형(형태 X)보다 키가 작아진 것(형태 Y)을 알 수 있다.
<실험>의 애기장대 돌연변이체 A를 보면, 에틸렌을 처리했을 때에는 형태 Y가 나타나 에틸렌 반응이 일어났지만 스트레스를 주었을 때에는 형태 X로 남아 있었다. 이로 보아 돌연변이체 A는 에틸렌 합성효소에 이상이 생겼음을 알 수 있다. 돌연변이체 B를 보면, 아무 처리를 하지 않아도 에틸렌 반응이 일어났다. 즉, 에틸렌 신호경로의 음성조절자에 이상이 생겨 막단백질, 전사인자 등이 활성화되어 에틸렌 반응을 일으키는 유전자가 발현되었기 때문이다. 돌연변이 C와 D는 실험 결과가 같게 나타났으므로 B/C 실험과 B/D 실험을 비교해 보아야 한다. B/C와 B/D는 둘 다 음성조절자에 이상이 있는데도 불구하고 B/D는 에틸렌 반응이 나타나지 않았다. 즉, B/D는 음성조절자와 양성조절자 모두에 이상이 있어 에틸렌 반응이 나타나지 않은 것이며, 양성조절자는 음성조절자의 하위에 위치함을 알 수 있다. 따라서 돌연변이체 D는 에틸렌 신호경로의 양성조절자에 이상이 생겨 유전자를 발현하지 못하므로 스트레스를 주어도, 에틸렌을 처리해도 야생형으로 남아있는 것이다. 마지막으로 돌연변이체 C를 보면, 에틸렌을 처리해도 형태 X로 남아 있어 에틸렌 반응이 일어나지 않았다. 그러므로 돌연변이 C는 에틸렌 수용체에 이상이 생겼음을 알 수 있다.

정답해설

ㄱ. A는 에틸렌을 처리했을 때 형태 Y로 에틸렌 반응이 일어났지만 스트레스를 주었을 때에는 형태 X로 남아있었다. 이로 보아 A는 에틸렌을 합성하지 못하는 돌연변이체이다.

ㄴ. B는 아무 처리를 하지 않아도 에틸렌 반응이 일어났으므로 에틸렌 신호경로의 음성조절자에 이상이 생겨 막단백질, 전사인자 등이 활성화되고 에틸렌 반응을 일으키는 유전자가 발현된 것이다.

ㄷ. C는 에틸렌 수용체에 돌연변이가 생겨 에틸렌을 처리하여도 형태 X로 남아있다.

오답해설

ㄹ. A/D는 에틸렌을 합성하지 못하고 에틸렌 신호경로의 양성조절자도 만들지 못하는 돌연변이체이다. 따라서 A/D에 에틸렌을 처리하면 에틸렌 반응이 일어나지 못해 형태 X로 남게 된다.

016 [심화이해]   정답 ⑤

자료해석

<실험 Ⅰ>
물에 잠긴 벼가 대조군에 비해 길이 생장이 더 많이 일어나고 에틸렌 함량도 더 많았다.

<실험 Ⅱ>
에틸렌을 처리한 실험군에서 지베렐린의 길이 생장 효과가 더 크게 나타난다.

에틸렌은 흔히 줄기 생장 저해제라고 생각되고 있지만, 물에 잠기거나 부분적으로 물에 잠긴 수생식물의 줄기와 엽병의 신장을 촉진할 수 있다. 벼에서 에틸렌은 개재분열조직 세포에서 지베렐린의 양과 지베렐린에 대한 감수성을 증가시켜 절간 신장을 촉진하는 것으로 보여지고 있다.

정답해설

ㄱ. 실험 Ⅰ에서 실험군의 에틸렌 함량이 증가되어 있는 것을 확인할 수 있다. 에틸렌은 호흡률을 증가시키므로 실험군의 호흡률이 대조군보다 높게 나타날 것이다.

ㄷ. 실험 Ⅱ에서 에틸렌을 처리한 경우 처리하지 않은 경우에 비해 같은 지베렐린 농도에서 줄기의 신장량이 더 커진 것을 확인할 수 있다. 따라서 에틸렌에 의해 지베렐린에 대한 줄기의 감수성이 증가했다고 볼 수 있다.

오답해설

ㄴ. 물에 잠긴 상태에서 줄기의 신장이 촉진되므로 물을 모두 빼버리면 줄기의 신장률은 감소할 것이다.

017 [심화이해]   정답 ②

자료해석

본 문항은 주어진 자료를 분석 및 해석하여 에틸렌의 노화 과정에 관여하는 여러 인자들 간의 관계를 추론하는 복합추론형 문제이다.

먼저, 야생형의 노던블롯팅 분석 결과를 보면 $miR164$의 경우 발아 후 시간이 지날수록 그 양이 감소하고 있음을 알 수 있다. 반대로 $NAC2$의 경우 $miR164$의 양이 감소함에 따라 그 양이 증가한다. 이는 $miR164$의 서열이 $NAC2$ mRNA와 상보적이므로 $miR164$가 NAC mRNA에 결합하여 RNA 간섭 현상으로 인해 NAC mRNA가 분해되었음을 추론할 수 있다. $NAC2$는 노화를 촉진한다고 하였다. 즉, 야생형 애기장대의 경우 발아 초기에는 $miR164$로 인해 $NAC2$ mRNA 양이 감소하였다. 하지만, 발아 후 일정 시간이 경과된 후에는 $miR164$의 양이 점차 감소하고 그로 인해 $NAC2$ mRNA 양이 점차 증가하여 노화가 촉진되었을 것임을 추론할 수 있다.

반면, $ein2$ 기능상실 돌연변이체의 경우 $miR164$의 양이 시간이 지나도 그 양이 감소하지 않으며, 이와 함께 $NAC2$의 발현은 증가하지 않음을 알 수 있다. 전사인자 EIN2는 에틸렌에 의해 조절된다고 하였고, 에틸렌의 합성은 노화 단계에서 급격히 증가한다고 하였다. 즉, 노화 단계에서 에틸렌의 합성이 증가하면, 그에 따라 EIN2의 발현이 증가하여 $miR164$의 발현을 억제한다. 그 결과 $NAC2$의 발현이 증가하여 노화가 일어나게 된다.

마지막으로 $NAC2-m$ 돌연변이체의 경우 야생형과 비교해보았을 때 $miR164$가 발현됨에도 불구하고 $NAC2-m$ mRNA의 양이 줄어들지 않는다. 이는 $NAC2-m$의 침묵돌연변이로 인해 바뀐 서열 때문에 $miR164$가 $NAC2-m$에 상보적으로 결합하지 못해 RNA 간섭현상이 일어나지 않기 때문이다.

정답해설

② $miR164$ 기능상실 돌연변이체는 $NAC2$를 억제하지 못하므로 발아 초기부터 $NAC2$가 발현된다. $NAC2$는 노화를 촉진시키므로 $miR164$ 기능상실 돌연변이체는 야생형보다 노화가 촉진된다.

오답해설

① $NAC2-m$ 돌연변이체는 발아 초기부터 $NAC2-m$이 발현된다. $NAC2-m$은 NAC2의 침묵돌연변이이므로 그 기능은 $NAC2$와 같다. 그러므로 $NAC2-m$ 돌연변이체는 야생형보다 노화가 촉진된다.

③ 자료해석에서도 언급했듯이 *miR164*는 *NAC2* mRNA에 상보적으로 결합하여 분해를 유도한다.
④ EIN2는 *miR164*의 발현을 억제한다. 그 결과 *NAC2*의 발현이 증가하여 노화를 촉진시킨다.
⑤ *ein2* 기능상실 돌연변이체의 경우 발아 후 26일이 경과되었음에도 *miR164*의 발현이 높게 유지된다. 그러므로 EIN2는 *miR164*의 발현을 억제하는 역할을 한다는 것을 알 수 있다.

018 심화이해

정답 ①

자료해석

$$P_r \underset{\text{근적외광}}{\overset{\text{적색광}}{\rightleftharpoons}} P_{fr}$$

- P_r: 비활성, P_{fr}: 활성
- 이 두 색소는 종자발아를 조절하는 데 길항적으로 작용하며, 광가역성(photoreversibility)을 갖는다.
- VLFR(피토크롬A)
  아주 약한 광량에 작용하는 반응이며 비광가역적 반응이다.
  → P_{fr}과 P_r의 흡수 스펙트럼이 겹치기 때문에 피토크롬 풀은 적색광이나 근적외광을 받은 후에 P_{fr}이나 P_r로 완전히 전환되지 않는다. 따라서 VLFR에서는 근적외광도 적색광과 마찬가지로 광자당 발아 효율에 민감도를 증가시키는 것은 1%보다 더 작은 양의 피토크롬이 P_{fr}로 전환되어도 포화되기 때문이다.
- LFR(피토크롬 B)
  LFR 스펙트럼에서 적색 부위(660 nm)에서는 발아가 유도되며, 근적외광 부위(720 nm)에서는 발아가 억제된다.

정답해설

피토크롬은 광가역성을 가지고 있으므로 나중 자극에 대해 최종적으로 반응한다.

	약한 적색광(660 nm)	→	아주 약한 근적외광(730 nm)
야생형	++++	→	++++
피토크롬 A 돌연변이체	++++	→	반응하지 않음 (아주 약한 광량에 반응하는 피토크롬 A가 결실되었으므로)
피토크롬 B 돌연변이체	반응하지 않음 (약한 광량에 반응하는 피토크롬 B가 결실되었으므로)	→	++++

019 심화이해 정답 ④

자료해석
이 문제는 애기장대의 빛에 따른 하배축 성장을 조절하는 신호전달 경로에 관한 복합추론형문제이다. 우선 야생형의 결과부터 살펴보면, 적색광 신호가 주어지면 하배축 신장이 억제되지만 적색광 신호가 없으면(암조건) 하배축 신장의 억제가 풀려 신장이 일어난 것을 확인할 수 있다. 다음으로 *phyB* 돌연변이체의 실험 결과를 살펴보면, 적색광 신호가 주어지더라도 하배축 신장이 억제되지 못한 것을 확인할 수 있는데, 이것은 *phyB*가 적색광 존재 시 하배축 신장을 억제하는 기능을 수행한다는 것을 말해준다.

pifs 돌연변이체의 실험 결과를 살펴보면, 적색광 신호가 없더라도(암조건) 하배축 신장이 일어나지 못한 것을 확인할 수 있는데, 이것은 *pifs*가 하배축 신장을 촉진하는 기능을 수행한다는 것을 말해준다.

적색광 조건에서 *phyB/pifs* 돌연변이체의 표현형은 *pifs* 돌연변이체의 표현형과 같은 것으로 보아 *pifs*가 *phyB* 보다 신호전달경로에서 더 하위단계에 있음을 알 수 있다. 이를 종합해보면 하배축 성장과 관련된 신호전달 경로는 다음과 같다.

적색광 → PhyB ─┤ PIFs → 하배축 신장

정답해설
ㄱ. 암조건에서는 PhyB를 활성화시킬 적색광이 없으므로 PhyB는 활성이 없다.
ㄷ. 자료해석에서 알 수 있듯이 적색광에서 PhyB는 활성화되어 PIFs를 억제한다.

오답해설
ㄴ. *phyB/pifs*의 표현형은 *pifs*의 표현형과 같은 것으로 보아 *pifs*가 *phyB*보다 신호전달경로에서 더 하위단계에 있음을 알 수 있다. 그러므로 암조건에서 *phyB/pifs*의 하배축 길이는 야생형보다는 *pifs*의 하배축 길이와 유사할 것이다.

020 심화이해 정답 ③

자료해석
<실험 결과>의 첫 번째 화살표는 강한 적색광을 처리한 시점을 의미한다. 두 번째 화살표는 Ⅰ~Ⅲ 처리를 한 것을 의미한다. <실험 결과>에서 첫 번째 화살표 이후는 동일하게 강한 적색광을 처리해 주었으므로 광합성률이 증가하고, 기공 구경이 서서히 증가하는 양상이 동일하다.

두 번째 화살표 이후 Ⅰ~Ⅲ의 <실험 결과>를 각각 분석해보면 다음과 같다. Ⅰ의 경우 약한 청색광을 처리하니 기공의 구경이 더 커지는 것을 관찰할 수 있다.

Ⅱ의 경우 약한 청색광과 함께 바나듐산을 동시에 처리하니 청색광에 의한 기공 구경의 증가가 바나듐산에 의해 억제되어 기공 구경의 크기가 Ⅰ과 같이 증가하지 않음을 관찰할 수 있다. 바나듐산은 양성자 펌프를 억제하므로 Ⅰ에서 약한 청색광에 의해 기공 구경이 커지는 이유는 양성자 펌프가 활성화되었기 때문이라는 것을 추론할 수 있다.

Ⅲ의 경우 푸시코신을 처리하니 약한 청색광을 처리한 Ⅰ과 마찬가지로 기공 구경이 넓어지는 것을 관찰할 수 있다. 푸시코신은 양성자펌프를 활성화하므로 Ⅰ에서 약한 청색광에 의해 기공 구경이 커지는 이유가 양성자펌프가 활성화되었기 때문이라는 것을 추론할 수 있다.

실제로 청색광에 의한 기공 열림 기작은 다음과 같다. 청색광에 의해 원형질막에 있는 양성자펌프가 활성화되어 양성자를 공변세포 밖으로 방출한다. 이로 인한 양성자의 농도기울기를 이용하여 K^+이 2차 능동수송으로 흡수된다.
그로 인해 공변세포질의 삼투압이 증가하여 수분이 흡수되어 팽압이 증가하므로 기공이 열린다.

정답해설
③ 자료해석에서 설명한 것과 같이 청색광은 원형질막 양성자 펌프를 활성화시켜 기공 구경을 증가시킨다.

오답해설
① 기공 열림에 대한 공변세포의 삼투조절 경로 중 하나는 설탕의 축적이다. 특히 기공 열림 초기에 K^+ 농도 증가 이후 설탕의 농도 증가는 기공 구경을 유지하는데 중요한 역할을 한다. 즉 녹말의 축적 때문에 기공이 열린다는 설명은 옳지 않다.

② 기공이 열리는 속도는 <실험 결과>의 Ⅰ에서 기공 구경이 증가하는 경향으로 판단할 수 있다.
첫 번째 화살표 직후인 적색광에 의해 기공이 열리는 구간에서는 기공의 구경이 서서히 증가하는데 비해서 두 번째 화살표 직후인 청색광에 의해 기공이 열리는 두 번째 구간에서는 기공의 구경이 급격하게 증가하는 것을 확인할 수 있다. 그러므로 기공이 열리는 속도는 적색광보다 청색광에서 빠르다.
④ 실험 Ⅱ의 바나듐산은 양성자펌프를 억제한다. 이 경우에 양성자는 세포 밖으로 방출되지 못한다. 그러므로 바나듐산은 공변세포의 세포질 pH를 변화시키지 않는다. 실제로 실험 Ⅱ의 그래프도 바나듐산을 처리하기 전후에 기공 구경의 변화가 없는 것을 확인할 수 있다.
⑤ 푸시코신은 양성자펌프를 활성화한다. 공변세포의 원형질막에서 양성자펌프가 활성화되면 양성자를 공변세포 밖으로 방출한다. 그러므로 공변세포는 더욱 음전하를 띄게 된다. 그러므로 푸시코신이 공변세포의 탈분극을 유도한다는 설명은 옳지 않다.

021

정답 ④

자료해석

첫 번째 그래프에서 광합성은 열 충격보다 가뭄의 영향을 더 많이 받음을 볼 수 있다. 또한 열 충격에 의해 세포호흡률이 높아지는 것을 볼 수 있다.

두 번째 그래프에서 기공 전도도는 기공을 통과하는 CO_2의 속도로 정의된다. 즉, 기공 전도도가 높아지는 것은 기공의 열림을, 낮아지는 것은 기공의 닫힘을 의미한다. 따라서 열 충격에 의해 기공이 열리고, 가뭄에 의해 기공이 닫히는 것을 알 수 있다.

정답해설

ㄱ. 이 식물은 열 충격을 받았을 때보다 가뭄이 있었을 때 광합성 백분율이 급격히 감소한다. 따라서 가뭄에 의해 더 큰 스트레스를 받는다.
ㄷ. 가뭄 시 수분 부족으로 인해 잎에서 합성된 앱시스산은 공변세포의 닫힘을 촉진하여 광합성을 억제한다.

오답해설

ㄴ. 열 충격을 받을 경우 두 번째 그래프에서 기공 전도도가 높아지면서 기공이 열림을, 첫 번째 그래프에서 세포호흡률이 높아짐을 볼 수 있다.

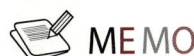

VI. 진화 및 분류

001

정답 ①

정답해설

ㄱ. 자연선택에 의한 진화의 방향은 자연환경과 생물의 복잡한 상호작용에 영향을 받으므로 예측하기가 어렵다.
ㄴ. 자연선택은 또한 종의 이득과는 관련이 없이 발생하며, 다만 그 결과에 의해 개체군 내 유전자 빈도가 변한다.
ㅁ. 개체군 내 형질의 변이(표현형)가 발생하고, 그로 인해 자연선택이 발생한다. 그러나 진화는 유전되는 형질의 생식력 차이에서 발생하는 유전자 빈도의 변화로 나타나게 된다.

오답해설

ㄷ. 무작위로 나타나는 돌연변이에 대해 환경에 유리한 형질이 개체군 내에서 증가하게 되므로 자연선택은 무작위적으로 작용하지 않는다. 그러나 자연선택에 의한 변화가 어떻게 진행되는가에 따라 그 방향은 안정화 선택, 방향성 선택, 분단성 선택 등 3가지 경향으로 나뉜다. 그러므로 진화는 일정한 방향으로만 진행된다는 설명은 옳지 않다.
ㄹ. 이미 존재하는 형질에 작용하지만 자연선택에 의해 유전자 조합이 달라질 수 있고, 이로 인해 새로운 형질이 나타날 수 있다.

개념알기

자연선택(natural selection)
자연선택은 진화의 과정을 설명하는 기초적인 기작 중 하나이다. 자연선택에 의한 진화의 과정을 간략히 설명하면 다음과 같다.
ⅰ) 개체군에 형질의 변이가 있다.
ⅱ) 환경의 제한에 의해 개체군은 무한히 생장할 수 없으므로, 번식능력에 차이가 발생한다.
ⅲ) 형질이 유전된다.
ⅳ) 더 유리한 형질일수록 더 많은 자손을 가지며, 이러한 과정이 반복되어 진화가 발생한다.

002

정답 ③

자료해석

형질이란 유전적 차이로 인해 나타나는 표현형적 특성을 의미한다. 한 가지 형질의 서로 다른 상태들 가운데 하나를 형질 상태라고 하는데, 예를 들면 달팽이 껍데기 색이라는 형질의 상태에는 노란색 대 갈색이 있다. (나)의 반딧불이류는 발광 방식에 따라 다양한 효소를 암호화하므로 유전적 차이로 인한 표현형적 특성이다.
즉, 이것은 형질에 해당한다. (라)는 거미가 선천적으로 거미줄을 치는 방법을 알고 있는 유전적 형질에 관한 내용이므로 형질에 해당한다. (마)는 계류에서 유전적 차이로 인한 다양한 외부 생식기 형태이므로 형질에 해당한다. 일반적으로 동일한 종은 동일한 형질을 갖고 있다.
변이란 환경적 차이로 인해 나타나는 표현형적 특성을 의미한다. (가)는 양서류의 환경적 차이에 의한 몸 색깔의 변화이므로 표현형 변이이다. (다)는 흰개미류에서 먹이를 포함한 환경적 요인에 의해 사회계급에 따라 표현형이 변한 것이므로 변이이다. 일반적으로 동일한 종은 다양한 변이를 갖고 있다.

정답해설

③ 분류는 유사한 형질을 갖는 동물군끼리 서로 묶어나가는 작업이다. 동정은 형질을 이용하여 어떤 생물의 분류학적 위치를 알아내는 작업이다. 그러므로 변이에 근거하여 흰개미류를 동정하고 분류하면 정상적인 동정과 분류작업이 이루어질 수 없다. (다)는 변이이므로 동정과 분류작업에 이용할 수 없다.

오답해설

① (가)는 환경적 차이에 의한 표현형 변이이다.
② (나)는 발광 방식에 대한 형질이다.
④ (라)는 선천적으로 거미줄을 치는 방법을 알고 있는 유전적 형질에 관한 내용이다. 거미줄을 치는 행동에 대한 것은 유전적으로 프로그램화되어 선천적인 것이다. 그러므로 (라)에서 동종의 거미류는 동일한 구조와 방식의 거미줄을 만든다.
⑤ (마)는 유전적 차이에 의한 형질을 의미한다. 그러므로 (마)의 특성은 다음 세대로 유전된다.

003   정답 ⑤

자료해석
자연선택은 어느 특정한 유전적 형질을 가진 개체들이 다른 개체들에 비해 더 높은 비율로 생존, 번식하는 것으로 3가지 유형이 존재한다.
- 안정성 선택 : 양 극단의 표현형을 제거하는 쪽으로 작용하여 중간형을 선호하는 유형
- 방향성 선택 : 한 쪽 극단에 있는 표현형의 개체들이 선호되는 유형
- 분단성 선택 : 중간형 개체들보다 양 극단의 개체들이 선호되는 유형

정답해설
ㄴ. (가)는 전체 해충 중 살충제에 저항성을 가지는 해충의 개체 수가 증가하고 있으므로, 이들 저항성을 가치는 특정 개체가 선호되는 방향성 선택의 예이다.

ㄷ. (나)에서 신생아의 체중이 너무 가볍거나, 무거운 경우에 영아사망률이 증가하나, 중간 체중에서 그 빈도가 극히 낮아지고 있으므로 이는 자연선택 중 양 극단의 표현형을 제거하고 중간형을 선호하는 안정화 선택의 한 예이다.

오답해설
ㄱ. 하디바인버그 평형이 유지되기 위해서는 개체 수가 많고, 무작위적으로 교배하며, 돌연변이, 자연선택, 유전자 흐름이 없어야 한다. 그러나 (가)의 해충 개체군에서는 시간에 따라 돌연변이와 자연선택에 의해 저항성을 가지는 해충의 빈도가 증가하고 있음을 알 수 있다. 따라서 하디바인버그 평형이 유지될 수 없다.

004   정답 ②

자료해석
A는 비경쟁적 환경을 조성해준 것이고, B는 경쟁적 환경을 조성해준 것이다.
<실험 결과>에서 성체로 자란 개체 수의 비율을 조사한 그래프를 보면 세대 수가 거듭될수록 비경쟁적 환경 A의 개체는 성체로 자라지 못한다. 이것으로 A에서는 B에 비해서 성체로 발달하는데 치명적인 돌연변이가 세대 수 증가에 비례하여 축적되고 있는 것을 추론할 수 있다.
개체당 돌연변이 축적 개수를 조사한 그래프를 보면 세대 수 증가에 비례하여 A에서 개체당 돌연변이 축적 개수가 더 급격하게 높아지는 것을 확인할 수 있다. 이것은 세대 수 증가에 비례하여 A에서 개체당 돌연변이가 더 급격하게 축적된다는 것을 추론할 수 있다.

정답해설
ㄷ. <실험 결과>에서 개체당 돌연변이 축적 개수의 그래프를 보면 B에서는 A에서보다 개체에 돌연변이가 축적되지 않는다. 이것은 돌연변이가 생긴 개체들은 선택압에 의해 제거되고 있기 때문이다. 그러므로 선택압력이 A에서보다 B에서 크다는 보기의 설명은 옳다.

오답해설
ㄱ. A는 먹이가 풍부한 배지(비경쟁적 환경)이므로, 특별히 돌연변이를 유발하는 환경이 아니다.
이때는 자연돌연변이에 의해 돌연변이가 무작위로 우연히 발생한다. 그러므로 A에서 세대 수가 증가할수록 돌연변이 발생빈도는 일정하다.

ㄴ. <실험 결과>의 그래프로부터 A에서 개체당 돌연변이가 축적되는 만큼 성체로 자라지 못하는 것을 확인할 수 있다. 이것은 A의 돌연변이 효과가 자연선택을 받는 것을 의미한다. 그러므로 A에서 돌연변이의 효과는 중립적이 아니다.

VI. 진화 및 분류

005 심화이해   정답 ⑤

┃자료해석

부모 몸길이가 길수록 자손 몸길이가 길어진다면, 부모의 형질이 유전되는 유전적 요인의 영향을 크게 받은 것으로 해석할 수 있으며(B, C), 반대로 부모 몸길이에 관계없이 자손 몸길이가 일정하다면, 부모로부터의 유전적 요인보다는 다른 환경적 요인에 의해 자손 몸길이가 결정된다고 해석할 수 있다(A).

┃정답해설

- ㄴ. B에서 부모 몸길이가 길어질수록 자손 몸길이 역시 길어지나, 부모 몸길이만큼 길어지지 못하는 것으로 보아 전적으로 유전적 요인의 영향을 받는 것은 아님을 알 수 있다. 곧 유전적 요인과 환경적 요인 모두의 영향을 받아 결정된다고 할 수 있다.
- ㄷ. 자손 몸길이에 미치는 유전적 영향이 클수록 자손 몸길이는 부모 몸길이에 보다 일치할 것이므로 기울기가 1에 가까워질 것이다. B보다 C의 기울기가 1에 더 가까우므로 상대적으로 C가 B에 비해 유전적 영향이 더 크다고 할 수 있다.

┃오답해설

- ㄱ. A에서 자손 몸길이는 부모 몸길이에 관계 없이 일정하다. 이는 부모로부터 물려받은 유전적 요인의 영향 이외의 다른 환경적 요인에 의해 자손 몸길이가 결정됨을 의미한다.

006   정답 ①

┃자료해석

Sp. 1에서 일부 개체가 떨어져 나와 지리적으로 격리되어 Sp. 2가 되었다. Sp. 2에 지리적 격리가 일어나 Sp. 3이 생겨났다. 마찬가지로 지리적 격리로 인해 Sp. 3과 Sp. 4로 나뉜다. 이렇게 Sp. 1 한 종에서 지리적 격리에 의해 4개의 종이 생겨나기까지 이소적 종분화를 보여 주고 있다. 이 외에도 종분화 기작으로는 동소적 종분화가 있다. 동소적 종분화는 자가다배수성에 의한 종분화와 타가다배수성에 의한 종분화로 나뉜다.

┃정답해설

- ㄱ. 소수의 개체가 새로운 지역을 차지하였을 때 개체군은 근원 개체군의 구성원에 존재하는 모든 대립유전자를 가지고 있지 않다. 그 결과 나타나는 유전적 변이의 패턴을 창시자 효과라고 한다. A의 경우 일부 개체가 떨어져 나와 이소적 종분화에 의해 새로운 종이 분화되고 있으므로 창시자 효과에 의한 것이다.
- ㄷ. 성선택은 한 성의 개체들이 그들 사이에 배우자를 놓고 경쟁을 하는 성내선택과 특정 형질 등을 바탕으로 상대배우자를 고를 때 발생하는 성간선택으로 나뉜다. 따라서 성선택은 같은 지리적 지역 안에서의 선택이므로 B과정(지리적 격리) 없이도 일어난다.

┃오답해설

- ㄴ. 동질배수성은 체세포분열이나 감수분열의 실수로 온전한 염색체 세트를 여분으로 가지게 되어 생긴다. 따라서 동질배수성에 의해 종분화가 생길 때는 지리적 격리가 필요 없다.
- ㄹ. 자매종은 동일 조상에서 갈라진 종으로 Sp. 3와 자매종은 Sp. 4이다.

007 정답 ①

자료해석
생물학적 종의 개념(biological species concept)
오직 분류군의 생식 양상(reproductive mode)에 근거하여 종을 규정한 것으로, 생물학적 종이란 실제적 혹은 잠재적으로 상호교배가 가능한 집단을 의미한다. 즉, 다른 종과는 생식적으로 격리되어 있다.

- 생식적 격리의 존재는 서로 다른 종을 의미한다. 따라서 자료 1의 두 동물 집단은 형태가 유사하여도 서로 다른 종이다.
- 자료 2와 자료 3의 두 동물 집단 모두 생식적 격리가 없으므로 각각 동일종이다.
- 아종이란 종이 지리적으로 격리되어 형태적 차이를 나타내는 안정된 집단을 가리킨다. 자료 3의 경우 생식적 격리가 없는 동일종이나, 지리적 격리에 의해 형태가 다른 아종일 가능성이 크다.

정답해설
(가) : 생식적 격리가 있으므로 서로 다른 종
(나) : 생식적 격리 및 지리적 격리가 없으므로 동일종
(다) : 생식적 격리는 없으나 지리적 격리에 의한 동일종의 아종

008 정답 ⑤

자료해석
생물의 출현 과정과 생물과 환경의 상호작용에 관한 것이다. 고에너지에 의해 원시대기로부터 유기물 합성 → 코아세르베이트 → (가) 생물군 : 초기 종속영양생물 출현 → (나) 생물군 : 독립영양생물 출현 → (다) 생물군 : 종속영양생물 출현 → 육상생물 출현

정답해설
⑤ 육상생물의 출현은 산소 농도 증가로 인한 오존층 형성에 기인한다. 오존층은 자외선을 차단시켜 생물이 바다에서 육상으로 영역을 넓히는 데 공헌했을 것으로 추정된다.

오답해설
① (나) 생물군은 독립영양생물로 이산화탄소를 환원시켜 영양분을 얻는 대신 물을 산화시켜 산소를 형성한다. 따라서 물질 X는 독립영양생물이 방출한 산소이며, 이 물질이 지구 대기의 산소 농도를 증가시켜 오존층을 형성했을 것으로 추정된다.
② (가) 생물군은 초기 종속영양생물로 풍부하게 합성된 유기물을 에너지원으로 사용했을 것이다.
③ (다) 생물군은 종속영양생물로 영양분의 산화를 통해 에너지를 얻으므로 산소가 필요하다. 따라서 독립영양생물인 (나) 생물군 출현 이후에는 번성할 수 있으나 산소가 거의 없는 원시대기 조건에서는 번식하지 못해 개체 수가 크게 감소할 것이다.
④ (다) 생물군은 유기호흡을 하는 종속영양생물이며, (가) 생물군은 무기호흡을 하는 종속영양생물로 세포 호흡 방식에 차이가 있다.

개념알기
오파린 홀데인 가설(Haldane-Oparin hypothesis)
산소가 적고 암모니아, 메탄, 물 등과 같이 수소를 많이 함유한 원시대기 상태에서 번개, 자외선, 태양의 복사선에 의해 아미노산, 당, 뉴클레오티드 등과 같은 유기물이 합성되고, 합성된 유기물들의 농도가 증가함에 따라 중합반응이 일어나 고분자 유기물, 효소 등과 같은 것들이 만들어지며, 막성 물질에 둘러싸인 코아세르베이트(coacervate)가 형성되었다는 가설이다. 이 가설을 증명한 실험으로는 밀러의 플라스크 방전실험(적은 양의 물과 함께 메탄, 암모니아, 수증기, 수소 주입 후 지속적인

전기 방전 → 알데히드, 카르복시산, 아미노산 검출) 등이 있다. 그러나 현재의 대기과학자들은 원시 지구의 대기는 물, 이산화탄소, 일산화탄소, 질소 그리고 약간의 수소로 이루어졌을 것으로 주장한다. 이와 같이 수정된 기체 목록을 사용하여 밀러의 실험을 수행하면 작은 유기분자가 더 많이 형성되므로 여전히 오파린 홀데인 가설은 유효하게 받아들여진다.

009   정답 ③

자료해석

점돌연변이에 대한 일반적인 내용을 묻고 있다. 코돈의 동요 현상(wobble 현상)은 코돈의 세 번째 염기가 여러 경우의 결합이 가능하기 때문에 나타난다. 이 부분에 돌연변이가 일어나면 코돈이 지정하는 아미노산을 바꾸지 않는 경우가 더 많기 때문에 침묵돌연변이가 될 가능성이 높다.

정답해설

ㄴ. 코돈에서 세 번째 염기는 침묵돌연변이가 될 가능성이 높지만 나머지 두 염기는 치환돌연변이가 될 가능성이 높다. 그러므로 유전자 암호화부위에는 치환지점의 개수가 침묵지점보다 더 많다.

ㄷ. 치환지점의 점돌연변이는 단백질 기능에 영향을 줄 가능성이 높으므로 자연선택에 의해 유전자가 제거될 가능성이 높지만, 침묵지점의 점돌연변이는 영향을 주지 않으므로 축적된다. 따라서 유전자의 진화초기에는 침묵지점의 점돌연변이가 치환지점의 점돌연변이보다 더 빠르게 축적된다.

오답해설

ㄱ. 세 번째 뉴클레오티드가 바뀌면 아미노산이 바뀌는 코돈이 존재한다. 대표적으로 UGG 코돈은 세 번째 뉴클레오티드가 바뀌면 종결이나 시스테인을 지정하게 된다. 그러므로 코돈에서 세 번째 뉴클레오티드는 모두 침묵지점이라는 설명은 옳지 않다.

ㄹ. 침묵지점은 돌연변이가 더 많이 일어나기 때문에 종(species) 간 상동유전자(homologous genes) 암호화부위 사이에서는 침묵지점의 뉴클레오티드 서열 유사도가 치환지점의 뉴클레오티드 서열 유사도보다 더 낮다.

010

정답 ③

자료해석

비동의돌연변이는 코돈의 염기치환이 아미노산의 변화를 유발하나, 동의돌연변이는 코돈에서 염기가 치환되어도 동일한 아미노산을 지정하여 아미노산이 변화되지 않는다.

정답해설

ㄱ. 코돈의 세 번째 염기(동요자리)와 tRNA의 안티코돈의 첫 번째 염기 간에는 수소결합이 매우 약하거나 엄격하게 형성되지 않는 동요현상(wobble)이 일어난다. 이와 같은 동요현상으로 인해 코돈의 세 번째 염기가 치환되어도 동일한 아미노산이 지정되는 동의돌연변이가 생성될 확률이 높아진다.

ㄴ. 히스톤 H3는 비동의돌연변이 속도가 0인 것을 알 수 있다. 즉, 비동의돌연변이가 일어나지 못한다는 것을 의미하는데, 이것은 아미노산이 치환되는 미스센스돌연변이가 일어났을 경우 단백질의 기능이 저해될 확률이 매우 높기 때문에 나타난 현상이다. 따라서 돌연변이는 일정하게 발생한다고 하더라도 그것이 집단 내에 남아있지 못하게 된다.

오답해설

ㄷ. γ-인터페론은 3개 유전자 중 비동의돌연변이 속도가 가장 높다. 이는 아미노산의 변화를 수반하는 염기 치환이 가장 많이 일어난 것이므로, 각각의 종의 진화 과정 동안 아미노산 서열이 변화하여 종간 아미노산 서열의 유사성이 가장 낮다는 것을 의미한다. 3개의 유전자 중에서 아미노산 서열의 유사성이 가장 높은 유전자는 히스톤 H3이다.

011

정답 ⑤

자료해석

분자시계의 가정
- DNA 서열은 진화하며, 일정한 비율로 분기한다.
- orthologous gene에 존재하는 염기치환의 수는 종들이 공동조상에서 분기한 이후 경과된 시간에 비례한다.
- paralogous gene의 경우, 염기치환의 수는 유전자가 중복된 이후 시간에 비례한다.

정답해설

ㄱ. 최근 공동조상을 Sp.0이라 가정하면 0과 1의 유전적 거리는 'a', 0과 2의 유전적 거리는 'b+c'가 된다. X의 분자시계가 유효하기 위해서는 축적된 염기치환의 수가 공동조상에서 분기한 이후 경과된 시간에 비례해야 하므로 'a=b+c'가 성립된다. 마찬가지로 1과 2의 유전적 거리(a+b+c), 1과 3의 유전적 거리(a+b+d+e), 1과 4의 유전적 거리(a+b+d+f)도 모두 동일해야 한다.

ㄴ. orthologous gene은 공동조상 유전자가 종분화로 인해 서로 다른 종에서 발견되는 상동유전자이고, paralogous gene은 공동조상 유전자의 중복으로 인해 동일한 종 내에서 발견되는 상동유전자이다. 주어진 계통수는 서로 다른 여러 종에서 상동유전자 X의 염기서열을 이용하여 작성된 것이므로, orthologous gene이 보다 더 적합하다.

ㄷ. 자연선택에 대해 중립이 아닌 염기치환의 경우, 염기치환이 자연선택에 대해 유리한 방향으로 일어나려는 경향성을 갖게 되므로 일정한 비율로 분기하지 않아 분자시계에 적합하지 않다.

VI. 진화 및 분류

012 심화이해　　　　정답 ②

▮ 자료해석
ㄱ, ㄷ, ㄹ, ㅁ의 분포를 보면 각 지역에 따라 특정한 분포를 하고 있다. 자연선택에 의해 각기 다른 방향으로 진화한 것으로 추정할 수 있다.
ㄱ, ㅁ. 분단성 선택
ㄷ, ㄹ. 방향성 선택
ㄴ. 다양성이 가장 크다. 가장 원시적인 형태

▮ 정답해설
가설과 같이 인류의 조상이 아프리카에서 출현했다고 한다면 아프리카 토착민이 가장 원시적인 분포를 보일 것이다.

▮ 개념알기
VNTR과 STR
같은 종 내에서 어떤 서열은 반복적으로 나타나는데, 그 반복 서열은 사람마다 동일하지만 반복수는 사람마다 다양하다. 이러한 원리를 분자유전학, 범죄학, 생물학, DNA지문 등에서 응용한다.

Variable Number of Tandem Repeats(VNTR)

| AGTTCGCGTGA | AGTTCGCGTGA | AGTTCGCGTGA | AGTTCGCGTGA | AGTTCGCGTGA |

반복부위 (10~100bp)

Short Tandem Repeats(STR)

| ATGCC | ATGCC | ATGCC | ATGCC | ATGCC |

반복부위 (2~9bp)

013 심화이해　　　　정답 ④

▮ 자료해석
문제에서 제시한 그래프에서 확인할 수 있는 것처럼, 원핵세포에서 전체 열린 해독틀(ORF) 중에서 특정 기능을 갖는 유전자군의 열린 해독틀(ORF)이 차지하는 비율은 유전체 크기와 함수관계에 있다. 단백질 합성이나 에너지 생산과 같은 핵심 세포과정에 관련된 유전자들(관리 유전자군, housekeeping genes)은 유전체 크기와 상관 없이 그 숫자에 차이가 거의 없다. 따라서 단백질 합성에 관련된 유전자들의 상대적 비율은 작은 유전체의 경우 극적으로 커지게 된다(그래프 C).
대조적으로 전사의 조절에 관련된 유전자들의 비율은 커다란 유전체를 갖고 있는 생물체에서 현저히 증가한다(그래프 A). 이러한 조절체계가 추가됨으로써 특이한 유전자 발현을 적절히 조절하도록 하여 다양한 환경에 더 잘 대응할 수 있게 한다.

▮ 정답해설
ㄱ. 원핵생물에서 좀 더 다양한 환경에서 서식할 수 있고 더 복잡한 생활사를 가질수록 유전체의 크기는 더 커진다. 따라서 유전체의 크기가 크다는 것은 다양한 환경으로부터 오는 다양한 신호에 대한 반응을 할 수 있음을 의미한다. 따라서, 유전체의 크기가 클수록 신호 전달에 관련된 유전자의 수가 많아질 것이다. 그러므로 신호 전달 유전자군은 A의 양상을 따른다.
ㄷ. 관리 유전자군은 생명활동에 있어서 꼭 필요한 유전자군을 이야기한다. 이러한 유전자군은 유전체의 크기가 증가하더라도 그 숫자가 일정하게 유지되기 때문에 전체 유전체 중에서 차지하는 비율은 점차 감소하게 된다.

▮ 오답해설
ㄴ. 유전체 크기가 커질수록 특정 환경에서 기능을 수행해야 할 많은 유전자들을 가지게 되며, 이에 따라 특정 환경에서 이들 유전자 발현을 조절하는 전사 조절 유전자군 역시 그 양이 많아지게 된다. 그러므로 전사 조절 유전자군은 A의 양상을 따른다.

014 정답 ③

자료해석

계통분류를 하는 방법 중 진화 분류학(가)은 분류군 사이에 존재하는 형질의 차이를 나타낸 것으로, 이 차이의 크기는 서로 다른 진화 속도의 결과 때문이다. 진화 분류학적 계통수에서 가로축에는 차이의 정도, 세로축에는 시간을 나타내며 가지의 분산 각도는 분산의 정도를 나타낸다. 선의 경사가 완만할수록 진화의 속도가 빠르며, 선의 경사가 급할수록 진화의 속도가 느리다.

표형론(나)은 수량 분류학(numerical taxonomy)이라고 하는데 가능한 많은 형질을 사용한 전체적 유사성을 근거로 분류하는 방법이다. 표형론적 계통수는 분류군 사이의 유사성을 바탕으로 작성한다.

분기론(다)은 생물 간의 상동형질을 동정하여 형질변화의 방향을 분석하는 것으로 파생형질을 이용하여 공동조상으로부터 유래한 후손을 추정하고 분류한다.

정답해설

ㄱ. 진화 분류학(가)을 통한 계통수에서 A, B가 E로부터 분기되는데 걸린 시간은 C, D가 F로부터 분기된 시간보다 짧다. 따라서 A, B가 E로부터 분화한 속도는 C, D가 F로부터 분화한 속도보다 빠르다.

ㄷ. 공유조상형질은 분류군의 한 조상에서 기원된 형질이다. 따라서 A와 B의 공통조상인 E에는 A와 B의 공유조상형질이 존재한다. 이와는 달리 특정 분기군에 특이적으로 존재하는 형질은 공유파생형질(shared derived character)이라고 한다.

오답해설

ㄴ. 표형론(나)은 분류군 사이의 유사성을 바탕으로 계통수를 작성한다. 유사도 축을 보면, A와 B의 유사성은 C와 D의 유사성보다 유사도 값이 높다. 그러므로 A와 B 사이에 공통된 형질의 비율은 C와 D 사이에 공통된 형질의 비율보다 높다.

015 정답 ③

자료해석

ㄱ. 측계통 분류군(paraphyletic taxon)
ㄴ. 다계통 분류군(polypyletic taxon)
ㄷ. 단계통 분류군(monopyletic taxon)

정답해설

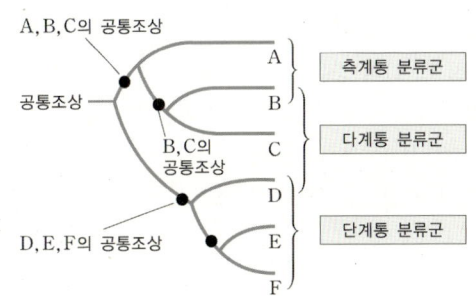

- 측계통 분류군 : 동일한 공통 조상에서 파생된 후손 중 일부가 빠진 경우
- 다계통 분류군 : 공통 조상을 공유하지 않는 경우
- 단계통 분류군 : 동일한 공통 조상을 공유한 경우

016

정답 ⑤

자료해석
공유파생형질이란 특정 분기군에서 나타나는 특이한 진화적 신형을 뜻한다. 고유파생형질은 특정 종이나 군에서만 발견되어 단계통군의 증거가 되지 않는다.

정답해설
ㄱ. '패각이 있음'은 A를 제외한 B, C, D의 특이한 진화적 특징이므로 B, C, D의 공유파생형질이다.
ㄴ. '촉각이 있음'은 B에만 있는 고유파생형질이다.
ㄷ. (가) A-B : 3, B-C : 2, C-D : 1, 합 : 6
   (나) A-C : 1, C-B : 2, B-D : 1, 합 : 4

017

정답 ②

자료해석
(가) 집단 B, C의 염색체가 둘로 나뉘어 집단 A, D의 염색체가 되었을 것이다.
(나) 집단 D의 염색체는 집단 A, B, C와 다르게 복제된 부위를 가지고 있다. 따라서 진화적으로 가장 늦게 나타났을 것이다.
(다) 아미노산의 서열이 두 군데 다르다. 한 군데는 집단 B, C와 집단 A, D가 같으며, 다른 곳에서는 집단 B만 나머지 집단과 다르다.

정답해설
계통 분류학적 분석방법에 관한 문제이다. 주어진 자료를 가지고 진화의 유연관계를 밝히는 것으로, 특징을 찾아 변화 전을 (−), 변화 후를 (+)로 표시하면 관계가 어느 정도 파악될 것이다. (가)의 경우 염색체가 반으로 나뉠 확률이 두 염색체가 붙을 확률보다 높다. 따라서 기존 염색체는 (−), 나누어진 염색체를 가지면 (+)로 나타낼 수 있다. 역시 복제된 염색체도 복제되기 전이 (−), 복제된 후는 (+)가 될 것이다. 반면에 아미노산은 전, 후를 구분하기 어려우므로 분류군의 특징을 보고 파악해야 한다.

특징＼분류군	B	C	A	D
1. 아미노산 2	Gly	Phe	Phe	Phe
2. 염색체	22쌍(−)	22쌍(−)	23쌍(+)	23쌍(+)
3. 아미노산 1	Ala	Ala	Thr	Thr
4. 복제부위	×(−)	×(−)	×(−)	○(+)

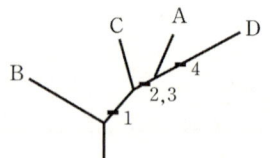

018 정답 ④

┃자료해석

변화의 사건을 (+), 원시형질을 (−)로 표현하면 자료를 파악하기가 수월하다.

생물 종 \ 염기서열 위치	3	25	102	133
Ⅰ	+	+	+	−
Ⅱ	+	+	−	−
Ⅲ	−	+	+	+
Ⅳ(외부군)	−	−	−	−

┃정답해설

최대단순성의 원리는 가능한 계통도에서 형질의 상태 변화 횟수의 총합이 가장 작은 것을 선택하여 계통의 유연관계를 살피는 것이다.

문제는 3종의 유연관계를 살피는 것으로 예상되는 계통도는 보기와 같이 3개이다. 여기에 염기서열에서 발생한 각 사건을 표기하면 다음과 같다.

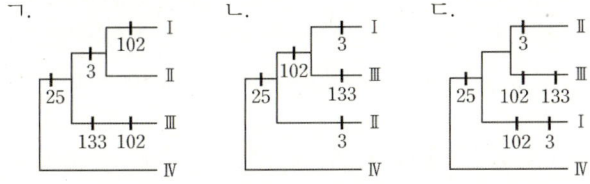

ㄱ. 염기서열 25의 변화는 외부군으로부터 종 Ⅰ~Ⅲ을 분지시키는 공유파생형질이다. 염기서열 3의 변화는 종 Ⅲ을 종 Ⅰ, Ⅱ로부터 분지시키는 공유파생형질이며, 염기서열 102의 변화는 종 Ⅰ과 Ⅲ의 고유파생형질이며, 염기서열 133의 변화는 종 Ⅲ의 고유파생형질이 된다. 이런 방식으로 조사하면, ㄱ과 같은 계통도에서 염기서열의 변화는 총 5번 일어난다.

ㄴ. ㄱ과 같은 방식으로 조사하면 염기서열의 변화는 총 5번 나타난다.

따라서 최대단순성의 원리로 분류군을 작성한다면 ㄱ, ㄴ 모두 가능하다.

┃오답해설

ㄷ. 염기서열의 변화가 총 6번 일어났으므로 최대단순성의 원리에 의해 이 계통도는 배제된다.

019 정답 ③

┃자료해석

유연관계를 나타낸 그림에서 생물종들은 최근에 분지된 것일수록 더 많은 공통형질을 공유하므로 이들 사이의 유연관계는 가깝다.

그리고 DNA 유사도(%)가 높을수록 유연관계는 가깝고, 유사도가 70% 이상이면 같은 종에 속한다고 하였으므로 c와 d, b와 f는 각각 같은 종에 속함을 알 수 있으며, 주어진 표의 DNA 유사도 값과 그림의 유연관계를 종합하여 (가)~(바)에 해당하는 세균 균주를 추론하면 다음과 같다.(그림에서 c와 d는 서로 위치가 바뀔 수 있고, b와 f도 서로 위치가 바뀔 수 있다.)

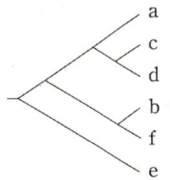

┃정답해설

ㄱ. DNA 유사도가 70% 이상이면 같은 종에 속한다고 하였으므로, c는 d와 같은 종이며, b는 f와 같은 종이다. 따라서 a~f는 a, b(f), c(d), e의 4개 종으로 분류된다.

ㄴ. 자료해석에 제시한 바와 같이 (가)는 a이며, 이와 유연관계가 가장 먼 (바)가 e이다.

┃오답해설

ㄷ. (바)는 세균 균주 e이며, 표의 DNA 유사도(%) 값을 통해 (바)-(라)의 유연관계 크기와 (바)-(나)의 유연관계 크기를 비교할 수 있다. 표를 보면, (바)-(라)의 DNA 유사도(e와 b의 DNA 유사도 혹은 e와 f의 DNA 유사도)는 12(혹은 13)인 것을 확인할 수 있고, (바)-(나)의 DNA 유사도(e와 c의 DNA 유사도 혹은 e와 d의 DNA유사도)는 22(혹은 25)인 것을 확인할 수 있다. 즉, (바)와 (나) 사이의 DNA 유사도가 더 크므로, (바)와 (나)의 유연관계가 더 가깝다는 것을 알 수 있다.

020 정답 ①

정답해설
ㄱ. 메탄생성균은 혐기성세균으로, 늪지나 매립장 또는 동물의 소화기관 등 산소가 없는 환경에서 유기물을 분해하여 에너지를 얻으며 번식한다. 메탄은 지방산 대사, 알코올 대사 등 주요 대사의 최종 생성물이다. 분뇨 처리나 산업폐기물 처리에 사용한다.

ㄴ. 극호염성균은 염 농도가 매우 높은 지역에 사는 화학유기 종속영양세균이다. 어떤 종은 빛을 2차 에너지원으로 사용하기도 하며, 당, 알코올, 아미노산으로부터 에너지를 얻는다. 높은 NaCl 농도에서 사는 이 세균 종들은 세포 내 KCl을 농축시켜 삼투압을 견딜 수 있도록 되어 있다.

오답해설
ㄷ. 극호열성균은 열수 배출구, 온천 등에 사는 절대 또는 조건 부혐기성세균으로, 대부분 황대사균이다. *Thermoplasma*와 같은 일부 극호열성균은 세포벽이 없다.

ㄹ. 막지질은 에테르 결합에 의해 가지가 있는 탄화수소사슬이 글리세롤에 연결되어 있다. 진정세균이나 진핵생물은 에스테르 결합이며 가지가 없다는 것이 차이점이다.

개념알기
고세균의 특징
고세균은 진정세균보다 진핵세포와 더 유사하며, 극한 지역에서 주로 발견된다. 세포막은 특이한 지질분자로 되어 있어 극한 환경에 잘 적응할 수 있으며, 세포벽은 펩티도글리칸과 유사한 분자를 가지기도 하고, 당이나 다당류로 구성되어 있기도 하다. 이들은 파괴에 잘 견딜 수 있다.

고세균이 갖는 진핵세포의 특성	고세균이 갖는 박테리아의 특성

• DNA 복제 기작
• 히스톤
• 뉴클레오솜 유사 구조
• 전사 기작
  RNA중합효소
  /TFⅡB/TATA 결합 단백질
• 번역 기작
  개시인자/리보솜단백질
  /신장인자
• 디프테리아 독소에 의한 중독
• 인트론 일부 유전자에 존재
	• 단일의 원형 염색체
	• 오페론 구조
	• 박테리아 타입의 막 수송 채널
	• 많은 물질대사 과정 유사
	  에너지 생산/질소고정
	  /다당류 합성

021 정답 ①

자료해석
(가)는 생물의 5계의 계통수로 모네라계, 원생생물계, 식물계, 동물계, 균계로 나뉜다. 이 체계는 원핵세포와 진핵세포를 강조하여 분리하였다. (나)는 rRNA 염기서열에 기초한 3영역의 계통수로 세균 영역, 고세균 영역, 진핵생물 영역으로 나뉜다. rRNA는 매우 느리게 진화하므로 유연 관계가 먼 생물 사이의 진화적 유연 관계를 파악하는데 매우 유용하다.
(나)의 가지 길이는 각 계통에서 유전적 변화의 정도에 비례한다. X는 엽록체를 포함한 색소체이며, Y는 미토콘드리아이다.

정답해설
ㄱ. 미토콘드리아는 자체의 유전물질을 가지며 세균과 유사성이 많아 진핵세포의 초기 조상세포가 세포 안으로 삼킨 박테리아에서 미토콘드리아가 유래된 것으로 추측된다. 따라서 미토콘드리아는 Y이다.

오답해설
ㄴ. (나)의 진핵생물 영역에서 일부 원생생물은 동물과, 또 다른 일부 원생생물은 식물과 가까운 유연관계를 보이는 것을 알 수 있다. 이로 보아 원생생물계는 다계통군(polyphyletic)이다.

ㄷ. (나)에서 아메바, 규조류, 녹조류, 균류 등에는 단세포생물이 포함되어 있다. 따라서 (나)에서 다세포동물은 A 단계에서 출현했다고 볼 수 없다.

022   정답 ④

자료해석

검색표는 생물을 동정하기 위해 분류 형질을 단계적으로 배열해 놓은 표이다. 문항의 <검색표>에서 가장 먼저 적용된 1번의 분류 형질은 진정한 조직의 유무이다. 진정한 다세포성이지만 진정한 조직이 없는 동물문은 해면동물문이다. 나머지 진정한 조직이 있는 모든 동물들은 2번에 해당한다. <계통수>에서 가장 먼저 분류되어 나오는 A가 해면동물문이다. 2번의 분류 형질은 배엽성이다. 2배엽성 동물은 외배엽과 내배엽은 가지고 있지만 중배엽을 가지고 있지 않은 동물이다. 이에 속하는 동물문은 자포동물문으로 방사대칭 동물이다. 자포동물문을 제외한 모든 동물들은 3번에 속하는 3배엽성 동물로 외배엽, 내배엽, 중배엽을 모두 가진 동물이다. <계통수>에서 두 번째로 분류되어 나오는 D가 자포동물문이다. 3번의 분류 형질은 원구발생의 운명이다. 원구가 입이 되는 동물을 선구동물이라고 하며 4번에 속한다. 원구가 항문이 되는 동물을 후구동물이라고 하며 5번에 속한다.

4번은 모두 선구동물인데, 이들 중 담륜자 유생이라고 하는 특징적인 유생 단계를 거치는 것은 환형동물문과 연체동물문이다. 이들을 촉수담륜동물이라고 하기도 한다. 선구동물 중 외골격을 탈피하는 동물에는 선형동물문과 절지동물문이 속한다. 그러므로 (가)는 선형동물문이다. <계통수>에서 환형동물문과 가장 가까운 동물문인 B가 선형동물문이다.

5번은 모두 후구동물인데, 이들 중 유생 단계가 좌우대칭형이면서 성체는 방사형인 것은 극피동물(나)이다. 극피동물문의 예로는 성게와 해삼이 있다. 후구동물 중 생활사의 어떤 시기에 인두열과 꼬리를 갖는 것은 척삭동물문(다)이다. 척삭은 신축성 있는 막대 모양의 구조물을 의미한다. <검색표>에서 극피동물문과 가장 가까운 C는 척삭동물문이다.

정답해설

ㄱ. <검색표>의 4번은 3번의 분류형질 중 원구가 입이 되는 선구동물들의 집합이다. 그러므로 이들은 모두 선구동물이다. 환형동물과 B선형동물이 이에 속하므로 B는 선구동물에 속한다는 보기의 설명은 옳다.

ㄷ. <검색표>에서 두 번째로 적용된 분류 형질은 배엽성이다. 자포동물문을 제외한 모든 동물들은 3배엽성 동물에 속한다. 그러므로 <계통수>에서 두 번째로 분류되어 나오는 D는 자포동물문이다.

오답해설

ㄴ. C는 척삭동물문이다. 척삭동물문은 생활사의 어떤 시기에 인두열과 꼬리를 갖는 특징을 갖는다. 외투막에서 패각을 분비하는 특징을 갖는 동물문은 연체동물문이다.

Ⅵ. 진화 및 분류

023 정답 ②

자료해석

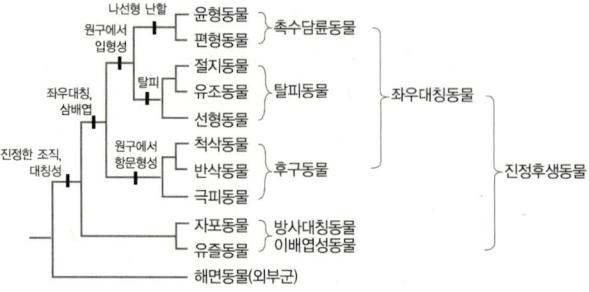

정답해설

ㄴ. 제시된 계통수에서 절지동물, 유조동물, 선형동물이 탈피동물에 속한다. 이들은 하나의 단계통군을 형성한다.

오답해설

ㄱ. 해면동물은 진정한 조직이 없다. 따라서 진정후생동물의 가장 최근 공동조상은 A가 아니라 바로 오른쪽의 분기점이다.

ㄷ. 제시된 계통수에서 해면·자포·유즐·편형동물은 체강이 없는 무체강동물이고, 윤형동물과 선형동물은 체강이 중배엽성 조직 및 내배엽성 조직에 의해 부분적으로 둘러싸인 의체강동물이다. 나머지는 체강이 중배엽성 조직으로 완전히 싸인 진체강동물에 속한다. 따라서 윤형동물과 선형동물은 다계통군을 형성한다.

024 정답 ②

자료해석

좌우대칭동물에 속하는 동물 문의 계통수로, 주로 18S 리보솜 RNA 유전자에 근거하여 작성된 분류군이다.

A는 촉수담륜동물문으로 촉수관과 담륜자를 거치는 동물을 모아놓은 것이다. B는 선구동물문이며, C는 후구동물문이다.

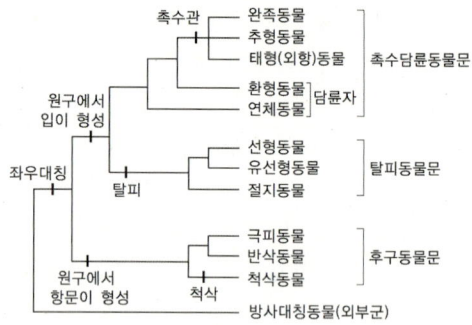

정답해설

ㄴ. 자매군은 같은 단계통 분류군에서 서로 다른 분화기작에 의해 나누어진 그룹을 의미하므로 몸에 체절성을 나타내는 환형동물과 절지동물은 자매군이 될 수 없다. 이전에는 체절을 가지고 있었다는 점에서 절지동물은 환형동물과 닮아 담륜동물로서 다루어졌지만, 현재 절지동물은 탈피동물문에 포함되므로 이들은 단계통 분류군에 속하지 않는다.

오답해설

ㄱ. 완족동물, 추형동물, 태형동물이 촉수관을 가지며, 이들의 가장 최근 조상은 A보다 늦게 나타나고 있다.

ㄷ. 척삭은 C분류군에서 척삭동물문이 가지고 있는 고유파생형질이다.

개념알기

자매군(sister group)

계통학에서 같은 조상으로부터의 후손을 딸(daughters)로 표현하며, 종 분화 사건 이후로 나눠지게 되는 군을 자매군(sister group)으로 표현한다.

그림에서 3은 4의 자매군이며, 5는 6의 자매군이다. 3과 4는 5와 6의 자매군이며, 1은 2, 3, 4, 5, 6의 자매군이다.

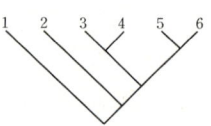

025 정답 ④

자료해석
낭배형성 방식에서 원구가 입이 되는 동물은 선구동물(ㄱ), 항문이 되는 동물은 후구동물(ㄴ)이다.
난할 방식에서 (ㄷ)은 같은 크기로 난할이 일어나는 등할, (ㄹ)은 다른 크기로 난할이 일어나는 부등할이다.
분리된 할구의 운명에서 (ㅁ)은 초기 단계에서 발생 운명이 결정되어 있는 모자이크란, (ㅂ)은 발생 운명이 결정되어 있지 않은 조정란이다.

정답해설
극피동물은 후구동물에 속하며, 성게가 대표적인 예이다. 따라서 원구가 항문이 된다(ㄴ). 그리고 할구의 크기가 같은 크기로 나뉘며(ㄷ), 초기 단계에서 할구를 분리해도 완전한 성체가 되는 조정란(ㅂ)이다.

개념알기
발생 운명의 결정 시기가 빠른 난자를 모자이크란, 늦은 난자를 조정란이라고 한다. 그러나 연구결과 동물의 알을 모자이크란과 조정란으로 구분하기는 어려움이 밝혀졌다. 성게와 같은 조정란도 16세포기 때 이미 장래의 발생 운명이 결정되며, 모자이크란으로 변한다.

026 정답 ⑤

자료해석
A, B, C, D는 각 식물군이 분지할 때 발생한 진화적 사건을 의미한다.
A : 육상 환경에 적응
B : 관속식물의 출현
C : 종자식물의 출현
D : 씨방 → 열매의 출현

정답해설
문제의 계통수는 식물이 공통의 조상으로부터 진화된 과정을 단순성의 법칙(principle of parsimony)을 이용하여 나타낸 것으로, 형태학적, 분자생물학적, 발생과정상 등의 자료를 가지고 진화의 과정을 추론하여 만들어진다. 이 문제는 각 시점에서 생긴 중요한 진화적 사건에 대한 이해가 필요한 단순 추론형 문제이다.

ㄱ. B : 헛물관 같은 관다발을 가지게 되는 것은 양치식물 이후이다. 이로 인해 양치식물은 높이 자랄 수 있게 되었다.

ㄴ. D : 종자식물은 겉씨식물과 속씨식물로 나눌 수 있는데 겉씨식물의 경우 종자가 부모의 조직세포에 의해 보호받지 못하고 노출되어 있다. 속씨식물은 꽃과 씨방을 가지고 있다.

ㄷ. A : 육상생활에 적응하기 위해 세대교번 중 반수체 포자가 탈수로부터 보호하는 큐티클 환을 가지고 있으며 포자로 인해 멀리 분산할 수 있는 능력이 획득된다. 또한 포자는 배우체로 자라나 수정에 의해 배를 형성한다. 이 점은 육상생활로 적응하기 위한 중요한 특성이다.

ㄹ. C : 단단한 껍질과 양분을 갖춘 어린 2배체 자손은 종자를 의미한다.

001

정답 ③

자료해석

텃세권이 커짐에 따라 먹이로부터 얻는 에너지량(가)과 텃세권 유지에 소요되는 에너지량(나)이 증가한다. 따라서 벌새 텃세권의 조건이 최적인 지점은 섭취하는 에너지량과 소모되는 에너지량의 차이가 큰 구간이다.

정답해설

그래프에서 C 지점이 에너지 생산과 소비에 있어서 가장 큰 차이를 보이므로 벌새 텃세권의 조건이 최적이다.

002

정답 ③

자료해석

- 해밀턴의 법칙 : B×r > C일 때 이타행동 선택
- B : 수혜자가 얻는 이득, 생존할 때 예상되는 자손 수
  = 죽을 위기에 처해 있는 땅다람쥐가 살았을 때 예상되는 자손 수=2
- r : 혈연계수=0.5
- C : 죽음으로 감소하는 자손 수
  = 죽을 확률×자손 수=0.2×2=0.4
- B×r > C, 2×0.5 > 0.4

정답해설

ㄷ. B×r > C이므로 이타행동이 선택된다.

오답해설

ㄱ. B=2이며, C=0.4이다.
ㄴ. 혈연계수란, 두 개체가 동일한 대립유전자를 공유할 확률을 의미한다. 한 개체가 부모로부터 대립유전자 A를 물려받을 때, 자매 관계의 다른 개체가 동일한 A를 물려받을 확률은 $\frac{1}{2}$이다.

따라서 자매 땅다람쥐 간의 혈연계수는 $\frac{1}{2}$이다.

개념알기

혈연선택(kin Selection)
자신의 유전자를 남기기 위해 자신을 희생하더라도 자신의 혈연들의 생식적 성공을 도와주는 행위를 혈연선택이라고 한다. 꿀벌이나 개미와 같이 사회를 형성하며 사는 곤충들이 고전적 예가 된다.

003 정답 ①

자료해석

본 문항은 이익-비용 곡선을 적절히 해석할 수 있는지 알아보고자 한 문제이다. 최적섭식이론에 따르면 개체는 최소한의 비용으로 최대의 이익을 얻고자 행동한다. 그래프 (가)에서 보면 자원밀도가 높으면 높을수록 자원을 찾는데 소비되는 에너지가 감소하게 되므로 들인 노동에 비해 더 적은 에너지를 소비하게 된다. 즉, 비용 곡선은 자원 밀도에 반비례한다. 반대로 자원 밀도가 높을수록 동일한 노동으로 더 많은 양의 자원을 얻을 수 있게 되므로 이익곡선은 자원 밀도에 비례한다. 여기에서 이익이 비용보다 커야 개체는 살아갈 수 있으므로 개체가 살아남기 위해서는 최소한 자원의 밀도가 두 곡선이 만나는 지점인 D보다 커야 한다.

문제에서 벌 A는 관목이 밀집된 지역(자원이 풍부한 지역)에서 적응하였고, 벌 B는 관목이 성긴 지역에서 적응하였다고 하였다.

따라서 관목이 성긴 지역에 적응한 벌 B의 경우는 관목이 밀집된 지역에 적응한 벌 A보다 더 적은 비용으로 더 많은 이익을 얻을 수 있도록 진화하였을 것으로 추정할 수 있다.

그래프 (나)는 다양한 이익-비용 곡선을 보여주고 있다. ⓐ의 경우 ⓑ보다 동일한 자원 밀도에서 들이는 노동 대비 취하는 이익이 크다. 이는 더 효율적으로 자원을 취하는 것을 의미하는데, 이것은 관목이 성긴 지역에서 적응한 벌(B)에서 볼 수 있을 것이다. 따라서 그래프 ⓑ는 관목이 밀집된 지역에서 적응한 벌(A)의 이익 그래프일 것이다. 비용 곡선의 경우 ⓒ는 ⓓ에 비해서 들이는 비용이 더 크다. 이는 ⓒ가 ⓓ보다 동일한 자원 밀도일 때 더 비효율적으로 자원을 취하는 것을 의미하는데, 이것은 관목이 밀집된 지역에서 적응한 벌(A)에서 볼 수 있을 것이다. 따라서 그래프 ⓓ는 관목이 성긴 지역에서 적응한 벌(B)의 비용 그래프일 것이다.

정답해설

ㄱ. 벌이 생존하기 위해서는 비용보다 얻는 이익이 더 커야 한다. 그러므로 (가)에서 벌의 생존에 필요한 자원 밀도는 D 이상이어야 한다.

오답해설

ㄴ. 자료해석에서 살펴본 바와 같이, 관목이 밀집된 지역에서 적응한 벌 A의 이익-비용 곡선은 ⓑ와 ⓒ이다.

ㄷ. A는 관목이 밀집된 지역에서, B는 관목이 성긴 지역에서 각각 적응해왔다고 하였으므로, A의 이익-비용 곡선은 ⓑ-ⓒ이고 B의 이익-비용 곡선은 ⓐ-ⓓ일 것으로 추론할 수 있다. 이때 D4보다 낮은 구간에서 A는 살아남기가 힘들므로 D1~D4에서 A와 B는 공존하는 것이 아니라 B만이 살아남게 된다.

004 정답 ③

자료해석

$N = \dfrac{M \times n}{r}$ 이므로, N이 실제 개체수보다 적게 계산되는 경우는 다음과 같다.
- 제1표본의 개체수(M)가 작게 측정
- 제2표본의 개체수(n)가 작게 측정
- 제2표본 중 표지된 개체수(r)가 크게 측정

정답해설

ㄷ. 제2표본 채집 시 표지한 개체가 재포획될 확률이 큰 경우, r값이 크게 측정되어 N은 실제 개체수보다 작게 계산된다.

오답해설

ㄱ, ㄴ. 제2표본 개체 중에서 표지를 잃은 개체가 있거나 표지한 개체가 쉽게 포식되는 경우, r값이 작게 측정되어 N은 실제 개체수보다 크게 계산된다.

005 정답 ③

자료해석

생명표(life table)는 개체군의 사망수와 생존수를 연령구간별로 나타낸 표로, 이 생존표의 연령을 가로축으로, 생존수를 세로축으로 하여 생존 곡선을 그릴 수 있다. 생존 곡선의 유형에는 어린 시기에 생존율이 높고 일정 연령에 이르러 사망률이 높아지는 Ⅰ형(볼록형), 사망률이 일정한 Ⅱ형(사선형), 어린 시기에 사망률이 높고 그 후에 사망률이 낮아지는 Ⅲ형(오목형)이 있다.

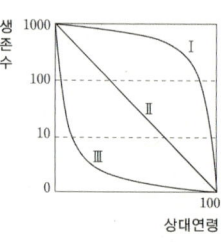

정답해설

ㄱ. 연령에 따른 생존수를 표시하여 생존곡선을 그리면, 연령단계가 증가함에 따라 일정하게 100개체씩 사망함을 알 수 있다. 따라서 Ⅱ형(사선형) 생존곡선을 보인다.

ㄷ. 이 한해살이 식물이 만드는 총 씨앗 수는
$(400 \times 1) + (300 \times 2) + (200 \times 3) + (100 \times 2) = 1800$개이다. 씨앗은 그다음 해에 모두 발아하므로, 이 개체군은 600개체에서 1800개체로, 다음 세대에서 개체수가 증가한다.

오답해설

ㄴ. 총 600개의 개체가 1800개의 씨앗을 만드므로, 각 개체는 평균적으로 3개의 자손을 만든다.

006
정답 ②

연령(년)	연초의 생존 개체수	정지 인구수	총 생존년수	잔여 기대수명
0~1	100	72.5	115	1.15
1~2	45	30	42.5	0.95
2~3	15	10	12.5	0.83
3~4	5	2.5	2.5	0.5
4~5	0	–	–	–

자료해석

생명표는 개체군의 사망수와 생존수를 연령구간별로 나타낸 것으로, 동시출생집단의 연령구간별 생존수, 생존률, 사망수, 사망률, 기대수명 등의 지표를 구하여 개체군의 속성을 파악한다. 각 연령구간별 사망률은 각 연령구간별 사망 개체수를 각 연령구간별 연초의 생존 개체 수로 나누어 구하며, 이에 따라 계산해보면 ⓐ는 0.55(=55/100), ⓑ는 0.67(=30/45), ⓒ는 0.67(=10/15)이다.

잔여 기대수명은 각 연령구간의 생존 개체가 앞으로 생존할 수 있는 기간으로 각 연령별 총 생존년수를 각 연령별 생존 개체수로 나누어 구하는데, (가)는 1.15, (나)는 0.95, (다)는 0.83이다.

정답해설

ㄴ. ⓐ는 0.55, ⓑ는 0.67로 ⓐ가 ⓑ보다 작다.

오답해설

ㄱ. 생존 곡선은 생명표의 연령을 가로축으로, 생존 개체 수를 세로축으로 나타낸 그래프로서, 제시된 동물 종의 개체군은 사망률이 일생에 걸쳐 거의 일정하므로 Ⅱ형 생존곡선을 보일 것이다.

ㄷ. (가)는 1.15로, (나)+(다)+0.5(=0.95+0.83+0.5)와 같지 않다.

개념알기

잔여 기대수명은 각 연령별 총 생존년수를 각 연령별 생존 개체수로 나누어 구하는데, 각 연령별 총 생존년수는 해당 연령과 그보다 연령이 많은 구간들의 정지인구수를 모두 합한 값과 같다. 각 연령별 정지인구수는 다음과 같은 식으로 계산할 수 있다.

$X \sim X+1$세 정지인구수 = $\dfrac{[X \sim X+1\text{세 생존 개체 수}+(X+1 \sim X+2\text{세 생존 개체 수})]}{2}$

문제에 제시된 동물 종의 연령별 정지인구수 및 총 생존년수, 잔여 기대수명을 표로 정리하면 다음과 같다.

007

정답 ⑤

자료해석

(가)는 지수적 생장곡선이다. 주어진 공식에서 $\frac{dN}{dt}$은 개체군 성장률이다. t는 시간이고 N은 개체군의 크기이다. r은 개체당 증가율로 개체당 출생률에서 개체당 사망률을 뺀 값을 의미한다. 개체당 출생률은 개체군의 평균 개체 수에 의해서 단위 시간당 생산된 자손의 수이다. 개체당 사망률은 어떤 크기의 개체군에서 단위 시간당 예상 사망 수이다. 이입과 이출이 일어나지 않는 닫힌 개체군이면서 환경의 저항을 받지 않는 개체군의 경우 이와 같은 생장곡선을 갖는다. 이런 조건 하에서 개체당 증가율은 최댓값을 보이는데, 이것을 내적증가율($r_{\max}$)이라고 한다.

(나)는 로지스트형 생장곡선이다. 주어진 공식은 (가)의 지수적 생장곡선의 공식에서 환경저항에 의한 영향을 반영한 것이다. K는 환경수용능력으로 어떤 환경에서 유지할 수 있는 최대 개체군의 크기이다. 이 공식에 의하면 실제 개체당 증가율은 개체가 증가될수록 감소하는 것을 알 수 있다.

정답해설

⑤ (나)의 생장곡선을 보이는 개체군의 조절은 밀도 의존적이다. 만일 물리·화학적 환경이 좋아지면 당분간은 개체군 성장이 크게 일어나겠지만 그로 인해 다시 물리·화학적 환경이 점점 좋지 않게 변하게 된다. 따라서 내적증가율($r_{\max}$)은 계속 유지되지 못하고 점점 작아지다가 0이 되며(그로 인해 개체군 크기의 증가 정도는 점점 감소함), 결국 다시 주어진 환경의 수용능력에서 개체군 크기는 더 이상 증가하지 못하고 그대로 유지되는 로지스트형 성장이 나타난다.

오답해설

① r 값은 개체당 증가율로 개체당 출생률에서 개체당 사망률을 뺀 값을 의미한다. 개체당 출생률은 개체군의 평균 개체 수에 의해서 단위 시간당 생산된 자손의 수이다. 개체당 사망률은 어떤 크기의 개체군에서 단위 시간당 예상 사망 수이다. 이러한 r 값의 정의에 의해서 (가)에서 r 값은 시간당, 개체당 증가하는 개체 수라는 설명은 옳다.

② r 값이 커진다는 것은 시간당 증가하는 개체 수가 더 많다는 것을 의미한다. 그러므로 (가)의 생장곡선의 기울기는 더욱 빠르게 증가하게 되고 t_1이 a 방향으로 이동하게 된다.

③ (나)는 환경수용능력 K값에 다다르면 개체 수가 더 이상 증가하지 않는다. 이때 개체군의 밀도(크기, N)가 환경수용능력 K 값에 다다르면 개체 수의 증가에 한계가 있다. 그러므로 (나)는 밀도 의존적 생장곡선이다.

④ (나)에서 증가율은 그래프의 기울기이다. 개체 수가 환경수용능력의 절반인 $\frac{K}{2}$일 때 그래프의 기울기가 가장 크므로 증가율이 가장 큰 것을 확인할 수 있다.

008

정답 ②

자료해석

생활사 전략에 따라 개체군을 구분할 때, 개체 수가 환경수용 능력 K에 가깝도록 생장하는 K-선택종과 생물의 번식능력 r을 최대로 발휘하여 생장하는 r-선택종으로 나눌 수 있다.

정답 및 오답해설

	K-선택종(X)	r-선택종(Y)
번식 횟수	상대적으로 많음	상대적으로 적음
경쟁 능력	높음	낮음
발생 속도	느림	빠름
몸의 크기	큼	작음
자손의 수	소수의 자손 생산	다수의 자손 생산
생활사	긴 생활사	짧은 생활사
어버이의 보육정도	어버이가 자손을 보육	어버이의 보육은 최소

009 심화이해

정답 ③

자료해석

(출생 수 + 이입 수)와 (사망 수 + 이출 수)를 비교하면 개체군 (가)는 개체 수가 감소하고, 개체군 (나)는 개체 수가 증가한다.

정답해설

③ (나)는 개체 수가 증가함에 따라 밀도의존적 요인에 의해 K에 도달할 것이다.

오답해설

①, ② (가)는 개체 수가 감소하므로 $r < 0$이다.
④ (나)는 $r > 0$이므로 개체 수가 증가하나 서식공간의 제한으로 개체군의 증가 속도는 점점 작아져 개체 수는 K에 도달할 것이다.
⑤ 135 km²를 0.09로 나누면 1500마리이다. 따라서 개체 수가 1500이 될 때까지 증가할 것이다.

VII. 생태학

010 [심화이해]   정답 ④

자료해석

알리 효과(Alee effect)란 개체군의 크기가 너무 작을 때, 개체들이 생존하거나 생식하는 데 더 어려운 시기를 갖게 되는 것을 말한다.

정답해설

ㄱ. $\frac{\Delta N}{\Delta t} = rN$ 에서 $\frac{\Delta N}{\Delta t}$는 시간당 개체군 크기 변화, r은 개체당 증가율(per capita rate of increase), N은 개체군의 크기를 나타낸다. 개체군 A가 250마리일 때에는 rN 값이 50정도이지만, 500마리일 때에는 rN 값이 75 정도로 더 크다. 그러므로 개체군 A는 250마리일 때보다 500마리일 때 더 빨리 성장하게 된다.

ㄴ. (나)에서 개체군 크기가 작을 때 알리 효과가 나타나 개체당 증가율이 작다.

오답해설

ㄷ. 개체당 증가율은 (개체당 출생률 – 개체당 사망률)로 구한다. 지점 I 에서는 개체당 증가율이 0보다 크므로 출생률이 사망률보다 더 크다.

011 [심화이해]   정답 ②

자료해석

사용 가능한 자원의 양보다 사용하는 자원의 양이 많은 국가는 자원부족 국가이고, 그 반대일 경우는 자원수출 국가이다. 자원의 사용량이 많을수록 1인당 CO_2 배출량은 크다.

정답해설

② 국가 B는 D보다 1인당 사용하는 자원의 양이 많으므로 1인당 CO_2 배출량이 더 많다.

오답해설

① 국가 A와 C는 사용 가능한 자원의 양은 같으나 사용하는 자원의 양은 국가 A가 훨씬 많으므로 자원의 고갈이 심할 것이다.

③ 국가 A는 사용 가능한 자원의 양보다 사용하는 자원의 양이 훨씬 더 많으므로 자국에서 생산되는 자원이 절대적으로 부족할 것이다.

④ E가 세계 평균이라고 가정하면 사용 가능한 자원의 양보다 사용하는 자원의 양이 많으므로 세계 인구는 이미 지구의 수용 능력을 초과한 것으로 해석된다.

⑤ 지속 가능한 사회를 유지하기 위해서는 자원 소비량이 적어야 하므로 국가 C가 B보다 더 적합할 것이다.

012

정답 ①

자료해석

밀도는 단위 면적당 개체 수, 빈도는 전체 방형구 중에서 특정 종이 나타난 방형구의 수이다.

A는 ●의 상대밀도이므로 $\frac{11}{50} \times 100 = 22(\%)$이다.

B는 ●의 빈도로, 총 25구획에서 6구획에 출현하므로 $\frac{6}{25} \times 100 = 24(\%)$이다.

■의 빈도는 36, ○의 빈도는 60이므로 ●의 상대빈도 C는 $\frac{24}{(24+36+60)} \times 100 = 20(\%)$이다.

중요치 D는 상대밀도와 상대빈도의 합이므로 42이다.

정답해설

ㄱ. 중요치는 우점도를 나타내며, 상대밀도와 상대빈도의 합으로 계산한다. 따라서 A와 C를 합한 값이 D이다.

오답해설

ㄴ. B는 ●의 빈도이므로 $\frac{6}{25} \times 100 = 24(\%)$이다.

ㄷ. ■의 상대밀도는 $\frac{23}{50} \times 100 = 46(\%)$,

상대빈도는 $\frac{36}{120} \times 100 = 30(\%)$이므로

중요치는 76(%)이다.

○의 상대밀도는 32(%), 상대빈도는 50(%)이므로 중요치는 82(%)이다. 그러므로 우점종은 중요치가 가장 높은 ○이다.

013

정답 ③

자료해석

(가)~(바)에 해당하는 상호작용을 표시하면 다음과 같다.

강한 종이 받는 영향 \ 약한 종이 받는 영향	−	0	+
−	경쟁	편해공생	기생/숙주
0	편해공생	중립	편리공생
+	포식/피식	편리공생	상리공생 원시협동

정답해설

③ (마)의 관계가 오랫동안 유지되면 약한 종(기생)의 영양기관이나 생식기관은 발달하지만 나머지 기관은 오히려 퇴화된다.

오답해설

① 먹이 지위, 공간 지위 등의 생태적 지위가 중복될 때 경쟁이 나타나며, 생태적 지위가 완전히 중복되면 경쟁배타의 원리가 적용된다.
② (나)는 편해공생, (라)는 편리공생으로 모두 공생을 나타낸다.
④ (바)는 상리공생으로 서로에게 부적합한 환경을 보완하는 경우에 흔히 나타난다.
⑤ 환경이 변화되면 두 종 사이의 상호작용 관계가 변하기도 한다.

Ⅶ. 생태학

014 정답 ②

자료해석
지역 A에 서식하고 있는 *G. fuliginosa*의 부리 크기와 지역 B에 서식하고 있는 *G. fortis*의 부리 크기는 비슷하다. 그러나 지역 C에 서식하고 있는 두 종의 부리는 크기가 다르다. 그 이유는 경쟁 관계에 있는 두 종이 경쟁을 피하기 위해 서로 먹이를 달리한 결과 부리의 크기가 달라졌을 것으로 추정할 수 있다.

정답해설
② 경쟁 관계에 있는 두 종이 경쟁을 피하기 위해 먹이를 달리한 결과 형질치환이 일어난 것으로 추정하는 것이 타당하다.

오답해설
① 두 종은 경쟁 관계에 있다.
③ 두 종은 경쟁 관계에 있으므로 동소성 개체군들이다.
④ *G. fuliginosa*는 경쟁 관계를 피하기 위해 부리의 크기가 작아졌으며 다양한 크기의 부리를 가지게 된 것은 아니다.
⑤ 두 종은 서로 다른 생태적 지위를 가짐으로써 공존하고 있는 것으로 추론해야 한다.

015 정답 ④

자료해석
교란은 천이가 진행되는 것을 방해하는 요소로서 불, 폭풍, 심한 파도 등 군집의 안정성을 해치는 요소이다. 군집에서 천이가 진행되고 극상군집을 형성하면 종 다양성은 떨어지는데, 이때 적절한 교란을 통해 천이의 초기 상태로 가게 되면 종 다양성은 높아진다.
하지만 심한 교란은 오히려 종 다양성을 낮춘다. 그래프에서 보듯이 중간 정도 크기의 돌은 적절한 교란을 받아 높은 종 다양성을 유지한다.

정답해설
이 실험으로부터 알 수 있는 것은 교란의 정도에 따른 종 다양성이며, 중간 정도의 교란을 받았을 때 가장 종 다양성이 크므로 ④가 정답이다.

016

정답 ③

자료해석

천이란 교란 이후 시간에 따른 군집 구성의 변화를 의미한다. 1차 천이는 이전에 군집이 존재하지 않은 곳에서 진행되는 천이를 의미한다. 빙하가 바위를 쓸고 가면서 일련의 빙퇴석이 남겨질 수 있는데, 빙퇴석에서는 1차 천이가 진행된다. 빙하와 가장 가까운 빙퇴석에는 황량한 바위 위에서도 살아갈 수 있는 세균, 균류 및 광합성 미생물이 군집을 이룬다. 약간 오래된 빙퇴석에는 지의류, 이끼 그리고 담자리꽃나무와 같은 뿌리가 얕은 종들만이 살아갈 수 있다. 더 오래된 빙퇴석에는 뿌리혹에 질소고정세균을 가지는 담자리꽃나무나 오리나무류 등이 살게 되는데, 이들에 의한 질소고정은 전나무가 자랄 수 있도록 토양을 개선한다. 마지막으로 가장 오래된 빙퇴석에는 전나무가 서식하고 우점하게 되는 극상 단계에 도달한다.

정답해설

ㄱ. 단계 Ⅰ에서는 개척자로서 지의류, 균류, 박테리아가 서식한다.
ㄹ. 단계 Ⅳ에서는 교목이 발달하므로 식물생물량이 증가하여 유기물층의 질소량이 감소한다.

오답해설

ㄴ. 단계 Ⅱ에서는 오리나무가 정착하여 질소를 고정함으로써 토양의 질을 향상시켜 전나무 숲의 형성을 촉진한다.
ㄷ. 단계 Ⅲ에서 산불이 일어나 생태계가 교란되면 단계 Ⅰ을 거치지 않는 2차 천이가 시작된다.

017

정답 ④

자료해석

(가)에서 깍지벌레는 개미가 있을 때(대조군)보다 개미를 제거했을 때(처리군) 개체 수가 감소하였다.
(나)에서 포식자에 의해 죽은 깍지벌레의 개체 수는 개미가 있을 때보다 없을 때 크게 증가하였다.
따라서 깍지벌레는 개미로부터 이익을 얻음을 알 수 있다.

정답해설

ㄱ. (가)의 대조군을 보면 잎에 개미가 있을 때 깍지벌레의 개체 수가 증가한다.
ㄴ. 개미가 없을 때 포식되는 깍지벌레의 개체 수가 크게 증가했으므로 개미는 깍지벌레 포식자의 포식작용을 억제함을 알 수 있다.

오답해설

ㄷ. 깍지벌레는 개미로부터 이익을 얻으므로 개미와 깍지벌레는 서식지에 대해 경쟁하는 것이 아니라 편리공생 또는 상리공생 관계에 있다.

개념알기

상리공생과 편리공생
① 상리공생: 서로 다른 종의 동물이 상호작용을 통하여 서로 이익을 주고받는다.
  - 악어새와 악어: 악어는 이빨에서 기생충이 제거되고, 악어새는 먹이를 얻는다.
  - 흰개미와 흰개미의 내장 속에 사는 원생동물: 원생동물은 흰개미가 먹는 섬유질을 소화시켜 주고, 흰개미에게서 먹이와 집을 얻는다.
② 편리공생: 두 개체 중 하나는 이익을 얻고, 다른 개체는 영향을 받지 않는 공생 관계이다.
  - 일반 상어와 빨판 상어
  - 고래의 피부에 사는 따개비

VII. 생태학

018 심화이해   정답 ⑤

자료해석
로트카-볼테라 모델에서 포식자의 개체 수는 피식자 개체 수에 따라 변한다. (가)에서 먼저 증감하는 그래프 A가 피식자이며, 뒤이어 증감하는 그래프 B가 포식자이다. (나)에서 Ⅰ은 포식자가 많아 피식자의 수가 감소하는 상태이고, Ⅱ는 포식자의 수가 적어 피식자가 늘어나는 상태이다. Ⅲ은 피식자의 수가 적어 포식자의 먹이가 부족하여 포식자 수가 줄어드는 상태이고, Ⅳ는 피식자의 수가 많아서 포식자의 먹이가 충분하여 포식자 수가 늘어나는 상태이다.

정답해설
⑤ Ⅱ는 포식자의 수가 적어 피식자가 늘어나는 상태이므로 포식자의 먹이가 충분해졌음을 뜻한다. 따라서 충분한 먹이를 먹고 포식자의 수가 늘어나게 되어 Ⅳ의 상태가 될 수 있다.

오답해설
① (가)에서 A는 피식자이다. 포식자의 개체 수 변화는 피식자의 개체 수 변화를 따라가는 형태를 띤다.
② 생태계에서 평형은 다양한 종간에 먹이그물을 형성할 때 나타난다. 두 개체군의 개체 수가 같은 것은 평형이 아니라 끊임없이 개체 수가 변화되며 나타나는 주기성 중 한 과정이다.
③ (가)는 서로 먹고 먹히는 피식자와 포식자 관계에서 나타난다. 따라서 피식자-포식자 관계가 복잡해지면 다른 먹이와 포식자에 의한 영향을 받게 되므로 (가)와 같은 그래프가 나타나기 힘들다.
④ 피식자가 적으면 먹이가 줄어들어 포식자의 개체 수가 줄어들게 되고(Ⅲ), 피식자가 많으면 먹이가 늘어나 포식자의 개체 수가 증가하게 된다(Ⅳ). 따라서 포식자 개체 수의 변화는 피식자 개체 수에 영향을 받는다.

019 심화이해   정답 ④

자료해석
짚신벌레를 키우는 수조에 물벼룩을 넣으면 짚신벌레의 수가 줄어든다. 먹이가 줄어들면 물벼룩의 수 또한 줄게 되는데 그러면 짚신벌레의 수가 다시 증가하게 되어 개체군 주기가 나타나게 된다.

정답해설
ㄴ. (나)에서 붕어를 B와 함께 넣어주면 붕어가 B를 잡아먹어 A가 마지막까지 생존하게 된다.
ㄷ. (나)에서 B가 최소로 줄어들었을 때 B를 주기적으로 유입시키면 (다)의 결과를 얻을 수 있다.

오답해설
ㄱ. (가)에서 붕어를 B와 함께 넣어주면 붕어가 B를 잡아먹게 되어 B는 결국 생존할 수 없게 된다.

020 정답 ③

자료해석
안정된 생태계의 먹이그물 관계가 나타난 그림이다. Ⅰ은 이 먹이그물의 모든 종들을 포식한다. Ⅰ은 Ⅱ를 가장 많이 먹으며 그 다음으로 A, B를 비슷한 비율로 먹고 C, D, E를 조금씩 포식한다. Ⅱ도 포식자로서 C를 가장 많이 먹으며 B, D를 조금씩 먹는다. 이들 관계를 보고 어떤 종의 개체 수가 증가하거나 감소할 때 다른 종들의 개체 수에 미치는 영향을 예상할 수 있다.

정답해설
그림의 화살표 굵기를 보면 종 Ⅰ은 종 Ⅱ를 가장 많이 먹는다는 것을 알 수 있다. 따라서 종 Ⅰ의 개체 수가 증가하면 종 Ⅱ의 수가 가장 많이 감소할 것이다. 그러면 종 Ⅰ에게 직접 먹히는 양은 적고, 종Ⅱ에게 주로 먹히는 종인 종 C의 개체 수는 상대적으로 가장 많이 증가할 것이다.

021 정답 ①

자료해석
애벌레의 동화효율은 잎의 에너지(200 J)에 대한 동화에 사용된 에너지(33 J+67 J)의 비로 구할 수 있다(50%).

정답해설
ㄱ. 생산효율은 동화량에 대한 생산의 비로 애벌레의 장으로 흡수된 에너지(100 J)에 대한 성장에 사용된 에너지(33 J)의 비로 구할 수 있다.
따라서 $\frac{33\ J}{100\ J} \times 100(\%) = 33\%$ 이다.

오답해설
ㄴ. 2차생산량은 애벌레가 다음 단계의 소비자에게 전달할 수 있는 에너지 양으로, 이는 애벌레가 자신의 성장에 사용한 33 J이다.
ㄷ. 일반적으로 환경의 온도 변화에 의해 체온이 변화되는 변온동물이 체온이 일정하게 유지되는 항온동물에 비해 높은 생산효율을 갖는다.

022   정답 ①

자료해석

순생산성은 '광합성량-호흡량'으로 계산된다.

정답해설

① A 생태계의 1차 순생산성은 $20-10=10$, B 생태계의 1차 순생산성은 $18-8=10$으로 같다.

오답해설

② 생태계에서 광합성에 의하여 고정된 에너지는 최종적으로 생태계 전체에서 호흡을 통하여 방출되는 에너지량과 같다.
③ 생산자로부터 초식 먹이사슬을 통하여 이동되는 에너지량은 A 생태계가 3, B 생태계가 5로 A 생태계가 B 생태계보다 적다.
④ 물질순환에서 유기물의 무기화에 중요한 기능을 하는 분해자의 에너지 대사량은 A 생태계가 8, B 생태계가 6이므로 A 생태계가 B 생태계보다 많다.
⑤ A 생태계에서 고사유기물의 에너지 유입량과 유출량은 9로 같으므로 현재의 에너지 흐름이 유지된다면 현존량은 1년 후에도 변하지 않을 것이다. B 생태계도 고사유기물의 에너지 유입량과 유출량이 7로 같다.

023   정답 ③

자료해석

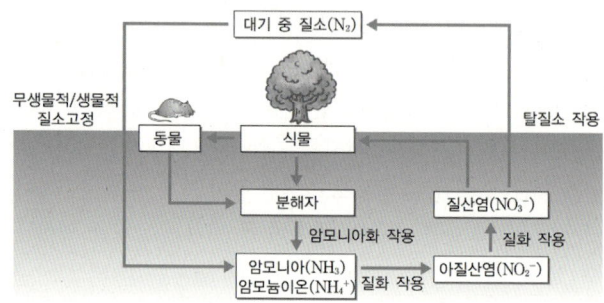

정답해설

ㄷ. (다) 과정에서는 *Nitrosomonas*와 같은 질산화세균에 의해 질화(질산화) 작용이 일어난다.

오답해설

ㄱ. 대기 중의 질소분자(N_2)는 두 개의 질소원자가 삼중결합으로 단단하게 결합되어 있어 반응성이 매우 낮다. 식물은 오직 암모늄이온(NH_4^+)이나 질산염(NO_3^-) 형태의 질소만 이용할 수 있으므로, 대기의 질소를 스스로 이용할 수 없다.
ㄴ. (나) 과정은 질소고정으로 대부분의 질소고정은 질소고정세균에 의해 이루어지고, 일부 질소는 번개에 의해 고에너지를 공급받아 고정되기도 한다. 질소고정세균은 콩과식물 외에도 지의류, 소철 등과 연합하여 질소를 고정한다.

024 정답 ④

자료해석
어떤 단계의 에너지 효율은 그 단계의 에너지량을 전 단계의 에너지량으로 나눈 후 100을 곱한 것이다. 자료에서 에너지 효율을 10%라고 가정했으므로 2차 소비자의 생물량의 10%는 3차 소비자의 생물량과 포획량을 합한 값이다. 이런 원리를 적용하여 문제를 해결할 수 있다.

정답해설
포획되는 3차 소비자의 생물량은 1.5 톤이고, 이만큼 포획하기 위해서 2차 소비자는 15 톤은 돼야 한다. 2차 소비자의 포획량이 5 톤이므로 2차 소비자의 생물량은 이 둘을 합친 20 톤/km²/년이다.
2차 소비자의 생물량이 20 톤/km²/년이 되기 위해 1차 소비자는 200 톤/km²/년이 있어야 하며, 포획량이 10 톤/km²/년이므로 1차 소비자의 생물량은 210 톤/km²/년이다. 따라서 생산자의 생물량은 2100 톤/km²/년이며 이는 210 톤 C/km²/년에 해당한다.

025 정답 ②

자료해석
생산자의 생산성이란 특정한 군집에서 일정시간 동안 생산자가 태양에너지를 광합성을 통해 저장된 화학에너지로 전환한 양(g/m²·day)이다.

생산자의 체류시간은 현존생체량을 생산량으로 나눈 값이다. 체류시간이 짧다는 것은 생산량에 비해서 현존량이 적다는 뜻이고, 매우 빠른 속도로 그들의 생체량을 계속하여 대체하는 것을 의미한다. (가)는 (나)보다 같은 생산자의 총 생물량당 부양할 초식동물이 많다. 이것은 (가)의 생산자가 그들의 생체량을 계속하여 대체한다는 것을 의미하므로 생산자의 체류시간이 (가)가 (나)보다 짧다.

생산자의 개체당 평균 무게는 생물량을 개체 수로 나눈 값을 의미한다.

생산 효율의 공식은 다음과 같다.

$$\text{생산 효율} = \frac{(\text{순 2차 생산량} \times 100\%)}{\text{흡수된 1차 생산물의 양}}$$

여기서 순 2차 생산량은 성장과 생식의 형태로 생체량에 저장된 에너지이다. 흡수된 1차 생산물의 양은 성장, 생식, 호흡에 사용된 총 에너지를 말한다. 곧, 생산 효율이란 어느 생명체의 동화량에 대한 생산량의 비라고 정의할 수 있다.

생산자의 체류시간이 짧은 것은 생산자가 식물성 플랑크톤인 수생생태계의 특징이다. 즉, (가)가 연못이고 (나)가 목장이다.

정답해설
② 생산자의 체류시간은 현존생체량을 생산량으로 나눈 값이다. 체류시간이 짧다는 것은 생산량에 비해서 현존량이 적다는 뜻이고, 매우 빠른 속도로 그들의 생체량을 계속하여 대체하는 것을 의미한다. (가)는 (나)보다 같은 생산자의 총 생물량당 부양할 초식동물이 많다. 이것은 (가)의 생산자가 그들의 생체량을 계속하여 대체한다는 것을 의미하므로 생산자의 체류시간이 (가)가 (나)보다 짧다.

오답해설
① 생산자의 생산성이란 특정한 군집에서 일정시간 동안 생산자가 태양에너지를 광합성을 통해 저장된 화학에너지로 전환한 양(g/m²·day)이다.
 (가) 생산자의 생물량은 $1.0(g/m^2)$이다.
 이들이 부양하는 초식동물의 생물량은 $0.5(g/m^2)$이다.
 (나) 생산자의 생물량은 $500.0(g/m^2)$이다. 이들이 부양하

는 초식동물의 생물량은 5.0(g/m²)이다. 즉, (가)의 생산자들은 (나)에서보다 더 많은 초식동물들을 부양하고 있다. 그러므로 생산자의 생물량당 생산성은 (가)가 (나)보다 높다.
③ 생산자의 개체당 평균 무게는 생물량을 개체 수로 나눈 값을 의미한다. 그러므로 (가)에서는 $\frac{5.0}{10^8 \sim 10^{10}}$이고, (나)에서는 $\frac{500.0}{10^2 \sim 10^3}$이다. 그러므로 생산자의 개체당 평균 무게는 (나)가 (가)보다 크다.
④ 초식동물의 생산 효율은 초식동물의 순생산량(생물량)에 100%를 곱한 것을 초식동물에게 흡수된 전 영양단계(생산자) 생산물의 양으로 나눈 값이다. 따라서, 분모의 값은 생산자의 생산량을 고려한 값이어야 한다.
⑤ 생산자의 체류시간이 짧은 것은 생산자가 식물성 플랑크톤인 수생생태계의 특징이다. 즉, (가)가 연못이고 (나)가 목장이다.

026 정답 ③

자료해석

(가) 대기 중으로 방출되는 탄소의 양은 216.9×10^{15} g 탄소/년이고, 대기로부터 토양이나 해양으로 들어오는 탄소의 양은 212×10^{15} g 탄소/년이다.
(나) 위도가 낮을수록 잔존 낙엽량이 적은 것으로부터 온도가 높아 낙엽 분해가 활발함을 알 수 있다.

정답해설

③ 대기로 들어오는 탄소의 양(216.9)에서 대기에서 빠져나가는 탄소의 양(212)을 빼면 대기 중 탄소의 증가량은 4.9×10^{15} g 탄소/년이다. 그런데 실측한 대기 탄소의 증가량이 3.2×10^{15} g 탄소/년이라면, 모식도에서 경로가 밝혀지지 않은 대기로부터의 탄소 제거량은 1.7×10^{15} g 탄소/년으로 추정할 수 있다.

오답해설

① 대기로부터 식생으로 들어오는 탄소량 120은 순생산량이 아니라 광합성량을 의미하며, 1차순 생산량은 $120 - 60 = 60(\times 10^{15}$ g 탄소/년)이다.
② 해양이 대기 이산화탄소량 변화를 완화하는 능력은 주로 해양생물의 광합성에 의한 것이다.
④ 위도가 높아짐에 따라서 잔존 낙엽량이 많으므로 낙엽 분해 속도는 감소한다.
⑤ 낙엽 현존량에 변화가 없고 온실효과에 의하여 기온이 상승한다면 호흡량 증가로 토양으로부터 이산화탄소 연간 배출량은 증가할 것이다.

027 정답 ①

자료해석

공기 중에 있는 질소는 질소고정세균에 의해 고정되어 식물이 이용하며, 탈질소작용에 의해 질소 기체로 환원되어 다시 대기중으로 돌아간다. 육상 생태계에서는 인간활동과 생물고정에 의해 약 300단위의 질소가 유입되고, 탈질소 작용으로 약 200단위가 대기로 되돌아간다. 해양 생태계에서는 생물고정과 강물에 의한 질소 유입량이 51 정도 되고, 탈질소 작용으로 110 정도가 대기중으로 되돌아간다.

정답해설

ㄱ. 강물을 통해 해양으로 유입되는 질소는 36, 생물에 의해 고정되는 양이 15, 대기 부하로 들어오는 양이 40이므로 강물을 통해 유입되는 비율은 약 40%이다.

ㄴ. 육상 생태계에서는 유입되는 고정 질소가 300(인간활동 100+생물고정 200), 탈질소작용에 의해 기체화되는 질소가 200 정도이므로 옳은 설명이다.

오답해설

ㄷ. 질소의 가장 큰 저장고는 대기이다. 그러나 대기의 질소는 식물이 흡수할 수 없는 형태(N_2)로 존재한다.

ㄹ. 산성 토양에서는 질소고정작용과 질산화작용이 오히려 억제되므로 식물에 의한 내부순환이 감소한다.

028 정답 ⑤

자료해석

연평균 기온 및 강수량에 따른 육상생태계에서 (가)는 열대우림, (나)는 사막, (다)는 온대활엽수림, (라)는 한대침엽수림, (마)는 툰드라를 나타낸다.

정답해설

⑤ (마)는 툰드라를 나타내며, 낮은 기온으로 영구동토층이 형성되는데, 짧은 여름에는 융해되어 배수가 불량하고 습한 환경이 조성된다.

오답해설

① (가) 지역은 열대우림이므로 1년 내내 광합성이 활발하고 생물다양성이 높다.

② (나)는 사막으로 중위 30도에 주로 나타난다. 사막에 사는 생물은 고온과 건조에 적응되어 있다.

③ (다)는 온대활엽수림으로 낙엽활엽수림이 극상을 형성한다.

④ (라)는 한대침엽수림으로 건조하고 겨울이 춥고 길기 때문에 상록침엽수림이 발달하며, 두터운 털을 가진 포유류가 서식한다.

029 정답 ③

자료해석

중위도 미대륙의 서부 쪽에서는 지중해성 관목지대가 나타난다. 지중해성 관목지대는 낮게 자라는 관목과 단단한 상록수림들이 우점한다. 지중해성 관목지대의 식생은 자연적으로 발생하는 정기적인 화재에 적응되어 있다. 상록수들은 화재에 저항할 수 있도록 두껍고 거친 껍질을 가지고 있다. 대조적으로 지중해 산림의 많은 관목은 기름이 많이 들어 있어 쉽게 타지만 빠르게 다시 싹이 난다.

정답해설

③ C는 산을 한 번 넘은 공기가 아직 상승하기 전이므로 굉장히 건조한 상태로 존재해 건조에 강한 관목림이 형성되어야 한다.

오답해설

① 일단 수증기를 많이 가지고 있는 공기가 산맥 때문에 상승하면 해발고도가 100 m 올라갈 때마다 기온이 0.6℃씩 하강하고, 올라가다 보면 이슬점 온도보다 기온이 떨어져 비를 많이 뿌리게 된다. 그러면 바람이 불어오는 산맥의 서쪽 사면은 수분이 많아 왕성한 숲이 형성된다.

② 비를 뿌리고 나면 공기는 건조해지고, 건조한 공기는 100 m 하강할 때마다 기온이 1℃씩 올라간다. 그래서 산맥의 동쪽 사면으로 공기가 하강할 때 고온건조한 공기가 된다. 그러면 동쪽 사면에서는 반사막이나 사막과 같은 조건이 형성되어 건조에 강한 관목림이 형성된다.

④ 침엽수림은 겨울이 건조하고 추운 지역에서 형성되는 식생이다. 문제에서는 겨울이 비가 많고 따뜻한 지중해성 기후 지역이라고 했으므로 낙엽침엽수림과는 거리가 멀다.

⑤ 건조한 공기가 있는 지역이므로 건조에 강한 키 작은 관목림이 형성된다.

030 정답 ③

자료해석

동물플랑크톤 개체군의 크기는 유기물의 양과 비례 관계에 있으며, 식물플랑크톤은 동물플랑크톤의 먹이가 되므로 동물플랑크톤 개체군의 크기에 반비례한다.

정답해설

③ A 수역에서 유기물의 유입으로 동물플랑크톤이 증가하고 이에 따라 식물플랑크톤은 감소한다. 이 후 자정작용에 의해 유기물의 양이 감소함에 따라 동물플랑크톤이 감소하게 되고, 그 결과 식물플랑크톤이 증가한다.

오답해설

① 질산염은 질산화작용을 통해 암모니아로부터 생성되므로 A 수역 이후 즉 B 수역에서 증가하다가 감소한다.

② 1차 생산량은 C 수역에서 최고이지만, 유기물 농도와 종속영양세균의 개체 수는 하수가 유입되는 A 수역에서 가장 높다.

④ 동물플랑크톤 개체 수는 하수 유입지점에서 급격히 증가한 후 BOD 변화와 같은 경향을 보인다.

⑤ 열목어는 1급수의 대표적인 지표생물이므로 상류의 청정수역에서 가장 많다. 잉어는 3급수에서 주로 서식한다.

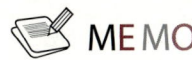

001

정답 ④

▌자료해석

실험 과정을 따라가며 희석된 비율을 파악해 보면 세포현탁액과 트리판블루 용액을 혼합할 때 2배 희석되었다는 것을 알 수 있다. 실험 결과에서 보여주는 시료의 양을 계산한 뒤 원래 세포현탁액에서 세포의 농도를 구한다.
이를 문제에서 원하는 농도로 희석하기 위해 배양액을 얼마나 더 첨가해야 하는지 구하면 된다.

▌정답해설

실험 결과의 혈구계수기에 들어 있는 시료의 부피는 $0.1\mu L$이다. 여기에 살아있는 세포가 15개이므로 농도는 150 세포/μL이다. 트리판블루 용액과 혼합할 때 2배로 희석이 되었으므로 원래 (나) 시료의 세포 농도는
300 세포/μL = 3×10^5 세포/mL가 된다.

이를 $\frac{1}{30}$의 농도인 1×10^4 세포/mL의 농도로 희석해야 하므로 (나)용액 1 mL에 배양액 29 mL를 첨가하면 된다.

002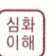

정답 ②

▌자료해석

문제에서 주어진 자료만으로도 형광공명에너지전달(FRET)의 원리를 충분히 파악할 수 있다. D가 빛에너지를 흡수하면 λ_1 파장의 형광을 방출한다. D와 A가 가까이 위치하면 D는 흡수한 빛에너지를 A로 전해줄 수 있고, 그러면 A는 λ_2의 형광을 방출한다.
하지만 A가 광표백 되었을 때는 에너지가 전달되지 않는다. 마찬가지로 다음 그림과 같이 Cy3가 빛을 받으면 에너지가 Cy5로 전달되어 Cy3와 Cy5는 각각 a, b의 형광을 방출한다. 하지만 오른쪽과 같이 Cy5가 광표백 되면 Cy3는 c, 광표백된 Cy5는 d의 형광을 방출한다.

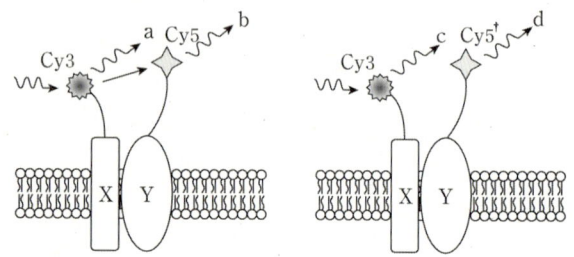

▌정답해설

② c는 Cy5를 광표백했으므로 Cy3가 흡수한 빛에너지를 Cy5에 전해주는 것 없이 방출한 형광 강도이다. Cy5 광표백 전 FRET이 일어나지 않는다면 a와 c는 같은 값이 되지만 FRET가 일어나게 되면 a가 감소하므로 a는 c보다 작게 된다.

▌오답해설

① FRET이 일어나면 Cy3가 흡수한 빛 에너지가 Cy5로 전달되므로 Cy3가 방출하는 형광의 세기가 감소한다.
③ X와 Y가 근접할수록 FRET이 잘 일어나므로 Cy5로 전해지는 에너지가 많아 b가 증가한다.
④ Cy5의 광표백이 완전하면 Cy5는 전달받는 에너지가 전혀 없으므로 d의 값은 0이 된다.
⑤ 문제에서 주어진 FRET의 효율 식에 넣어보면
$E = \frac{c-a}{c}$ 이다.

003

정답 ①

▌자료해석

문제에 주어진 실험은 지질 성분을 분리하는 과정이다. 무극성 용매인 에테르는 지질 성분을 녹일 수 있으므로 에테르층에 녹아 있는 물질은 지질 성분일 것이다. 이 물질을 얇은 막 크로마토그래피를 이용하여 분리시켜 물질 X, Y를 얻었다. 물질 X의 특징을 알기 위해 물을 첨가하니 미셀이 형성되며, 분석 결과 글리코시드 결합이 검출된 것으로 보아 당지질임을 알 수 있다.

▌정답해설

① 물질 X는 수용액에서 미셀을 형성하는 것으로 보아 인지질과 같은 양친매성 화합물질임을 알 수 있다. 물에서 양친매성 물질은 소수성 부분은 안쪽으로 향하고, 친수성 부분은 바깥으로 향하는 구조를 갖는다. 또한 글리코시드 결합이 존재하는 것으로 보아 물질 X는 당지질일 것이다.

▌오답해설

② 물질 Y는 에테르에 녹은 것으로 보아 소수성 물질일 것이며, 따라서 극성분자인 녹말은 아닐 것이다.
③ 세포 성분의 약 60~70%는 물이므로 세포의 평균 밀도는 에테르보다 클 것이다. 따라서 에테르 층은 상층에 존재할 것이다.
④ RNA는 극성 물질로 하층에 분포한다.
⑤ B는 에테르에 녹아 있는 물질을 분석한 것으로 주로 지질 성분과 소수성 단백질이 포함되었을 것이다. 일부 단백질은 분석할 수 있지만, 대부분의 단백질이 검출된다는 표현은 잘못되었다.

▌개념알기

얇은 막 크로마토그래피(TLC)

얇은 막 크로마토그래피(thin layer chromatography, TLC)는 여과지 대신 유리판, 금속판, 플라스틱판 등에 실리카겔, 셀룰로오스 또는 산화알루미늄 등과 같은 물질을 이용하여 얇은 막을 입힌 것을 사용하며, 원리상 종이 크로마토그래피와 크게 다를 것이 없다. 얇은 막 크로마토그래피는 종이 크로마토그래피에 비해 전개시간이 짧고 분리능이 좋아 상당히 작은 농도의 화합물까지도 검출할 수 있다. TLC의 지지체는 거름종이와 달리 열이나 진한 무기산에 잘 견딜 만큼 매우 안정하다.

004

정답 ①

▌자료해석

이 문제는 역상 크로마토그래피(reverse phase chromatography)에 대해 이해하고 있는지 확인하기 위한 분석·종합·평가형 문제이다. 문제에서 티로신 키나아제 X는 ATP를 이용하여 티로신을 자가 인산화시키는 효소라고 하였다. ATP에 붙어있는 세 인산기 중에서 γ 위치에 있는 인산기가 인산화에 사용되므로 $[\gamma-^{32}P]$ATP를 이용하면 인산화의 유무 및 위치를 파악할 수 있다.

실험 과정 (가)를 통해서 방사성 동위원소로 단백질들을 표지하고, (나)에서 트립신을 처리하면 티로신 키나아제 X는 펩티드 조각으로 분해된다. 이후 (다)에서 펩티드 조각들을 역상 크로마토그래피를 이용하여 분리한다. (라)에서 얻어진 각 분획에서 방사능을 측정하여 인산화 여부를 관찰한다.

<실험 결과>를 살펴보면, 정상 단백질인 X의 실험 결과 P1, P2, P3, P4에서 방사능을 관찰할 수 있었으므로 티로신 키나아제 X의 인산화 부위는 총 4곳이 존재한다고 할 수 있다. 반면, 단백질 X^{Y50F}의 경우 P1에서 방사능을 관찰할 수 없었고, 이는 곧 인산화가 되지 않았음을 이야기한다. 이는 단백질 X의 50번째 티로신이 다른 아미노산으로 치환(Y50F)되었기 때문이다.

▌정답해설

① 고정상이 친수성 물질로 이루어진 순상 크로마토그래피(normal phase chromatography)와는 달리 역상 크로마토그래피는 고정상이 소수성 물질로 이루어져 있다. 그러므로 펩티드 조각이 소수성이 강할수록 고정상과의 결합력이 강해 더 느리게 이동하게 되는데, 그 결과 더 큰 분획 수에서 검출된다. 그러므로 분획 수가 더 낮은 P1은 P3보다 소수성이 더 약하다.

▌오답해설

② 트립신은 리신과 아르기닌의 C 말단을 절단한다. 그러므로 실험 과정 (나) 결과 생성된 펩티드 조각들 중 원래 단백질의 C-말단을 지니고 있지 않은 조각은 C-말단 잔기로 아르기닌 또는 리신을 갖는다. P2는 100번 티로신을 포함하는 펩티드이므로 원래 단백질의 C-말단을 지니고 있지 않다. 그러므로 'P2의 C-말단 잔기는 아르기닌 또는 리신이다'라는 설명은 옳다.

③ (다)에서 고정상이 소수성 물질로 이루어져 있기 때문에 용출할 때에는 소수성을 띠는 아세트산니트릴(CH_3CN)의 농도를 점차 증가시키면서 용출한다.
④ [γ-^{32}P] ATP를 사용하였으므로 방사능이 검출된 부위는 곧 인산화되었음을 의미한다.
⑤ Y50F 돌연변이의 경우 P1 부위에서만 단백질 X와 다른 결과가 나타났다. 따라서 Y50F 돌연변이는 50번 위치가 아닌 다른 티로신 잔기의 인산화에 영향을 주지 않았음을 알 수 있다.

005
정답 ④

자료해석
아크릴아마이드 겔(acrylamide gel)은 DNA 또는 단백질의 전기영동에 이용될 수 있는데, 특히 단백질의 경우는 SDS (sodium dodecyl sulfate)를 포함한 SDS-PAGE(poly acrylamide gel electrophoresis)를 이용하여 분리한다. 보통 SDS-PAGE는 두 가지의 다른 겔이 붙어있는 상태인 불연속적 시스템(discontinuous buffer system)을 이용하여 시행하게 된다. 이를 사용하면 단백질 시료가 겔에 첨가(loading)된 후 단백질들이 모두 같은 점에서 출발할 수 있도록 압축(stacking gel)이 되고, 그 다음에 크기에 따라 분리(resolving gel)되게 된다. 따라서 두 겔의 농도나 pH가 다르게 설정되어 있다. 윗부분의 겔은 스태킹 겔(stacking gel)이라 부르며, 아크릴아미드 농도는 주로 3~5%이고 pH는 분리용 겔(resolving gel)보다 2 정도 낮은 pH 6.8을 주로 쓰게 된다. 아래의 겔은 분리용 겔(running gel, resolving gel, separating gel 등)로 불리며, 아크릴아미드 농도는 분리하고자 하는 단백질의 크기에 따라 6~15%를 사용하는데 크기가 작을수록 고농도를 사용한다.
분리용 겔(stacking gel)이 굳는 동안 1x SDS 겔-로딩(gel-loading) 완충용액(50 mM Tris-Cl, pH 6.8, 5% 2-머캅토에탄올, 2% SDS, 0.1% 브로모페놀 블루(bromophenol blue, 10% glycerol)이 들어 있는 시료를 100℃에서 3분간 가열한다. 이 과정에서 환원제인 2-머캅토에탄올를 처리하는 것과 가열하는 것은 단백질을 변성시켜 단백질이 다른 요인이 아닌 오로지 크기에 의해서만 분리되도록 해준다. 음이온 계면활성제인 SDS를 사용하는 이유는 단백질을 변성시키고, 단백질에 결합하여 원래의 전하와 관계 없이 음전하를 띠게 해야 하기 때문이다.

정답해설
④ 러닝 겔의 아크릴아미드 농도를 높이면 겔 내부의 그물 구조가 더욱 촘촘해져 단백질의 이동속도가 느려진다. 따라서 분리하고자 하는 단백질의 분자량이 크면 아크릴아미드의 농도를 낮춰야 한다.

오답해설
① SDS-PAGE는 단백질의 질량 차이를 이용한 것이다. 먼저 SDS라는 계면활성제를 이용하여 단백질의 아미노산 잔기에 (-)전하를 띠게 하고, 폴리아크릴아미드 겔에 넣어주

면 전하량이 아닌 질량에 의해서 이동하게 된다.
② 스태킹 겔은 러닝 겔보다 아크릴아미드 농도가 낮고 겔의 pH도 다르다. 단백질의 이동 속도는 스태킹 겔에서 빨라 모든 단백질 시료가 같은 지점에서 출발할 수 있도록 해 준다.
③ 시료를 가열하는 것도 역시 단백질을 변성시키기 위해서이다.
⑤ 이때 겔-로딩 완충용액에 들어있는 DTT나 머캅토에탄올(mercaptoethanol)은 단백질들 간의 이황화결합을 끊어 1차 구조를 형성하게 한다.

개념알기
SDS-PAGE
단백질은 등전점(isoelectric point, pI), 분자량 등에 의해 분리할 수 있으며, 단백질 분리에 가장 많이 쓰이는 방법은 SDS-PAGE로 polyacrylamide gel과 sodium dodecyl sulfate (SDS)를 넣은 완충용액을 이용한다.
SDS-PAGE는 단백질을 강한 환원제로 변성시키고 음전하를 띠게 한 후 분자량에 의해 분리될 수 있도록 한다. 작은 단백질은 겔에서 빨리 움직이고 큰 단백질들은 느리게 움직이므로 크기대로 단백질이 나누어지게 된다. 아크릴아미드 농도는 겔의 단백질 분리 능력을 결정하는데, 농도가 클수록 작은 분자들이 더 잘 분리되며 농도를 낮추면 큰 분자량의 단백질들이 잘 분리된다.

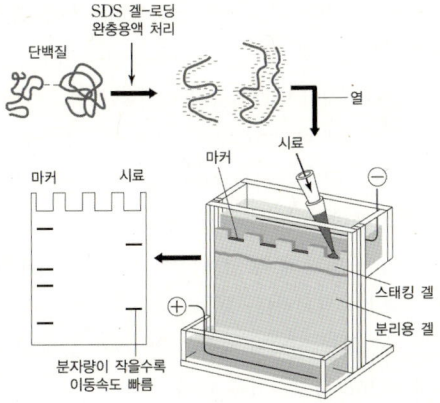

SDS-PAGE의 경우 분자량이 작을수록 이동이 더 빠르지만 겔 여과(gel filtration) 크로마토그래피의 경우는 크기가 작은 단백질이 더 늦게 이동한다. 겔 여과 크로마토그래피는 특정 크기의 다공성 겔(sepharose)을 고정상으로 이용하여 단백질 크기에 따라 분리하는 방법으로, 크기가 작은 단백질은 겔의 구멍 안으로 들어가는 횟수가 더 많으므로 이동이 느리다.

006 정답 ⑤

자료해석
아미노산의 분류

소수성 R기	알라닌, 발린, 류신, 이소류신, 글리신, 프롤린, 메티오닌, 페닐알라닌, 트립토판
극성의 비전하형 R기	세린, 트레오닌, 시스테인, 아스파라긴, 글루타민, 티로신
염기성 R기	리신, 히스티딘, 아르기닌
산성 R기	아스파르트산, 글루탐산

정답해설 및 오답해설
- 글루탐산 : 산성 R기에 제 2의 카르복실기를 가지고 있기 때문에 pH 6.2에서 음전하를 띤다.
- 발린 : 소수성 R기를 가지므로 pH 6.2에서 거의 중성일 것이다.
- 리신 : 염기성 R기에 제 2의 아미노기를 가지고 있어 pH 6.2에서 양전하를 띤다.

따라서 음전하를 띠는 글루탐산은 (+)극 쪽으로, 양전하를 띠는 리신은 (-)극 쪽으로 이동한다. 발린은 거의 중성이므로 점적한 지점에서 크게 이동하지 않는다. (+)극 쪽으로 약간 이동한 것은 발린의 pI 값이 5.97로, pH 6.2에서 약하게 음전하를 띠게 되어 나타난 결과이다.

007

정답 ④

자료해석

Bradford assay를 통한 단백질의 정량분석이다. 알고 있는 BSA 농도에 따른 흡광도를 이용하여 표준 곡선을 그려야 한다. 자료에서는 A~E까지 시험관의 BSA농도는 각각 0, 3, 6, 9, 12 mg/100 mL이다. 이를 x축 위에 표시하고 그에 따른 흡광도를 y축에 표시하여 회귀 곡선을 작성한다.

정답해설

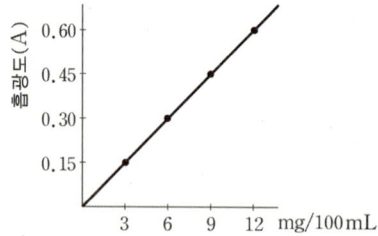

$y = 0.05x$

세균단백질 샘플의 흡광도가 0.4이므로 샘플 단백질의 농도는 8 mg/100 mL이다. 버퍼에 희석시킨 샘플 용액의 부피는 100 μL이었으므로 8 μg의 단백질이 5 μL의 세균단백질 샘플에 들어 있게 된다. 따라서 상층액 0.5 mL 속에는 800 μg의 단백질이 들어 있다고 볼 수 있다.

008

정답 ②

자료해석

이동상(단백질 추출액 포함)의 pH를 6과 8로 조정하여 양이온 수지를 통과시킨 결과(음이온교환 크로마토그래피), pH 6인 경우 NaCl의 농도가 낮은 초기에 단백질이 많이 분리되었다. 이는 양이온 수지와 단백질의 결합이 약하다는 것을 의미한다. pH 8인 경우 NaCl의 농도가 높은 후기에 단백질이 많이 분리되었다. 이는 양이온 수지와 단백질이 강하게 결합하고 있다는 것을 의미한다.

정답해설

ㄴ. NaCl의 농도가 증가할수록 Na$^+$, Cl$^-$ 이온이 증가하므로 이들에 의해 단백질과 양이온 수지 사이의 정전기적 결합이 저해된다.

오답해설

ㄱ. 추출액의 pH를 8로 조정한 경우는 등전점이 pH 8보다 작은 단백질들은 모두 음전하를 띠게 되지만, pH를 6으로 조정한 경우는 등전점이 pH 6보다 작은 단백질들만 음전하를 띠게 되므로, pH를 8로 조정했을 때가 더 많은 단백질들이 음전하를 띠게 되고 또한 더 강한 음전하를 띠게 되는 단백질들도 더 많아지므로, 단백질들은 양이온 수지에 더 많이, 더 강하게 결합하게 된다.

ㄷ. 단백질의 등전점은 단백질의 알짜 전하가 0이 되어 전기장 내에서 이동하지 않을 때의 pH이며, 단백질의 pI는 변하지 않는다. pH 8에서 단백질들이 칼럼을 늦게 통과하는 이유는 pH가 8일 때 음전하를 띠는 단백질의 종류가 더 많아지고 또한 더 강한 음전하를 띠게 되는 단백질도 더 많아지므로 칼럼의 양이온 수지와 더 강한 전기적 인력으로 결합되기 때문이다. 따라서 이 단백질을 분리하기 위해서는 고농도의 NaCl이 필요하다. 고농도의 NaCl은 양이온 수지와 단백질 음전하의 전기적 결합을 방해하여 단백질이 칼럼을 통과하여 분리될 수 있게 한다.

009 심화이해

정답 ④

개념알기

이온교환 크로마토그래피

양이온교환 크로마토그래피는 음전하를 띤 정지상(음이온 수지)에 양전하를 띤 물질이 결합함으로써 단백질 추출액을 전하에 의해 분리하는 방법이다. 이동상의 pH 버퍼는 분리하려는 단백질의 pI보다 낮아 단백질이 양전하를 띨 수 있어야 한다. 이동상의 pH가 바뀌면 단백질 분리에 영향을 끼치게 되는데, 버퍼의 pH가 증가하면 단백질이 양이온화가 덜 된다. 그러므로 정지상과의 결합력도 약해져 낮은 NaCl 농도에도 쉽게 분리됨으로써 초기에 분리되어 나온다.

음이온교환 크로마토그래피는 양이온 수지에 단백질 추출액을 넣어 분리하는 방법으로, 음전하를 덜 띨수록 초반에 분리되어 나온다. 염의 농도가 커질수록 강하게 이온결합되어 있던 물질도 분리되어 나온다.

자료해석

<실험 Ⅰ>에서 단백질 A와 B를 β-mercaptoethanol이 없는 조건에서 SDS-PAGE로 분리하면 강한 이온성 계면활성제인 SDS(sodium dodecylsulfate)에 의해 단백질은 균일한 음전하를 띠게 되므로 단백질의 분자량에 따라 분리할 수 있다. A는 두꺼운 50 kDa 밴드와 얇은 30 kDa 밴드가 나타났으므로 50 kDa 소단위체 두 개와 30 kDa 소단위체 한 개로 이루어진 단백질이다. B는 얇은 100 kDa 밴드와 얇은 30 kDa 밴드가 나타났으므로 50 kDa 소단위체 두 개와 30 kDa 소단위체 한 개로 이루어진 단백질이다.

<실험Ⅱ>에서 A와 B를 β-mercaptoethanol 처리하여 2차원 전기영동을 하였다. β-mercaptoethanol을 처리하면 이황화결합이 환원되어 시스테인 잔기들 사이에 형성된 분자 간 또는 분자 내의 이황화결합이 끊긴다. 이런 조건 하에서는 폴리펩티드 사슬의 길이에 따라 단백질 혼합물을 분리할 수 있다. 2차원 전기영동 결과를 보면 A는 두 종류의 50 kDa 소단위체와 30 kDa 소단위체 하나로 이루어져 있으며, B는 한 종류의 50 kDa 소단위체 두 개와 30 kDa 소단위체 하나로 이루어져 있음을 알 수 있다.

<실험 Ⅲ>에서 A와 B의 혼합물을 양이온 교환수지 크로마토그래피를 통해 분리하였다. 양이온 교환수지 크로마토그래피는 음전하를 띤 고정상구슬을 컬럼에 넣고 단백질 혼합물을 통과시켜 단백질을 분리하는 방법이다. NaCl 농도를 증가시켜가며 수행하는 양이온 교환수지 크로마토그래피 실험에서, 단백질 혼합물 중 어느 단백질이 더 빨리 용출될지는 주어진 pH 조건에서 어느 단백질이 상대적으로 강하게 양전하를 띠는지에 의해 결정된다.

<실험Ⅱ>의 결과에서 단백질 A를 구성하는 2개의 50 kDa 소단위체 중 pI 값이 약 6인 소단위체는 <실험 Ⅲ>의 크로마토그래피에서 사용한 완충용액(pH 7.0)에서 아주 약하게 음전하를 띨 것이고, pI값이 약 10인 소단위체는 <실험 Ⅲ>의 크로마토그래피에서 사용한 완충용액(pH 7.0)에서 약하게 양전하를 띨 것이다. 30 kDa 소단위체는 pH 7.0에서 전하를 띠지 않는다. 따라서 단백질 A 전체로 봤을 때 pH 7.0 완충용액에서 약하게 양의 순전하를 띨 것이다. 반면에 단백질 B를 구성하는 2개의 동일한 50 kDa 소단위체는 pI 값이 모두 약 10이므로 <실험 Ⅲ>의 크로마토그래피에서 사용한 완충용액(pH 7.0)에서 모두 양전하를 띨 것이다. 30 kDa 소단위체는 pH

7.0에서 전하를 띠지 않는다. 따라서 단백질 B 전체로 봤을 때 pH 7.0 완충용액에서 양의 순전하를 띨 것이다. 따라서 NaCl 농도가 점점 증가되고 있는 완충용액(pH 7.0)을 이용한 양이온 교환수지 크로마토그래피에서 단백질 A가 단백질 B보다 먼저 용출될 것이라고 추정할 수 있다. 즉, <실험 Ⅲ>의 결과에서 피크 (가)는 A에 의해서 나타난 것이고, 나중에 나타나는 피크는 B에 의해서 나타난 것이다.

정답해설

ㄱ. <실험Ⅰ>과 <실험Ⅱ>를 보면 A는 소단위체 X(50 kDa), Y(50 kDa), Z(30 kDa)를 모두 포함하고 있음을 알 수 있다.

ㄴ. B는 β-mercaptoethanol을 처리하지 않은 <실험Ⅰ>에서 100 kDa의 밴드가 나타났으나 β-mercaptoethanol을 처리한 <실험Ⅱ>에서 50 kDa 점이 진하게 나타났다. 이로 보아 B는 50 kDa인 동종의 소단위체 사이에 이황화결합을 가진 단백질이다.

오답해설

ㄷ. 위에서 살펴본 바와 같이, (가)는 pH 7.0 완충용액에서 더 약하게 양전하를 띠고 있는 단백질 A의 용출에 의해서 나타나는 피크이다.

010 〔심화이해〕 정답 ②

자료해석

<실험Ⅰ>에서 세포용출액 중 (ㄹ)은 아가로스 비드에 결합하는 물질이며, (ㄱ), (ㄴ), (ㄷ)은 리간드 X와 결합하는 물질이다.
<실험Ⅱ> 비오틴으로 표지된 (ㄴ), (ㄷ), (ㄹ), (ㅁ)은 세포막 단백질이다. 그 중 (ㄷ), (ㄹ), (ㅁ)은 아가로스 비드에 결합하는 물질이며, (ㄴ)은 막단백질로 리간드 X와 결합하는 물질이다.

정답해설

(ㄴ) <실험Ⅰ>의 결과 리간드 X와 결합하는 물질이며, <실험Ⅱ>에서 비오틴으로 표지되고 리간드 X와 결합된 것으로 보아 세포막 단백질이자 비오틴과 결합한 상태에서 리간드 X와 결합할 수 있는 물질이다. 따라서 리간드 X의 세포 표면 수용체로 추정된다.

오답해설

(ㄱ) <실험Ⅰ>의 결과 리간드 X와 결합하는 물질이지만, <실험Ⅱ>에서 보면 세포막 단백질이 아님을 알 수 있다. 따라서 리간드 X의 세포 표면 수용체가 아니다.

(ㄷ) <실험Ⅰ>의 결과 리간드 X와 결합하는 물질이지만, <실험Ⅱ>에서 보면 비오틴과 결합함으로써 리간드 X와 결합하지 못하고 아가로스 비드에만 결합하는 물질임을 알 수 있다.

(ㄹ) <실험Ⅰ, Ⅱ>의 결과 세포막에 존재하는 물질로 아가로스 비드에 결합할 수 있는 물질이다.

(ㅁ) <실험Ⅱ>의 결과 세포막에 존재하는 물질이며, 비오틴과 결합하면 아가로스 비드와 결합할 수 있는 물질이다.

개념알기

친화성 크로마토그래피(affinity chromatography)
친화성 크로마토그래피는 분리할 물질과 지지체 위에 결합되어 있는 리간드 사이의 친화성에 의존한다. 정지상에 분리할 물질과 고유하게 결합하는 리간드를 붙인 후 혼합액을 컬럼에 통과시켜 리간드에 결합하는 물질만 결합시키고 그 외 성분은 컬럼으로부터 씻어낸다. 그 후 리간드와 결합된 물질을 얻어내는데, 이때는 친화성이 더 큰 물질을 이용하거나 이온세기, pH 등을 조절하여 리간드와 결합된 물질을 얻는다.

011 정답 ②

자료해석

- 자이모그램 : 폴리아크릴아마이드 겔을 사용하는 SDS-PAGE를 바탕으로 한 효소활성 전기영동크로마토그래피
- 등전점 : 알짜전하가 0이되는 pH로, 등전점에서 가장 가까운 두 pK_a 값의 평균값으로 근사치를 구할 수 있다. 실험시 pH가 등전점보다 낮으면 시료는 양전하를 띠고, 등전점보다 높으면 시료는 음전하를 띤다.

여러 조직에서 LDH 동종효소의 발현 양상

	심장	신장	적혈구	뇌	백혈구	근육	간
LDH1(H_4)	■	■	■	■	■	—	—
LDH2(H_3M_1)	■	■	■	■	■	—	—
LDH3(H_2M_2)	—	■	■	■	■	■	—
LDH4(H_1M_3)	—	—	—	—	—	■	■
LDH5(M_4)	—	—	—	—	—	■	■

따라서 실험에 사용된 조직은 심장임을 알 수 있다.

정답해설 및 오답해설

- H(for heart) : 심장에서 많이 발현, 등전점이 5.7이므로 pH 7.0에서 음전하를 띤다.
- M(for muscle) : 골격근에서 많이 발현, 등전점이 8.4이므로 pH 7.0에서 양전하를 띤다.
- 이를 비추어 자이모그램을 분석하여, (+)극에 가장 가까운 소단위 구성부터 나열하면
  $H_4 - H_3M_1 - H_2M_2 - H_1M_3 - M_4$이다.
  따라서 X에 존재하는 LDH의 소단위체 구성은 H_3M_1라 할 수 있다.

012 정답 ①

자료해석

- Ⅰ번 레인 : DTT를 처리하기 전의 -SH기에 먼저 *NEM을 붙여줬으므로, Ⅰ번 레인에 나타나는 밴드는 이황화결합에 참여하지 않는 -SH기가 있음을 보여준다.
- Ⅱ번 레인 : 이황화결합에 참여하지 않는 -SH기에 먼저 NEM을 붙여서 더이상 NEM이 붙을 가능성을 배제한 뒤, DTT로 이황화결합을 끊어 새로 생기는 -SH기에 *NEM을 붙여주었으므로 Ⅱ번 레인에 나타나는 밴드는 이황화결합에 참여하는 -SH기가 있음을 보여준다.

정답해설

ㄱ. 단백질 X는 Ⅰ번 레인에서는 밴드가 나타나지만, Ⅱ번 레인에서는 밴드가 나타나지 않는다. 따라서 이황화결합에 참여하지 않는 -SH기는 있지만, 이황화결합에 참여하는 -SH기는 없음을 알 수 있다.

오답해설

ㄴ. 단백질 Y는 Ⅰ번과 Ⅱ번 레인, 모두에서 밴드가 나타나므로 이황화결합에 참여하지 않는 -SH기와 이황화결합에 참여하는 -SH기를 모두 가짐을 알 수 있다.
ㄷ. 단백질 Z는 Ⅰ번 레인에서는 밴드가 나타나지 않고, Ⅱ번 레인에서는 밴드가 나타나므로 이황화결합에 참여하는 -SH기만 가짐을 알 수 있다.

013 [심화이해]　　　　　　　　정답 ②

자료해석

시료 내 단백질의 몰흡광계수($\varepsilon_{시료}$)

평균 300개의 아미노산을 가지므로 9개의 Tyr, 3개의 Trp, 12개의 Cys을 가진다.

$\Rightarrow \varepsilon_{시료} = 5500 \times 9 + 1500 \times 3 + 125 \times 12 = 55000\ M^{-1}cm^{-1}$

<실험 과정>

(가) $6N$ 구아니딘 용액(pH 8.0) : buffer
(다) 단백질의 Tyr, Trp 잔기는 각각 275 nm와 280 nm의 자외선을 흡수하는데, 많은 단백질에서 이 아미노산 비율의 합은 거의 일정하다. 따라서 단백질의 농도는 280 nm에서의 흡광도와 비례한다.

정답해설

1. 시료 내 단백질의 흡광도($A_{시료}$) : 세포 시료의 흡광도로부터 바탕 시료인 $6N$ 구아니딘의 흡광도를 빼서 보정된 흡광도를 구한다.

   $\Rightarrow A_{시료} = 0.556 - 0.001 = 0.555$

2. 시료 내 단백질의 몰농도($c_{시료}$)
   : $0.555 = 55000\ M^{-1}cm^{-1} \times c_{시료} \times 1\ cm$이므로,
   $\Rightarrow c_{시료} = 10^{-5}\ M = 10^{-5}\ mol/l$

3. 시료 내 단백질의 평균 분자량은 33 kDa $= 33 \times 10^3$ g/mol, 몰농도는 10^{-5} mol/l이므로 이를 이용하여 시료의 단백질 농도를 구하면,

   $\Rightarrow 33 \times 10^3\ g/mol \times 10^{-5}\ mol/l = 33 \times 10^{-2}\ g/l$
   $= 33 \times 10^{-2}\ mg/ml$

014　　　　　　　　정답 ②

자료해석

(가) 살아 있는 세균을 죽이고, 염색약의 흡수율을 높이기 위한 과정으로, 이때 세균의 단백질은 열에 의해 변성되어 슬라이드 표면에 고정된다.
(나) 메틸렌블루는 염기성으로, 음전하를 띤 물질에 잘 결합되어 염색한다.
(다) 현미경의 해상도를 높이기 위해 오일을 사용한다.

정답해설

ㄱ. (가)는 고정 단계이다.

ㄷ. 현미경의 분해능 $= \dfrac{0.61\lambda}{N \times \sin\alpha}$ 이다.

여기서 N은 굴절률(Refractive index)로 공기의 N값은 1이고, 이멀션 오일의 경우 1.5이다. 따라서 오일을 사용하면 분해능이 작아지므로 해상도를 높일 수 있다.

오답해설

ㄴ. 메틸렌블루는 음전하를 띤 입자에 결합하여 염색한다. 핵 내의 DNA를 주로 염색한다.

ㄹ. 분해능은 파장에 비례한다. 적색 빛은 청색 빛에 비해 파장이 길고, 이로 인해 분해능 역시 크다. 따라서 해상도는 작아진다. 즉 청색광의 해상도가 더 크다.

개념알기

해상도(resolution power)

분해능이란 어느 한계선에 이르기까지 두 개의 작은 물체가 여전히 다른 물체로 분리되어 보이는가를 측정하는 것으로, 값이 작을수록 해상도가 좋다고 말할 수 있다.

가령 어떤 현미경의 분해능이 0.2 μm 라고 한다면 이 현미경으로 0.2 μm 이상 떨어져 있는 두개의 물체를 서로 다른 것으로 분리하여 볼 수 있다는 것이다.

Abbe의 법칙에 따라 분해능 $= \dfrac{0.61\lambda}{N \times \sin\alpha}$ 이다.

여기서 λ는 빛의 파장,
$N \times \sin\alpha = NA$(numeral aperture) : 개구수,
N : 커버글라스와 대물렌즈의 맨 앞에 있는 렌즈 표면 사이 매개물질의 Refractive index
$\sin\alpha$: : 렌즈의 광축(optical axis)과 대물렌즈로 들어가는 빛 중 가장 바깥 광선으로 이뤄진 각도이다.

015 정답 ④

자료해석

- A : 그람양성균
  (ex. 포도상구균, 폐렴연쇄균, 연쇄구균, 결핵균)
  그람양성균의 세포벽은 여러 층의 펩티도글리칸으로 구성되어 매우 두껍다. 탈색제로 사용되는 에탄올은 여러 층의 펩티도글리칸을 탈수시켜 분자 간의 공간을 좁힌다. 따라서 크리스탈 바이올렛-요오드 복합체(CV-I)가 세포 밖으로 빠져나오지 못하므로 보라색으로 관찰된다.
- B : 그람음성균 (ex. 대장균, 이질균, 스피로헤타 등)
  그람음성균의 세포벽은 펩티도글리칸 층이 그람양성균에 비해 훨씬 얇으며, 세포벽 바깥쪽에 인지질, 지질다당류, 지단백질 등으로 구성된 외막이 존재한다. 외막은 에탄올에 쉽게 용해되며, 얇은 펩티도글리칸 층은 CV-I의 유출을 막지 못하므로 탈색되고, 이후 샤프라닌에 의해 염색되어 붉은색으로 관찰된다.

정답해설

ㄱ. A는 그람양성균으로 그람음성균인 B보다 여러 개의 펩티도글리칸 층으로 구성되어 세포벽이 두껍고 크리스탈 바이올렛이 탈색되지 않아 보라색으로 관찰된다.
ㄷ. 그람음성균인 B의 외막에는 2가지 성분(O다당체와 지질 A)으로 구성된 리포다당체(LPS), 즉 지질다당류가 존재한다.

오답해설

ㄴ. 대장균은 그람음성균으로 B와 같은 결과가 나온다.

016 정답 ②

자료해석

세균의 그람염색 실험 과정이다.
(가)~(다) 세균 도말 및 고정 과정
(라) 염색 : 염기성 색소인 크리스탈 바이올렛으로 염색
(마) 착색 : 요오드 용액 처리 → 불용성 복합체(CV-I) 형성
(바) 탈색 : 에탄올 처리 → CV-I 용해
  그람양성 : CV-I 용해되지 않음, 그람음성 : 탈색됨
(사) 대조염색 : 붉은색의 염기성 색소인 샤프라닌(safranin-O)으로 염색, 그람음성만 염색됨

정답해설

② 염기성 색소인 크리스탈 바이올렛은 teichoic acid 등이 포함되어 음전하를 띠는 세포벽에 잘 염색된다.

오답해설

① (다)는 세균을 고정시키는 과정이다.
③ 요오드 용액을 처리하면 크리스탈 바이올렛과 반응하여 불용성의 복합체 CV-I을 형성한다. 요오드는 세포와 염료 사이의 작용을 증가시켜 세포를 강하게 염색되게 한다.
④ 그람음성균의 경우 대부분 인지질로 구성된 외막이 알코올에 쉽게 용해되며, 한 겹의 얇은 펩티도글리칸 층으로 CV-I이 쉽게 탈색된다. 반면 그람양성균의 CV-I 복합체가 탈색되지 않는 이유는 탈색제로 사용되는 알코올 등에 의해 세포벽이 수축(탈수)되어 CV-I 복합체가 세포 밖으로 용출되지 못하고 그대로 남기 때문이다.
⑤ 탈색된 그람음성균만 샤프라닌에 의해 붉은색으로 다시 염색된다.

개념알기

그람염색

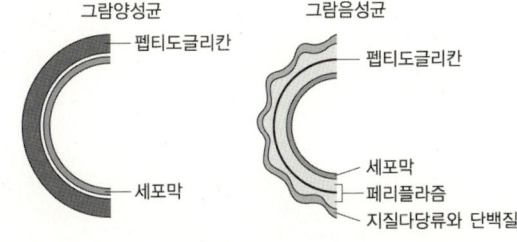

그람염색은 세균 분류에서 가장 많이 사용되고 있는 염색법으로, 세포벽 구조 차이로 인해 세균마다 다르게 염색되는데, 그 방식에 따라 그람양성균과 그람음성균을 구별한다.

세균의 세포벽은 펩티도글리칸이라는 물질로 구성되어 그 크기와 형태를 유지할 수 있으며, 삼투압에 의한 세포 파열 등을 방지하는 역할도 한다. 그람양성균 세포벽의 경우 펩티도글리칸층이 약 80~90%로 두꺼운 반면, 그람음성균의 세포벽은 펩티도글리칸층이 한 겹으로 10~20%만을 차지하며, 지방성분이 풍부한 지질다당류(lipopolysaccharide, LPS)로 이루어져 있다.

이러한 차이로 그람양성균의 CV-I 복합체는 탈색제에 의해 쉽게 탈색되지 않는 반면, 한 겹의 얇은 펩티도글리칸층을 가진 그람음성균의 CV-I 복합체는 알코올에 의해 쉽게 탈색된다. 제 2차 염색(샤프라닌)에 의해 그람음성균은 붉은색으로 염색되고, 그람양성균은 보라색으로 남아 있게 된다.

017 정답 ③

▮ 자료해석

- (나) 용액 Ⅰ : 세포벽을 분해하는 물질인 EDTA가 포함되어 있으며, glucose 등이 첨가되어 있어 세포의 형태를 유지한다.
- (다) 용액 Ⅱ : SDS는 detergent로 세포막을 녹여 안에 있던 내용물이 밖으로 나오게 하며, NaOH 즉 알칼리 용액에 노출된 DNA는 변성된다.
- (라) 용액 Ⅲ : 중화반응으로 크기가 작은 플라스미드는 복원되지만 염색체 DNA는 엉기게 된다.
- (마) 원심분리 : 상층액 → 플라스미드, 세균의 염색체 → 밑에 가라 앉음
- (바),(사) 이소프로판올 : DNA는 적당한 염농도와 적당한 알코올 농도에서 침전되고, 원심분리에 의해 바닥에 가라앉는다.
- (아) 70% 에탄올 : 더욱 정제된 DNA를 얻을 수 있다(washing step).
- (자) 완충용액 : DNA 보호를 위한 것이다.

▮ 정답해설

(바)~(사) Alkali lysis method의 기본적인 원리는 세균의 세포벽과 세포막을 부수고 DNA만 추출하는 것이다. 이때 세균의 염색체와 플라스미드를 분리하는 것이 중요한데, 염색체의 크기가 상당히 크다는 점을 이용하여 플라스미드를 분리한다. 이 실험 과정에는 RNase A를 이용한 RNA제거와, 페놀 처리를 통해 RNase A를 포함한 남아 있는 단백질들을 제거하는 과정이 생략되어 있다. 이렇게 RNA와 단백질을 제거하지 않으면 나중에 제한효소 처리나 sequencing 반응이 제대로 되지 않는다.

③ (바) 과정에서는 (마) 과정에서의 상층액을 사용한다.

▮ 오답해설

① (다) 과정에서는 세균의 세포막이 용해되고 세균의 DNA가 변성된다.
② (라) 과정의 potassium acetate는 산성으로, (다) 과정에서 DNA를 변성시키기 위해 사용한 NaOH를 중화한다.
④ (아) 과정에서 알코올에 의해 핵산은 염석(salting out)에 의해 침전된다.
⑤ 이 실험 과정에서는 RNase의 언급이 없으므로 처리하지 않은 것으로 간주하면 용액에는 RNA가 남아 있을 것이다.

실제로 플라스미드 분리 시 가장 많이 나오는 것이 RNA이며, RNA량이 너무 많아 전기영동 시 작은 band들을 가리거나 DNA정량을 방해하므로 이것을 제거하는 것이 플라스미드 분리에서 중요하다.

개념알기

플라스미드(plasmid)
플라스미드는 세균의 염색체 밖에 존재하는 DNA(extra-chromosomal small circular DNA)로, 그 자체 내 복제기점(replication origin)을 가지고 있어 박테리아 염색체 DNA의 복제와 상관 없이 독자적으로 복제되는 특징이 있다.
박테리아의 항생제에 대한 내성이 한 세포에서 다른 세포로 옮겨질 때 플라스미드를 통해 이루어진다고 알려진 후, 플라스미드는 항생제 내성에 대한 유전자뿐 아니라 항생제 합성이나 독물질 합성, 질소고정 및 분해, 여러 효소들에 대한 유전자를 함께 가지고 있음이 밝혀졌다.

018   정답 ②

자료해석

분광광도계를 이용하여 물질의 농도를 구하는 과정이다. 흡광도는 물질의 농도에 비례하므로 이를 이용하여 각 학생의 RNA 농도를 구할 수 있다.
실험 과정 (나)에서 추출한 RNA를 증류수에 녹여 최종 부피가 30 μL 또는 40 μL가 되도록 한 후, 이를 다시 증류수로 각각 40배, 30배로 희석했으므로 각 학생들의 희석 정도는 같다.

정답해설

RNA를 구성하는 염기들은 260 nm의 파장에서 최대한의 흡광도를 나타내고, 용액들의 희석 정도가 같으므로 A_{260}(260 nm에서의 흡광도)를 비교하면 RNA의 상대적 농도를 구할 수 있다. 학생 (ㄱ), (ㄹ)의 RNA 농도가 높고, (ㄴ), (ㄷ)의 RNA 농도는 상대적으로 낮다. 또한 A_{260} 값이 1일 때 RNA 농도는 40 $\mu g/mL$이므로, 이 비례식을 참고하면 각 학생들이 측정한 RNA 농도를 계산할 수 있다. (ㄱ), (ㄹ)학생의 A_{260}는 0.5이므로 RNA의 농도는 20 $\mu g/mL$이며, (ㄴ), (ㄷ)의 A_{260}는 0.4이므로, 1 : 40 = 0.4 : x에서 RNA농도는 16 $\mu g/mL$이다.
핵산 물질의 순도(purity)는 A_{260}/A_{280}값이 클수록 순도가 높다고 판단한다. 이는 RNA를 구성하는 염기들은 260 nm의 파장에서 최대한의 흡광도를 나타내는 반면, 염 등과 같은 불순물들은 230 nm, 단백질 등은 280 nm에서 최대한의 흡광도를 나타내는 것에 기초한 것이다.
A_{260}/A_{280}값이 1.8 이상이면 핵산물질의 순도가 높다고 판단하며, 230 nm의 측정값이 높다면 불순물이 많이 포함되어 있으므로 순도가 낮다고 판단한다.
이 자료에서 각 학생들이 추출한 RNA순도(A_{260}/A_{280})를 비교하면, (ㄱ)=2, (ㄴ)=2, (ㄷ)=1.6, (ㄹ)=1.67이다.
따라서 RNA 총량과 순도가 가장 높은 학생은 (ㄱ)이며, RNA 총량과 순도가 모두 가장 낮은 학생은 (ㄷ)이다.

개념알기

분광광도계(Spectrophotometry)
빛이 시료를 통과할 때 시료에 의하여 빛이 흡수되면 물질을 통과한 후 빛의 강도가 약해진다. 이 원리를 이용하여 물질의 농도를 구하는 것이 분광광도계이다. 특정 파장의 빛을 시료에 통과시켜 빛의 투과율(transmittance, t)과 흡수율(흡광도 = absorbance, A)을 측정한다. 투과율은 빛이 시료를 통과하는 양을 나타내며, 흡광도는 투과율의 로그 함수로 나타낸다.

투과율$(t) = \dfrac{I}{I_0}$, 흡광도$(A) = -\log(t)$

단, I_0는 시료에 입사되는 빛의 세기,
I는 시료를 통과한 빛의 세기이다.

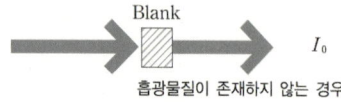
흡광물질이 존재하지 않는 경우

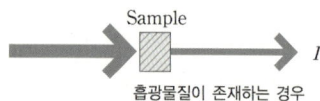
흡광물질이 존재하는 경우

Beer's Law에 의해 흡광도와 시료의 농도는 $-\log(t) = A = K \times C$의 관계를 나타낸다. ($C$는 시료 중의 흡광물질의 농도, K는 상수)이다.

흡광도(A)는 농도에 비례하므로 이 공식을 이용하여 분광광도계를 이용한 농도측정실험을 할 수 있다. 하지만 시료의 흡광도는 시료 중의 흡광 물질 농도뿐 아니라 cuvette의 직경 또는 폭에 의해서도 달라지며, 물질의 고유 특성에 따라서도 달라진다. 이를 몰 흡수계수(molar absorptivity)라고 하며, ε로 표시한다.

흡광도(A)는 빛이 지나가는 시료층의 두께(b)에 비례함을 먼저 발견한 Lambert의 이름을 따서 Lambert-Beer's law라고 하며, 다음과 같이 쓸 수 있다.

$A = \varepsilon \times b \times C$

여기서 A는 흡광도, ε는 물질 고유의 흡광계수, b는 cuvette의 직경, C는 흡광물질의 농도를 말한다.

시료용액의 흡광도는 대조구(blank test)의 흡광도에 대한 비율이기 때문에 단위가 없으며, 시료 중의 흡광물질의 농도와 정의 상관관계를 지닌다. 그러므로 표준용액의 농도에 대한 흡광도가 얻어지면 시료의 농도를 계산할 수 있게 된다.

019 심화이해

정답 ⑤

자료해석

게놈 DNA에 존재하는 특정 유전자의 위치는 Southern(1975)이 고안한 transfer 방법을 통하여 결정할 수 있다.

이 방법은 게놈 DNA를 하나 혹은 여러 가지 제한효소로 자르고, 각 DNA 조각을 아가로스 겔 전기영동하여 크기별로 분리한 후, 겔 상에서 DNA를 변성시키고 겔로부터 solid support(흔히 니트로셀룰로오스 혹은 나일론 막)로 이동시킨다. 막에 부착된 DNA를 방사성 동위원소 혹은 비방사성 물질로 표지된 DNA 혹은 RNA(탐침)와 혼성화시키면 자가방사법 등을 통해 그 위치를 알 수 있게 된다.

이러한 기술은 게놈 DNA뿐만 아니라 플라스미드의 분석, cosmid, 박테리오파지 등의 분석에도 이용될 수 있다.

정답해설

⑤ (자) 과정에서 세척을 하면 비특이적으로 결합한 탐침이 제거된다. 적정온도로 세척 온도를 높여야 비특이적 결합이 끊어져 탐침을 제거하기 쉽다.

오답해설

① DNA 절편의 크기가 4 kb 이상으로 클 경우에는 (나)에서처럼 강산을 처리하여 전기영동한 DNA를 탈퓨린화(depurination)시킨다.

② NaOH 용액에서 진탕하면 이중가닥 DNA가 단일가닥으로 변성된다.

③ (바) 과정에서 자외선을 비춰주면 DNA는 나일론 막에 공유결합된다. 5,000 $\mu J/cm^2$ 정도의 UV를 사용한다.

④ 연어 정자의 DNA절편을 가열을 통해 denaturation시킨 뒤 처리하면, 미리 불필요한 곳에 결합하여 blocking함으로써 탐침의 비특이적 결합을 줄이는 역할을 한다.

020 정답 ⑤

자료해석
무세포(cell-free) 단백질 합성 시스템은 생체 외 *in vitro*(시험관 내)에서 전사와 번역이 일어나게 하는 시스템이다. 문제에서는 원핵세포의 추출물로 세포 외에서 진핵세포의 단백질을 합성하고자 하고 있다.

정답해설
⑤ A는 원핵생물의 RNA 중합 효소를 이용하여 전사되기 때문에 진핵세포 유전자의 프로모터 대신 원핵생물의 프로모터를 이용하여 전사된다.

오답해설
① 원핵생물의 단백질 합성 시스템을 이용하므로 A에 삽입된 유전자는 인트론을 포함하지 않아야 한다.
② A는 원핵생물의 발현 벡터로, 단백질을 합성하기 위해 유전자가 삽입된 위치 앞에 리보솜 결합서열이 포함되어 있다.
③ 무세포 단백질 합성 시스템에서는 원핵생물과 같이 전사와 번역이 동시에 일어난다.
④ DEPC(diethylpyrocarbonate)는 RNase 저해제이다. (라) 과정 중 외부에서 혼입되었을 가능성이 있는 RNase에 의한 RNA의 분해를 막기 위해 DEPC 처리된 증류수를 이용한다.

021 정답 ⑤

자료해석
효모 이중잡종체계를 실험한 결과를 해석하는 문항이다. 베타-갈락토시다아제가 활성을 나타내는 것은 전사인자가 제대로 결합했다는 의미이다. 이는 또한 X와 Y 사이에 상호작용이 일어났다는 것을 의미한다. X와 Y의 상호작용은 직접 일어나거나 다른 단백질에 의해 간접적으로 일어나도 가능하다.

정답해설
ㄱ. 단백질 (가)는 BD에 연결되어 있을 때에는 베타-갈락토시다아제를 활성화시켰으나, BD 없이 단독으로는 활성화시키지 못하였다. 이를 통해 볼 때 (가)는 전사활성화 기능을 가지고 있다고 할 수 있다.
ㄷ. 단백질 (다)와 (라)가 각각 BD와 AD에 연결되어 있을 때는 베타-갈락토시다아제의 활성이 없지만 단백질 (나)가 추가 발현되면 베타-갈락토시다아제가 활성화된다. 이것은 단백질 (나)가 (다)와 (라) 사이에서 상호작용한다는 것을 의미한다. 그러므로 단백질 (나), (다), (라)를 모두 포함하는 단백질복합체가 형성될 수 있다.

오답해설
ㄴ. 단백질 (나)는 (다)뿐 아니라 (라)와도 결합하여 베타-갈락토시다아제를 활성화시킨다.

022

정답 ④

자료해석

핵형을 분석하는 방법은 다음과 같다.

1. 헤파린을 처리한 주사기를 이용하여 피검사자의 말초혈액을 3~5 mL 정도 채혈한다.
2. 그 중 검체 1 mL 정도를 소태아 혈청(성장인자포함)과 Phytohemagglutinin을 혼합한 배양액에 무균 조작하여 잘 혼합한 후 37℃ 배양기에서 72시간 동안 배양한다.
3. 세포분열을 유사분열 중기 상태에서 정지시키기 위해 배양 종료 90분 전에 미리 37℃로 준비되어 있던 colcemid(콜히친 유도체)를 첨가한 다음, 다시 배양기에 넣어 90분 간 추가배양한다.
4. 이후 세포수확을 위해 1,000 rpm으로 8분 간 원심분리하여 상층액은 제거하고 37℃ 실온의 0.075 M KCl 용액으로 저장 처리한다.
5. 냉장 보관하고 있던 Methyl Carnoy 혼합액(methanol : acetic acid=3 : 1)으로 고정 처리한다.
6. 흐르는 물에서 수차례 세척하고 고정액으로 처리하여 차갑게 준비된 슬라이드에 Pasteur pipette으로 고정된 세포 부유액 2~3방울을 30 cm 정도의 높이에서 낙하시켜 염색체 슬라이드를 만든다. 60℃ dry-oven에서 1시간 동안 완전히 건조시키는 공기건조법으로 표본을 작성하여, 2.5% trypsin 용액과 Wright 염색용액으로 염색하여 염색체를 관찰한다.

정답해설

④ (라)에서 0.075 M KCl 용액으로 저장 처리함으로써 적혈구를 용혈시킨다.

오답해설

① (가)에서 첨가한 PHA는 식물성 렉틴 단백질로서 체세포분열을 촉진하고, 세포막 단백질에 대한 수송과 투과성을 증진시키며, 대부분의 포유동물 적혈구를 응집시킨다. 이 실험에서는 혈액에 PHA를 첨가했으므로 백혈구 분열을 촉진한다.
② (나)에서 첨가한 콜히친은 튜불린(tubulin)에 결합해서 그 기능을 방해한다. 그 결과 세포분열 시 방추사의 기능이 저해되어 염색체가 잘 분리되지 않는다. 이 실험에서는 세포분열을 방해하여 분열 중기 세포를 많이 얻기 위해 사용하였다.
③ (다)에서 원심분리 결과 침전물로부터 혈구세포를 얻을 수 있다.
⑤ (마)에서 아세트산과 알코올 혼합액을 넣는 이유는 세포를 고정처리하기 위해서이다.

023 심화이해 정답 ②

자료해석
<실험 과정>
- (가) : 3% 과산화수소수 - 조직 내에 존재하는 과산화효소(peroxidase)를 억제시킨다. 이후 2차 항체에 스트렙트아비딘만을 반응시키기 위해 필요하다.
- (나) : PBS(phosphate-buffered saline) - 세척액(washing buffer)
- (나') : 정상 염소 혈청 - (라)에서 염소 유래 항체를 사용할 때, 조직 내 비특이적인 결합을 억제하기 위해 1차 항체를 반응시키기 전에 사용한다.
- (다) : 1차 항체와 반응시키는 과정
- (라) : A - (마)에서 사용하는 스트렙트아비딘과 결합하며, (다)의 생쥐 항체와도 결합할 수 있는 2차 항체여야 한다.
- (마) : 스트렙트아비딘 - 바이오틴과 강하게 결합
- (바) : DAB - 과산화효소에 의해 산화되어 갈색으로 발색
- (사) : 헤마톡실린 - 염기성 염료로 핵과 잘 결합하여 대조염색을 위해 사용(푸른색)

<실험 결과>
- 슬라이드 Ⅰ : (다) 과정에서 생쥐 면역글로불린과 반응시킨 것은 실험군의 항체가 샘플과 비특이적으로 결합하지 않았다는 것을 보여주기 위한 대조군 실험이다. 따라서 이후 과정에서 사용되는 물질들이 결합할 자리가 없으므로 염색되지 않고, 헤마톡실린에 의해 핵만 염색된다.
- 슬라이드 Ⅱ : 생쥐 유래 항-X 항체는 단백질 X와 결합하므로 PBS로 세척해도 남아있다. 남아있는 항-X 항체는 이후 (라)에서 사용되는 2차 항체 A가 결합할 자리를 제공하여 최종적으로 DAB에 의해 단백질 X의 발현을 확인할 수 있다.

정답해설
ㄱ. (가) 과정에서 과량의 과산화수소수를 반응시킴으로써 조직에 존재하는 활성형 과산화효소가 소모된다(3%는 조직 내 과산화효소 농도 이상의 농도이다). 즉, 반응 이후에 사용되는 외부 과산화효소와의 상호작용을 피하기 위해 필요한 과정이다.

ㄷ. A는 (다)의 생쥐 면역글로불린과 결합할 수 있어야 하며, (마)에서 사용하는 스트렙트아비딘과도 결합해야 한다. 바이오틴은 스트렙트아비딘과 강하게 결합하는 물질이고, 염소 유래 항-생쥐 면역글로불린 항체는 (다)의 생쥐 면역글로불린과 결합하므로 A로 이용할 수 있다.

오답해설
ㄴ. (나) 과정에서 사용한 정상 염소 혈청은 (라) 과정에서 염소 유래 항체를 사용할 때, 조직 내 비특이적인 결합을 억제하여 관찰 결과를 보다 깨끗하게 보여준다. 따라서 단백질 X에 대한 항체는 항원에 정상적으로 결합하기 때문에 (나) 과정을 생략하여도 실험군과 대조군의 염색 결과의 차이가 나타난다.

ㄹ. 헤마톡실린은 DAB에 의한 X의 염색 강도를 증폭시키지는 않지만, 핵을 대조염색하는 기능을 한다. 따라서 헤마톡실린 염색을 통해 세포 단위로 구분하여 관찰할 수 있으므로 X가 염색되는 위치를 좀 더 정확히 알 수 있다.

024 정답 ③

자료해석

주어진 실험은 샌드위치 ELISA를 통해 단백질을 정량화하는 과정이다.

정답해설

③ (라) 과정에서 쓰이는 항체는 단백질 X를 인지할 수 있어야 하나, 항체 A가 인지하는 부위가 아닌 단백질 X의 다른 부위를 인지하는 단일클론 항체나 다클론 항체일 것이다.

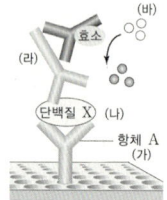
샌드위치 ELISA

오답해설

④ 발색반응을 촉매하는 효소가 붙은 항체는 (라) 과정에서의 2차 항체(detection antibody)의 Fc(중쇄)부위를 인식하여 붙는다.

개념알기

ELISA(Enzyme-Linked Immunosorbent Assay)
ELISA는 효소가 붙어 있는 항체를 사용하여 단백질을 정량하는 분석방법을 말한다. 이때 효소는 기질이 발색반응을 할 수 있도록 촉매하며, 발색반응 후 흡광도를 통해 단백질의 양을 측정할 수 있다.

⟨간접 ELISA⟩

⟨샌드위치 ELISA⟩

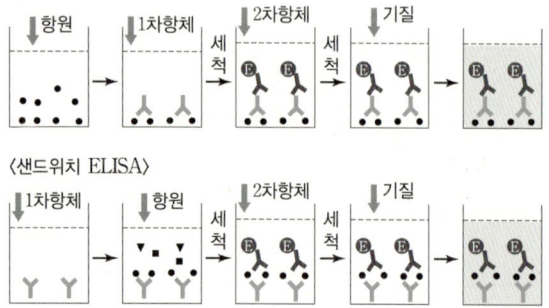

025 정답 ①

자료해석

(가) 키트는 항 hCG 항체와 hCG가 부착된 라텍스 입자로 구성되어 있다.
(나) 소변과 항 hCG 항체를 섞었을 때 임신이라면 소변 속의 hCG와 항 hCG 항체가 응집할 것이고, 임신이 아니면 항 hCG 항체와 라텍스의 hCG가 결합할 것이다.

정답해설

① 임신을 하지 않으면 소변 속에 hCG가 없으므로 항 hCG 항체와 섞어도 반응이 없을 것이다. 따라서 이 혼합물을 hCG가 붙은 라텍스에 넣으면 라텍스 hCG와 항 hCG 항체가 응집할 것이다.

오답해설

② hCG는 포배 상태의 배 영양아세포층에서 분비하는 호르몬으로, 임신이 되어야 분비된다. 그러나 에스트로겐은 임신을 하지 않아도 주기적으로 양이 조절되며 분비되는 호르몬이므로 임신 진단에 이용하기 어렵다.
③ Fab를 사용할 경우 항원-항체의 결합은 있지만 Fc가 없어 응집반응은 일어나지 않는다.
④ 라텍스 결합 유무와 항원-항체 반응과는 관계가 없으므로 라텍스에 부착되지 않은 hCG도 항 hCG 항체와 결합한다.
⑤ 라텍스 입자와 항체를 먼저 반응시키면 라텍스에 붙어 있는 hCG와 항 hCG 항체가 응집되어 임신유무를 알 수 없다.

개념알기

항체의 구조

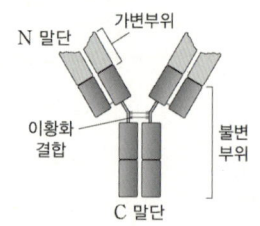 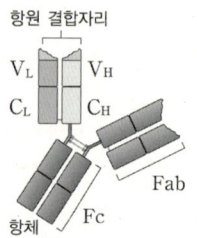

항체는 4개의 폴리펩티드 사슬로 이루어져 있으며, 두 개의 긴 H 사슬과 두 개의 짧은 L 사슬이 이황화결합을 통해 결합되어 있다. 각 사슬은 가변부위와 불변부위로 구성되어 있다.
파파인(papain)이라는 효소를 써서 항체의 결합을 끊으면 2개의 Fab와 1개의 Fc가 만들어진다. Fab(fragment antigen binding region)는 항원과 결합하는 부위를 말하며, 꼬리부

위인 Fc(fragment crystallizable region)는 수용체와 결합할 수 있다. 이런 Fc의 특성에 의해 항체가 면역반응을 활성화할 수 있다. 다양성을 가진 Fab와 다르게 같은 급에서 Fc는 동일하다. Fc는 다양한 세포의 수용체 및 보체와 결합할 수 있으므로 옵소닌화, 세포용혈, 비만세포 등의 분해 등 다양한 생리적 반응을 일으킨다.

026 정답 ②

자료해석

이 문제는 여성의 생식 주기와 임신에 대해 이해하고 있는지 확인하기 위한 적용형문제이다.

여성의 월경주기는 4주(28)이며 수정이 되지 않으면 황체가 퇴화하여 월경이 일어난다. 황체가 퇴화되면서 황체에서 분비되는 에스트로겐과 프로게스테론의 농도가 감소하고 뇌하수체에서 FSH와 LH의 분비량이 증가하여 새로운 여포가 성숙하면서 월경주기가 다시 시작된다. 수정이 되어 수정란이 착상되면 태반에서 hCG가 분비되고 이는 황체를 유지시켜 에스트로겐과 프로게스테론의 농도가 높게 유지될 수 있도록 한다. 이 두 호르몬은 자궁벽을 두껍게 유지시키고 착상된 배아가 잘 성장할 수 있도록 도와준다.

주어진 자료의 임신진단키트의 ㉠에는 hCG에 대한 항체가, ㉡에는 비특이적 항원을 검출할 수 있는 항체가 코팅되어 있다고 하였다. 여성이 임신을 하게 되면 태반에서 hCG가 분비되고, 이는 소변으로 배출되므로 ㉠에서 반응이 일어날 것이다. 그러므로 여성 B가 임신한 여성이고, 여성 A는 임신하지 않은 여성이다. ㉡은 임신진단키트가 제대로 작동하였는지, 실사용자가 임신진단키트를 제대로 사용하였는지에 대한 양성대조군이다. 만약, ㉡에 어떠한 밴드도 관찰할 수 없었다면 키트를 이용한 임신의 유무를 결정할 수 없다.

정답해설

ㄴ. 여성 B는 임신한 여성이다. 임신 초기 몇 주 동안에 태반에서 분비된 hCG는 황체를 유지시키고 황체에서 에스트로겐과 프로게스테론이 지속적으로 분비될 수 있도록 한다. 또한, 임신 후 3개월째부터는 태반이 스스로 에스트로겐과 프로게스테론을 분비하므로 여성 B에서 프로게스테론 혈중 농도가 증가한다.

오답해설

ㄱ. 여성 A는 임신하지 않은 여성이다. 태반이 형성되지 않고 hCG가 분비되지 않으므로, 황체는 퇴화되며 새로운 월경주기가 시작된다.

ㄷ. 황체화호르몬 분비급등은 월경주기 중 배란기 직전에 나타나는 현상이다. 여성 B는 임신한 여성이며, 월경주기가 나타나지 않는다. 그러므로 여성 B는 황체화호르몬 분비급등 현상이 나타나지 않는다.

027 정답 ②

자료해석

- 실험 Ⅰ : 바이러스 표면에 혈구응집소가 있으므로 바이러스와 적혈구가 반응하면 혈액은 응집될 것이다. A, C, D, E는 응집반응이 일어났으므로 바이러스 X가 존재할 것이다. E는 샘플을 256배 희석해도 반응하는 것으로 보아 바이러스 X의 양이 가장 많을 것이다.
- 실험 Ⅱ : 토끼와 염소의 항혈청에는 바이러스 X와 반응하는 항체가 있을 것이며, 혈청에는 항체가 없을 것이다. 토끼의 항혈청과 바이러스 X 감염이 의심되는 샘플 E를 섞어주면, 토끼 항혈청 속의 바이러스 X에 대한 항체가 즉각적으로 샘플의 바이러스 X와 결합하여 적혈구의 응집반응이 일어나지 않는다. 토끼의 혈청에는 바이러스 X에 대한 항체가 없고 샘플 E에 들어 있는 바이러스 X는 표면에 혈구응집소가 있으므로 적혈구와 응집반응을 일으킬 것이다. 염소의 경우도 마찬가지이나, 염소의 항혈청을 토끼의 항혈청보다 더 많이 희석해도 응집반응이 일어나지 않으므로 억제기능이 더 크다고 할 수 있다.

정답해설

② 실험 Ⅱ에서 토끼와 염소의 항혈청 속에는 바이러스 X에 대한 항체가 들어 있다. 두 혈청을 희석하면서 실험한 결과 염소의 경우가 더 많이 희석해도 적혈구 응집반응을 일으키지 않았다. 따라서 염소의 항혈청이 토끼의 항혈청보다 혈구응집억제 효과가 더 좋다.

오답해설

① 실험 Ⅰ의 결과 샘플 A, C, D, E에는 바이러스X가 존재하여 넣어 준 혈구와 응집반응을 일으킨다.
③ 토끼와 염소의 항혈청에서 나타나는 억제반응은 항혈청에 존재하는 바이러스 X에 대한 항체와 샘플 E에 존재하는 바이러스 X 항원 사이의 항원-항체 반응이다. 따라서 보체가 관여하지 않는다.
④ 실험 Ⅱ에서 대조군의 염소 혈청에는 바이러스 X에 대한 항체가 없어 바이러스 X에 감염된 샘플 E와 적혈구 사이의 혈구응집반응이 일어난다.
⑤ 실험 Ⅱ에서 바이러스 X는 토끼나 염소가 만든 바이러스X에 대한 항체와 결합한다.

028 정답 ①

자료해석

생물학적 산소요구량(BOD)은 20℃에서 5일 동안 소비된 산소량으로 정의된다. 이것으로 생물 분해가 가능한 유기 물질의 강도를 측정할 수 있다. 이것을 5일 BOD라 하며, 끝까지 완전 반응시켜 얻은 BOD 농도는 최종 BOD라 한다. 일반적으로 BOD 수치가 높을수록 유기 물질이 더 많다고 여겨진다.

정답해설

ㄱ. 하천 1의 BOD는 $(10.1-3.1)\times5=35.0$ ppm이다.

오답해설

ㄴ. 하천 1의 BOD는 35.0 ppm이고 하천 2의 BOD는 $(9.8-4.5)\times5=26.5$ ppm으로, 하천 1보다 하천 2의 유기물이 더 적다.
ㄷ. (라)에서 빛이 있는 곳에서 배양하면 시료 속의 광합성 가능한 조류에 의해 광합성이 일어나기 때문에 DO_2의 값이 증가한다.

029

정답 ②

정답해설

② (나)는 질화세균들에 의해 환원성 질소화합물(NH_4^+)이 산화될 때 산소가 소비되는 것을 막아주기 위한 과정이다.

오답해설

① (가)는 유기물 분해 미생물(호기성 세균)이 유기물을 분해하는 데 필요한 산소를 충분히 공급하기 위한 과정이다. 희석수에 산소가 부족하면 정확한 DO를 측정할 수 없다.
③ (다)는 희석된 오염물 속의 유기물을 완전히 분해할 수 있도록 미생물을 추가로 공급하는 과정이다. 유기물의 양에 비해 미생물의 수가 부족하면 정확한 DO를 측정할 수 없다.
④ (라)는 배양 중 과다한 유기물의 분해에 의해 용존산소가 고갈되는 것을 막는 과정이며, 유기물이 지나치게 많을 경우 정확한 BOD를 측정할 수 없다.
⑤ (마)는 광합성을 억제하여 산소가 발생하는 것을 막는 과정이다. 수중 광합성 세균 또는 조류에 의해 광합성이 일어나 산소가 발생하면 DO 측정값에 오류가 생기게 된다.

030

정답 ⑤

자료해석

유도만능세포는 체세포를 이용하여 만들 수 있으며, 지속적으로 분열 가능하다.

정답해설

⑤ 섬유아세포는 이미 분화가 완료된 세포이고, 유도만능줄기세포는 지속적으로 분열하는 줄기세포이다. 분열을 지속하기 위해선 분열 후에 텔로미어의 길이를 일정량 수준으로 유지하여야 하기 때문에 유도만능줄기세포에서 텔로머라제 활성은 섬유아세포보다 높을 것이다.

오답해설

① 모든 체세포는 동일한 유전자를 지니고 있기 때문에 유도만능줄기세포를 만들 때에 어떠한 체세포를 사용하여도 된다. 그러므로 섬유아세포 대신 B 림프구를 사용해도 되며, 다만 이때 B 림프구는 유전자 재조합이 일어나기 전의 것을 사용하여야 한다.
② (다)에서 Oct3/4, Klf4, Sox2, Myc의 유전자를 지니고 있는 바이러스 벡터가 염색체에 삽입되어 발현된다.
③ 벡터는 네오마이신 저항성 유전자를 지니고 있기 때문에 형질도입된 세포만 네오마이신에 대해 저항성을 지니게 된다. 그러므로 (라) 과정은 형질도입되지 않은 세포를 제거하는 과정이다.
④ (마)에서 배양보조세포층은 유도만능줄기세포의 분열을 촉진하는 역할을 한다.

1등의 책임감 mega MD | www.megamd.co.kr

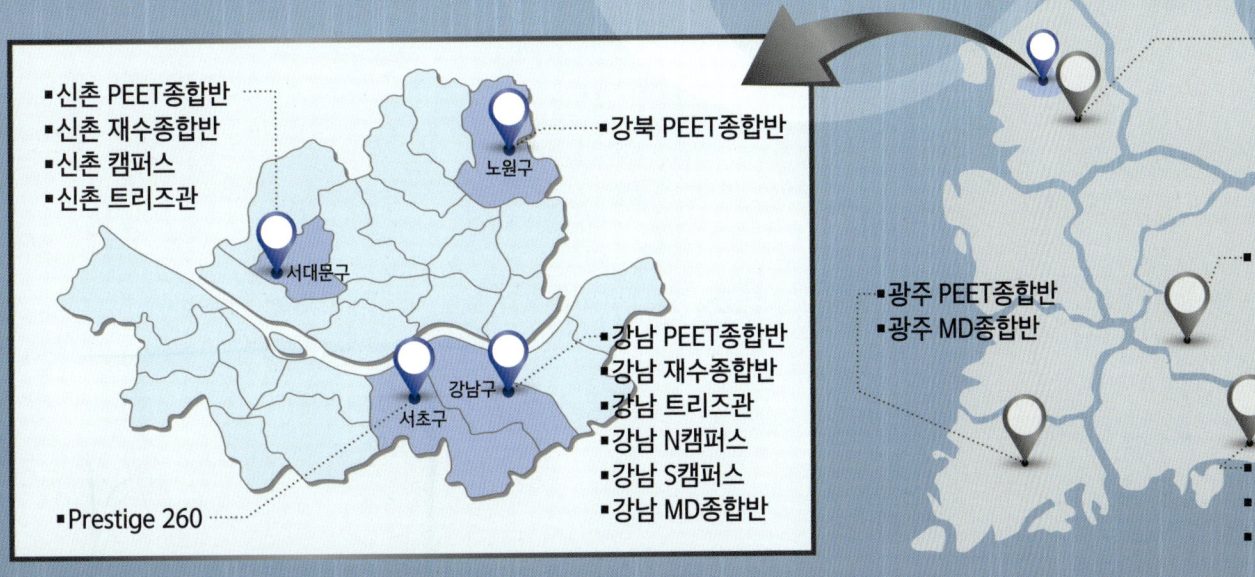

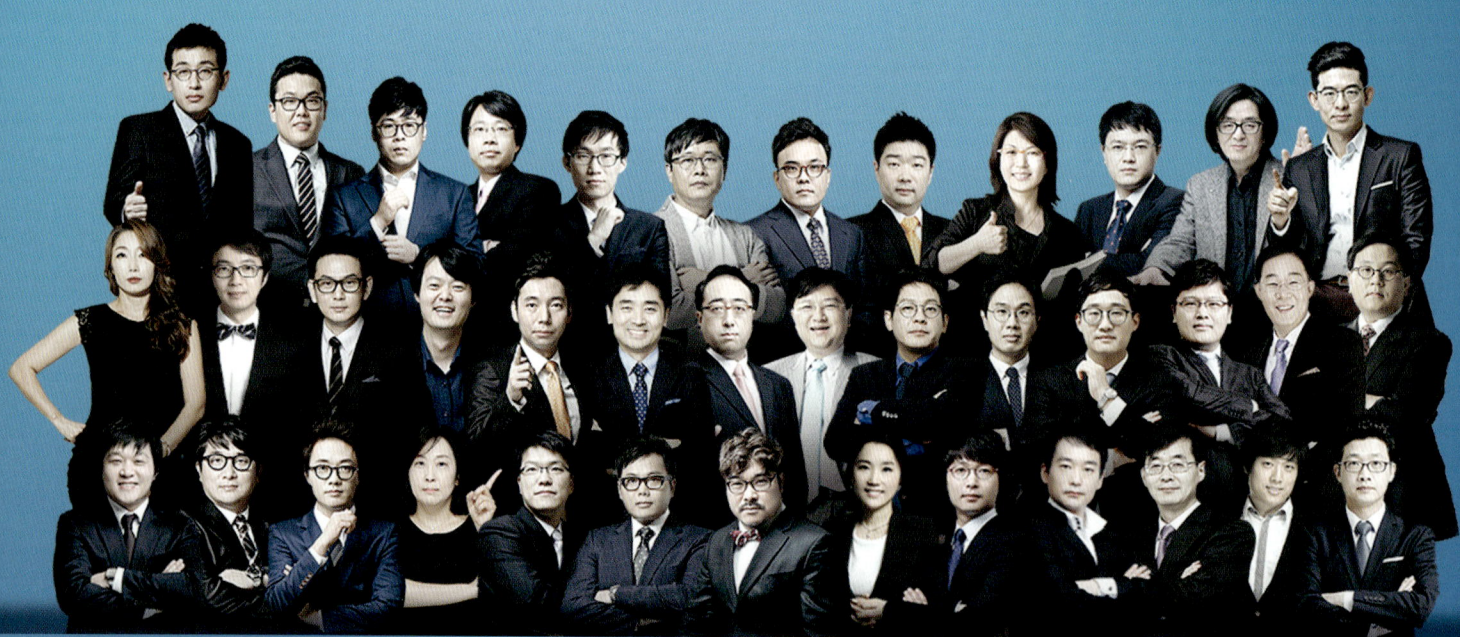

'합격'이 목표라면 알아야 할 정보도, 준비해야 할 전략도 달라야 합니다.
메가엠디 인강, 1위가 만들면 다릅니다.

전략으로 완성하는 맞춤 대상별 ZONE

Black Label Zone
특정 과목의 학습성취도가 이미 확보되어 있고, 최상위권을 목표로 하는 PEET 수험생을 위한 PEET 고득점 목표, 고난도 강좌들을 확인할 수 있는 섹션

White Label Zone
약대 진학이 목표인 PEET 초시생을 위해 PEET 시험의 기본과 학과수업까지 모두 커버하는 강좌를 확인 할 수 있는 섹션

Rebuilding Zone
재도전 수험생이 가장 혼동하는 영역별 핵심이론 특강과 메가엠디 출신 합격생이 전하는 멘토링 영상을 무료로 제공하고, N수생 전용강좌를 확인할 수 있는 섹션

유료강좌를 무료로 체험하는 Special FREE ZONE

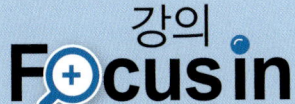

강의 Focus in
맛보기 강의만으로 강좌 구매를 결정하기 어려웠다면? 메가엠디에서 유료로 판매되고 있는 강좌에서 선별한 무료공개 강의와 교재 파일을 FREE 체험 가능한 섹션
(※체험 후 무료공개 기간 내 해당 강좌 구매 시 10% 지원 쿠폰 제공)

무료특강
메가엠디 전문 강사진의 영역별 파트, 또는 수험생에게 유익한 꿀팁 무료특강을 무제한 수강할 수 있는 섹션

온라인 강의 그 이상의 것을 제공하다! 관리서비스의 진화

수강생 밀착관리
전 강사 교수카페 운영으로 교수님과 수강생의 1:1 학습Q&A, FAQ+, 학습자료 제공 등으로 수강생 밀착관리를 통한 학습케어시스템 구축

축적된 합격생의 합격노하우
메가엠디 출신의 MDP 전국 수석 1등 스토리를 제공하여 과목별 학습법부터 수험생활 팁 등의 다양한 정보 제공

MDP 분석/전략 Report
변경된 입시제도, 과목별 출제경향, 채점결과 및 합격자 분석 등의 다양한 분석자료 제공

'폼'나는 혜택! 메가엠디 Premium Membership

멤버십 회원이 누리는 혜택, 올패스 수강자라면 누구나 기대하셔도 좋습니다

- **학습 지원 서비스**
  - 기프티콘 이용 포인트 제공
  - 수강기간 연장권 제공
  - 수강 중 강의 배수 연장
  - 전국모의고사 무료 응시
  - 메가엠디 대표 교재 증정
  - 멤버십 전용 온라인 상담실 운영

- **부가 서비스**
  - 교재 배송비 무료
  - 배송 지연 보상 서비스
  - 합격수기집 제공
  - 설명회 우선 입장 혜택
  - 1:1 배치 상담을 위한 멤버십 Day

- **보상 혜택**
  - 합격 시, 멤버십 가입비 환급
  - 본고사 성적에 따라 장학금 차등 지급

- **Secret 멤버십 + 추가 혜택 이벤트**
  (메가엠디 홈페이지에서 확인하실 수 있습니다.)

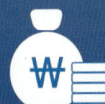  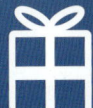

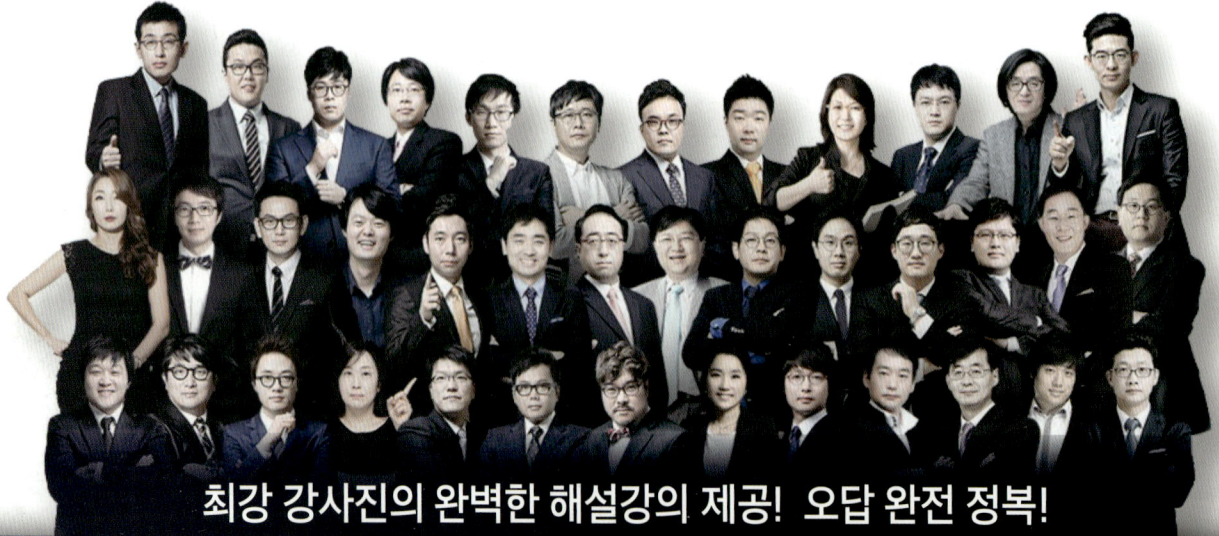